感染性疾病
的处置策略与防治

周 玲等◎主编

吉林科学技术出版社

图书在版编目（CIP）数据

感染性疾病的处置策略与防治/ 周玲等主编. -- 长春 : 吉林科学技术出版社，2016.9
ISBN 978-7-5578-1106-8

Ⅰ. ①感… Ⅱ. ①周… Ⅲ. ①感染—疾病—防治 Ⅳ. ①R4

中国版本图书馆CIP数据核字(2016) 第167939号

感染性疾病的处置策略与防治
Ganranxing jibing de chuzhi celue yu fangzhi

主　　编	周　玲　郝万明　李　烨　舒治娥	
副主编	付晓琳　侯燕妮　李国涛　韩珊珊	
出版人	李　梁	
责任编辑	张　凌　张　卓	
封面设计	长春创意广告图文制作有限责任公司	
制　　版	长春创意广告图文制作有限责任公司	
开　　本	787mm×1092mm　1/16	
字　　数	716千字	
印　　张	29.5	
版　　次	2016年9月第1版	
印　　次	2017年6月第1版第2次印刷	

出　　版	吉林科学技术出版社
发　　行	吉林科学技术出版社
地　　址	长春市人民大街4646号
邮　　编	130021
发行部电话/传真	0431-85635177　85651759　85651628
	85652585　85635176
储运部电话	0431-86059116
编辑部电话	0431-86037565
网　　址	www.jlstp.net
印　　刷	虎彩印艺股份有限公司

书　　号	ISBN 978-7-5578-1106-8
定　　价	98.00元

如有印装质量问题　可寄出版社调换
因本书作者较多，联系未果，如作者看到此声明，请尽快来电或来函与编辑部联系，以便商洽相应稿酬支付事宜。

主编简介

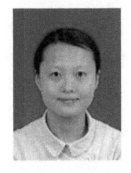

周 玲

1976年出生。本科，主管护师，现任东南大学医学院附属江阴医院感染性疾病科护士长。研究方向：感染性疾病的管理与护理，伤口护理管理、年轻护士的带教与心理护理。曾多次被评为五星护士和十佳青年护士，市局先进工作者。从事临床护理工作20余年，在感染性疾病的管理、护理与职业防护等方面积累了丰富的工作经验与管理经验，熟练掌握危、急、重症病人的管理和急救。曾在国家级核心期刊发表相关论文多篇。

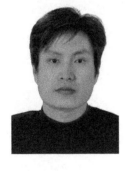

郝万明

1978年出生。医学硕士，临床医学博士在读。青岛市市立医院东院呼吸科，主治医师。2003年毕业于山东大学临床医学专业（英语班）；2010年获得青岛大学硕士学位；2015年青岛大学临床医学博士在读。呼吸内科专业工作13年，熟练掌握呼吸内科常见病、疑难病的诊治工作，擅长胸部影像诊断、气管镜下介入诊疗（支架置入、氩气刀治疗、高频电凝治疗、高频电圈套治疗、冷冻治疗等）。获得青岛市科技进步二等奖1项；山东医学科技奖二等奖1项；山东医学科技奖三等奖1项；发明专利2项。

编 委 会

主　编　周　玲　郝万明　李　烨　舒治娥

副主编　付晓琳　侯燕妮　李国涛　韩珊珊

编　委 (按姓氏笔画排序)

王　典　河南省唐河县人民医院

付晓琳　中国人民解放军第二○二医院

李　烨　西南医科大学附属医院

李国涛　郑州大学附属洛阳中心医院

周　玲　东南大学医学院附属江阴医院

赵成梅　中国人民解放军第二五一医院

郝万明　青岛市市立医院

侯燕妮　湖北省襄阳市中医医院

韩珊珊　长春中医药大学附属医院

舒治娥　襄阳市中医医院

前　言

　　感染病学是一门研究感染病在人体内发生、发展与转归的原因、规律及其诊断和防治措施，达到控制传染病的发生、发展和流行的科学。随着医学的发展，为顺应临床需要，过去的传染病科调整为感染科，感染病学涉及更广泛的相关医学基础和临床理论，因它具有明确的病原，并有传染性、流行性和病后的免疫性，而与流行病学、呼吸病学、免疫学、寄生虫学和生物化学等临床和基础医学具有密切的联系。

　　本书共分三篇。第一篇内容为感染病基础，包含了诊断原则、基本治疗方式等；第二篇系统阐述了各个系统感染性疾病的流行病学、临床表现、检查技术、治疗、防治等；第三篇为护理篇，内容详细介绍了常见感染疾病的护理。内容论述详尽，突出科学性、实用性。希望成为临床医师的一本有益的工具书。

　　由于编写内容较多，时间紧促，尽管在编写过程中我们是认真、努力的，但书中难免有不足之处，望各位读者不吝赐教，提出宝贵意见，以便修订，从而提高图书的质量，谢谢！

编　者

2016 年 9 月

目 录

第一篇 基础篇

第二篇 疾病篇

第三篇　护理篇

基础篇

第一章　感染病概述

第一节　引起常态感染的病原体

在人类外界环境的无数微生物中，有一些能侵袭人体，对人体造成损害，这些微生物称为病原体，包括从无细胞结构的病毒一直到多细胞的寄生虫。有些病原体在机体免疫功能和体内微生态环境等处于正常状态下就可导致机体出现病理改变，出现相应的临床症状和体征，这类感染称为常态感染。一般来说，引起常态感染的病原体的致病性较强，在正常情况下即可引起感染。能够引起常态感染的病原体很多，但随着医疗水平的进步，人类已寻找到不少能抑制和杀灭病原体的方法，很多感染性疾病已得到较好的防治，但也有某些感染性疾病长期威胁着人类健康，同时人类也面临着很多新出现的病原体所致的新发感染病的威胁及某些疾病的"回潮"。

一、传统的常态感染病原体

（一）细菌

细菌能产生多种毒素，其是细菌首要的毒力因子。细菌产生的毒素可分为内毒素与外毒素两大类。内毒素相当于革兰阴性菌外膜的脂多糖和脂质 A，外毒素是指细菌产生外排到菌体外的毒素，可分为多种类型，具有不同的作用机制。多种抗菌药物的广泛临床应用和特异性疫苗的接种，极大地改变了细菌性疾病的疾病谱和感染后的疗效及预后。很多常态致病菌引起的感染已能被很好地控制，发病率明显下降，尤其是某些较严重的传染性疾病已濒临消灭，如白喉棒状杆菌引起的白喉，炭疽杆菌导致的炭疽，百日咳杆菌所致的百日咳，霍乱弧菌所致的霍乱等。目前临床上常态细菌感染主要是一般致病菌。虽然抗生素极大地改善了细菌性疾病的疗效，但与此同时，致病菌相继出现了程度不等的耐药性，成为抗菌治疗中一大问题。例如，耐甲氧苯青霉素金黄色葡萄球菌和产 β - 内酰胺酶、超广谱 β - 内酰胺酶的大肠埃希菌等。

（1）链球菌（Streptococcus）：该菌属革兰阳性的化脓性球菌，是人类的主要致病菌之一。目前有关链球菌的分类尚无简便统一的方法，如血清学上分为 20 个血清群，对人致病的菌株90%左右属A群，B、C、D、G群少见；根据细菌生长要求分为21种，与人类疾病有关的包括化脓链球菌、肺炎链球菌、咽峡炎链球菌等。链球菌感染可引起猩红热、丹毒、咽峡炎、肺炎、心内膜炎、各种化脓性感染、败血症等，亦是中毒性休克综合征的病原菌之一，部分患者可出现感染后变态反应性疾病。肺炎链球菌为链球菌中最重要的致病菌，主要引起肺炎、脑膜炎及败血症等严重疾病，尚可引起儿童的中耳炎、鼻窦炎等。虽然C群链球菌咽峡炎仅占咽峡炎的5%，但其可引起严重的急性咽峡炎，所以当快速抗原检测阴性而临床病程逐渐恶化时应考虑C群链球菌感染。治疗链球菌感染首选青霉素，但应注意国内某些城市、地区已出现相当比例的对青霉素低敏感和耐药菌株，故应根据药敏结果选择对其感染有效的抗菌药物及合适的剂量。肖永红等研究指出，2006—2007年间我国肺炎链球菌对青霉素耐药率为7.8%，对左氧氟沙星耐药率为8.9%，对克林霉素耐药率则高达72.8%～82.4%。研究报道，临床上不但发现耐青霉素的肺炎链球菌，亦发现了耐氟喹诺酮及β-内酰胺类抗生素的菌株，并呈现出多重耐药或交叉耐药现象（表1-1）。目前治疗多重耐药菌株感染大多选用第3代头孢菌素，甚至万古霉素、碳青霉烯类抗菌药物。

表1-1　临床主要致病菌抗菌药物选择

常见病原体	首选抗菌药物	可选抗菌药物
链球菌		
肺炎链球菌		
青霉素敏感	青霉素	氨苄西林、阿莫西林
青霉素耐药	头孢曲松、头孢噻肟、左氧氟沙星	万古霉素、美罗培南
化脓性链球菌	青霉素（青霉素V）	β-内酰胺类、红霉素、阿奇霉素、克拉霉素
脑膜炎奈瑟球菌	青霉素	头孢曲松、头孢噻肟、头孢呋辛
淋病奈瑟球菌	头孢曲松、大观霉素	氟喹诺酮类
志贺菌属	氟喹诺酮类	头孢克洛、头孢丙烯
伤寒沙门菌	氟喹诺酮类、头孢曲松	氯霉素、阿莫西林、复方磺胺甲噁唑（SMZ/TMP）
分枝杆菌		
结核分枝杆菌	利福平、异烟肼、吡嗪酰胺、乙胺丁醇	链霉素、左氧氟沙星
卡他莫拉菌	阿莫西林/克拉维酸、氨苄西林/舒巴坦、头孢克洛、头孢氨苄	复方磺胺甲噁唑、阿奇霉素、克拉霉素
白喉棒状杆菌	红霉素	克林霉素
百日咳杆菌	红霉素	复方磺胺甲噁唑
流感嗜血杆菌	一般感染：阿莫西林/克拉维酸、氨苄西林/舒巴坦、头孢呋辛 严重感染：头孢曲松、头孢噻肟	复方磺胺甲噁唑、氟喹诺酮类
霍乱弧菌	多西环素、氟喹诺酮类	复方磺胺甲噁唑
炭疽芽胞杆菌	环丙沙星、多西环素、克林霉素	青霉素、阿莫西林
破伤风芽孢杆菌	青霉素或甲硝唑	多西环素
立克次体属	多西环素	氯霉素、氟喹诺酮类

常见病原体	首选抗菌药物	可选抗菌药物
肺炎支原体	红霉素、阿奇霉素、克拉霉素 氟喹诺酮类	多西环素
肺炎衣原体	红霉素等大环内酯类	多西环素、氟喹诺酮类
沙眼衣原体	多西环素、阿奇霉素	红霉素、氟喹诺酮类
梅毒螺旋体	青霉素	多西环素
钩端螺旋体	青霉素	红霉素、多西环素、四环素

（2）脑膜炎球菌（Neisseria meningitis）：脑膜炎球菌归属奈瑟菌属，为革兰阴性菌，能产生毒力较强的内毒素。致病菌由鼻咽部侵入血循环，最后主要局限于脑膜和脊髓膜，引起化脓性脑脊髓膜病变。自从儿童普遍接种脑膜炎球菌多糖疫苗以来，发病率已明显降低，但近年来疫情上升的地区逐渐增多。流行性脑脊髓膜炎（简称流脑）的病情复杂多变，轻重不一，一般可表现为3种临床类型，即普通型、暴发型和慢性败血症型，其中普通型约占全部流脑的90%。治疗脑膜炎球菌感染首选青霉素，但近年来临床上发现了耐青霉素菌株。研究报道，在新德里2005年以前分离出的所有菌株对青霉素、氨苄西林、利福平及头孢曲松（头孢三嗪）均敏感，而几乎2/3的菌株对环丙沙星不敏感，所有菌株均对复方磺胺甲噁唑（复方新诺明）耐药。Kumar等报道，14例脑膜炎患者中除少数菌株（约8.8%）对青霉素耐药，少数菌株（约5.9%）对红霉素耐药外，所有菌株均对阿莫西林、环丙沙星、头孢曲松、头孢噻肟及氯霉素敏感。

（3）淋病奈瑟球菌（Neissria gonorrhoeae，NG）：简称淋球菌，为革兰阴性球菌。感染的主要传播途径是性接触，易在前尿道、子宫颈、后尿道及膀胱黏膜上寄生，故临床表现以尿道炎及宫颈炎多见。淋球菌可长期潜伏在腺组织深部，形成慢性感染而反复发作。淋球菌感染常伴发其他感染，所以临床上治疗淋球菌感染的方法亦不相同。由于临床上亦发现了产青霉素酶的菌株及耐氟喹诺酮的菌株，亚洲某些地区淋球菌对氟喹诺酮类的耐药率高达100%，因此常以对青霉素酶稳定的第3代头孢菌素代替青霉素治疗淋病。近年来，临床上又报道了耐第3代头孢菌素，尤其是耐头孢克肟和头孢布烯的菌株，则须根据药敏试验选择有效抗菌药物。Palmer等报道，2004—2007年间高度耐阿奇霉素平均抑制浓度（MIC≥256mg/L）的菌株从0.3%增加到3.9%，而对阿奇霉素敏感的菌株则从2.1%降低到1.3%，在苏格兰高度耐阿奇霉素的菌株的感染率呈逐渐增长趋势。2006—2007年国内报道，64株淋病奈瑟菌对青霉素、四环素、环丙沙星的敏感率分别为2.3%、2.4%与9.8%，但对左氧氟沙星敏感率为76.9%，而头孢曲松和头孢噻肟则显示了良好的抗菌活性，敏感率高达100%。

（4）志贺菌（Genus shigellae）：志贺菌属肠杆菌科志贺菌属，为革兰阴性短杆菌。致病性志贺菌分为4群：A群痢疾志贺菌、B群福氏志贺菌、C群鲍氏志贺菌及D群宋氏志贺菌。志贺菌感染的菌群在全世界的分布随着时间的推移有较大的变化，目前国外主要以D群宋氏志贺菌占优势，而我国仍以B群福氏志贺菌为主。任何降低抵抗力的因素，如营养不良、暴饮暴食均有利于诱发志贺菌感染。志贺菌感染以结肠黏膜的炎症及溃疡为主要病理变化。临床症状取决于感染菌群、感染者年龄及抵抗力的强弱等因素。该菌感染的治疗除了及时应用有效的抗菌药物以外，还必须注意感染者的一般治疗，如儿童感染者常见的脱水现象必须及时改善。近年来，志贺菌对各种抗菌药物的耐药性逐渐增长，且常呈多重耐药。研究报道，在加纳发现大量的耐药志贺菌，尤其是对常用抗菌药物阿莫西林/氨苄西林（氨苄青霉素）、甲氧苄啶/磺胺甲噁唑和氯霉素普遍耐药，并且在儿童及成人感染者中均发现了高比例的多重耐药菌，但对氟喹诺酮类、第 3 代头孢菌素、酶抑制剂复合剂、氨基糖苷类等仍敏感。

（5）沙门菌（Salmonellae）：对人类有致病性的沙门菌包括伤寒沙门菌、副伤寒沙门菌、肠炎沙门菌、鼠伤寒沙门菌等多种沙门菌。沙门菌主要是通过粪 – 口途径传播。沙门菌感染后的发病情况与细菌的致病性及宿主的免疫状态等有关，发病后的临床表现亦多种多样。伤寒沙门菌感染以持续发热、全身中毒性症状、消化道症状及玫瑰疹等为特点。非伤寒沙门菌感染后最常见的临床类型为胃肠炎型。免疫功能低下者感染侵袭性非伤寒沙门菌的概率明显高于免疫功能正常的儿童及成人，在撒哈拉以南的某些非洲国家侵袭性非沙门菌感染是婴幼儿及青年人类免疫缺陷病毒（HIV）感染者的特殊问题，并且 HIV 感染者可能会周期性发生侵袭性非沙门菌感染。目前耐药性尤其是多重耐药现象是治疗沙门菌感染中的最大挑战，曾报道沙门菌对氯霉素、氨苄西林及复方磺胺甲噁唑均显著耐药。近来又发现了耐氟喹诺酮和耐第 3 代头孢菌素的菌株，并且研究显示新一代氟喹诺酮类药物加替沙星的抗菌效果强于环丙沙星、氧氟沙星、头孢克肟及阿奇霉素，其对抗多重耐药菌株感染有重要意义。

（6）分枝杆菌（Mycobacterium）：致病性分枝杆菌有结核分枝杆菌、麻风分枝杆菌及非结核分枝杆菌。结核分枝杆菌感染人体后最初侵袭肺脏引起肺结核，此外还可侵袭其他系统器官，如胸膜、腹膜、肠道和骨关节等。结核病的病理改变比较复杂，和机体的免疫状态密切相关。非结核分枝杆菌是新发现的致病性分枝杆菌，为机会性致病菌，在人类免疫缺陷病毒/艾滋病（HIV/AIDS）等免疫功能缺陷者体内可检测到。由于卡介苗的普遍接种及链霉素、异烟肼、利福平等强有效的抗结核药物的相继问世，结核病的发病率与病死率已大幅度下降。但近 20 年来结核耐药率在国内外均呈上升趋势，耐药菌株尤其是多重耐药和广泛耐药菌株的增加给控制结核病提出了新的挑战，所以必须采取多方面的措施预防多重耐药菌和广泛耐药菌的流行。结核杆菌耐药性的产生主要与抗结核药物的不规则应用有关。快速诊断和鉴定高度耐药菌株感染对及时有效地治疗多重耐药或广泛耐药肺结核及有效控制其蔓延具有重要的意义。研制新的抗结核药物以有效治疗各种肺结核是控制肺结核的迫切需求。近年来，HIV/AIDS 患病率的增长也加速了结核病的"回潮"，尤其是多重耐药和广泛耐药菌的感染率显著增加。对于人类免疫缺陷病毒（HIV）患者肺结核是最常见的机会性感染，HIV增加了肺结核的易感性，使潜伏感染的肺结核再次激活及加速了活动性肺结核的病程。

（7）嗜血杆菌（Hemophilus）：嗜血杆菌包括多个不同种的细菌，有些对人有致病性，有些则只对动物有致病性。对人致病的几种嗜血杆菌可引起不同的疾病，临床最常见的是流感嗜血杆菌和副流感嗜血杆菌。流感嗜血杆菌致病力较强，可引起皮肤和软组织感染、肺炎、脑膜炎、败血症等，近年来其在婴幼儿及成人中的感染率均增加。副流感嗜血杆菌致病力较弱，多引起免疫功能低下者和老年人的呼吸道感染。近年来也发现已有大量耐药菌株出现，部分耐药菌株系产生了 β – 内酰胺酶引起。目前较多应用的抗菌药物有氟喹诺酮类、第 3 代头孢菌素、红霉素等。临床报道，流感嗜血杆菌对氟喹诺酮类抗菌药物已有少量耐药菌株出现，随着临床应用增多，耐药菌株必然增加，故临床最好依据患者的药敏试验结果选用有效的抗菌药物。2006—2007 年报道指出，流感嗜血杆菌与副流感嗜血杆菌对氨苄西林的敏感率分别为 54.9% 和 60.7%，对于加酶抑制剂的青霉素类，两者的敏感率则提高 20%。对阿奇霉素敏感率较高。

（8）百日咳杆菌（Bordetella pertussis）：百日咳杆菌可引起急性呼吸道传染病，百日咳主要以 5 岁以下小儿易感性最高，患者亦以 5 岁以下最多。自从广泛推行"白喉、百日咳、破伤风（白、百、破）"复合疫苗预防接种以后，百日咳的发病率大幅度下降，但注射疫苗产生的免疫力并不能提供长时期的强有力的保护力，因此应研制更好的疫苗。不仅小儿时接种，还应在青少年及成年时期定期加强免疫注射，以进一步控制百日咳的发生和流行。不仅要尽早隔离和治疗已感染者，还要尽可能寻找密切接触者中的带菌者及症状不典型患者，应及时给予红霉素治疗。

（9）霍乱弧菌（Vibrio cholera）：霍乱弧菌感染引起的霍乱是急性、传染性极强的肠道传染病，在我国列为甲类法定传染病。霍乱治疗最重要的是补液，可静脉补液及口服补液，口服补液重要性更大，抗菌治疗可选用多西环素（强力霉素）、四环素、环丙沙星等抗菌药物。对于霍乱当前尚缺乏根本的预防方法，只能采取综合措施，从控制传染源、切断传播途径及加强卫生教育等方面入手，目前尚没有理想的预防疫苗。

（10）白喉杆菌（Coryne bacterium diphtheriae）：白喉棒状杆菌属革兰阳性菌。本菌的侵袭力较弱，但产生的外毒素的毒性非常强烈，可引起全身中毒症状。精制白喉类毒素或"白、百、破"疫苗的研制成功和预防接种，已取得明显控制白喉的效果。对于白喉患者，抗毒素治疗具有重要的意义。抗毒素可有效中和局部病灶和血循环中的游离毒素，但不能中和已进入细胞的毒素，所以必须争取尽早和足量应用抗毒素。

（11）炭疽杆菌（Bacillus anthracis）：炭疽杆菌主要感染牛、羊、马等食草动物，人因接触病畜及其产品或食用病畜的肉类而被感染。皮肤炭疽最为多见，可形成溃疡和黑色焦痂，严重时尚可出现肺炭疽、胃肠炭疽等，亦可发展成败血症。人群对炭疽杆菌普遍易感，感染后可获持久的免疫力。青霉素是治疗炭疽的首选药物，及时足量应用青霉素是改善预后，取得根治的关键。及时足量应用抗生素后炭疽病死率较低，但部分重症急性患者，虽经治疗，病死率仍然很高。

（12）破伤风梭菌（C. tetani）：破伤风梭菌侵入伤口，在缺氧的情况下，可产生强烈的外毒素引起感染性疾病。破伤风毒素主要侵袭神经系统中的运动神经细胞，本病病情凶险，病死率极高。近年来，由于卫生条件改善，普遍预防接种等，发病率已明显下降，但边缘和部分农村地区仍有发病。对于破伤风主要还是以预防为主，除婴幼儿期接种"百白破"三联疫苗以外，其他年龄段需接种白喉、破伤风二联疫苗，最好每十年常规加强注射一次。同时注射破伤风类毒素亦有较好的预防效果，能提供完全免疫至少 5 年。为了有效预防感染，及时进行病灶的清创和扩创，避免无氧伤口的形成，及时注射破伤风抗毒素，均对预防破伤风具有重要的意义。

（13）产气夹膜梭菌（C. perfringens）：产气荚膜梭菌感染引起的气性坏疽在临床上虽少见，但一旦发生则很严重。约 80% 的气性坏疽患者可培养到产气荚膜梭菌，且通常与创伤或手术伤口有关。对于气性坏疽的治疗主要是手术清创，青霉素被认为是有效的抗菌药物，近年来发现耐药性有所增加。

临床主要致病菌的抗菌药物选择见（表 1 - 1）、几种抗菌药物的主要耐药机制见（表 1 -2）。

表 1 - 2　几种抗菌药物主要的耐药机制

主要耐药机制	耐药性举例
1. 减少菌体内药物浓度	
增加药物外排	四环素（tet A 基因）
	喹诺酮类（nor A 基因）
减低外膜通透性	β - 内酰胺类（外膜蛋白 OmpF，OprD）
	喹诺酮类（外膜蛋白 OmpF）
减低细胞膜转运	氨基糖苷类（减少能量供应）
2. 使抗菌药物失活（可逆或不可逆）	β - 内酰胺类（β - 内酰胺酶）
	氨基糖苷类（钝化酶）
	氯霉素、大环内酯类（灭活酶）
3. 作用靶位改变	喹诺酮类（旋转酶修饰）
	利福平（改变 DNA 多聚酶结合）
	β - 内酰胺类（青霉素结合蛋白改变）
	大环内酯类（rRNA 甲基化）
	氨基糖苷类（核糖体改变）
	糖肽类（VanA，VanB）
	甲氧苄啶（二氢叶酸还原酶）
4. 其他	磺胺类、甲氧苄啶（高产酶）
	硝基咪唑类（还原减少）

（二）病毒

据报道约有 400 种病毒可感染人类，很多病毒感染虽然发病率不高，但多为致死性很强的病原体如汉坦病毒等。大多数病毒经呼吸道空气传播或经污染的食物、水源引起粪 - 口的肠道传播，部分病毒主要在动物体内完成生活周期，依赖虫媒传播，而呈一定的季节流行性。病毒性感染多为常态感染，机会性感染较少见。许多病毒性疾病为自限性，予以支持和对症治疗可协助恢复，某些则长期潜伏于体内而成为机会性病原体。有效的抗病毒药物正处于探索研究中。20 世纪以来，人类探索研制了很多抗病毒制剂，尤其是特异性疫苗的研制成功和广泛应用，使某些病毒性疾病的流行得以控制，有的已消灭，如天花；有的濒临消灭，如水痘和脊髓灰质炎等。

（1）天花病毒（variola virus）：天花病毒所致的天花，是一种通过飞沫传播的烈性传染病，其传染性强，病情重，病死率高，曾是威胁人类健康的最大灾难之一。广泛的牛痘接种使天花已在全球灭绝，其灭迹是预防医学史上的一个巨大胜利。目前人类已无必要普遍接种牛痘。

（2）乙型脑炎病毒（encephalitis B virus）：乙型脑炎病毒感染导致的流行性乙型脑炎，经虫媒传播，流行于夏、秋季，主要分布于亚洲和东南亚地区，蚊子是乙型脑炎的主要传播媒介，通过叮咬将病毒传染于人类和动物。近年来，由于儿童和青少年广泛接种乙型脑炎灭活疫苗，乙型脑炎的发病率已有较大幅度的下降，改变了过去大流行的发病模式。接种疫苗并连续3次加强后可获得持久免疫力。另外，灭蚊也是预防乙型脑炎的重要措施。由于乙型脑炎的病程发展迅速，可在数日后出现严重中枢神经系统症状，故患者应住院治疗，可密切观察病情，及时予以处理。对症支持治疗和良好护理对乙型脑炎的预后起重要作用。

（3）脊髓灰质炎病毒（poliomyelitis virus）：脊髓灰质炎病毒所致的脊髓灰质炎是一种急性全身性传染病。病变主要侵犯脊髓前角灰质神经细胞，儿童发病多于成人。自20世纪50年代后期成功研制脊髓灰质炎疫苗，并广泛推广应用后该病发病率迅速下降。尤其在疫苗接种良好的国家，该病已接近或已绝迹，但在某些不发达的地区，由于疫苗质量、接种技术等多种因素，该病仍有发生。

（4）腮腺炎病毒（paramyxovirus parotitis）：腮腺炎病毒感染引起的流行性腮腺炎是儿童和青少年常见的呼吸道传染病，成人偶可发病。该病毒可侵犯各种腺组织或神经系统及肝、肾、心脏等，因此除表现为腮腺肿痛外，常可引起脑膜炎、胰腺炎和卵巢炎等。感染后可获得持久免疫力，再次发病者极少见。由于流行性腮腺炎减毒活疫苗的广泛接种，该病的发病率已明显降低，腮腺炎疫苗可与麻疹、风疹疫苗联合使用，国内已有计划地安排该三联疫苗的接种。

（5）风疹病毒（rubella virus）：风疹病毒所致的风疹曾是一种常见的急性传染病。该病多见于儿童，春夏季节可发生暴发流行。患者的症状一般较轻，并发症较少，仅少数患者可能并发中耳炎、咽炎、肺炎、心肌炎、肝炎、脑炎等。风疹预后良好，患者的治疗包括对症支持治疗和并发症的治疗，药物治疗可考虑使用利巴韦林。接种风疹疫苗能够有效降低其发病率。

（6）麻疹病毒（measles virus）：麻疹病毒引起的麻疹是一种传染性极强的急性呼吸道传染病，多见于儿童。自全国广泛接种麻疹减毒活疫苗以来，该病的发病率迅速下降，病死率大大减少，控制了大流行。由于疫苗的接种也使患者的病情减轻，一般典型麻疹大多能够顺利康复，但免疫功能低下、重症麻疹及伴发肺炎、脑炎等并发症时，预后较差，病死率仍较高。对于麻疹病毒目前尚无有效的抗病毒药物，关键还是对麻疹病毒易感者接种麻疹疫苗，以提高其主动免疫力。广泛接种麻疹疫苗后使麻疹发病率大幅度降低，某些国家、地区已接近消灭。

（7）汉坦病毒（Hantaan virus）：汉坦病毒感染可导致流行性出血热，属病毒性出血热中的肾综合征出血热。该病为自然疫源性疾病，以鼠类为主要传染源，曾广泛流行于亚、欧和非洲等多个国家和地区。我国曾是该病的高发国家之一，由于灭鼠、保持环境、食物卫生等综合预防措施已使该病的发病率显著降低。该病的重型患者病死率较高，死亡原因主要包括休克、尿毒症、肺水肿、出血等。

（8）腺病毒（adenovirus）：腺病毒可导致急性呼吸道感染和结膜炎。近年来发现某些腺病毒亦可导致胃肠道或泌尿系统感染，因此在临床上较为重要。人腺病毒呈全世界流行，不同地区不同血清型引起不同症状。大多数呼吸道和肠道感染为亚临床型，其可较长时间存在于小儿的腺样组织中而不引起症状。目前腺病毒感染常用的抗病毒药物为利巴韦林，若继发细菌感染，则应用抗菌药物治疗。眼科医师应注意对流行性角膜结膜炎患者进行隔离，对眼科应用仪器进行消毒等，以预防发生医院内交叉感染。目前对于腺病毒疫苗的研制及接种均处于探索试验中，有些地区口服腺病毒减毒疫苗可能显示了较好的效果。

（9）肝炎病毒（hepatitis virus）：目前已正式命名的肝炎病毒有甲型、乙型、丙型、丁型、戊型和庚型。已明确前5型肝炎病毒可导致不同的肝炎病变，而对庚型肝炎病毒的致病性分歧较大，目前越来越多的材料支持庚型肝炎基本不致病或基本不引起肝炎。肝炎病毒除引起肝炎外，还和肝硬化、肝癌发病有关。近来，在甲型肝炎病毒的病原学及致病机制等方面取得了很大进展，并成功地研制出甲型肝炎病毒疫苗，这必将有效地控制甲型肝炎的流行。丙型、丁型及戊型肝炎的发病率不高，但有时可导致较严重的肝脏损伤，相关疫苗尚处于研制中。据丙型肝炎的流行病学调查估计到2030年丙型肝炎病毒的发病率和死亡率将超过HIV。调查也表明，在HIV感染的男性同性恋人群中急性丙型肝炎的感染率逐渐增长。目前对肝炎病毒的病原学、致病机制及病毒性肝炎的治疗等国内外均进行了大量研究，尤其是对乙型肝炎病毒，但仍有许多问题尚待深入研究。慢性肝炎目前尚无特效疗法，主要采取整体治疗、抗病毒、减轻肝脏炎症、保护肝细胞、防止肝纤维化及防止癌变等综合治疗措施。虽然乙型肝炎病毒疫苗接种计划使慢性乙型肝炎表面抗原携带率明显降低，但我国仍有9 000万乙型肝炎病毒感染者，并且20%～30%的感染者需要采用安全有效的治疗措施来控制现有的肝脏疾病及预防疾病的进展。

（10）人乳头瘤病毒（human papilloma virus，HPV）：人乳头瘤病毒为球形无包膜的双链DNA病毒，在人类广泛传播，能引起人类皮肤和黏膜的多种良性乳头状瘤。HPV引起的生殖器疣又称尖锐湿疣，是较常见的性传播疾病。HPV持续感染与宫颈病变密切相关，尤其是高危型HPV16、HPV18与宫颈癌关系密切。不同型别HPV的感染部位及病变情况不同，约60种HPV可感染生殖道，低危型HPV通常引起生殖器疣和轻微的宫颈发育不良，高危型HPV则和宫颈癌及某些非生殖器癌密切相关。虽然国内外对HPV在宫颈癌中的作用进行了大量研究，但HPV的致癌机制仍然不明确，研究认为HPV的致癌性与病毒基因整合、E2基因丢失、E6和E7基因过度表达及染色体不稳定密切相关。目前国内外正在深入研究HPV转化活性分子机制及致癌机制。由于宫颈癌是女性常见的致死性肿瘤，所以预防HPV持续感染是降低宫颈癌发病率的有效措施。在一项鉴定4价HPV疫苗有效性的随机双盲实验显示，20 000名16～26岁女性接种3剂疫苗后96%有效地预防了HPV－6、11、16、18的持续感染。此外，2价疫苗在Ⅱ期和Ⅲ期临床试验中显示了抗HPV16、18的效果。

（11）轮状病毒（rotavirus）：轮状病毒属呼肠病毒科，为双链RNA病毒，是病毒性肠炎的重要病原体。本病毒主要感染婴幼儿，亦可见成人感染。临床特征为恶心呕吐、腹痛及腹泻等症状。轮状病毒是幼儿病毒性急性胃肠炎最常见的病因，临床类型呈现多样性，从亚临床感染和轻型腹泻至严重的脱水、死亡，主要表现为腹泻，排黄色水样便，无黏液及脓血。估计美国每年有300万例轮状病毒导致的腹泻，而在发展中国家每年死于轮状病毒腹泻的儿童多达50万。目前尚缺乏特效的抗病毒药物，因本病多病情较轻，病程短，呈自限性，故以饮食疗法及液体疗法等对症治疗为主。在美国两种轮状病毒疫苗已成为婴儿常规接种疫苗，并且某些其他发达国家亦开始将轮状病毒疫苗作为常规接种，但其在发展中国家的应用及效果仍处于探索中。

（12）流行性感冒病毒（influenza virus）：流行性感冒病毒简称流感病毒，是一种有包膜的RNA病毒。流感病毒感染引起的流行性感冒是一种急性发热性呼吸道传染病，主要经飞沫传播，临床表现为突起的畏寒高热、头痛、全身酸痛及疲弱乏力等全身中毒症状，而呼吸道症状较轻。本病常呈自限性，病程一般为 3～4 天，但老人、婴幼儿、患有其他慢性疾病或免疫功能低下者可并发肺炎，预后较差。当前应用的抗甲型流感病毒药物主要有奥司他韦、扎那米韦、金刚烷胺及金刚乙胺，但近年来耐药流感病毒的出现限制了其临床应用。流感疫苗可以减少流感的发病率，但由于流感病毒不断发生变异而影响疫苗效果。人禽流感、甲型 H1N1 流感的暴发流行是十分典型的事件。

（13）副流感病毒（parainfluenza virus）：副流感病毒也是一种常见临床常见的呼吸道病毒感染病原体，在婴幼儿主要引起下呼吸道感染，而在成人主要表现为上呼吸道感染。流行多为地方性，常在秋季发生，可重复感染但病情多不严重。目前尚无确实有效的抗副流感病毒感染的化学药物，在处理时都以对症治疗和支持治疗为主。

（14）呼吸道合胞病毒（respiratory syncytial virus）：呼吸道合胞病毒是婴幼儿下呼吸道感染的主要病原体，多见于 1 岁以下婴儿，特别是 6 个月以内。呼吸道合胞病毒感染有明显季节性，冬、春两季可引起暴发流行，病变主要侵犯毛细支气管及肺泡。对感染者采取综合治疗可取得较满意的疗效，抗病毒药物可选用利巴韦林。

（15）柯萨奇病毒（Coxsackie virus）和埃可病毒（Echo virus）：这两类病毒感染十分相似，能引起多种临床疾病，呈散发或流行，尤其是在儿童中。感染均属自限性疾病，主要是以对症支持治疗为主，预后一般良好。仅部分婴幼儿急性暴发性感染表现为重度症状时，病死率较高。目前尚无特殊有效的预防措施，且由于型别众多，免疫接种难以进行，且预防意义不大，所以尚未考虑研制疫苗。

（16）狂犬病毒（rabies virus）：狂犬病毒所致的狂犬病是一种急性传染病，人畜共患病，多见于犬、狼等肉食动物，人多因患畜咬伤而感染。狂犬病的病死率几近 100%，患者一般于 3～6 天内死于呼吸衰竭或循环衰竭。鉴于该病尚缺乏有效的治疗手段，故应加强预防措施以控制疾病的发病和蔓延。除了良好管理传染源，早期及时处理伤口外，最重要的是预防接种狂犬疫苗和用人或马狂犬病免疫球蛋白进行被动免疫。

（17）朊病毒（prion）：朊病毒感染所致的朊病毒病，是指一群由传染性病原体引起的慢性进行性中枢神经系统疾病，具有特殊病理组织学改变及生化表现。无特殊治疗方法及预防措施，主要是对症支持治疗。

（三）真菌

致病性真菌广泛存在于土壤、腐烂植物或水果等食品中。主要包括申克孢子丝菌、巴西副球孢子菌、荚膜组织胞浆菌病、粗球孢子菌和芽生菌等。但正常情况下临床症状明显的真菌感染并不常见。免疫防御功能正常时真菌感染可不治自愈，并不出现临床症状；少数患者因抵抗力低下、吸入的真菌孢子较多，可出现有症状的肺部感染。

（四）寄生虫

经过几十年的艰苦奋斗及人民生活条件的改善，我国在防治寄生虫感染方面取得巨大成就，如严重威胁人类健康的疟疾、血吸虫病、丝虫病、黑热病和钩虫病等寄生虫病的发病率显著降低。但值得注意的是，由于生态环境的改变、人口流动的加速、耐药寄生虫的出现、人民饮食的求新求异及食品卫生制度不够完善等原因，可能使已受控制的寄生虫病死灰复燃，加大了防治寄生虫病的难度，还可能扩大食源性寄生虫病流行趋势等，这些问题均给我国寄生虫病的防治带来巨大挑战。

（五）其他病原体

除了细菌、病毒、真菌外，自然界中还存在很多其他病原菌，如衣原体、支原体、立克次体和螺旋体。

肺炎支原体感染可引起流行性感冒样呼吸系统疾病，主要包括咽炎、气管及支气管炎和间质性肺炎。肺炎支原体肺炎的症状通常较轻，临床表现不典型，大多为良性过程，不一定需住院治疗。

较常见的衣原体有肺炎衣原体、沙眼衣原体。沙眼衣原体不仅可引起沙眼，还可引起包涵体性结膜炎、性病性淋巴肉芽肿及女性生殖道沙眼衣原体感染。衣原体感染可选用四环素、多西环素等抗菌药物，对于沙眼亦可考虑手术治疗。

人类对多种立克次体易感，但不同立克次体病的好发人群有较大差异。我国常见的立克次体病有流行性斑疹伤寒、地方性斑疹伤寒、恙虫病、Q热等。该病的治疗可选用氯霉素、四环素和多西环素等抗菌药物。随着卫生条件的改善，立克次体病的发病率已明显降低。

螺旋体包括梅毒螺旋体、钩端螺旋体、回归热螺旋体等。梅毒螺旋体感染导致的梅毒为性传播性疾病，由于梅毒患者感染艾滋病的概率较非梅毒患者高，并且艾滋病合并梅毒时，梅毒的症状加重，治疗效果不好，所以应注意检测梅毒患者是否伴发人类免疫缺陷病毒（HIV）感染。梅毒的常规用药首选青霉素，且迄今尚无耐药菌株报道。

二、新发感染的病原体

新发感染的病原体主要是近20年新出现的某些病毒或细菌，如传染性非典性肺炎（SARS）冠状病毒、HIV、埃博拉病毒、基孔肯雅热病毒、禽流感病毒、军团菌、出血性大肠埃希菌O157：17、幽门螺杆菌等。

SARS冠状病毒是近年来新出现的一种病毒，主要导致严重急性呼吸道疾病，又称非典型性肺炎，属急性暴发性传染病，其流行病学特点尚不清楚。

目前广受关注的是人类免疫缺陷病毒（human immunodeficiency vlrus，HIV）感染。HIV是一种反转录病毒，通过衣壳蛋白gp120识别免疫细胞表面的CD4，从而侵袭破坏机体的免疫功能。艾滋病的发病机制主要是CD_4^+T细胞在HIV直接和间接作用下，细胞功能受损和大量破坏，导致机体免疫功能缺陷，但具体的发病机制尚不明确。针对HIV感染，目前最常采用的抗病毒治疗方案为高效抗反转录病毒治疗（HAART），同时结构性间歇治疗、细胞因子免疫调节及HIV特异性疫苗正处于实验室研究或临床实验中。研制HIV特异性疫苗以降低甚至根除HIV感染成为近年来研究的热点。理想的疫苗应具有激发机体细胞和体液双重免疫的作用，以达到预防HIV感染及延缓HIV感染发展到AIDS的自然的病程。目前世界上疫苗研究的方向倾向于DNA疫苗，有多种疫苗正在研制中并有部分疫苗已进入Ⅱ期临床实验阶段，但还没有疫苗被证明能够用于人类并诱导有效地细胞免疫和体液免疫。Megati等发现，仅在RNA或密码子水平修饰HIV-1 env gp160基因可在质粒DNA疫苗免疫的小鼠体内引起强而有效的env特异性细胞免疫反应，而进一步修饰env基因以改变细胞靶位或增强蛋白水解的进程不能增强env特异性的免疫反应。这些研究对研制预防HIV感染的有效疫苗有重要的指导意义。

总之，随着医疗技术的发展及医疗水平的进步，很多严重威胁人类健康的感染性疾病得到很好控制甚至消灭，但由于生态环境的变化、大量抗微生物药物的应用、微生物基因变异、病毒基因重组或重排及微生物宿主从动物到人类的迁移等原因，造成很多已受控制的感染性疾病"回潮"和很多新发感染病的出现。

（舒治娥）

第二节　引起机会性感染的病原体

机会性感染（opportunistic infection），是指一些条件致病原（如大肠埃希菌、葡萄球菌、巨细胞病毒、耶氏肺孢子菌和弓形虫等），在人体免疫功能正常时不会致病，但在人体免疫功能降低时可以乘机侵袭人体并致病，又称为条件性感染。引起机会性感染的病原体称为机会性致病病原体（opportunistic pathogen）。当前，机会性感染明显增多，部分原因是许多特殊致病原已被有效控制，机会性感染逐渐占据优势。另一方面，现代医疗技术的进步使许多抵抗力受损的患者获救，包括有先天性免疫缺陷者、肿瘤患者、监护病房的患者以及各种疾患的晚期患者；某些现代医疗手段常可破坏宿主的免疫防御能力，如器官移植、放射治疗以及透析疗法等；某些病毒感染（如艾滋病病毒等）可以引起灾难性的免疫功能缺陷或不全。还有一些机会性感染病原体，如白念珠菌及铜绿假单胞菌等对许多抗生素都具有耐药性，且在医院环境内广泛存在，因此成为当前机会性感染的重要病原体。机会性感染的病原体主要是细菌，某些真菌、病毒或原虫等也可导致机会性感染。

一、机会性致病病原体的主要特点

（一）毒力弱或无明显毒力

机会性致病病原体可能是毒力较弱的条件致病菌，也可能是属于体内的正常菌群或是处于潜伏状态的病原体，故其毒力显著低于常态致病菌，如引起流行性脑脊髓膜炎、流行性乙型脑炎、淋病等传染病的毒力较强的病原体。

（二）常为耐药菌或多重耐药菌

引起机会性感染的铜绿假单胞菌、肺炎克雷伯菌、大肠埃希菌、阴沟肠杆菌、金葡菌及念珠菌等均为最常见的天然或获得性耐药菌，且往往为多重耐药菌。

（三）新的机会性致病病原体不断出现

长期使用抗生素常可导致菌群失调及新的机会性致病病原体出现，如引起"抗生素相关性结肠炎"的艰难梭菌原属肠道正常生长的厌氧芽孢菌。此外，某些曾认为与医学关系不大的微生物成为较常见的机会性致病病原体，如阴沟杆菌、不动杆菌、黏质沙雷菌、肠球菌及人类细小病毒等。

二、常见的机会性致病病原体

（一）细菌

细菌是机会性感染最常见的病原体，其中常见的有革兰阴性菌大肠埃希菌、克雷伯菌、铜绿假单胞菌等非发酵菌及变形杆菌等；革兰阳性菌葡萄球菌等。

（1）大肠埃希菌（Escherichia coli）：该菌是典型的肠道正常菌群成员，但在异常情况下易引起菌群失调，成为泌尿道、胆道、腹膜及创伤性机会性感染的常见病原体，是社区及

·11·

医院获得性感染的常见病原体。大肠埃希菌表面的 O、H、K 抗原有数十种甚至上百种，因此大肠埃希菌可分为多种血清型，且由于其表面抗原的不同，不同血清型的大肠埃希菌的致病性亦不同。大肠埃希菌的致病性主要与其产生的肠毒素、细胞毒素及其表面抗原、黏附性和侵袭性等有关。Ortega 等对 4 758 位大肠埃希菌感染者的研究显示在大肠埃希菌菌血症的原发感染中 55% 为尿路感染，13% 为胆道感染。大肠埃希菌感染的治疗以消灭致病菌、消除感染诱因及对症支持治疗为主，其中大肠埃希菌导致的腹泻一般不需采用抗菌药物治疗。大肠埃希菌感染应根据感染部位、病情等选用不同的抗菌药物，如腹泻应首选口服新霉素和庆大霉素等，尿路感染根据诱因等选用有效的抗菌药物，败血症一般选用半合成青霉素或头孢菌素类，而脑膜炎则应首选易透过血 - 脑屏障的抗菌药物。虽然多种抗菌药物可有效治疗大肠埃希菌感染，但耐药菌株感染仍给临床有效治疗带来困难。过去十年耐药大肠埃希菌感染明显增加，尤其是耐氟喹诺酮的大肠埃希菌和产超广谱 β - 内酰胺酶（ESBLs）大肠埃希菌。2006—2007 年全国细菌耐药检测报告公布，大肠埃希菌对第 1、2 代头孢菌素的耐药率 >60%，对头孢他啶的耐药率约为 20%，对头孢噻肟耐药率为 34.8% ~ 51.4%；碳青霉烯类仍是肠杆菌科细菌抗菌作用最强的药物，其敏感率高达 98%。大肠埃希菌中产超广谱 β - 内酰胺酶的比例为 35.3%。河南科技大学第二附属医院在 2007 年 1 月至 2008 年 6 月期间分离的 196 株肠杆菌耐药性研究发现，大肠埃希菌产超广谱 β - 内酰胺酶比例高达 43.6%，高于国内平均水平，更明显高于国外水平。

（2）克雷伯菌属（Klebsiella）：该菌存在于正常人的肠道和呼吸道，是除大肠埃希菌外最重要的条件致病菌，引起机会性感染的菌株常为肺炎克雷伯菌（Klebsiella pneumonzae）。免疫力低下及接受手术和侵袭性医源性操作的人群易罹患本属细菌感染，亦是社区获得性肺炎和医院获得性肺炎的常见病原体。肺炎克雷伯菌可引起呼吸道感染（主要是肺炎）、败血症、脑膜炎和泌尿道感染等机会性感染。该菌适应性强，对各种抗生素易产生耐药，是产超广谱 β - 内酰胺酶率最高的细菌之一，常同时对多种抗生素耐药，且不同菌株之间对药物的敏感性差异甚大，故治疗药物的选用应以药敏实验结果为准。近年来耐碳青霉烯类药物的肺炎克雷伯菌感染明显增多，尤其是接受实质器官或干细胞移植的患者，Patel 等对 375 例侵入性肺炎克雷伯菌感染者的分析指出，99 例（26%）是对碳青霉烯类耐药的肺炎克雷伯菌感染，且均为泛耐药菌株，对 β - 内酰胺类和氟喹诺酮类耐药。2006—2007 年度全国细菌耐药检测报告报道，全国范围内肺炎克雷伯菌对第 1 代、第 2 代头孢菌素的耐药率 >45%，对头孢他啶的耐药率约为 20%，对头孢噻肟耐药率为 34.8% ~ 51.4%；碳青霉烯类仍是肠杆菌科细菌抗菌作用最强的药物，其敏感率高达 98%。肺炎克雷伯菌中产超广谱 β - 内酰胺酶菌的比例为 24.6%。

（3）沙雷菌属（Serratia）：长期以来认为对人体无害，近年来发现它是一种重要的机会性致病菌，如黏质沙雷菌可引起肺炎、尿路感染、中枢神经系统感染、外科手术后感染以及败血症等机会性感染；臭味沙雷菌和普城沙雷菌可导致败血症。本菌属常对头孢菌素类、广谱青霉素、红霉素及多黏菌素等抗菌药物耐药。该菌的耐药性主要与其能产生超广谱 β - 内酰胺酶和 Amp C 酶有关。该菌感染的临床治疗应根据药敏试验结果选用敏感的头孢菌素类抗菌药物，如头孢唑啉、头孢呋辛和头孢噻肟等，亦可考虑和氨基糖苷类合用。黏质沙雷菌的多重耐药菌株具有更强的传播感染力，导致了更多的侵入性感染。临床研究指出，多重耐药黏质沙雷菌在新生儿重症监护病房中的发生率明显增加，甚至呈暴发性，且该菌种常对替卡西林、哌拉西林、头孢曲松、头孢吡肟、庆大霉素和妥布霉素耐药。

(4) 阴沟肠杆菌 (Enterobacter cloacae)：该菌广泛存在于自然界中，是肠道正常菌群之一，但在免疫功能异常或菌群失调时可导致机会性感染。随着头孢菌素的广泛应用，阴沟肠杆菌已成为医院感染的重要病原菌，常累及多个器官系统，包括皮肤软组织感染、泌尿道感染、呼吸道感染及败血症等。研究表明，大部分阴沟肠杆菌感染与免疫功能降低、长期住院、手术及泌尿道插管等侵入性临床操作有关。由于阴沟肠杆菌能产生超广谱 β-内酰胺酶和 Amp C 酶，耐药情况严重，给临床治疗带来了新的挑战。研究显示，几乎所有菌株均对氨苄西林、氨苄西林-舒巴坦、头孢西丁和头孢唑啉耐药，对第 3 代和第 4 代头孢菌素如头孢曲松、头孢噻肟、头孢他啶和头孢吡肟以及氨曲南的耐药也相当普遍。因此，临床治疗通常需选用碳青霉烯类、头孢哌酮/舒巴坦等耐 ESBLs 的抗菌药物。

(5) 铜绿假单胞菌 (Pseudomonas aeruginosa)：人体正常菌群之一，侵袭性弱，一般认为属条件致病菌。当机体免疫功能受损或缺陷时，可引起严重的甚至致死性的感染；手术后或某些治疗操作后（如气管切开术、保留导尿管等）的患者易罹患本菌感染。铜绿假单胞菌的多种产物具有致病性，其中内毒素可引起发热、休克等。外毒素 A 则为一种可使动物死亡的致死因子，产生的色素、弹性蛋白酶和磷脂酶亦可加强其致病性。铜绿假单胞菌在健康人群中的携带率较低，而在住院患者中，铜绿假单胞菌的携带率明显上升，尤其是严重烧伤、气管切开的患者。因此，铜绿假单胞菌感染常在医院发生，其已成为医院内感染的主要致病菌之一，同时也可引起医院外感染，尤其是耐药菌株。铜绿假单胞菌在机体免疫功能异常时可引起败血症、呼吸道感染、心内膜炎、尿路感染、中枢神经系统感染及皮肤软组织感染等机会性感染。对铜绿假单胞菌感染科选用半合成的青霉素、第 3 代头孢菌素、氨基糖苷类及 β-内酰胺类等抗菌药物。由于铜绿假单胞菌耐药菌株的存在，所以一旦明确为铜绿假单胞菌感染，应立即进行药物敏感试验。铜绿假单胞菌对多种抗菌药物具有耐药性，与产生分解酶、作用靶位改变及外膜孔蛋白缺失等耐药机制有关。铜绿假单胞菌对多种抗菌药物具耐药性，且对常用抗菌药物耐药率明显上升，临床治疗应根据药敏试验结果采用敏感药物联合治疗。研究报道，在 330 例铜绿假单胞菌血症患者中有 129 例（39.1%）患者为社区发作的感染者，并且初期不恰当的抗微生物治疗是影响其预后的重要因素，所以怀疑该菌感染且病情严重时应尽量避免不恰当的抗菌治疗。国外对多例社区发作的感染者的研究表明，铜绿假单胞菌对头孢他啶，哌拉西林/他唑巴坦，环丙沙星及亚胺培南均耐药，且其耐药率分别为 16.3%、11.5%、17.0% 和 8.6%，头孢哌酮/舒巴坦、碳青霉烯类、多粘菌素等常对耐药菌株具一定抗菌作用。国内报道铜绿假单胞菌对头孢哌酮/舒巴坦、头孢吡肟、阿米卡星和环丙沙星的耐药率为 21.3%~28.8%。

(6) 葡萄球菌 (Staphylococcus)：该菌广泛分布于自然界，存在于正常人皮肤、口腔、鼻咽部及肠道等部位，是医院感染的常见病原体。金黄色葡萄球菌可产生多种毒素和酶，是致病葡萄球菌中致病性最强的，凝固酶阴性的葡萄球菌（表葡菌和腐生葡菌）致病性较弱。虽然少数致病性强的金葡菌可导致正常人感染，但严格地讲其与表葡菌、腐生葡菌一样仍属条件致病菌。金葡菌可引起皮肤和软组织感染、败血症、肺炎、心内膜炎、脑膜炎等，表葡菌除可引起败血症、心内膜炎等外，也可导致尿路和皮肤感染，腐生葡菌则主要引起尿路感染。目前凝固酶阴性葡萄球菌感染有逐渐增多的趋势。葡萄球菌是耐药性最强的病原菌之一，该属细菌具备几乎所有目前所知的耐药机制，可对除万古霉素和去甲万古霉素以外的所有抗菌药物产生耐药。不同菌种的葡萄球菌属的耐药率略有差异，头孢西丁与苯唑西林耐药的金葡菌、表皮葡萄球菌和溶血葡萄球菌的检出率分别为 56.1% 和 60%、81% 和 82.7%、85.6% 和 66.8%；葡萄球菌对大环内酯类和克林霉素的耐药率为 55.6%~91.4%，对左氧氟沙星的耐药率为 54.6%~73.7%。目前国内城市耐青霉素的葡萄球菌占 80%~90%，耐甲氧西林金葡菌（MRSA）大多占葡萄球菌感染的 40% 以上，城市大医院可占 60% 以上，国外报道社区获得性感染的菌株和医院感染菌株在基因型特点及药物敏感性上均不同。Moran 等研究显示，在 422 例皮肤软组织感染者中 320 例（76%）为金葡菌感染，且其中 249 例为耐甲氧西林金葡菌感染。葡萄球菌感染的治疗原则为经验性治疗和针对性治疗相结合，由于耐甲氧西林金葡菌已成为皮肤软组织感染、术后感染、肺炎和菌血症等的常见病原体，所以临床上在选用抗菌药物时应重视细菌培养和药敏试验结果，并及时修改治疗方案，从而有效地治疗金葡菌感染。表皮葡萄球菌的耐药现象亦甚严重，医院外分离的表皮葡萄球菌产 β-内酰胺酶者 >80%，腐生葡萄球菌产酶菌株较少，产酶量亦较少，但各种凝固酶阴性的葡萄球菌均可对甲氧西林耐药。对各种类型葡萄球菌感染，可视病情轻重选用抗菌药物，对严重葡萄球菌感染如败血症、心内膜炎等宜采用较大剂量的杀菌剂如 β-内酰胺类、氨基糖苷类、万古霉素等。对产青霉素酶的金葡菌感染可采用耐酶青霉素（苯唑西林、氯唑西林等）、头孢菌素类（宜选用第 1 代头孢菌素）、万古霉素、氟喹诺酮类等敏感的抗菌药物。对耐甲氧西林的金葡菌感染最好选用万古霉素、亚胺培南，也可根据药物敏感结果选用某些氨基糖苷类抗菌药物。表皮葡萄球菌对多种抗菌药物具有耐药性，尤其所致的严重感染，如败血症、心内膜炎等首选万古霉素（或去甲万古霉素），亦可选用耐酶青霉素、第 1 代头孢菌素、氨基糖苷类等抗菌药物。常见机会性致病菌抗菌药物的选择见（表 1-3）。

表 1-3 常见机会性致病菌的抗菌药物选择

常见致病菌	首选抗菌药物	可选抗菌药物
葡萄球菌		
金黄色葡萄球菌（MSSA）	苯唑西林、氯唑西林	头孢唑啉、氨苄西林/舒巴坦、克林霉素
MRSA	万古霉素、去甲万古霉素	替考拉宁、磷霉素、利福平、复方磺胺甲噁唑（SMZ/TMP）
凝固酶阴性葡萄球菌	万古霉素、去甲万古霉素	替考拉宁、磷霉素、利福平、复方磺胺甲噁唑
大肠埃希菌		根据不同感染部位选用：β-内酰胺类+β-内酰胺酶抑制剂、头孢菌素类、氟喹诺酮类、复方磺胺甲噁唑、氨基糖苷类、呋喃妥因等
克雷伯菌属	头孢噻肟、头孢曲松、喹诺酮类	氨苄西林/舒巴坦、头孢哌酮/舒巴坦、头孢吡肟、氨基糖苷类
铜绿假单胞菌	哌拉西林、头孢他啶、头孢哌酮、环丙沙星	尿路感染可用单药，其他部位需联合用氨曲南、氨基糖苷类、头孢吡肟、亚胺培南、美罗培南

（二）病毒

虽然人类对某些病毒普遍易感，但感染后可长期呈潜伏或静止状态，一旦机体受到某些因素的刺激或免疫力下降可转变成活跃状态引起机会性感染，故属条件致病性病毒。常见的机会性致病病毒有水痘-带状疱疹病毒、巨细胞病毒和单纯疱疹病毒，近几年新发现的人类细小病毒亦认为为机会致病性病毒。

（1）水痘-带状疱疹病毒（varicella-zoster virus，V-Z-V）：该病毒感染后初次发病为水痘复发则为带状疱疹，病毒感染后可长期潜伏于体内（神经节），当机体受到某些刺激（如受寒、疲劳、精神紧张、创伤、使用免疫抑制剂、器官移植、患恶性肿瘤、病后虚弱以及机体免疫功能下降等）后，潜伏的病毒就会被激活，并沿感觉神经轴索下行，到达该神经所支配的皮肤细胞内增生而发生带状疱疹。疱疹常沿着受累神经分布区呈带状分布，常见于肋间神经、三叉神经核颈部神经分布区，胸部带状疱疹最为常见，约占60%，其次为头颈部和腰部带状疱疹、眼部带状疱疹等。水痘－带状疱疹通常只需合适的护理与对症处理即可恢复。抗病毒药物首选阿昔洛韦，也可选用膦甲酸钠和干扰素等，继发感染者，可适当选用抗生素。皮肤带状疱疹呈自限性，预后一般良好，愈后一般可获得终身免疫，仅偶有复发；严重免疫功能低下者、并发脓毒血症、发生于眼角膜等特殊部位或进展性播散累及肺或中枢神经系统等，病情多严重，预后较差，病死率较高。

（2）单纯疱疹病毒（herpes simplex virus，HSV）：单纯疱疹病毒（HSV）分 HSV－1 和 HSV－2 两个亚型。人群普遍易感，儿童营养不良或其他原因所致的免疫功能低下者，较易罹患本病毒感染，成年人群中 HSV 抗体的检出率较高，多为阴性感染后产生。HSV 感染的重要特点是，病毒可长期潜伏于体内。在周围神经系统中，HSV 多潜伏于感觉神经节内（HSV－1 多潜伏在三叉神经，HSV－2 常累及骶神经根 S_{2-5} 神经节），而在中枢神经系统，主要潜伏于星形细胞内。原发感染症状较局限，主要为皮肤黏膜的病变，但新生儿及免疫力低下者病毒可进入血液形成病毒血症，播散至肝、肺、肾上腺等内脏器官。原发感染恢复后，病毒常潜伏在神经细胞内，当机体受某种因素激惹后（如发热、损伤、手术、免疫功能缺陷等），潜伏感染的病毒被激活进入复制循环，引起复发性感染。单纯疱疹有自限性，患者的全身症状大多较轻微，不需特殊治疗，局部对症处理即可，需要抗病毒治疗时（如累及内脏、中枢神经系统等），可首选阿昔洛韦、泛昔洛韦和伐昔洛韦。一般预后良好；但累及眼角膜、视网膜及脑组织等特殊部位时则可能导致严重后果。此外，新生儿及各种原因造成的免疫力低下者感染单纯疱疹病毒后可能播散累及重要脏器，预后不良。

（3）巨细胞病毒（cytomegalovirus，CMV）：和其他疱疹病毒一样，人群感染后仅少数出现临床症状，大多数呈潜伏感染。临床巨细胞病毒感染常见于器官移植、骨髓移植、HIV/AIDS、白血病、淋巴瘤及其他恶性肿瘤患者，可因易感性增高受染或来自隐性病毒的激活，感染后的临床表现多种多样（如间质性肺炎、肝损害）。该病毒感染遍布全球，不同国家和地区的资料显示，人群中巨细胞病毒的感染率高达40%～100%，多在幼年或青年时期获得感染。最常见的临床表现为单核细胞增多症，极少见于免疫功能正常者的器官损害，如肺炎、肝炎、视网膜炎、大脑病变等在免疫功能受损者亦多见。已知人类白细胞抗原与某些感染性疾病相关。Marina Varga 等研究指出 HLA－DQ3 是巨细胞病毒感染的独立危险因子，HLA－DQ3 阳性患者比阴性患者对巨细胞病毒显示了更高的易感性。近来研究发现，尽管对巨细胞病毒阳性的肾脏捐赠者进行了长期抗病毒预防用药，但移植后仍有29%的阴性患者在肾移植术后发生了巨细胞病毒感染，且51%的感染者为组织侵袭性感染，16%的感染者对更昔洛韦耐药。该病毒感染迄今尚无满意的抗病毒治疗药物，阿昔洛韦对本病毒无效，其他抗病毒药物的临床疗效亦不理想。一般成人或儿童患者发生 CMV 感染后大多预后良好，但对免疫功能受抑制的患者，例如器官移植术受者、艾滋病患者、接受化疗或放疗的晚期癌症患者可导致严重的临床表现或加速其死亡。

（4）人类细小病毒（human parvovirus）：至今已发现了4种人类细小病毒，包括人类细小病毒 B19（B19V）、腺相关病毒（AAV）、人类博卡病毒（HBoV）及人类细小病毒 PARV4。免疫功能缺陷或免疫功能不全患者感染 B19V 后，由于机体免疫不能及时清除病毒，使得 B19V 持续破坏红系母细胞，造成慢性贫血、短暂性再生障碍危象等表现，严重时可危及生命。研究显示，仅在 HIV 感染者体内检测到 PARV4 DNA，在未感染 HIV 的人体内未检测到 PARV4 DNA，而无论是否感染 HIV 其体内均检测到 B19V DNA。3 种假设可以解释 PARV4 的限制性分布：①机体正常免疫系统可有效控制病毒复制，使其在目前检测水平以下，而 HIV 感染的免疫抑制者则可激活病毒复制；②免疫功能正常者不会感染 PARV4，而 HIV 感染者暴露于 PARV4 时可发生持续感染；③PARV4 感染局限于 HIV 感染者是因为两种病毒的感染途径相同，如性接触。该病毒感染一般无须治疗，部分患者可给予对症治疗，尤其是免疫功能缺陷或不全的患者。

（三）真菌

条件致病性真菌广泛存在于自然界的土壤、水、空气及人体各部位，如口咽部、肠道、泌尿生殖道或皮肤等处，一般毒力低，不具有致病性，但免疫功能低下者（严重创伤或感染、慢性消耗性疾病和免疫缺陷）、长期使用广谱抗生素者、长期使用糖皮质激素或免疫抑制剂者、长期使用内脏导管或放置静脉插管者等易感染者。常见的条件致病性真菌有念珠菌属、隐球菌属及曲霉菌属等。念珠菌感染主要以侵犯皮肤黏膜及消化道、呼吸道为多见；隐球菌以引起肺部感染及中枢神经系统感染最常见；曲霉菌入侵呼吸道，鼻窦及肺脏为感染多发部位。治疗真菌感染可选用两性霉素 B（或其脂质制剂）、氟康唑、卡泊芬净等抗真菌药物。同时应注意，治疗机会致病性真菌感染时，应积极治疗原发病，增强机体免疫功能。免疫功能缺陷者及其他原因造成的免疫抑制者的疗程要相应延长。

免疫缺陷患者常见的耶氏肺孢子菌感染，过去认为属原虫感染，现在证明为亚真菌感染。耶氏肺胞菌主要累及肺脏，引起耶氏肺孢子菌肺炎（PCP）。当机体免疫功能降低时，耶氏肺胞菌在肺泡内大量繁殖，导致肺泡毛细血管通透性增加，Ⅰ型肺泡上皮细胞脱落等肺部炎性病变，致使肺通气和换气功能障碍，机体出现进行性呼吸困难，最终可引起急性呼吸衰竭。对免疫功能严重降低者，如 CD4 细胞严重减少的艾滋病患者，肺孢子菌肺炎的发生率显著增加，且这部分患者具有较高的病死率，并且发现多种危险因素（性别、巨细胞病毒合并感染及糖皮质激素服用史等）和高病死率有关。治疗 PCP 首选复方磺胺甲噁唑（SMZ‐TMP），同时要注意加强支持治疗，改善呼吸功能，对合并其他病原体感染者应给予相应治疗。为了提高耶氏肺胞菌肺炎引发急性呼吸衰竭患者的存活率，应采取多种方法（如复方磺胺甲噁唑、氨苯砜、伯氨喹、克林霉素等抗菌治疗；治疗其他合并感染；加用类固醇激素减轻炎症反应等）结合的综合性治疗方案来降低各种危险因素。对免疫功能严重降低者应考虑给予预防性用药，可选用的药物与治疗药物相同，只是剂量有所不同。

（四）寄生虫

引起机会性感染的寄生虫主要有弓形虫、隐孢子虫及粪类圆线虫等，因免疫缺陷者（艾滋病、器官移植及癌肿化疗患者等）的增多及生存期延长，机会性寄生虫病也给患者带来新的威胁。弓形虫病是最常见的机会性寄生虫病，在 AIDS 患者中的发病率较高。

弓形虫（Cryptosporidium spp）感染在免疫功能正常宿主呈急性感染并具有自限性，而在免疫受累宿主，尤其营养不良的 HIV/AIDS 患者则主要呈慢性迁延性感染，病情往往较严重，呈持续消耗性病程，严重时可导致死亡。免疫功能受损者感染弓形虫症状严重，临床表现复杂，主要侵犯脑、眼和淋巴结等处。免疫功能正常的获得性弓形虫感染的淋巴结病一般不需治疗，但累及生命器官者均需治疗。免疫功能受损者需联合应用乙胺嘧啶和磺胺嘧啶治疗，如不能耐受磺胺类药物，可换用克林霉素，必要时可加用糖皮质激素，但病情一旦稳定应及时停用激素。

隐孢子虫感染在免疫功能受损者不仅侵袭肠道还发现肺部或胆道隐孢子虫病。至今可以感染人类的主要隐孢子虫为微小隐孢子虫、人隐孢子虫、鼠隐孢子虫及火鸡隐孢子虫等。在马拉维的一项研究显示，5 岁以下儿童隐孢子虫病腹泻常见的虫种为人隐孢子虫、微小隐孢子虫、人隐孢子虫/微小隐孢子虫、火鸡隐孢子虫及猪隐孢子虫，并且城市感染比农村感染表现出更显著的虫种多样性。目前尚无特效治疗隐孢子虫感染的药物，水、电解质和酸碱平衡失调者应及时纠正。微孢子虫可引起肠道感染、胆管感染、角膜感染、呼吸道感染等，偶尔也可感染中枢神经系统。临床上也没有治疗微孢子虫病的特效药物，烟曲霉素、阿苯达唑和硝唑尼特可能有效。

机会性感染主要是因机体抗感染能力降低所致，因此易感机体是诱发机会性感染的决定因素或直接因素。由于机会性感染者多伴有其他慢性损耗性疾病或免疫缺陷等易感因素，感染后往往病程进展迅速，病情凶险，所以预防机会性感染的发生显得尤其重要。主要的措施有：合理使用抗菌药物及糖皮质激素，注意防止菌群失调；进行各种手术、插管等技术操作时，注意严格消毒，无菌操作；积极控制、治疗恶性肿瘤、白血病及艾滋病等各种导致感染的基础疾病等。

（舒治娥）

第三节　感染病的基本特征

一、感染病的基本特征

感染（infection）是指他栖生物、自生生物或自栖生物对宿主的异常定植，其结果是造成宿主的生理功能或（和）组织结构受损。异常定植的定植体称为病原体。感染病是病原体感染宿主所引起的一组疾病。根据病原体的来源，感染分为外源性感染（exogenous infection）和内源性感染（endog - enous infection）。对于一种既定宿主，外源性感染的病原体来自他栖生物或自生生物。例如，猪链球菌荚膜Ⅱ型对人体的感染，新型隐球菌对人体的感染；内源性感染的病原体来自自栖生物。例如，在门脉高压症患者中大肠埃希菌引起的腹水感染。

与非感染病相比，感染病有许多特点。例如，特殊的临床表现如发热、皮疹、毒血症状等以及特殊的人群分布如多发生于营养不良、免疫功能低下、老人、儿童、重症患者、肿瘤患者、移植患者及疾病终末期患者等，但根据感染病的定义，感染病只有一个最基本的特征，即有病原体。任何由病原体引起的疾病，均被称为感染病。

人类对感染病的认识始于传染病，人类对免疫现象的发现也始于传染。迄今已经被发现和鉴定的几乎所有感染病都存在免疫性。因此，有免疫性是感染病的另一个基本特征。可以认为，有病原体和有免疫性为感染病的两个基本特征。换言之，只有两个基本特征同时存在，才能被界定为感染病。

1. 有病原体　有病原体（pathogen）为感染病与非感染病的根本区别。除病毒和亚病毒（类病毒、拟病毒、朊病毒）之外，任何由细胞组成的物种或有机体，均可发生感染病；也就是说，有病原体是各种有机体感染病的一个共同特征，是所有感染病的标志性特征。

2. 有免疫性　有免疫性（immunity）不是感染病与非感染病的本质区别，但几乎每一个传染病都有免疫性。感染病的免疫现象有其特殊性，它总是在感染发生后出现，并在感染消除后逐渐隐退。目前已经发现至少有一个感染病（朊毒体病）没有免疫性，但有许多非传染病有免疫性，例如自身免疫性疾病、肿瘤性疾病等。

二、传染病的基本特征

传染病是一组具有传染性的感染病，能够在人类个体之间、同种动物之间、异种动物之间以及人与动物之间传播；特殊情况下人和动物与腐烂植物、土壤、粪池之间也可发生传播。

与非传染病相比，传染病有许多特点，如有特殊的临床表现如发热、皮疹、毒血症状等以及特殊的流行模式如周期性、地区性、人群倾向性等，但根据传染病的定义，传染病有两个最基本的特征，即有病原体和有传染性。只有两个最基本特征同时存在，才能称为传染病。

从传染病的长期实践中，人们逐步认识到有流行性和有免疫性也是每个传染病的共有特征。因此，通常将有病原体、有传染性、有流行性、有免疫性称为传染病的基本特征。需要指出的是，有流行性、有免疫性是派生自传染病的两个最基本特征。但是，通常认为，只有4个基本特征存在，才能被界定为传染病。

1. 有病原体　有病原体（pathogen）为传染病与非感染病的根本区别。任何传染病都有特异性的病原体。病毒、亚病毒、细菌、真菌、原虫、蠕虫等均可作为传染病的病原体。传染病是病原体与人类宿主相互作用的结果。有些具有传染性、流行性、免疫性的"非感染性疾病"，通过病原体的鉴定，目前已经被肯定为传染病。例如，获得性免疫缺陷综合征（艾滋病）由人类免疫缺陷病毒引起，卡波奇肉瘤由人类疱疹病毒8型引起，传染性非典型肺炎由SARS冠状病毒引起等。

2. 有传染性　有传染性（communicability）为传染病与非传染性感染病的基本区别。任何传染病都有传染性。传染病传播的本质是病原体不断更换宿主的过程。所有传染病都有病原体，但有病原体的疾病不都是传染病。例如，亚急性细菌性心内膜炎主要由口腔正常定植的草绿色链球菌引起，没有传染性；化脓性中耳炎主要由皮肤正常定植的葡萄球菌引起，也没有传染性。需要强调的是，正常定植于腐烂植物、土壤、粪池中的一些腐生真菌，例如白假丝酵母菌、新型隐球菌、耶罗维肺孢菌等，常见于免疫受损人群，也被认为是具有传染性的病原体，在免疫受损人群个体之间以及免疫受损人群与腐生环境之间传播。

3. 有流行性　有流行性（epidemicity）不是传染病与非感染病以及非传染性感染病的本质区别，但任何传染病都有流行性。传染病有特殊的流行模式，例如地区分布的差异性、时间分布的波动性、人群分布的多样性等，可以与非感染病和非传染性感染病相区分。例如，手足口病多见于春季或春夏之交并且每3年有一个流行高峰、多见于5岁以下儿童等。

4. 有免疫性　有免疫性（immunity）不是传染病与非感染病以及非传染性感染病的本

质区别，但几乎每一个传染病都有免疫性。传染病的免疫现象有其特殊性，主要表现在一个传染病流行过后或特异性疫苗接种后，该传染病在人群中的发病率显著下降。人类获得感染或疫苗接种后免疫持续的时间因病而异，可短至数月，长至终生。目前已经发现至少有一个传染病（朊毒体病）没有免疫性，但有许多非传染病有免疫性，例如自身免疫性肝炎、系统性红斑狼疮等。

（舒治娥）

第四节　感染病的流行特征

一、感染病的流行特征

外源性感染病是过去、现在以及将来人类最常见的疾病。例如，普通感冒的平均发生频率每人每年约 7 次，感染性腹泻的平均发生频率每人每年约 3 次。

大多数外源性感染病存在动物间、人间或动物 - 人间传播。因此，具有传染病的流行特征，少数外源性感染病不存在动物间、人间或动物 - 人间传播，如耶罗维肺孢菌肺炎、隐孢子虫肠炎等，没有明显的地区分布差别和时间分布周期，但主要发生于特殊人群，如多发生于营养不良、免疫低下、老人、儿童、重症患者、肿瘤患者、移植患者及疾病终末期患者等。因此，人群分布的倾向性是唯一的流行特征。

内源性感染病不存在动物间、人间或动物 - 人间传播，如自发性细菌性腹膜炎、化脓性扁桃体炎等，没有明显的地区分布差别和时间分布周期，但主要发生于特殊人群。因此，人群分布的倾向性是唯一的流行特征。

二、传染病的流行特征

传染病的流行模式是传染病传播过程的外在表现。每个传染病的流行过程、疾病分布、流行模式不完全相同，即既有各自的流行特点，又有共同的流行特征。

（一）疾病蔓延的关联性

流行过程是指一系列相互联系的新旧疫源地相继出现的过程。疫源地（infectious focus）是传染源向其周围传播病原体所波及的范围，疫源地构成传染病流行过程的基本单位。传染病流行过程的表现通常以不同的流行强度（epidemic intensity）来描述。传染病的流行强度是指在一定时期内某地区一个特定传染病发病数量的变化及病例间联系的强度。

传染病的流行强度可分为散发（sporadic）、流行（epidemic）、大流行（pandemic）3 个级别。散发是指一个特定传染病在某地区人群中的发病率居于历年来的一般水平，并且各病例之间没有明显联系。散发通常参照当地前 3 年某特定传染病的发病率来确定。流行是指一个特定传染病在某地区人群中的发病率显著高于历年来的一般水平。一般认为，某特定传染病的发病率超过历年来一般水平的 3 ~ 10 倍时，即可判断为流行。暴发（outbreak）是指一个特定传染病在某地区人群中发病率突然显著高于历年来的一般水平，流行时间也超过该传染病的最长潜伏期。当一个特定传染病出现暴发时，应当警惕其发生流行的可能性。大流行是指一个特定传染病在某地区人群中的发病率显著高于该地区的流行水平；常指超过省（州）界、国（洲）界的流行。例如，流感、霍乱等的大流行。

（二）疾病分布的特殊性

与非传染病和非传染性感染病不同，自然条件下的传染病的分布有自己的特征，即地区分布的差异性、时间分布的波动性和人群分布的倾向性。

传染病的发生和起源受自然环境和社会因素的影响。因此，每个传染病的分布在不同国家、不同地区或不同自然环境、不同社会环境之间存在显著差异。

传染病的分布在国家间存在差异。例如，西尼罗热过去主要流行于非洲、欧亚大陆南部一些国家，进入20世纪90年代，其流行区域有扩大趋势，20/21世纪之交又首次出现于北美。传染病的分布在地区间存在差异。例如，我国莱姆病主要流行于东北林区，登革热则高发于华南地区。传染病的分布与自然环境有关。例如，地方性斑疹伤寒虽然散发于全球，但多见于热带和亚热带，日本血吸虫病主要流行于我国长江流域，与适合传染源或（和）传播媒介的生存环境有关。传染病的分布与社会环境有关。例如，艾滋病主要流行于性开放国家和地区，急性呼吸窘迫综合征首发于我国广东省，与人类的生活方式和饮食习惯等因素有关。

根据地区局限性，传染病可分为地方性和外来性。地方性是指一个传染病的流行只限于特定的与自然环境或社会环境相适应的地区。例如，血吸虫病只流行于有其中间宿主钉螺存在的地区；外来性是指一个传染病的流行由其发源地传入。例如，霍乱的每次世界大流行均由发源地开始。需要指出的是，地方性和外来性是相对的。例如，进入20世纪80年代，登革热的流行区域有扩大趋势，主要与全球气候变暖，导致适合其传播媒介生存的自然环境的扩大有关。

传染病的发生和流行不仅与适合病原体、媒介生物和宿主生存的气候条件有关，也与特定病原体变异、媒介生物的变迁和宿主群体行为的改变有关，还与宿主群体针对特定病原体的免疫水平有关。因此，气候的变化、病原体的变异、媒介生物的变迁、宿主群体行为的改变和宿主群体免疫水平的变化会导致传染病的流行随时间迁移而消长和波动。

传染病流行的时间分布可以从季节周期性、年代周期性和世纪周期性3个层面来描述。季节周期性是指传染病的发病率随季节变化而消长，年代周期性是指传染病的发病率随年份迁移而波动，世纪周期性是指传染病的发病率随年代迁移而波动。许多传染病的流行有一定季节周期性。例如，流行性乙型脑炎在我国北方地区的流行高峰为8~10月份，南方地区的流行高峰为7~8月份；人猪链球菌病多发生在夏季高温季节等。许多传染病的流行有一定年代周期性。例如，乙型流感一般2~3年流行一次，肠道病毒71型和柯萨奇病毒A16型手足口病通常5~6年流行一次等。一些传染病有一定世纪周期性。例如，甲型流感H1N1亚型、H2N2亚型、H3N2亚型的流行周期一般为60年左右。

宿主群体免疫水平的变化能够打破传染病时间分布的波动性。例如，我国在20世纪80年代以前，流行性脑脊髓膜炎每8~10年有一次全国大流行，自1985年开展大规模流脑A群疫苗接种之后，其发病率持续下降，未再出现全国大流行。

在一定自然和社会背景下的宿主，不仅其固有性和适应性免疫的状况存在差异，而且其职业特点和行为习惯也存在差异。因此，传染病的波及对象也存在差异；换言之，传染病在宿主不同的生物学特征和社会学特征之间存在差异。

不同传染病的年龄分布不同。易传播且发病后能获得持久适应性免疫的传染病，婴幼儿为主要受累人群。例如，麻疹、水痘、手足口病、百日咳等。隐性感染显著高于显性感染的传染病，因成人多已获得相应的适应性免疫，学龄前期、学龄期儿童为主要受累人群。例如，脊髓灰质炎、流行性乙型脑炎、甲型肝炎等。不同传染病的性别分布不同。性别是影响人类固有性和适应性免疫的一个重要因素。因此，大多数传染病存在性别差异，其中某些传染病的性别差异非常突出。例如，24岁以下男性人群结核病发病率相似于女性，但25岁以上男性人群结核病发病率显著高于女性；再如，急性乙型肝炎发病率的男：女比例约为2：1，而慢性乙型肝炎患病率的男：女比例约为4：1。

不同传染病的职业分布不同。职业暴露是某些传染病的主要获得方式。例如，人猪链球菌病主要见于屠宰厂工人，布氏杆菌病主要见于农牧场工人，炭疽主要见于皮毛厂工人，人禽流感主要见于养鸡场工人等。不同传染病的行为分布不同。一些不良行为与某些传染病的发生有密切关系。例如，艾滋病主要见于性乱人群，丙型肝炎主要见于吸毒人群；不同传染病的习惯分布不同。一些不良习惯与某些传染病的发生有密切关系。例如，生食贝类与甲型肝炎和病毒性胃肠炎的发生有关，食人尸与朊毒体病有关等。

公共卫生和健康教育能够改变传染患者群分布的倾向性。例如，在麻疹疫苗纳入计划免疫后的麻疹患者群主要是成人而不再是婴幼儿，使用橡胶手套可以减少屠宰厂工人感染猪链球菌的风险等。

（三）流行模式的多样性

每个传染病的感染过程和传播过程不完全相同。受自然和社会环境因素的影响，每个传染病的流行过程也不完全相同，因而有不同的流行类型。

传染病流行类型的划分前提有多种。例如，根据流行开始的方式可分为暴发后流行、非暴发性流行；根据流行强度可分为散发、流行、大流行；根据是否有地区局限性可分为地方性、输入性；根据是否跨地区传播可分为地方性、外来性；根据传播是否有自限性可分为自限性、持续性，其中自限性流行一般表现为季节周期性，等等。

不同传染病，其流行过程各有自己的特点。例如，如病毒性胃肠炎通常以暴发作为流行的开端，而手足口病的流行特点则表现为周期性流行、季节性高峰；再如，埃及血吸虫病具有相对严格的地方性，可作为输入性而不能称为外来性传染病，而霍乱不仅能够在其发源地流行，也能在世界其他地区流行，可作为外来性传染病；又如，流行性乙型脑炎在我国具有相对严格的季节性，而急性乙型肝炎则没有明显季节性等。

（舒治娥）

第五节　感染病的临床特征

感染病的临床表现是感染病感染过程的外在表现。每个感染病，不论是内源性或外源性感染病，其临床经过、临床表现不完全相同，即既有各自的临床特点，又有共同的临床特征。

传染病属于外源性感染病，根据对传染病临床特征的经验总结，感染病有3个临床特征：病程发展的阶段性、临床表现的特殊性和疾病模式的多样性。

一、病程发展的阶段性

感染病的发生、发展和转归，无论是急性或慢性感染病、暂时性或持续性感染病，通常经历 4 个阶段：潜伏期、前驱期、显证期和恢复期。

（一）潜伏期

潜伏期（incubation period）是指从病原体侵入人体至开始出现临床症状的时期。潜伏期相当于病原体侵入人体后，在人体特定部位进行定植（一次定植，可为感染靶器官）、转移（通过血流、淋巴流或神经纤维等）、再定植（二次定植，多为感染靶器官），但没有导致局部或全身显著的组织损伤和功能改变的整个过程。因此，潜伏期的长短与侵入病原体的数量大小呈负相关。每一个感染病的潜伏期都有一个范围，但不一定呈正态分布。例如，传染性非典型肺炎潜伏期为 1~14 天，但多数为 5~8 天，呈 7 分布。研究感染病的潜伏期有助于感染病的诊断。例如，甲型肝炎的潜伏期为 2~6 周，接触甲型肝炎患者的个体，一般在接触 2 周后出现临床症状。

（二）前驱期

前驱期（prodromal period）是指从起病到开始出现特异症状、体征的时期。前驱期的临床表现一般为许多感染病共有的症状，以发热、乏力最常见，可伴有头痛、食欲不振等。掌握前驱期的临床表现有助于筛检感染病。例如，发热为大多数感染病的共有症状，当一个患者有发热时，应考虑感染病的可能。每个传染病的前驱期都有一个范围，掌握感染病的前驱期有助于具体感染病的诊断。例如，麻疹的前驱期一般为 3~4 天，发热 3~4 天后出现斑丘疹者应考虑麻疹的可能。

（三）显证期

显证期（apparent manifestation period）是指前驱期过后，出现特异症状、体征的时期。"证"是一组具有诊断意义的症状和（或）体征的集合。每个感染病有自己特有的症状、体征。例如，急性黄疸型肝炎相对特异的症状为黄疸，化脓性脑膜炎相对特异的症状为脑膜刺激征，发疹性感染病（水痘、风疹、猩红热、麻疹、登革热、伤寒等）相对特异的症状为皮疹，感染性腹泻病相对特异的症状为腹泻等。虽然，一个疾病的特异性症状不一定全部出现在显证期，但显证期的临床表现为诊断某个感染病的主要依据。例如，脑膜炎球菌病主要有 3 个临床类型，败血症型、脑脊髓膜炎型和败血症 – 脑脊髓膜炎型，其中脑脊髓膜炎型多发生在败血症过后，败血症 – 脑脊髓膜炎型为败血症和脑脊髓膜炎同时出现，寒性皮疹（non – blanching rash）为脑膜炎球菌病的特征性皮疹，出现在败血症期，为败血症型和败血症 – 脑脊髓膜炎型的显证期表现，但不是脑脊髓膜炎型的特征性表现，只有脑膜刺激征才是脑脊髓膜炎型的显证期表现。

（四）恢复期

恢复期（convalescent period）是指显证期过后，临床症状、体征基本消失到病理恢复的时期。恢复期相当于病原体基本消失、组织损伤和功能破坏基本停止的过程。进入恢复期的患者通常无显证期原有的、特异的临床症状和体征；但组织损伤和功能改变没有完全恢复，因此可有趋向好转的生化异常。进入恢复期的方式可以是自我恢复或通过病因治疗而恢复。不是所有感染病都能进入恢复期。例如，有些感染病的重型患者，在进入恢复期以前已经死亡。有些感染病如慢性乙型肝炎，只有部分患者能进入恢复期，而且其中又有部分患者发生肝硬化；有些感染病如脊髓灰质炎，少数患者虽然进入了"恢复期"，但其病理改变和生理功能持久不能恢复，称为后遗症（sequela）；有些感染病的重型患者，虽然进入了"恢复期"，但因为病理改变和生理功能得不到代偿而最终死亡。

二、临床表现的特殊性

有些症状、体征为感染病所共有，并有一定程度的特异性。感染病共有的症状、体征有4类，发热、皮疹、毒血症状和单核 – 巨噬细胞系统增殖反应。

（一）发热

发热（fever）为感染病最常见的症状，但肿瘤性疾病、结缔组织病和部分血液病也可有发热；大多数急性发热和约半数持续性发热属于感染性发热。

发热过程可分为 3 个阶段，体温上升期、极期和体温下降期。体温上升期可表现为骤然上升或逐渐上升，极期可表现为短暂停留或长期存在，体温下降期可表现为突然下降或缓慢下降。例如，间日疟发作时体温在 1~2 小时内迅速上升，可达 40℃以上，持续 2~6 小时后，又在 1~2 小时内迅速下降；伤寒发病后体温在第 1 周内呈阶梯形上升，可达 39℃以上，持续 2 周左右后，再在 1 周内呈波形下降。体温上升期常有畏寒或寒战，体温下降期常有燥热或大汗。

热型是指发热程度、波动幅度依时间变化的规律，即体温 – 时间曲线图。热型为感染病的一个重要特征，具有鉴别诊断意义。常见热型有稽留热、弛张热、间歇热、回归热等。稽留热是指 24 小时内体温波动不超过 1℃、最高体温超过 39℃的热型，常见于伤寒、斑疹伤寒等；弛张热是指 24 小时内体温波动超过 1℃、最低体温仍不正常的热型，常见于败血症、肾综合征出血热等；间歇热是指 24 小时内体温波动于高热和正常之间、高热期与无热期规律交替的热型，常见于败血症、疟疾等；回归热是指高热期与无热期均超过 24 小时，高热期与无热期规律交替的热型，常见于回归热、布鲁菌病等。更具特征性的一些其他热型包括双相热、马鞍热、双峰热、波状热等。双相热是指第 1 次热程持续数天、然后经一至数天的解热期、又发生第 2 次热程的热型，其中解热期为 1 天的热型称为马鞍热，常见于登革热、基孔肯亚热等；双峰热是指 24 小时内有两次波动、形成双峰，最高体温超过 39℃的热型，常见于黑热病、大肠埃希菌败血症、铜绿假单胞菌败血症等；波状热是指体温在数天内逐渐上升至高峰、然后又逐渐下降至正常、多次重复的热型，常见于布鲁菌病、结核性胸膜炎等。

（二）发疹

发疹（rash）是感染病的一个常见症状，但不是发疹性感染病所特有。例如，急性血吸虫病可有荨麻疹，但通常不被称为发疹性感染病。发疹性感染病是指以发疹为特征性表现的感染病。发疹也是许多皮肤疾病的一个特征性表现，但皮肤疾病通常没有发热。发疹包括皮疹和黏膜疹。

疹子的出现时间、形态、出现顺序、分布均具有重要诊断和鉴别诊断意义。对于发疹性感染病来说，其发疹前的病期即为前驱期。每个感染病的前驱期相对固定。例如，水痘、风疹多为 1 天，猩红热多为 2 天，天花、麻疹一般为 3~4 天，斑疹伤寒多为 5 天，登革热一般为 5~6 天，伤寒一般为 7 天等。

每个感染病的皮疹形态相对固定。例如，斑丘疹见于风疹、手足口病、麻疹、斑疹伤寒、伤寒等；出血疹见于肾综合征出血热、登革出血热、流行性脑脊髓膜炎等；疱疹见于水痘、单纯疱疹、带状疱疹等；荨麻疹见于血吸虫病、肺吸虫病等。每个传染病的发疹部位有一定顺序。例如，麻疹首先出现口腔黏膜疹，接下来为皮疹，皮疹的出现顺序为先耳后、面部，再躯干、后四肢等。不同传染病的发疹部位分布不完全相同。例如，水痘的疹子主要分布于躯干，天花的疹子主要分布于面部和四肢；手足口病的疹子主要分布于口腔和手足皮肤等。

（三）毒血症状

毒血症状（toxemia）是指感染病共有的、发热、发疹以外的其他症状的总称。毒血症状的发生机制比较复杂，有病原体的作用，也有免疫应答的效应。常见的毒血症状，轻者表现为欠爽、乏力、肌肉关节酸痛、头痛、食欲不振等，重者表现为意识障碍、呼吸衰竭、循环衰竭等。毒血症状常为发热、发疹的伴随症状。

不同的病原体，其毒血症状也有所不同。例如，革兰阳性菌严重感染的毒血症状表现为颜面潮红、脉脉搏洪大、四肢温暖、谵语等，为外毒素所致；而革兰阴性菌严重感染的毒血症状则表现为面色苍白、脉搏细弱、血压下降、四肢厥冷等，为内毒素所致。一些外毒素所致的毒血症状有鉴别诊断价值，如破伤风杆菌外毒素导致的抽搐、白喉杆菌外毒素引起的神经麻痹、葡萄球菌和链球菌产生的红斑毒素导致的皮肤红斑等。

（四）单核-巨噬细胞系统增殖反应

单核-巨噬细胞系统增殖反应（mono-phagocyte system proliferation）见于大多数感染病，其发生机制起因于机体免疫系统对病原体的免疫应答。单核-巨噬细胞系统可出现充血、增生等反应，表现为脾脏、淋巴结和肝脏肿大。

三、疾病模式的多样性

由于患者免疫状况的差异、侵入病原体数量的不同、病原体致病力的差异，受自然和社会环境因素的影响，同一感染病在不同的患者身上的表现不完全相同，因而有不同的临床类型。

感染病临床类型的理论划分前提有多种。例如，根据起病缓急可分为急性、亚急性、慢性，根据病情轻重可分为轻型、中型、重型，根据病程长短可分为自限性、持续性，根据病情分布可分为典型、非典型。

不同感染病的临床类型不完全相同。因此，感染病临床类型的划分依据多从临床实际出发。例如，病毒性肝炎有急性、慢性、重型、淤胆型，脑膜炎球菌病有败血症型、脑脊髓膜炎型和败血症-脑脊髓膜炎型等。

需要指出的是，持续性感染病的起病多为慢性。因此，通常所说的慢性也等同于持续性。例如，慢性乙型肝炎习惯上已经为持续性乙型肝炎的代名词；急性重型感染病又称暴发型感染病。例如，急性重型肝炎可称为暴发型肝炎，而亚急性重型肝炎则不能。

（舒治娥）

第二章　感染病的诊断和治疗概述

第一节　感染病的诊断原则

感染病有内源性和外源性、非传染性和传染性感染病之分，感染病涵盖传染病。换言之，感染病的基本特征、临床特征和流行特征寓于传染病之中。因此，感染病的诊断思路和方法相对简单，而传染病的诊断思路和方法则相对复杂。因此，熟悉传染病的诊断思路和方法更加重要。

传染病的诊断思路和方法中，流行病学资料和病原体特异性实验室检查特别重要；就诊断标准而言，每个传染病都有临床诊断、疑似诊断和确定诊断3个层别；就疾病类型而言，不仅要考虑到疾病走势，还要顾及到流行趋势。

一、诊断方法

确定某传染病的依据包括临床资料、流行病学资料和实验室资料。因此，需要掌握该传染病的临床特点、流行特征和实验室检查的特点。

1. 提取临床特点　提取某传染病临床特点的资料主要来自详细的现病史询问和系统的体格检查。现病史询问应特别注意起病特点；主要症状的特点、演变及持续时间，伴随症状的程度及持续时间，体格检查应注意有传染病诊断意义的体征如皮疹、皮肤出血点、皮肤焦痂、黄疸、肌肉压痛和脑膜刺激等。

2. 提取流行特征　提取某传染病流行特征的资料主要来自准确的一般资料纪录以及详细的过去史、个人史、婚育史、家族史询问。例如，性别、年龄、职业、嗜好、生活习惯、居住地点、旅行地点，发病时间、发病地点，外伤史、预防接种史、献血输血史和密切接触史等。

3. 获取实验室证据　实验室检查包括一般实验室检查和病原体特异性检查。一般实验室检查包括常规检查（血常规、粪常规、尿常规、胸部X线等）、生化检查、内镜检查和影像检查等，为诊断某传染病临床资料的重要补充依据。病原体特异性检查的直接手段包括疑似某传染病的病原基因、病原抗原和病原分离检测；间接手段包括疑似某传染病的IgM抗体和IgG抗体等。

二、诊断思路

经过详细的病史询问和系统的体格检查，如果没有提取到符合传染病临床特点、流行特征的依据，一般实验室检查也没有发现符合传染病的依据，一般可作出否定传染病的诊断。否定传染病的方法有三：基于临床特点的鉴别诊断、基于流行特征的鉴别诊断和基于实验室检查特点的鉴别诊断。

与传染病相关的主要临床症状包括发热、皮疹和毒血症状等，主要综合征包括黄疸综合征、胃肠道感染综合征、呼吸道感染综合征和中枢神经系统感染综合征等。

与传染病相关的主要流行模式包括相互关联的群体发病以及气候或环境、季节或年度、性别或年龄相关的群体发病等。

与传染病相关的主要实验室检查包括外周血白细胞各系列比例的改变、大便性状和成分的改变、小便性状和成分的改变、胸部 X 线异常等。

三、诊断标准

根据诊断依据是否充分，传染病的诊断可分为临床诊断、疑似诊断和确定诊断 3 类。将传染病的分类别诊断具有重要的临床和流行病学意义。

1. 临床诊断　临床病例（suspect case）是指具备某传染病的全部或部分临床特点和一般实验室依据者。对患者作出某传染病的临床诊断是开展流行病学调查的前提。

2. 疑似诊断　疑似病例（probable case）是指具备某传染病的临床特点、流行特征和一般实验室依据者。对患者作出某传染病的疑似诊断是提出进一步进行针对该传染病的特异性实验室检查的预想，也是提出需要按照传染病要求进行隔离和观察的依据。

3. 确定诊断　确诊病例（confirmed case）是指具备某传染病的全部或部分临床特点、流行特征和一般实验室依据，同时病原体或（和）特异性抗体阳性者。

四、疾病类型

在对患者作出某传染病的临床诊断、疑似诊断和确定诊断后，需要进一步作出临床类型和流行类型的判别。

临床类型的判别的本质是疾病的个体化诊断，有助于疾病走势预测和预后分析，是实施个体化治疗的前提。例如，肾综合征出血热的临床类型有轻型、中型、重型和危型等。

流行类型的判别的本质是流行的个别化判断，有助于流行趋势预测，是实施个别化预防的关健：例如，日本血吸虫病流行类型有湖沼型、水网型和山丘型等。

（李　烨）

第二节　感染病的治疗原则

一、感染病一般治疗原则

与非感染病治疗不同，感染病强调病因治疗；与非传染性感染病的治疗不同，传染病强调隔离。感染病强调早期治疗，疑似病例的治疗原则和方案与确诊病例相同。

感染病的治疗应当遵循 3 个原则：治疗与预防相结合，病原治疗与支持治疗相结合，西医治疗与中医治疗相结合。

感染病一经诊断，无论是疑似病例或确诊病例，均应及时而彻底治疗，不仅有利于防止感染病的持续化，而且有助于控制传染病的流行。在治疗患者的同时，应做好隔离、消毒、疫情报告、接触者的检疫与流行病学调查。

杀灭病原体、中和毒素是感染病治疗最根本的措施。支持治疗有助于增强患者抵抗力，是实施病原治疗的基础。

祖国传统医学在治疗传染病的几千年的实践中积累了丰富的经验。现代医学结合祖国传统医学能起到优势互补、提高疗效的作用。

二、急性感染病的治疗原则

不同病因的急性感染病，其治疗策略和方法有所不同。对大多数急性病毒性疾病来说，现有的病因治疗的实际疗效有限，支持、对症和免疫调节治疗则是主要的治疗手段，能减轻病情和缩短病程；就大多数支原体、衣原体、立克次体、细菌和螺旋体性疾病而言，已经证实抗感染化疗能显著缩短病程，应作为基本治疗方法，辅以支持和对症治疗可以减轻病情；对真菌、原虫和蠕虫性疾病来讲，抗感染化疗应列为根本治疗治疗手段，支持、对症和免疫调节治疗居于次要地位。

急性感染病的治疗应注意防止疾病演变的两种不良倾向：持续化和重型化。不论何种病因的急性感染病，糖皮质激素虽然对缓解病情和减少死亡有至关重要的作用，但不恰当的糖皮质激素治疗会诱导机体对病原体的免疫应答功能低下，不仅可能造成疾病向持续化方向发展，而且可能导致继发其他病原体如真菌的继发感染。一些革兰阴性细菌和螺旋体在抗感染化疗的过程中，因为细菌大量死亡而释放内毒素或类内毒素可能导致疾病加重，应引起注意。

三、慢性感染病的治疗原则

慢性感染病即持续化的传染病，其主要原因是机体清除病原体的固有或适应性免疫应答低下所致。虽然造成机免疫应答低下的原因非常复杂，包括社会因素、自然因素、遗传因素、性别因素、年龄因素和病原因素等，但病原体在体内持续存在是疾病持续存在和反复发作是肯定的事实。因此，慢性感染病最主要的治疗应当是针对病原体的治疗。例如，慢性病毒性肝炎、艾滋病、肠阿米巴病和蠕虫病的治疗等。免疫调节和疫苗治疗也有一定作用。例如，慢性病毒性肝炎使用胸腺素和干扰素 – α 以及治疗性乙型肝炎疫苗的治疗等。需要指出的是，在没有可供使用的抗感染化疗药物使用的情况下，对症治疗也具有延缓疾病进展和缓解病情的作用。例如，目前还有对已经开发的抗病毒药物或免疫调节和疫苗治疗均不能奏效的慢性病毒性肝炎，抗炎或护肝治疗非常必要。

（李　烨）

第三节　感染病的治疗目标

一、感染病的总体治疗目标

急性或慢性感染病，最根本的治疗目标是，在稳定患者病情的前提下，最大限度地促进患者康复和尽可能彻底地清除病原体。

自限性感染病如流行性乙型脑炎、大肠埃希菌 O157：H7 出血性肠炎和霍乱等，应以缓解病情和保证患者生命安全为主要治疗目标；一些有持续化倾向的感染病如艾滋病、肠阿米巴病和日本血吸虫病等，应以彻底清除病原体为主要治疗目标。

二、急性感染病的治疗目标

急性感染病有 3 个治疗目标：阻止重型化、防止持续化和清除病原体。

阻止重型化是一些急性感染病的主要治疗目标。一些急性感染病如流行性乙型脑炎、传染性非典型肺炎和霍乱等，由于疾病进展迅速，应当以阻止病情进展、保护生命攸关器官和防止并发症为主要治疗策略，最大限度地保证患者生命安全。

防止持续化是一些感染病的主要治疗目标。一些急性感染病如大多数急性丙型肝炎、少数急性乙型肝炎和少数细菌性痢疾等，可能会出现持续化，应当以抗感染化疗、免疫调节为主要治疗措施，最大限度地减少持续性疾病发生。

清除病原体是所有急性感染病的共同治疗目标。一些急性感染病如大肠埃希菌 O157：H7 出血性肠炎、钩端螺旋体病等，抗感染化疗可能导致病情加重；另一些感染病如急性乙型肝炎、急性丙型肝炎等，糖皮质激素治疗可能导致病程迁延。因此，在实现清除病原体目标的同时，应当兼顾疾病的发展方向和演变趋势。

三、慢性感染病的治疗目标

与急性感染病不同，慢性感染病以病原体持续存在和疾病反复发作或进行性加重为特征，疾病反复发作或进行性加重的结局是导致不可或难以逆转的组织、器官和系统功能障碍，最终以组织、器官和系统功能失代偿而死亡。因此，慢性感染病的主要目标应当是彻底清除病原体，或最大限度地抑制病原体繁殖，终止疾病进展。

对于目前尚无特效抗感染化疗药物或抗感染化疗效果不佳的慢性感染病，应以延缓疾病进展的对症治疗为主，目的是尽可能减少组织、器官和系统功能失代偿的发生。

已经发生组织、器官和系统功能障碍或失代偿的患者，应在实施抑制病原体繁殖或清除病原体治疗的前提下，采取相应的对症治疗，尽可能地延长患者生命或改善患者生活质量。

（李　烨）

第三章 感染病的基本治疗

第一节 感染病的支持治疗

支持治疗是管理感染病患者的一项重要内容。支持治疗有广义和狭义之分，广义的支持治疗是指解除患者痛苦或疾病感觉以外的满足患者生理、心理需求的全部措施，包括心理支持和代谢支持。恰当的心理护理和必要的心理治疗有助于增进患者战胜疾病的信心，也是医疗方案顺利实施的一条重要措施。狭义的支持治疗是指满足患者生理需求的全部措施，主要是指满足营养需求的措施，目的是维持体液平衡（水、电解质和酸碱平衡），维持热量平衡（糖、脂肪）和维持氮平衡（蛋白质），适当的维生素和微量元素的补充也有助于改善机体的代谢状态、免疫状态和促进患者康复。需要指出的是，纠正缺氧、体液平衡紊乱的治疗不属支持治疗之列。

（李　烨）

第二节 感染病的对症治疗

对症治疗是指减轻患者痛苦的措施，目的是帮助患者渡过难关。对大多数感染病来说，对症治疗是必要和必需的，但是，对症治疗不一定有助于病情改善和疾病恢复。因此，对症治疗的实施需要合适的时机和条件。例如，适度发热的机体代谢旺盛，清除病原体的免疫应答增强，没有必要实施退热措施；但过度发热的机体代谢反而衰退，清除病原体的免疫应答减弱，必须采取适当的退热措施。此外，对症治疗的实施需要适度和适当。例如，退热药物的剂量、方法和频度应适当，过量、过快或过频使用可能会导致虚脱；退热药物对有些发热没有作用，不恰当使用可能导致不良反应。

严格来说，针对发病机制的病理生理治疗也属于对症治疗，目的是阻断病理过程，促进疾病恢复。需要指出的是，病理生理治疗需要正确认识疾病所处的阶段，如弥散性血管内凝血的治疗和合理预测疾病的发展趋势；做到恰如其分，如肾综合征出血热的治疗。

（李　烨）

第三节 感染病的免疫调节治疗

对于目前尚无特效抗感染化疗药物或抗感染化疗效果不佳的传染病，不论何种病因，免疫治疗可能起关键作用。例如，抗感染化疗药物问世以前，免疫血清曾经挽救许多生命。

已经被开发的免疫治疗药物很多。例如，胸腺素类、细胞因子类、免疫调节肽类、免疫球蛋白类、疫苗类等，但其中的大多数只是作为感染病的辅助性病因治疗药物被使用。

免疫治疗药物可分为 3 类。第一类为免疫血清和免疫球蛋白，包括抗病毒血清、抗菌血清、抗毒素、特异性免疫球蛋白和非特异性免疫球蛋白等，属于特异性免疫调节药物；第二类为疫苗，也属于特异性免疫调节药物；第三类为干扰素类、胸腺素类及其诱导制剂，属于非特异性免疫调节药物。

临床试验和实践已经显示，聚乙二醇干扰素 - α 治疗慢性丙型肝炎可以获得卓越疗效，治疗慢性乙型肝炎有一定疗效；胸腺素 - α1 在稳定病情和延长干扰素 - α 慢性乙型肝炎也有一定作用。

（李　烨）

第四节　感染病的微生态调节治疗

微生态失调是指在宿主外部或（和）内部环境的影响下，宿主表面或内部的微群落由生理性组合转变为病理性组合的状态。微生态失调包括暂时性微生态失调和持久性微生态失调。前者经过辅助调节，正常微群落可最终恢复；后者即使经过辅助调节，正常微群落也不能恢复。

从微生态的角度来理解，感染是指微种群在原籍或外籍生境过度增殖和定植，并造成宿主组织损伤并诱导免疫反应的状态。换言之，感染是微生态失调的同义语。因此，感染病最根本的治疗是纠正微生态失调和恢复微生态平衡。

感染病的微生态治疗谓之微生态调整。微生态调整应遵循 3 个原则：保护微生态环境、提高宿主免疫力和扶植正常微群落。保护微生态环境的措施包括去除导致微生态失调的病理状态和异常结构等，提高宿主免疫力的方案包括改善宿主的营养状况和合理使用免疫调节剂或抑制剂等，扶植正常微群落的策略包括合理应用抗感染药物和适当补充微生态制剂等。

从微生态的角度来理解，抗感染药物使用的目的是抑杀异常种群，但同时也抑杀正常种群，因为没有任何一种抗感染药物对微种群的抑杀是专一的。抗感染药物合理使用的合理性包括三方面：首先是"人"之理，不同年龄、性别及生理状态的患者，其微生态平衡的标准不同；其次是"病"之理，不同病因、病程和疾病阶段的感染病，其微生态失调的程度不同；再次是"药"之理，不同种类、剂量与使用期限的抗感染药物，其破坏或恢复正常微群落的能力不同。无论如何，抗感染药物合理使用的基本原则应当是，尽量使用窄谱抗感染药物，避免使用广谱抗感染药物，避免联合使用抗感染药物，选择合适的剂量和疗程。

在治疗传染病的过程中，抗感染药物对微生态的影响包括两方面：破坏正常微群落和恢复正常微群落。因此，适当补充微生态制剂，不仅可能预防抗感染药物破坏正常微群落，而且可能帮助机体恢复正常微群落。微生态制剂可分为两类：益生菌（probiotics）和益生元（prebiotics）。前者是指活的正常优势菌种制剂，后者是指选择性的促进益生菌生长的化学制剂。目前已经广泛使用的益生菌包括双歧杆菌、酪酸梭菌、乳杆菌、肠球菌和地衣芽胞杆菌等；益生元包括乳果糖、乳梨醇、果寡糖和菊糖。

（李　烨）

第五节 感染病的糖皮质激素治疗

肾上腺皮质激素是肾上腺皮质所合成和分泌激素的总称，属类固醇化合物。根据其生理作用，肾上腺皮质激素可分为 3 类：盐皮质激素、糖皮质激素和性激素。临床上使用的肾上腺皮质激素是指糖皮质激素类药物。糖皮质激素作用广泛而复杂，且随剂量不同而异。生理情况下所分泌的糖皮质激素主要影响物质代谢过程，超生理剂量的糖皮质激素则还具有抗炎、抗免疫等药理作用。

一、生理效应

糖皮质激素能增加肝糖原、肌糖原含量和升高血糖；其机制为促进糖原异生，减慢葡萄糖分解氧化，减少组织对葡萄糖的利用；能促进面部、胸部、背部及臀部皮下脂肪组织脂肪合成，抑制四肢皮下脂肪组织脂肪合成，导致皮下脂肪重新分布；能促进皮肤、肌肉、骨骼、淋巴等组织的蛋白质分解，同时抑制蛋白质合成。此外，糖皮质激素有弱的盐皮质激素样作用和稳定血压作用。

二、药理作用

1. 抗炎作用 在药理剂量时，糖皮质激素具有强大的抗炎作用，能对抗各种原因引起的感染性和非感染性炎症。糖皮质激素的抗炎作用表现在 4 个方面：抑制炎症细胞浸润及吞噬反应、抑制细胞因子介导的炎症反应、抑制炎症介质介导的炎症反应和抑制毛细血管和纤维增生。

2. 免疫抑制作用 药理剂量的糖皮质激素对免疫过程的许多环节均有抑制作用。首先，糖皮质激素可抑制巨噬细胞对抗原的吞噬和处理。其次，糖皮质激素可引起淋巴细胞凋亡，引起暂时性淋巴细胞减少。

3. 抗毒素作用 糖皮质激素能提高机体对有害刺激的应激能力，提高机体对细菌内毒素的耐受力。糖皮质激素还能稳定溶酶体膜，减少内源性致热原释放，降低体温调节中枢对致热原的反应；但糖皮质激素不能中和内毒素，对外毒素引起的损害亦无保护作用。

4. 抗休克作用 大剂量的糖皮质激素已被广泛用于各种严重休克，特别是中毒性休克的治疗。其机制可能是，扩张收缩的血管和加强心脏收缩，改善微循环；降低血管对某些缩血管活性物质的敏感性，改善重要器官的氧供，使微循环血流动力学恢复正常；稳定溶酶体膜，减少心肌抑制因子的形成，阻断该因子对心肌收缩力的影响及对内脏血管收缩的作用；抑制血小板激活因子，减轻微血栓形成。

三、药理特点

根据患者的病情、药物作用和不良反应确定制剂、剂量、用法及疗程，但对于严重中毒性感染及各种休克，宜采用大剂量短期突击疗法。氢化可的松首次剂量可静脉滴注 200 ~ 300mg，1 日量可达 1g 以上，但疗程不超过 3 日。常用糖皮质激素类药物的药理特点见（表 3 - 1）。

表3-1　糖皮质激素类药物的药理特点

药物名称	类别	等效剂量 (mg)	受体亲和力 (比值)	抗炎效能 (比值)	潴钠效力 (比值)	血清半衰期 (分钟)	药理半衰期 (小时)	维持时间 (小时)
氢化可的松	短效	20	1.0	1	1.0	90	8~12	8~12
可的松		25	0.01	0.8	0.8	30	8~12	
泼尼松	中效	5	0.05	4	0.6	60	12~36	12~36
泼尼松龙		5	2.2	4	0.6	200	12~36	
甲泼尼龙		4	12	5	0.5	180	12~36	
曲安西龙		4	2~3	5	0	300	12~36	
地塞米松	长效	0.75	10	25	0	200	36~72	36~72
倍他米松		0.75	5.4	25	0	>300	36~72	

在疾病病因未明确前，应慎用糖皮质激素。对一些感染病而言，在掌握好适应证的情况下，适当使用糖皮质激素可缓解症状和改善病情。

1. 病毒性疾病　由于缺乏特异性抗病毒药物，病毒性疾病一般不用激素，但对于重型患者，在综合治疗的基础上加用糖皮质激素，可能有助于减轻病情和减少并发症。例如，传染性非典型肺炎的重型或肺部病变进展迅速，流行性乙型脑炎的重型或脑膜脑炎，病毒性肝炎的重型肝炎和淤胆型肝炎，等，可用糖皮质激素治疗。

2. 细菌性疾病　严重急性细菌感染，如中毒性细菌性痢疾、暴发型脑膜炎球菌病、中毒性肺炎、重症伤寒、急性粟粒性肺结核、猩红热及败血症等，在应用有效的抗菌药物的同时，可使用皮质激素作辅助治疗，但对其疗效尚有不同看法。

3. 螺旋体疾病　钩端螺旋体病的肺大出血型、休克型，可用糖皮质激素治疗；梅毒、回归热、莱姆病，为预防嘉-赫氏反应，也可用糖皮质激素。

4. 寄生虫病　重型或脑型疟疾或合并黑尿热，脑囊尾蚴病有颅内高压，应短程使用糖皮质激素治疗。

5. 中毒性休克　在有效的抗菌药物治疗下，可及早、短时间突击使用大剂量皮质激素，见效后即停药。

四、不良反应

长期和大剂量使用糖皮质激素类药物可引起不良反应和停药反应。

不良反应包括类肾上腺皮质功能亢进综合征，诱发或加重感染，诱发或加剧胃、十二指肠溃疡，诱发或加剧高血压和动脉粥样硬化，诱发或加剧骨质疏松、肌肉萎缩，伤口愈合迟缓，精神障碍或癫痫，等。

停药反应包括肾上腺皮质萎缩和机能不全，原有疾病反跳等。

五、禁忌证

非感染性疾病包括曾患或现患严重精神病和癫痫，活动性消化性溃疡病，新近胃肠吻合术，骨折，创伤修复期，角膜溃疡，肾上腺皮质功能亢进症，严重高血压，糖尿病等。感染性疾病包括水痘，深部真菌病等。

当适应证与禁忌证同时并存时，应全面分析，权衡利弊，慎重决定。一般来说，病情危重的适应证，虽有禁忌证存在，仍不得不用，待危急情况过去后，应尽早停药或减量。

（李　烨）

第六节　抗微生物肽

抗微生物肽（antimicrobial peptide）也称宿主防御肽（host defence peptide），是指在自然条件下由各种有机体产生的氨基酸数目 <100 和带正电荷的具有两亲性质的短肽；作为宿主的一线防御物质和固有免疫分子，抗微生物肽具有广谱的抗微生物活性和免疫防御活性。

一、抗微生物肽的一般特征

抗微生物肽是所有生命防御系统的一个普遍特征。以从细菌到植物、从无脊椎动物到哺乳动物的各种有机体为代表，抗微生物肽构成古老的固有性免疫系统的一部分，是大多数有机体的主要防御系统。在多细胞动物，它们可被全身表达。如，在节肢动物和无脊椎动物的血淋巴或在脊椎动物的免疫细胞中表达；也可同时被或只被局部表达。例如，在最易被感染的黏膜上皮和皮肤的组织或细胞表达。

广义的抗微生物肽可分为狭义的抗微生物肽和宿主防御肽两类。在感染和（或）炎症刺激的情况下，抗微生物肽被构建性或诱导性表达。一些抗微生物肽是有效的抗微生物物质，它们通过破坏或去稳定病毒、细菌或真菌的脂质膜，或作用于其他靶位，在生理条件下，直接发挥其抗微生物作用，是真正的抗微生物肽。另一些抗微生物肽的抗微生物活性总是被生理条件如高浓度的单价阳离子或中浓度的二价阳离子、宿主蛋白酶、多价阴离子所阻止，但它们是固有免疫系统的重要的效应分子，更多地被称为宿主防御肽。哺乳动物来源的宿主防御肽，通过对单核细胞和 T 细胞的趋化作用，以及对树突细胞的佐剂和极化效应，在从固有免疫到适应免疫的过渡中起积极作用。抗微生物肽或发挥其直接的抗微生物活性，或发挥其免疫调节活性，广泛参与到、固有免疫和炎症反应的协奏曲中。例如，存在于中性粒细胞颗粒中的高浓度的 α - 防御素几乎肯定有杀菌作用，但在炎症部位脱颗粒释放的低浓度的 α - 防御素可能主要起免疫调节作用。

虽然抗微生物肽的一般物理性质相似，但它们有非常有限的序列同源性和非常广泛的二级结构。抗微生物肽最突出的结构特征是两亲多肽，二级结构至少存在 4 个主要类组：2 ~ 4 个 β - 片层结构、旷螺旋结构、环状结构和延伸结构。

二、抗微生物肽的自然分布

由细菌产生的抗微生物肽是最早被分离和特征的抗微生物肽之一。从传统意义上讲，由细菌产生的抗微生物肽没有抗感染作用，但是，它们通过杀伤在同一生境中与其有营养争夺的其他细菌而发挥其维持个体细菌生存的作用。细菌的抗微生物肽也称为杀菌素（bacterio-cin），被认为由许多或大多数细菌产生。一般来说，与真核生物产生的抗微生物肽相比，杀菌素具有非常强的杀菌效能。杀菌素可以是窄谱或广谱，能够靶向同属或异属细菌。根据结构，杀菌素由各种各样的肽群组成。最近，有人建议将其分成两大类：含羊毛硫氨酸（lan-thionine）和不含羊毛硫氨酸。lantibiotics 以包含不常见的氨基酸羊毛硫氨酸为特征，必须经转译后加工获得其活性形式。lantibiotics 是一类小分子修饰肽，含 19~50 个以上的氨基酸，分子活性部位有羊毛硫氨酸、β-甲基羊毛硫氨酸、脱氢酪氨酸和脱氢丙氨酸等非编码氨基酸。被最广泛研究的 lantibiotics 是乳链菌肽（nisin），由乳酸链球菌产生，作为常用的食品防腐剂被长期广泛应用，但没有发生药物抵抗。在纳摩范围的最低抑菌浓度，nisln 对各种革兰阳性细菌有强大的抗菌活性。其他的 lantibiotics，因为可能被用于治疗细菌感染也被引起关注，但已经发生了药物抵抗。由枯草杆菌产生的一种四环肽 mersacidin，具有杀伤耐甲氧西林的金黄色葡萄球菌的活性，其抗菌效能与万古霉素相当，而且与万古霉素无交叉抵抗。

由植物产生的抗微生物肽在防止细菌和真菌感染方面具有基础性作用。已经有许多证据支持植物抗微生物肽具有防止细菌和真菌感染的作用。但是，迄今只有植物中的具有 β-片层球形结构的抗微生物肽被鉴定；已经被充分研究的两个主要肽群是硫素（thionin）和防御素（defensin）。生理浓度的硫素在体外对细菌和真菌有杀伤活性；利用转基因植物的研究显示，硫素的异源性表达可以防止细菌感染。植物防御素在体外有抗细菌和抗真菌活性。与其防御作用一致，植物防御素主要在花、叶、种子和块茎中被发现。

因为缺少适应免疫系统，无脊椎动物主要依赖它们的固有免疫系统对抗入侵的病原生物。无脊椎动物的固有免疫系统极为有效。黑腹果蝇是研究固有免疫的一个主要模型，曾导致固有免疫策略的一些新发现。例如，病原识别受体 Toll 样受体被包括哺乳类在内的高等生物所保留。无脊椎动物的许多抗微生物肽已经被鉴定，并发现它们在防止病原生物的感染中起关键作用。果蝇抗微生物肽的作用及其表达的调节，包括其中的信号转导通路已经被阐明。抗微生物肽已经在无脊椎动物的血淋巴、吞噬细胞和一些上皮细胞中被发现。抗微生物肽可以被构建性表达。例如，在海洋节肢动物如虾、牡蛎、鲎的血细胞中的表达；也可被诱导性表达。例如，在果蝇病原识别应答中抗真菌肽的表达。α-螺旋结构的杀菌肽（cecropin）、蜂毒肽（melittin）和 β-发夹结构的 tachyplesin 和 polyphemusin 是无脊椎动物中的一些原型抗微生物肽。但是，无脊椎动物的中的最丰富的抗微生物肽是防御素，防御素是一类有 3~4 个二硫键的开放式环状结构肽。

抗微生物肽已经在广泛的脊椎动物种群包括鱼类、两栖类、哺乳类动物中被分离，提示在适应免疫存在的情况下，抗微生物肽在宿主防御方面仍有重要作用。生理条件下，脊椎动物的杀微生物活性在一定程度上与抗微生物肽有关，抗微生物肽的杀微生物活性可能在一线防御中发挥作用，它们在吞噬细胞的颗粒中或小肠隐窝中被发现有很高的浓度；而且，越来越多的研究认为，除了直接的杀微生物活性外，小分子抗微生物肽具有关键的免疫调节功能，在控制炎症中发挥募集各种其他杀微生物机制的作用。与其直接或间接抗微生物防御相一致，脊椎动物的抗微生物肽主要被发现于经常遭遇病原体的部位如皮肤和黏膜表面以及免疫细胞的颗粒内。

两栖类动物的皮肤腺是抗微生物肽的一个丰富来源。已经被描述的来自两栖类皮肤腺的抗微生物肽约有 500 种，在已经被报告的抗微生物肽的总数中占很大比重。α-螺旋结构的爪蟾抗菌肽（magainin）是两栖类动物的原型抗微生物肽，对有包膜病毒、革兰阳性和阴性细菌、真菌、酵母菌有强大的膜穿透性。爪蟾抗菌肽的结构-功能关系和作用机制已经被广泛研究。分离自美洲蛙的 der-maseptin 的广谱抗细菌和抗真菌活性也已经被广泛研究。两栖类动物的抗微生物肽除了存在于皮肤外，还产生自胃黏膜，说明抗微生物肽还具有抗吞入病原生物的作用。最具特征性的例子是分离自亚洲蟾蜍的 buforin 和 buforin Ⅱ，通过裂解核小体蛋白组蛋白2A 而产生。

脊椎动物抗微生物肽的一个优势家族是大分子的抗微生物肽（cathelicidin）。大多数 catheli-din 以无活性的原肽形式存在，以保守的 N-末端片段前抗微生物肽（cathelin 区域）为特征。N-末端片段被蛋白酶裂解，产生成熟的含有 C-末端的活性肽。除了共同的 N-末端以外，成熟的 cathelicidin 结构多变，包括 α-螺旋、β-发夹和富含脯氨酸/精氨酸的多肽。cathelicidin 家族的结构差异性也提示它们有截然不同的功能，包括广谱的杀微生物和免疫调节活性。cathelicidin 主要存在于多种哺乳动物免疫细胞的颗粒内。中性粒细胞的分泌性颗粒是 cathelicidin 的主要来源，但在炎症性疾病，它们也可表达于口腔黏膜表面、肺、泌尿生殖道和皮肤角化细胞。例如，人类 cathelicidin LL-37。cathelicidin 已经在许多种哺乳动物如鼠、兔、羊、马和人类中被分离。在一些哺乳动物如牲畜，其体内有多种 cathelicidin 被发现，说明它们可能在宿主防御中执行多种生物功能。牛抗微生物肽 BMAP-28 是研究最充分的一个旷螺旋结构肽。体外研究显示，适当浓度的 BMAP-28 能够迅速穿透广谱的细菌和真菌细胞膜，而富含脯氨酸的牛抗微生物肽 Bac 5 在同样实验条件下只能选择性的透过革兰阴性细菌细胞膜。在人类，只有一种 cathelicidin LL-37 表达。支持 LL-37 早期防御作用的证据包括，LL-37 的表达水平在对皮肤感染的应答中上调，LL-37 缺乏将导致慢性牙周疾病。除直接杀微生物活性外，LL-37 在宿主防御中还有重要的附加作用，包括免疫细胞的趋化特性和炎症反应的调节效应。

脊椎动物抗微生物肽的第 2 个优势家族是防御素。防御素是一组环状肽，根据在 6 个保守半胱氨酸残基之间的二硫键和大环性质，被分为 3 个亚家族，分别称为 α-防御素、β-防御素和 θ-防御素。与螺杀菌素相似，脊椎动物防御素以前肽的形式合成，前肽需要蛋白酶水解、加工和合成活性肽。α-防御素和 β-防御素在脊椎动物各物种广泛分布，而 θ-防御素迄今只在旧大陆猴中被鉴定，而且只在中性粒细胞和单核细胞中被发现。α-防御素和 β-防御素的发现部位与动物种类有关。例如，中性粒细胞、巨噬细胞和 NK 细胞的颗粒中，肠道潘尼细胞和上皮组织中，皮肤和某些黏膜如呼吸道、泌尿生殖道表面，以及许多体液中。防御素的表达可以是构建性的。例如，人类 β-防御素-1 在大多数组织中的表达；也可以是诱导性的。例如，在暴露于细菌或细菌脂多糖后，人类 β-防御素-2 在单核细胞中的表达上调。体外研究显示，各种防御素对一些病毒、细菌和真菌具有弱的杀微生物活性。多数 α-防御素和 β-防御素的杀细菌活性被增加的盐浓度所拮抗。例如，机体的许多部位存在 100mmol 的单价阳离子和（或）2mmol 二价阳离子；虽然有盐的拮抗，但特定区域，特别是巨噬细胞颗粒内和小肠隐窝内，高浓度的 α-防御素仍具有足够的杀微生物活性。θ-防御素和人类 β-防御素-3 在生理盐浓度的情况下仍保留其杀细菌活性。鼠的转基因和基因敲除试验显示，防御素在宿主防御中起关键作用。MMP-7 裸鼠因为缺少水解所需的蛋白酶而缺少成熟的 α-防御素，对大肠埃希菌的清除能力减低，在鼠伤寒沙门菌感染试验中有较高的死亡率，说明 α-防御素在肠道免疫中起重要作用。相反，将人类 HD-5 防御素敲入鼠潘尼细胞，敲入鼠能获得口服鼠伤寒沙门菌感染试验的免疫性。

三、抗微生物肽的开发现状

抗微生物肽作为替代的抗生治疗是吸引人的候选药物，因为它们提供了超过目前使用的各种类别药物的一些的优点。首先，它们代表了阻止病原体感染的一种自然方式，具有快速杀伤微生物的活性。其次，它们的作用在很大程度上采取的是综合的而不是结构特征的方式。在许多情况下，它们与细胞的多个靶位相互作用，与目前使用的许多抗生素有更特异的分子靶位相比，耐药出现的可能性显著减少。再次，它们具有发展广谱抗生治疗药物的潜力，因为同时有抗病毒、抗细菌或抗真菌活性，多种病原体感染可以用一种药物来治疗。

随着细菌对目前抗感染化疗药物耐药性问题的持续增加，开发抗微生物肽作为一种新的治疗方法来处理感染一直受到关注。一些抗微生物肽已经被开发和进入临床试验，也有一些抗微生物肽处于临床前开发阶段。

目前仅有 5 个抗微生物肽的临床试验被进行：IB－367 治疗癌症患者因放疗和化疗引起的口腔黏膜炎症的Ⅲ期临床试验，IB－367 气雾剂治疗囊性纤维素样肺病患者的肺部铜绿假单胞菌（绿脓杆菌）感染的Ⅱ期临床试验，indolicidin 防止中心静脉插管部位感染的Ⅲ期临床试验，MBI－226 防止中心静脉插管部位感染的Ⅲ期临床试验，inclolicidin 样肽治疗急性痤疮的Ⅱ期临床试验。其中进展最大的是基于 indolicidin 的两个变异体，MBI－226 和 MX－594AN。在Ⅲ期临床试验的第 2 个终点，MBI－226 显示了认可的结果，可使导管定植减少40% 和导管感染下降 50%；但该项试验的第一个终点没有获得成功，仅使导管感染下降15%。在Ⅱ期临床试验中，与赋形剂对照性比，MX－594AN 能显著地减少痤疮引起的损伤。其他 3 个抗微生物肽的临床试验均未获得成功。

最近，人类乳钟［结合］蛋白（lactoferrin）N 端的一个 11 肽，hLF1－11 已经被开发，根据动物实验，hLF1－11 能够有效地治疗动物骨髓炎模型和其他细菌感染。

已经进入临床试验的抗微生物肽，虽然至今还没有一个被批准用于临床，但是，作为一类新药，基于其公认的优点和在动物疾病模型中的有效性，抗微生物肽仍然有其生命力和值得开发的价值。

（李　烨）

第七节　治疗性疫苗

18 世纪末，Jenner 接种牛痘预防天花获得成功，疫苗预防的概念从此提出。作为一种预防疾病的重要手段，疫苗接种已经被公认和广泛使用。19 世纪末，Pasteur 使用狂犬疫苗曾经使当时数千名狂犬病患者得以幸存，疫苗治疗的概念从此起源。

1902 年，Wright 用加热灭活的金黄色葡萄球菌疫苗治疗复发性葡萄球菌病，并提出了疫苗治疗学说。临床实践已经证明，疫苗接种对麻风、利什曼病、布鲁菌病、单纯疱疹、艾滋病和慢性乙型肝炎等均有一定的治疗效果。作为一种治疗疾病的手段，疫苗接种正在被开发和应用。

一、治疗性疫苗的概念

治疗性疫苗（therapeutic vaccine）与预防性疫苗（preventive vaccine）存在显著的不同。预防性疫苗主要作用于未曾被病原体感染的机体，其目的是诱导机体获得有效的特异性免疫应答；天然结构的病原体蛋白用作疫苗抗原通常可发挥作用。治疗性疫苗则主要作用于已经被病原体感染的机体，其目的是激发机体产生充分的特异性免疫应答；天然结构的病原体蛋白用作疫苗抗原往往难以奏效。治疗性疫苗的抗原需要经过分子设计和重新构建。

二、治疗性疫苗的分类

1. 蛋白疫苗 蛋白疫苗是指与病原体蛋白天然结构相似而又不同的蛋白质作为抗原的疫苗。治疗性疫苗的抗原，只有其必需抗原的结构或组合相似而又有异于传统疫苗的抗原，才有可能重新唤起患者的功能性免疫应答。对于蛋白疫苗而言，抗原改造的方式包括：在蛋白质水平上进行修饰，如脂蛋白化；在结构或构型上加以改造，如固相化、交联、结构外显及构象限定等；在组合上可有多蛋白的复合及多肽偶联等。

2. 基因疫苗 基因疫苗的基本原理是将编码抗原的质粒直接导入机体组织，在注射局部表达该抗原，从而诱导机体产生特异性免疫应答。基因疫苗的优点包括：体内表达抗原的空间构象及抗原性更接近于天然抗原；可模拟体内感染过程及天然抗原的提呈过程；可诱导机体产生特异性细胞和体液免疫应答；便于在基因水平上操作和改造等。

3. 细胞疫苗 细胞毒性 T 淋巴细胞（CTL）能够杀伤病原体感染的细胞，其杀伤作用依赖于 CTL 对外源多肽和自身 MHC – I 类分子的双重识别。T 细胞疫苗是依据 MHC – I 类分子特异的多肽结合基序（MHC – I binding motif）合成的多肽，在体外诱导产生的抗原特异性 CTL。在特异性 CTL 被克隆、扩增、筛选和鉴定后，仅将 MHC – I 类分子限制的 CD8 T 细胞输入机体，诱导产生细胞免疫应答。直接回输 CTL，可以人为地控制 CTL 的强度，不仅可避免其过强而导致大量受染细胞的死亡；也可避免其过弱而不产生清除病毒的作用。

树突细胞（dendritic cell，DC）是具有最强提呈抗原功能的专职抗原提呈细胞，能有效摄取和处理抗原，活化初始 T 细胞，在免疫应答的诱导中起着关键作用。DC 疫苗是指荷载抗原的 DC。DC 是专职抗原提呈细胞，能有效地将抗原提呈给 T 淋巴细胞，从而诱导 CTL 活化。荷载抗原可以是病毒抗原，也可以是 HLA 限制的 CTL 表位（8 ~ 10 个氨基酸的短肽）。

三、治疗性疫苗的研究现状

1. 乙型肝炎治疗性疫苗

（1）蛋白疫苗：蛋白疫苗是目前研究最为深入的治疗性疫苗，其主要原理是将乙型肝炎病毒（HBV）衣壳蛋白（如 preS1、preS2、S）或核心抗原（HBcAg）进行一定的修饰后接种给患者。由于 HBV 衣壳蛋白和核心抗原均具有较强的抗原性，因此会诱发较强的特异性细胞免疫。目前研究较多的有亚单位疫苗、抗原抗体复合物疫苗和基于表位的疫苗。

Pol 等采用 preS2/S 疫苗治疗慢性乙型肝炎，治疗 6 个月后，疫苗组和对照组血清 HBV DNA 阴转率分别为 15% 和 2.7%。值得注意的是，治疗前血清 HBVDNA > 200mg/L 的患者，疫苗组和对照组血清 HBVDNA 阴转率分别为 16.7% 和 0%。在治疗第 6 ~ 12 个月，疫苗组血清 HBVDNA 下降幅度显著大于对照组。但是，在治疗 12 个月后，疫苗组和对照组血清 HBVDNA 阴转率、HBeAg/抗 HBe 转换率无统计学差异。

HBV 核心抗原具有相当强的免疫原性和抗原性。在慢性 HBV 感染过程中，HBeAg 是唯一能引发显著免疫反应的抗原，将核心蛋白与 preS1 的优势表位连接，能获得较为理想的疫苗。Chen 等运用基因工程技术将 preS1 抗原蛋白的第 3 ~ 55 位氨基酸连接在截短的 HBcAg 羧基端，制成一种被称为"HBVCS1"的重组抗原，对小鼠进行免疫后测定其抗体滴度，发现小鼠体内产生了强烈的抗 – HBc 免疫应答和中等程度的抗 preS1 免疫应答，表明 preS1 的融合并不影响 HBcAg 的抗原性和免疫性，提示 HBVCS1 可能有作为乙型肝炎的治疗性疫苗的潜力。

Wen 等将 HBsAg 和抗 – HBs 抗体连接起来，组成了抗原 – 抗体复合物，与单独使用 HBsAg 相比，抗原 – 抗体复合物显著增加了免疫的效率。其机制可能是由于抗原 – 抗体复合物中的 Fc 段与抗原提呈细胞膜表面受体结合，加速其对抗原的加工和提呈，同时促进 Th1 型细胞因子 IFN – γ 的分泌，进而诱发更为强烈的细胞免疫应答。他们用抗原 – 抗体复合物治疗了 14 例慢性乙型肝炎患者，治疗 6 个月后，血清 HBVDNA 和 HBeA 转阴率分别为 64.3% 和 42.9%。Wen 等进一步用酵母乙型肝炎表面抗原 – 抗体免疫复合物（yeast – derived hepatitis B surface antigen – antibody immu – nogenic complex，YIC）制成疫苗进行临床试验，第 1 阶段有 22 名志愿者分 3 组分别注射 YIC30μg、60μg、90μg，第 2 阶段有 9 名志愿者分 6 次注射 YIC 90μg，结果，所有受试者对 YIC 均可耐受，肝功能和肾功能检测均未发现异常，同时产生了最高达 1 000mIU/L 的抗 – HBs 并伴有血清 IFN – γ 和 IL – 2 水平升高，而血清 IL – 4、IL – 6、IL – 10 和 TNF – α 没有显著升高。提示 YIC 不仅有很强诱导产生抗 – HBs 的能力，而且有很好的安全性。最近的 Ⅱ 期临床试验比较了 YIC 30μg、60μg 和铝佐剂，每 4 周一次，疗程 24 周治疗慢性乙型肝炎的初步疗效。结果，疗程结束时，YIC30μg 组、60μg 组和铝佐剂组 HBeAg 血清转换率相近，没有统计学差异；但疗程结束后随访 24 周末，YIC60μg 组和铝佐剂组 HBeAg 血清转换率分别为 21.8%（17/78）和 9%（7/78），95% 可信限 1.5% ~24.1%，有统计学差异。YIC30μg 组、60μg 组和铝佐剂组不良事件的发生率相近，分别为 5.1%、3.6% 和 5.0%。

基于抗原并非直接刺激淋巴细胞，而是经由抗原提呈细胞加工成为抗原表位后提呈给淋巴细胞，进而激活淋巴细胞的原理，Heathcote 等制成一种脂蛋白疫苗。脂蛋白疫苗的组成包括 HBcAg 的优势 CTL 表位 18 ~27 位氨基酸肽链和能被 CD4 Th 细胞识别的破伤风类毒素 830 ~843 位氨基酸肽链以及 2 个棕榈酸分子。动物实验证明，脂蛋白疫苗能有效地诱发特异性抗 – HBc 细胞毒应答。有 19 例慢性乙型肝炎患者接受脂蛋白疫苗治疗并未观察到有毒副作用，但其产生的细胞毒反应只有实验动物的 1/10，而且对血清 HBVDNA 阴转率、HBeAg/抗 HBe 转换比率没有显著影响。

（2）基因疫苗：研究指出，某些细胞因子如 IL – 2、IL – 12、IFN – γ 能使慢性乙型肝炎患者血清 HBVDNA 水平降低。在 DNA 疫苗中引入细胞因子佐剂，可增强免疫反应并改变 T 细胞应答的方向，引导其向 Th₁ 的方向发展。Yang 等设计了一种包含大部分 HBV 抗原（HBsAg，preS1/S2，HBeAg，HBcAg）及 IL – 12 基因的 DNA 疫苗，与拉米夫定联合治疗了 12 例慢性乙型肝炎患者，酶联免疫印迹显示，它能诱导机体产生特异性的分泌 IFN – γ 的 T 细胞反应，并使 50% 患者血清 HBVDNA 降低至不可检测水平，而且不伴有血清丙氨酸转移酶的升高。

Mancini 等用编码 preS2/S 蛋白的重组质粒接种 10 例慢性乙型肝炎患者，结果，有 2 例患者的外周血单个核细胞发生了抗原特异性的 T 淋巴细胞增殖反应，并且抗 – HBV 特异性的分泌 IFN – γ 的 T 细胞数目大幅度提高；有 5 例患者血清 HBV DNA 水平出现了暂时性下降。他们随后设计了临床 Ⅰ 期试验来评估表达 HBsAg 和 preS2/S 的 DNA 疫苗的安全性、耐受性和免疫原性，10 例 HBeAg 阳性的慢性乙型肝炎患者接受了 DNA 疫苗治疗。结果，经 3

次疫苗注射后，所有患者耐受性良好，全部患者产生了抗－HBs特异性T细胞，50%的患者产生了抗－preS2特异性T细胞。

（3）细胞疫苗：荷载HBV相关抗原的DC可能有效打破免疫耐受，恢复细胞免疫应答和清除HBV。Akbar等将小鼠脾脏DC在体外扩增后荷载HBsAg，制备DC疫苗；用该疫苗治疗HBV转基因小鼠，结果发现，注射2次DC疫苗就能清除HBV转基因小鼠循环HBsAg，并产生抗－HBs。

Miller等采用鸭胚胎成纤维细胞（primary duck embryonic fibroblasts，PDEF），经鸭乙型肝炎病毒核心抗原（DHBcAg）的DNA质粒转染，制备了一种全细胞疫苗，可持续表达DHBcAg。研究指出，PDEF－DHBcAg全细胞疫苗对DHBV的感染没有预防作用，但对DHBV感染后的持续化有预防作用；说明接种PDEF－DHBcAg全细胞疫苗能激发有效的免疫应答并导致DHBV感染的快速清除。

2. 艾滋病治疗性疫苗

（1）蛋白疫苗：Goebel等采用重组人类免疫缺陷病毒（HIV）gp160治疗性疫苗，对208例HIV感染者进行了临床试验，观察注射疫苗后的免疫原性和安全性。208例HIV感染者随机被分成两组：一组96例，CD4细胞数 $> 500 \times 10^{6}$/L；另一组112例，CD4细胞数介于（$200 \sim 500$）$\times 10^{6}$/L。疫苗和安慰剂每月注射一次，共注射6个月；强化免疫用重组gp160或安慰剂注射至15、18、21个月。结果，重组gp160疫苗可使HIV感染者获得gp160特异性体液和细胞免疫应答，同时也证实HIV感染者对重组gp160疫苗有很好的耐受性。但是，重组gp160疫苗没有改变HIV感染者的血浆病毒RNA水平和前病毒DNA水平，提示重组gp160疫苗治疗HIV感染无明显效果。Sabbaj等用重组anarypox载体表达的HIV－1抗原（ALVAC－HIV），注射HIV－1抗原反应阴性的自愿者，同时补充注射重组的gp120疫苗，注射疫苗2周后，检测所有接受ALVAC－HIV和gp120疫苗的个体，结果均表现出HIV－1特异性T细胞扩增反应。

（2）基因疫苗：郭焱等用脂质体介导HIV－1 gp120与IL－2基因共表达的质粒pGPIL－2，制备pGPIL－2核酸疫苗，并采用BALB/c小鼠进行实验。小鼠随机分3组：空白质粒组，含gp120基因的重组质粒pGP组，含gp120PIL－2的重组质粒pGPIL－2组。共免疫3次，每次注射疫苗100pg/只。最后一次免疫7天后，取其脾脏检测CTL杀伤活性。结果，pGPIL－2可有效的诱导CTL的产生，并可杀伤HIV－1嵌合基因转染的靶细胞。

3. 其他感染病治疗性疫苗 幽门螺杆菌感染的传统治疗方案面临着耐药性和依从性差的问题，其治疗性疫苗有很大的发展潜力。目前已开发的治疗性疫苗有以下几类：幽门螺杆菌抗原蛋白加佐剂、表达尿素酶抗原的减毒沙门氏菌疫苗、幽门螺杆菌裂解物加上佐剂、幽门螺杆菌的灭活全菌疫苗、注射用的多成分疫苗，实验证明它们均能有效地清除幽门螺杆菌，并呈现出一定的优势。

迄今，疱疹病毒治疗性疫苗的研究最为迅速。20世纪80年代中期以来，Stanbery等已应用豚鼠作为疱疹病毒感染模型研究疱疹病毒疫苗降低复发率及减轻疱疹病毒感染的病损。目前，用更多的不同疱疹病毒－Ⅱ抗原组合以及用新的佐剂以增强疫苗的治疗效果正在进行中。

四、治疗性疫苗的展望

虽然预防性疫苗在病毒、细菌和寄生虫感染中已经取得显著的效果，但抗体无法清除已进入细胞内的病原体。因此，针对感染病的特异性治疗性疫苗的开发也势在必行。目前已经有针对乙型肝炎的一些治疗性疫苗进入临床试验，虽然其疗效尚不十分理想，但开发治疗性疫苗的研究的理论和实践意义毋庸置疑。随着人们对机体免疫机制和病原体适应机制认识的不断深入，治疗性疫苗的研究将会有新的突破。

　　未来针对感染病的治疗性疫苗的研究可能集中在：疫苗设计的优化，使之具有更强和更持久的免疫原性；合理使用具有增效作用的细胞因子或抗病毒药物，增强机体的免疫应答；开发新型佐剂，增强疫苗的免疫效能。

（李　烨）

第八节　基因治疗

　　基因治疗起源于 20 世纪 90 年代，是现代医学与分子生物学迅速发展及其两者密切结合的产物，作为一项全新的治疗手段显现出了强大的发展势头，尤其是"人类基因组计划"的实施以及所取得的成果，为基因治疗的发展奠定了基础。所谓基因治疗，是指应用基因转移手段将治疗性基因或可在基因水平（DNA/RNA 水平）发挥治疗效果的药物导入宿主体内，通过补充缺失的正常基因，破坏异常或突变的基因，抑制或切割入侵体内的病原体的基因并干扰其复制、转录、翻译和装配成熟等过程，从而达到补充机体所必需但缺失了的正常活性物质、抑制异常或突变基因所致机体及其组织细胞生命活动的异常（如恶性增生）、消灭入侵体内的病原体等目的。目前基因治疗在感染病尤其是病毒性疾病中的应用已成为研究热点，主要集中在以下几个层面。

一、依赖蛋白的基因治疗

　　1. 抑制性突变体　即细胞内病原体相关性突变肽或突变蛋白，该方法是用基因转移载体将编码病原体相关性突变肽、突变蛋白的基因导入靶细胞并使之表达，从而达到干扰或完全抑制病原体特别病毒复制的目的。HIVRev 蛋白变异体 M10 是用于 HIV 基因治疗并进入临床试验的第一个蛋白，RevM10 突变蛋白能阻止 HIV 的包装及扩散。

　　2. 胞内抗体　是应用基因转移载体将抗原特异性抗体的基因导入靶细胞内并使之表达。如用慢病毒载体将抗 CCR－5 抗体基因导入原始 CD4$^+$T 细胞内，能破坏 CCR5 的表达并保护细胞免受 HIV－1 R5 病毒株的感染。单链可变区抗体（single chain variable fragment，ScFv）是将免疫球蛋白的重链可变区（VH）和轻链可变区（VL）通过一段连接肽连接而成的重组蛋白，近年研究比较热。如针对 HIV－1 重要蛋白 gp120、Gag、反转录酶及整合酶设计的特异性 ScFv，通过特异性定位将其从亚细胞区驱逐并阻止它们的功能。

　　3. 抗病毒蛋白的转基因治疗　Janine 等利用 HIV－1 gp41 来源的多肽 T－20、C46 基因用逆转录病毒载体导入体内，其编码的膜 C46 可保护 T 细胞免受 HIV 的感染，并建立了人源性小鼠（mouse）模型。有报道将 IFN－α 基因用腺相关病毒（AAV）重组体导入慢性病毒性肝炎美洲旱獭模型体内，检测到导入的基因长期表达，并且比肌注 IFN－α 有更好的降低病毒载量的效果。

　　4. 自杀基因　此技术主要是将自杀基因导入细胞，尤其是导入病毒感染细胞。所谓自杀基因（suicide gene）是指其表达产物能引起细胞自杀的基因，其种类很多，如编码水

痘 – 带状疱疹病毒（VSV）胸腺嘧啶核苷激酶（TK）的基因，单纯疱疹病毒（HSV）的 TK 基因，白喉毒素（DTA）的基因；引起细胞程序化死亡（programmmed cell death，PCD）的基因等。这属于蛋白 – 蛋白的相互作用，自杀基因编码产物对正常宿主细胞没有作用或仅有微弱作用。如将 HSV 的 tk 基因克隆到 HIV – 1 长末端基因重复序列（LTR）的下游，当细胞被 HIV – 1 感染时，细胞内产生大量的 Tat 蛋白，Tat 蛋白作用于 LTR，可促进胸苷激酶基因转录和表达，TK 可使核苷类似物如无环鸟苷磷酸化，再在细胞激酶作用下进一步磷酸化，随后结合到 DNA 链中，导致 DNA 双链破裂、凋亡。此技术也用于巨细胞病毒感染的治疗。有研究发现，Rev 依赖的慢病毒载体转导的自杀基因也可以在 HIV – 1 阳性细胞中表达。

二、依赖核酸的基因治疗

（一）反义技术（antisense technique）

即利用反义寡聚核糖核苷酸（ODN），与 mRNA 序列互补的反义 RNA 分子、核酶（ribozyme）等核苷酸分子与双链 DNA、mRNA 结合成 DNA 三聚体或 RNA 二聚体，或通过序列特异性核酶对 DNA、RNA 底物进行切割，阻断 DNA 的转录、RNA 的翻译功能的分子生物学技术。反义技术的出现，为人工控制特定基因表达提供了有效手段，同时为阻断病毒基因的复制和表达，进行抗病毒的基因治疗，开辟了新途径。

1. 反义核酸

（1）反义寡聚脱氧核糖核苷酸（antisense oligodeoxynucleotide，ODN）：是用一段单链寡聚 DNA 片段，通过碱基配对的方式与目标核酸结合，从而阻止后者的表达或激活 RNase H 来降解核酸。为增加 OND 在体内的稳定性及与目标核酸的亲和力，常需对其进行一下修饰。基于病毒基因序列较容易获得，此技术在病毒性传染病的治疗上较有前景。有研究针对 H5N1 型高致病性禽流感病毒 5′端保守序列设计出反义 ODN，体外、体内试验均能较好的控制病毒感染。

（2）反义 RNA：反义 RNA 是指能与特异性的靶 RNA 分子互补结合的 RNA 分子，用其构建表达载体导入目标细胞，从而抑制或调节靶基因的表达。由于是 RNA，故容易被 RNA 酶降解。用于病毒性疾病的研究时，病毒变异后极易躲避。Hafkemeyer 等构建了一种假单胞菌外毒素性反义 RNA，将其导入 HBV 感染的细胞内，靶细胞内反转录酶的活性表达使毒性反义 RNA 专一性地在感染细胞内转变为一种致死性毒性基因，为 HBV 的治疗提供了一种方法。

2. 核酶 核酶是具有催化活性的 RNA 分子，因此又称为酶性 RNA 或催化性 RNA。它能与 RNA 以碱基配对方式特异性结合，具有剪切有害 RNA 分子和修复突变细胞 RNA 的能力。核酶具有锤头样、斧头样、发夹样等多种形式，发挥作用具有高效性和特异性。目前主要是利用核酶对底物 RNA 分子的特异切割作用进行基因治疗的研究。目前以 HIV 基因为治疗靶点的核酶临床试验比较多，主要是针对 tat、rev 和病毒 U5 区等来设计的。

（二）脱氧核酶

脱氧核酶是一类具有催化活性的小 DNA 分子，又称为 DNA 核酶、酶性 DNA、催化性 DNA。其与 RNA 核酶相比因不受体内 RNASe 的作用而较稳定，所以具有广阔的应用前景。目前针对各种病原体 mRNA 的脱氧核酶已有很多。比如，EB 病毒膜蛋白乙型肝炎病毒 X 蛋白、表面抗原和 e 抗原，丙型肝炎病毒核心蛋白，HIV – 1Gag、Tat，呼吸道合胞病毒

（RSV）核衣壳蛋白，SARS 相关冠状病毒 5′-非编码区，另外还设计出针对耐药菌株像金葡菌、大肠埃希菌相关位点的 mRNA 以解决耐药问题。

（三）RNA 诱饵

RNA 诱饵（RNA decoy）是设计一种基因，其转录物与病毒核酸竞争性结合反式激活剂，致使病毒 RNA 没有足够的反式激活剂的结合与刺激，就不能进行有效的复制和表达。此项技术依托病毒复制过程中的调节网络。目前已有很多研究设计出针对 HIV 生活周期重要过程的 RNA 诱饵，包括重要的酶（反转录酶、整合酶），重要蛋白的表达（Rev、Tat），病毒包装（核衣壳、P55Gag 蛋白），黏附（gp120、gp41）。

（四）RNA 干扰

双链 RNA（dsRNA）诱导与之同源的 mRNA 降解，从而导致转录后基因表达沉默（posttransrl - pofional gene silence，PIGS）的现象称为 RNA 干扰（RNA interference，RNAi）。RNAi 是真核生物细胞质中基因异常表达的监测系统，一般情况下生物体内不会产生 dsR-NA，只有当病毒、转座子入侵和转录异常时才会产生异常 dsRNA。其作用的发挥主要由小分子双链 RNA（小干扰 RNA，smallinterfering RNA，siRNA）介导。为了防止 RNA 酶对 siR-NA 的降解，通常将 siRNA 做成发夹状，即 shRNA，并用慢病毒载体等导入细胞内。HIV - 1 是第一个用于此技术研究的感染性病原体，并且对 HIV 感染者的治疗具有广阔的前景。目前，已有针对 HIVtat、rev、gag、pol、nef、vif、env、vpr 及 LTR 基因设计的 shRNA，但是 RNA 干扰具有高度特异性、高效性和长效性，因其高度特异性，在细胞培养中靶基因一个碱基的突变，或 RNA 二级结构的改变都有可能使病毒逃逸 siRNA 的作用。Karin 等同时导入多个 siRNA 对 HIV 进行多个靶点的抑制，收到较好的效果。

三、基因疫苗

基因疫苗，又称 DNA 疫苗、核酸疫苗，是将携带编码外源抗原基因的重组表达载体接种到机体内，即可在被接种者体内表达该抗原蛋白，从而诱导机体的保护性细胞免疫和体液免疫应答，产生针对该抗原所属病原体的特异性细胞杀伤或抗体中和作用。基因疫苗的免疫途径可采取皮下、肌内注射和颗粒轰击技术，其优势就是在有效诱导体液免疫的同时，主要诱导细胞免疫应答，这对病毒感染疾病是至关重要的。目前基因疫苗的研究几乎遍及感染性病原体的每个领域，并有许多进入临床试验。最近研究证实，用 HBsAg 转基因马铃薯饲养的小鼠获得抗 HBV 感染作用。另外各国在 HIV 基因疫苗方面的研究正火热进行中。基因疫苗是继第 1 代减毒、灭活疫苗，第 2 代重组基因工程亚单位疫苗后的第 3 代新型疫苗，虽然目前还不能取代第 1、2 代疫苗，但其研究肯定会为感染性疾病的治疗及预防带来新的契机。

基因治疗是在遗传物质上进行操作的，势必存在一定得风险，并且其作为一项新的治疗方法整体上还很不成熟，其有效性及安全性尚需进一步评估，但其临床应用前景相当看好。尤其对于感染病如：病毒性肝炎、艾滋病、SARS 等治疗效果不理想的病毒性疾病，期望基因治疗能为此开辟一条道路。此外，基因治疗的各项技术并不是独立存在的，可以将几项技术联合使用，如美国食品药品管理局已批准的一种重组载体就是用抗 tat/revRNAi、TAR 诱饵、抗 CCR -5 核酶构建成的，并进入临床试验。这极有可能是未来反转录病毒基因治疗的发展方向。

（李　烨）

第二篇

疾病篇

第四章　上呼吸道感染性疾病

第一节　普通感冒

普通感冒（common cold）是最常见的上呼吸道病毒感染，主要病原体是病毒，临床表现为急性鼻炎和上呼吸道卡他。

一、病因

根据抗原分型感冒病毒有上百种，主要病原体为鼻病毒，其他为流感病毒、副流感病毒（1，3型）、呼吸道合胞病毒、腺病毒、冠状病毒和肠道病毒中的柯萨奇病毒 A_7 和 A_{21} 型、埃可病毒（V型），此外，尚有5~10种是由肺炎霉浆菌引起。

二、流行病学

主要是通过飞沫传播，也可由手接触病毒而传染。1/3的鼻病毒和2/3的冠状病毒的感染者无临床症状。鼻病毒感染后病毒复制48小时达到高峰浓度，传播期则持续3周。个体易感性与营养健康状况和上呼吸道异常（如扁桃体肿大）及吸烟等因素有关，发病以冬季多见，与气候变化、空气湿度和污染及年龄、环境有关。但寒冷本身并不会引起感冒，而寒冷季节多见的部分原因与病毒类型有关，也可能因寒冷导致室内家庭成员或人群聚集增加及拥挤有关。感染症状受宿主生理状况影响，过劳、抑郁、鼻咽过敏性疾病、月经期等均可加重症状。

三、发病机制

（一）基本发病机制

普通感冒的病原体主要是鼻病毒，以鼻病毒为例，鼻腔或眼部是其进入机体的门户，鼻咽部是最先感染的部位。腺体淋巴上皮区域的 M 细胞含有鼻病毒细胞间黏附分子－1（ICAM－1）受体，病毒首先在此黏附，并借鼻腔的黏液纤毛活动到达后鼻咽部。此时病毒迅速复制，并向前扩散到鼻道。鼻腔上皮细胞活检及鼻腔分泌物的研究表明炎症介质（缓激肽、前列腺素）、白介素 - 1 和白介素 - 8 等分泌增加，可能与感冒的部分临床症状有关。组胺的作用尚不清楚，尽管组胺鼻内滴入可引起感冒症状，但抗组胺药治疗感冒的效果并不肯定。副交感神经阻滞药对解除感冒症状有效，表明神经反射机制在感冒发病机制中可能也存在着一定的作用。免疫反应（IgA、干扰素产生）通常是短暂的，加上病毒抗原的多样性及漂移，所以一生中可反复多次感冒。

（二）非典型发病机制

感冒病毒侵入鼻旁窦、中耳、支气管、消化道可引起相应部位的炎症反应，而出现非典型的感冒症状。

四、病理和病理生理

细胞的病理变化与病毒的毒力及鼻腔的感染范围有关。呼吸道黏膜水肿、充血，出现大量的漏出液和渗出液，但细胞群并未发生任何重要变化，修复较为迅速，并不造成组织损伤。不同病毒可引起不同程度的细胞增殖及变性，鼻病毒及肠道病毒较黏液性病毒更为严重。当感染严重时，连接呼吸道的鼻旁窦、中耳管道可能被阻塞，发生继发感染。

机体的抵抗力，生理状态如疲乏，全身状况，血管舒张神经的反应性，有否鼻炎等都影响机体的免疫力。鼻分泌液是第一道保护屏障，黏液的流动对呼吸道上皮有一定的保护作用，同时鼻分泌液含有 IgG、IgA，IgA 是主要的局部免疫球蛋白。受呼吸道病毒感染后，细胞能产生干扰素，从而抑制病毒的繁殖。

五、临床表现

（一）症状

1. 常见症状　起病急骤，潜伏期短，临床表现个体差异很大。早期有咽部干燥、喷嚏，继以畏寒、流涕、鼻塞、低热。咳嗽、鼻分泌是普通感冒的一特征性症状，开始为清水样，以后变厚，黄脓样，黏稠。鼻塞约 4～5 天。如病变向下发展，侵入喉部、气管、支气管，则可出现声音嘶哑，咳嗽加剧或有小量黏液痰，1～2 周消失。全身症状短暂，可出现全身酸痛、头痛、乏力、胃纳差、腹胀、便秘或腹泻等，部分患者可伴发单纯性疱疹。

2. 非典型症状　从病原分型发现感冒病毒有上百种，不同病毒感染，必然引起不同的临床表现，包括病程长短及程度轻重，但从临床上很难区分，加之个体的易感性不同，使得这些不同的微生物不可能引起固有的或特异的临床表现。因此在诊断方面应对非典型的临床表现加以重视，以防漏诊或误诊。以下列举几种类型的不典型表现。

（1）流行性胸痛：潜伏期为 2～5 天，主要表现为发热和阵发性胸痛，本病有自限性。

（2）急性阻塞性喉 - 气管 - 支气管炎（哮吼）：儿童多见，可出现痉挛性咳嗽，有大量分泌物，以致造成不同程度的呼吸道阻塞、哮喘和呼吸困难。呼吸道合胞病毒感染在幼儿中常表现为发热、咳嗽、气促、发绀和呼吸困难，需及时进行抢救，病死率为 1%～5%。

（二）常见体征

体检鼻和咽部的黏膜充血水肿。

（三）并发症

1. 鼻窦炎及中耳炎　在鼻旁窦及中耳液中可发现鼻病毒。但在治疗中应注意合并细菌感染所起的作用。

2. 急性心肌炎　流感病毒、柯萨奇病毒和埃可病毒的感染可损伤心肌，或进入人体繁殖而间接作用于心肌，引起心肌局限性或弥漫性炎症。一般在感冒1~4周内出现心悸、气急、呼吸困难、心前区闷痛、心律失常，于活动时加剧。

六、实验室检查

白细胞计数正常或稍增，淋巴细胞稍升高。必要时进行病毒分离。

七、器械检查

鼻旁窦及中耳、胸部 X 线摄片可协助诊断。心电图检查可出现心动过速、期前收缩、房室传导阻滞等。

八、诊断

根据病史及临床症状，并排除其他疾病如过敏性鼻炎、癌性感染、急性传染病前驱期的上呼吸道炎症症状，如脑炎、流行性脑膜炎、伤寒、斑疹伤寒等，进行密切观察辅以必要的化验，诊断并不困难。病原的确定需进行病毒分离，由于病毒培养和免疫血清学诊断需要一定的设备，费时耗材，因此在临床工作当中，分离出特异性病毒并不实际，只有在确定流行病因和鉴别继发性细菌感染和真菌感染，才做病毒分离。

九、鉴别诊断

（一）常见表现鉴别诊断

1. 流行性感冒

2. 鼻炎

（1）过敏性鼻炎：临床上很像伤风，所不同的是起病急骤，持续时间短，常突然痊愈。主要表现为喷嚏频作，鼻涕多，呈清水样，鼻腔水肿，苍白，分泌物中有较多嗜酸粒细胞，经常发作，常伴有其他过敏性疾病如荨麻疹等。

（2）血管舒缩性鼻炎：无过敏史，以鼻黏膜间歇性血管充盈、打喷嚏和流清涕为特点，干燥空气能使症状加重。根据病史以及无脓涕和痂皮等可与病毒性或细菌性相鉴别。

（3）萎缩性鼻炎：鼻腔异常通畅，黏膜固有层变薄且血管减少，嗅觉减退并有痂皮形成及臭味，容易鉴别。

（4）鼻中隔偏曲、鼻息肉：鼻镜检查可明确诊断。

3. 急性传染病前驱期　麻疹、脊髓灰质炎、流行性脑膜炎、伤寒、斑疹伤寒、人类免疫缺陷病毒（HIV）等在患病初期常有上呼吸道炎症症状。在这些病的流行区及流行季节应密切观察，并进行必要的化验检查以资鉴别。

（二）非典型表现的鉴别诊断

1. 白喉　起病较缓，咽部有灰白色伪膜，不易拭去，剥离后易出血，但局部疼痛不剧烈。咽拭纸培养与锡克试验、亚碲酸钾快速诊断结合流行季节病学资料等可协助诊断。

2. 樊尚咽峡炎（奋森咽峡炎）　咽部有污灰色坏死组织形成的假膜，剥离后可见出血和溃疡。全身症状一般不重，可有中度发热，但局部疼痛较重。伪膜涂片检查可见梭形杆菌与樊尚螺旋体。

3. 支气管哮喘　急性喉－气管－支气管炎主要表现为吸气性呼吸困难和特征性哮吼声。而支气管哮喘患儿可有家族过敏史，主要表现为发作性呼气性呼吸困难，典型体征为呼气哮鸣音，与呼吸困难同时出现与消失。β₂－受体激动药和氨茶碱治疗后可迅速缓解，借此得以鉴别。

4. 其他　在感冒期间出现急性心肌炎并发症时，应除外甲状腺功能亢进症、二尖瓣脱垂综合征及影响心肌的其他疾病如风湿性心肌炎、中毒性心肌炎、冠心病、结缔组织病、代谢性疾病以及克山病（克山病地区）等。如有条件必须进行上述任何一项病原学检查。

十、治疗

（一）常用对症治疗药物

1. 抗感冒药　各种抗感冒药大多含有下述几种成分，但不同品种所含成分或剂量有差别，应根据临床症状特点选用相应品种。

（1）伪麻黄碱：作用于呼吸道黏膜 α－肾上腺素能受体，缓解鼻黏膜充血，对心脏和其他外周血管 α－受体作用甚微。可减轻鼻塞，改善睡眠。

（2）抗组胺药：第一代抗组胺药物如马来酸氯苯那敏（扑尔敏）对减少打喷嚏和鼻溢有效，非镇静作用的抗组胺药缺少抗胆碱能作用，效果不肯定。

（3）解热镇痛药：在发热和肌肉酸痛、头痛患者可选用。阿司匹林反复运用增加病毒排出量，而改善症状轻微，不予推荐。

（4）镇咳药：为保护咳嗽反射一般不主张应用，但剧咳影响休息时可酌情应用，以右美沙芬应用较多。

2. 治疗矛盾　运用感冒药对症治疗旨在控制症状，防止疾病进一步的发展。但抗感冒药中所含成分的不良反应对各种不同人群有着不同的影响，如伪麻黄碱在收缩鼻黏膜血管、减轻鼻塞的同时有可能出现较轻的兴奋、失眠、头痛。抗组胺药如氯苯那敏在减轻打喷嚏及鼻溢的同时有引起嗜睡的作用，最近研究还发现有影响血液系统的改变如血小板减少性紫癜等。解热镇痛药如对乙酰氨基酚（扑热息痛），长期使用或超量使用存在肾功能损害及慢性肾衰竭的风险。镇咳药如美沙芬在止咳的同时也使痰不易咳出。有吸烟、支气管哮喘、慢性阻塞性肺疾病等基础疾病者往往痰多黏稠，使用含有美沙芬成分的感冒药，有可能引起痰液阻塞。

3. 对策　选用感冒药应因人因症而异，即根据感冒的症状、抗感冒药的组成、感冒患者的年龄、生理特征、职业、并发症、基础病、伴随用药等多方面因素综合考虑。凡驾驶机动车船或其他机械操作、高空作业者在工作期间均应禁用含氯苯那敏的抗感冒药。以免引起嗜睡、头昏而肇事。小儿、老年人、有出血疾病的人，应慎用感冒通。高血压、心脏病、甲亢、青光眼、糖尿病、前列腺肥大患者，慎用含有伪麻黄碱成分的酚麻美敏（泰诺）、白加黑等感冒药。哺乳期妇女慎用速效伤风胶囊，以免引起闭乳，孕期头3个月禁用抗感冒药，全程避免使用速效伤风胶囊。有溃疡病的患者不宜选用含有阿司匹林、双氯芬酸等成分的药物，以免引起或加重溃疡出血。痰多不易咳出者可采取多饮水，使呼吸道炎性分泌物黏稠度降低，易于痰液的咳出，并注意室内温度和湿度；也可蒸汽吸入或超声雾化吸入，湿化痰液，有利于排痰；使用祛痰药，如氨溴索（沐舒坦）等稀释痰液。

（二）抗病毒药物的治疗

1. 利巴韦林（病毒唑）　其对流感和副流感病毒、呼吸道合胞病毒有一定的抑制作用，临床应用仅限于儿童下呼吸道感染呼吸道合胞病毒时。对鼻病毒和其他呼吸道病毒目前尚无有效的抗病毒药物。

2. 治疗矛盾　利巴韦林最主要的毒性是溶血性贫血，在口服治疗后最初 1～2 周内出现血红蛋白下降，其中约 10% 的患者可能伴随心肺方面不良反应。已经有报道伴随有贫血的患者服用利巴韦林可引起致命或非致命的心肌损害，并对肝、肾功能有影响，对胎儿有致畸作用。药物少量经乳汁排泄，对乳儿有潜在的危险。

3. 对策　定期进行血常规（血红蛋白水平、白细胞计数、血小板计数）、血液生化（肝功能、甲状腺雌激素）检查，尤其血红蛋白检查（包括在开始前、治疗第 2 周、第 4 周）。对可能怀孕的妇女每月进行怀孕测试。不推荐哺乳期妇女服用利巴韦林。

严重贫血患者慎用，有珠蛋白生成障碍性贫血（地中海贫血）、镰刀细胞性贫血患者不推荐使用利巴韦林。有胰腺炎症状或明确有胰腺炎患者不可使用利巴韦林。具有心脏病史或明显心脏病症状患者不可使用利巴韦林。如使用利巴韦林出现任何心脏病恶化症状，应立即停药给予相应治疗。

肝肾功能异常者慎用。肌酐清除率 < 50ml/min 的患者，不推荐使用利巴韦林。老年人肾功能多有下降，容易导致蓄积，应慎用。

利巴韦林对诊断有一定干扰，可引起血胆红素增高（可高达 25%），大剂量可引起血红蛋白降低。

（三）抗细菌治疗

1. 抗生素的应用　一般不应该用、也不需要用抗生素，但婴幼儿患者、年老伴有慢性疾病患者或有继发细菌感染时，则可考虑选用适当的抗菌药物治疗。一项安慰剂对照的研究表明鼻喉冲洗物培养有肺炎链球菌、流感嗜血杆菌或卡他莫拉菌生长。因此在有细菌定植、呼吸道分泌物中粒细胞增加、出现鼻窦炎、中耳炎等并发症，慢性阻塞性肺病（COPD）基础疾病和病程超 1 周者可适当选用针对肺炎链球菌、流感嗜血杆菌、卡他莫拉菌的药物治疗。

2. 治疗矛盾　强调积极用药的必要性的同时带来不少不良用药甚至抗生素滥用之间的矛盾。造成抗生素滥用的原因在于对病原学的研究重视不够，盲目的经验性用药或对抗生素的应用缺乏必要的知识和训练。呼吸道吸入抗生素治疗虽可提高局部药物浓度，克服血液支气管肺屏障造成的呼吸道药物浓度不足，但局部应用易诱导耐药。

3. 对策　使用抗生素应参考流行病学和临床资料，推测可能的病原体，有针对地选择抗生素，不主张不加区别地普遍采取联合用药和无选择地应用"高级别"的抗生素。联合用药旨在通过药物的协同或相加作用，增强抗菌能力。根据药代学及药动学（PK/PD）的原理制订治疗方案。不推荐呼吸道局部吸入抗生素。

（郝万明）

第二节　流行性感冒

一、概述

流行性感冒（influenza）简称流感，是由流感病毒引起的急性呼吸道传染病。病原体为甲、乙、丙三型流感病毒（influenza virus）。通过飞沫传播，临床上有急起高热、乏力、全身肌肉酸痛和轻度呼吸道症状，病程短，有自限性。小儿、老年人和伴有慢性呼吸道疾病或心脏病患者易并发肺炎，少数可并发心肌炎、脑炎等，有导致死亡的可能。

1. 病原体简介　流感病毒属于正黏病毒科，系 RNA 病毒，呈球形或长丝状。球形颗粒直径 80~120nm，丝状结构长度可达 40nm，后者主要在新分离的或传代不多的菌种中。流感病毒的结构由外至内分为 3 层。包膜是位于膜蛋白外的双层脂质，其上有放射状排列的刺状突起。一种是柱状的血凝素（hemagglutinin，HA），另一种是蕈状的神经氨酸酶（neuraminidase，NA），两者均为流感病毒基因编码的糖蛋白。血凝素是由 3 条糖蛋白肽链分子以非共价结合的三聚体，由一条重链（HA1）和一条轻链（HA2）经二硫键连接而成。只有 HA 被切割裂解为 HA1 和 HA2 后流感病毒才具有感染性。HA 能与多种动物红细胞表面的糖蛋白受体相结合而使红细胞发生凝集，与宿主细胞膜结合而使细胞受染。抗血凝素抗体有抑制病毒血凝和中和病毒的作用。神经氨酸酶是由 4 条相同的糖肽组成的四聚体。神经氨酸酶能水解宿主细胞表面糖蛋白末端的 N-乙酰神经氨酸，有利于成熟病毒从感染细胞内释放；神经氨酸酶还可以破坏细胞膜上病毒特异的受体，液化细胞表面的黏液，使病毒从细胞上解离，避免病毒聚集而易于扩散。抗神经氨酸酶抗体不能中和病毒，但有抑制病毒从细胞内释放的作用。血凝素和神经氨酸酶都是决定甲型流感病毒亚型的抗原结构。第 3 种整体膜蛋白称 M2 蛋白（仅甲型流感病毒存在），零星排列于细胞包膜上。包膜内层排列整齐的一层膜样结构为 M1 蛋白，起稳定病毒结构的作用，含量多，抗原性稳定，也具有型特异性。流感病毒的核心是由核蛋白包绕 RNA 形成双螺旋状的核糖核蛋白（ribonucleoprotein，RNP），这种核糖核蛋白是一种可溶性抗原，抗原性稳定，具有型特异性。流感病毒的 RNA 为单股负链，甲、乙型有 8 个节段，丙型有 7 个节段。每一节段分别编码病毒的结构蛋白或非结构蛋白。病毒复制时每一节段单独复制。流感病毒基因组呈节段分布的特点是基因重组频率高、病毒容易发生变异的物质基础。流感病毒核心还含有与病毒复制密切相关的多聚酶（PBIPB2PA）及功能尚不清楚的非结构蛋白（NSINS2）。

根据病毒核蛋白和膜蛋白的抗原性，将流感病毒分为甲、乙、丙 3 型。甲型又根据血凝素（H_1~H_{16}）和神经氨酸酶（N_1~N_9）抗原的不同分为若干亚型。因为 RNA 聚合酶缺乏校正功能，所以流感病毒基因突变的发生频率高。流感病毒抗原性的变异有两种形式：一种称为抗原漂移（antigendrift），是同一亚型内因编码血凝素的基因突变而产生的新毒株，甲型流感病毒经常发生抗原漂移。由于人群中很少人对新毒株有抗体，故易于在人与人间传播而造成流感的小流行。另一种称为抗原转变（antigen shift），即新毒株的血凝素和（或）神经氨酸酶[H 和（或）N]与原来的流行株完全不同，是一种新亚型，而每次流感病毒新亚型出现都引起流感的大流行。

2. 流行特征　患者和隐性感染者是本病的传染源。主要是急性期患者和隐性感染者。

发病1~7天内均有传染性，在潜伏期末至病初2~3天传染性最强，退热后2天传染性消失。主要通过空气和飞沫传播，亦可间接传播。病毒存在于患者的鼻涕、口涎和痰液中，随咳嗽、喷嚏排出体外，散播至空气中并可保持活性30分钟。易感者吸入后即可受染。人群对流感病毒普遍易感，病后可获得同型和同株免疫力。但3型流感病毒之间和甲型流感病毒的不同亚型之间无交叉免疫，同一亚型的不同毒株之间有一定的交叉免疫力。

流感发病率高，流行期短，传播也极快。流行的严重程度与人口密集和交通情况有关，可沿交通线迅速传播。流感流行多发生在冬、春季，四季均可有散发。无性别差异。一般5~20岁年龄段发病最多，但新亚型流感病毒引起的流行则无年龄差异。甲型流感除散发外可以发生爆发、流行、大流行甚至世界大流行。乙型流感一般呈散发或小流行。丙型流感仅呈散发。

在同一亚型内的各种变异株流行10~40年后，人群对该亚型内的各种变异株都具有很高的免疫力，流行规模也越来越小。一旦流感病毒发生抗原转变而出现新的亚型时，人群对新亚型普遍易感又引起新的世界大流行。流感病毒自20世纪以来已有5次世界性大流行的记载，分别发生于1900年、1918年、1957年、1968年和1977年，其中以1918年的一次流行最为严重，死亡人数达2 000万之多。目前，全球活动的流感病毒以甲型为主，且大多数是甲亚型（H_3N_2）。WHO检测结果表明：1977—1998年全世界共有49个国家出现甲型流感爆发流行；1999—2000年，欧、美、亚三洲均发生了中度以上爆发流行，均以H_3N_2型为主。我国居民已大多具备了对H_3N_2毒株的免疫力，人群的抗体阳性率达到70%~80%。1998年1月，我国北部地区出现乙型流感爆发流行，到2000年，分离到的病毒仍多数为乙型流感病毒。由于国际上几次大规模的流行都起源于东南亚地区及我国，因此无论是WHO还是欧美等国都密切关注这一地区的流感毒株变异，并依次制备相应的疫苗，以防止可能出现的流感新变异病毒在全球的大流行。

3. 临床特征　流感潜伏期1~3天，最短6小时，最长4天。

（1）典型流感：急起畏寒、高热，头痛、肌痛、乏力、纳差等全身中毒症状重，而呼吸道症状相对轻。体温可高达39~40℃，多在1~2天达高峰，3~4天内热退，少数患者可有鼻塞、流涕、畏光、流泪等症状。咳嗽、咽干、咽痛也较常见。查体急性病容，鼻、咽部及结膜轻度充血。肺部可有干性啰音。一般病程3~7天。退热后呼吸道症状反而加重，可持续3~4天，但乏力可持续1~2周。此型最常见。轻型患者发热不超过39℃，症状较轻，病程2~3天。

（2）流感病毒性肺炎：此型少见。主要发生于老年人、小儿、有基础病或使用免疫抑制剂的患者。发病初与典型流感相同，1~2天后症状迅速加重，高热、衰竭、烦躁、剧烈咳嗽、咯血性痰，继之出现呼吸困难、发绀。两肺满布湿性啰音，但无肺实变体征，X线胸片检查显示两肺有散在分布的絮状或结节状阴影。痰培养无致病菌生长，但容易分离出流感病毒。抗菌药物治疗无效。本型病死率高，多在发病5~10天内死于呼吸循环衰竭。

（3）少见类型：胃肠型流感以吐泻为突出表现；脑型以惊厥、意识障碍及脑膜刺激征为特征；少数病例心电图示心肌炎改变或伴有心律失常。

4. 实验室检查

（1）血常规：白细胞计数减少，淋巴细胞相对增加。合并细菌感染时白细胞计数总数和中性粒细胞可增高。

（2）流感病毒抗原检测：免疫荧光染色（FIA）和酶免疫试验（EIA）检测流感病毒抗原快速、灵敏，有助于早期诊断。以患者鼻冲洗液中黏膜上皮细胞涂片检测。用单克隆抗体还能鉴定甲、乙型流感及甲型流感的 H_1、H_3 及非 H_1、H_3 亚型。

（3）病毒分离：取咽部含漱液或咽拭子作鸡胚接种或组织细胞培养分离病毒。

（4）血清学检查：主要用于回顾性诊断和流行病学调查。血凝抑制试验或补体结合试验测定发病 5 天内和发病 2~4 周血清中抗体。恢复期抗体效价升高 4 倍以上有诊断价值。

（5）分子生物学检测：采用患者呼吸道标本抽提病毒 RNA，再进行实时荧光定量反转录酶聚合酶联反应（RT-PCR）检测流感病毒基因，有助于早期诊断及治疗评价。

5. 诊断要点　流感流行季节，有流感疫区滞留史或过境史，或有与流感确诊病例接触史，并有典型临床症状者首先考虑本病。流感流行季节，短期内一个单位或地区出现较多的呼吸道感染病例，或医院门诊、急诊上呼吸道感染患者明显增加，则应考虑流感流行的可能。根据典型临床表现，诊断一般不难。首发病例、轻型病例及非流行期的散发病例则不易诊断。应进一步作有关的实验室检查，以尽快明确诊断。

本病应注意与普通感冒、其他上呼吸道病毒感染、急性细菌性扁桃体炎、脑膜炎球菌脑膜炎、钩端螺旋体病、支原体肺炎等相鉴别。

二、治疗原则和目标

1. 治疗原则　隔离患者，流行期间对公共场所加强通风和空气消毒。尽早应用抗流感病毒药物（起病 1~2 天内）治疗。加强支持治疗和预防并发症：休息，多饮水、注意营养，食易消化食物，儿童和老年人患者需密切观察，预防并发症，在明确继发细菌感染时应用抗生素。谨慎合理使用对症治疗药物：早期应用抗流感药物大多能有效改善症状，必要时可以联合应用缓解鼻黏膜充血药物、止咳祛痰药物。儿童忌用阿司匹林（或含阿司匹林成分药品）及其他水杨酸制剂。因为此类药物容易与流感的肝脏和神经系统产生并发症即雷耶综合征（Reye's syndrome）相关，偶可致死。

2. 治疗目标　典型和轻型流感一般预后良好，应该达到治愈目的，对于老年体弱，尤其伴有并发症的患者，在治疗原发病的同时应积极防治并发症，最大限度地减少病死率。

三、常规治疗方案

1. 一般治疗　早期发现、早期隔离患者是最重要的措施。呼吸道隔离 1 周至主要症状消失。宜卧床休息，多饮水，给予易消化的流质或半流质饮食，保持鼻咽和口腔卫生，补充维生素 C、维生素 B_1 等，预防并发症。

2. 对症治疗　主要用解热镇痛药及防止继发细菌感染等，但不宜使用含有阿司匹林的退热药物。尤其是年龄 <16 岁的患者。高热、食欲不佳、呕吐者应予静脉补液。

3. 病因治疗　发病初 1~2 天及时进行抗病毒治疗是流感病因治疗的关键措施，一旦错过有效时机，不应再使用抗病毒药物，非但无效，反而会增加病毒对药物的耐药率。目前抗病毒药物有两类，即离子通道 M_2 阻滞剂和神经氨酸酶抑制剂。前者只对甲型流感病毒有效，治疗患者中约 30% 可分离到耐药毒株；而后者对甲、乙型流感病毒均有很好作用，且耐药发生率低。

（1）离子通道 M_2 阻滞剂：甲型流感可在病程第 1~2 天用金刚烷胺（amantadine），成人100mg/次，2次/天，儿童每日4~5mg/kg，分3次口服，疗程5~7天。金刚烷胺可引起中枢神经系统和胃肠道不良反应。中枢神经系统不良反应有神经质、焦虑、注意力不集中和轻微头痛等，前者较后者发生率高；胃肠道反应主要表现为恶心、呕吐，一般较轻，停药后大多可迅速消失。

（2）神经氨酸酶抑制剂：目前有两个品种，即奥司他韦（oseltamivir，商品名达菲）和扎那米韦（zanarmvir）。我国目前只有奥司他韦被批准临床使用。成人75mg/次，儿童30~75mg/次，2次/天，连服5天，应在症状出现2天内开始用药。1岁以下儿童不推荐使用。不良反应少，一般为恶心、呕吐等消化道症状，也有腹痛、头痛、头晕、失眠、咳嗽、乏力等不良反应的报道。

4. 继发细菌感染的治疗　根据细菌培养和药敏试验结果，选择敏感的抗菌药物治疗。

5. 中医学治疗流感的方法　中医学上有句话："正气存内，邪不可干"，认为若身体强健，便不受外邪（病毒）干扰。但这个理论不适用于流感。流感病毒感染后发病率高达95%，是一种基本无视免疫力的病毒性疾病。中医学常使用的感冒药物如板蓝根和小柴胡等，均不具备对抗病毒（而不是细菌）的功能。

四、并发症及其治疗

流感并发症多为并发细菌感染所致，主要包括细菌性咽炎、鼻窦炎、气管炎、支气管炎、肺炎等，另外，还可发生流感雷耶综合征、中毒性休克等。

1. 细菌性咽炎　以化脓性链球菌、葡萄球菌和肺炎链球菌为主。有严重的咽痛、吞咽痛和发热，也可以出现头痛、寒战和腹痛。咽黏膜呈火红色，上面有斑点。扁桃体上有灰黄色分泌物，同时可以看到咽后壁上的淋巴滤泡，常有明显的腭垂水肿。可以触到增大柔软的颈部结节及血白细胞计数增高。化脓性链球菌产生的红细胞毒素导致猩红热样红斑皮疹，随后脱皮。舌头发红（草莓舌）。近期有报道称化脓性链球菌造成的非侵袭性咽炎可能是链球菌中毒性休克综合征的原因。C族和G族链球菌感染的病例常来自于食物（牛奶、鸡蛋沙拉等）的传播。

2. 鼻窦炎　以上颌窦炎最常见，筛窦炎次之，额窦炎、蝶窦炎较少见。从临床表现上不可能将病毒性鼻窦炎（VRS）与急性社区获得性细菌性鼻窦炎（acute ACABS）分开，都有喷嚏、流涕、鼻塞、面部压迫感和头痛，嗅觉可以减退。体温可达38℃或更高。脓性或有色鼻涕一般认为是ACABS的特征。蝶窦细菌感染的患者有严重的额、颞部或后眼眶痛，或放散到枕部区域并有第Ⅲ或第Ⅴ对脑神经的上颌骨皮区感觉减退或过敏，出现昏睡，可以出现空洞窦或皮层静脉血栓。

3. 气管炎　流感并发气管炎主要表现为：

（1）咳嗽：支气管黏膜充血、水肿或分泌物积聚于支气管腔内均可引起咳嗽。咳嗽严重程度视病情而定，一般晨间咳嗽较重，白天比较轻，晚间睡前有阵咳或排痰。

（2）咳痰：由于夜间睡眠后管腔内蓄积痰液，加以副交感神经相对兴奋，支气管分泌物增加。因此，起床后或体位变动引起刺激排痰，常以清晨排痰较多，痰液一般为白色黏液或浆液泡沫性，偶可带血，若有严重而反复咯血，提示严重的肺部疾病，如肿瘤。急性发作伴有细菌感染时，则变为黏液脓性，咳嗽和痰量亦随之增加。

（3）喘息或气急：喘息性慢支有支气管痉挛，可引起喘息，常伴有哮鸣音。早期无气急现象。反复发作数年，并发阻塞性肺气肿时，可伴有轻重程度不等的气急，先有劳动或活动后气喘，严重时动则喘甚，生活难以自理，总之，咳、痰、喘为慢支的主要症状，并按其类型、病期及有无并发症，临床可有不同表现。

4. 支气管炎　流感患者出现咳嗽通常说明已患支气管炎。流感发病第 3 天可有 70% 的患者出现咳嗽。吸入冷空气、起身或躺下时，咳嗽加剧，有时终日咳嗽，如有支气管痉挛时，可出现哮鸣和气急，甚至演变为成人发作性哮喘（adult - onset asthma）。起初无痰或痰不易咳出，1～2 天之后便有少量黏痰，随后痰量逐渐增多，由黏液样转为黏液脓性，脓性痰提示已混有细菌感染。剧烈咳嗽导致胸骨后疼痛及呕吐。体检可发现干性或湿性啰音及哮鸣音。外周血白细胞计数正常，继发性细菌感染时白细胞总数和中性粒细胞比例均升高。胸部 X 线检查也无异常。

5. 肺炎　流感并发肺炎者，主要表现为：①呼吸系统症状：如咳嗽、咳痰、呼吸困难及胸痛等；②全身症状：如发热、疲劳、多汗、头痛、恶心及肌肉酸痛。在老年人临床表现可不典型。支原体肺炎多见于青年人，老年人患支原体肺炎病情较重，常常需要住院治疗。革兰阴性杆菌肺炎老年人多见。X 线检查可见肺部炎性浸润。

6. 雷 - 耶综合征　为甲型和乙型流感的肝脏、中枢神经系统并发症。主要发生于 2～16 岁患者，成人罕见。因与流感有关，故有时可呈暴发流行。雷耶综合征的临床表现为：在流感高热消退数日后，出现恶心、呕吐，继而出现嗜睡昏迷、惊厥等神经系统症状，脑脊液压力升高，细胞数正常，脑脊液中可检出流感病毒 RNA；肝脏肿大，无黄疸，肝功能轻度损害、血氨升高。病例基础为脑水肿和缺氧性神经细胞退行性病变，肝细胞脂肪变性。雷耶综合征病因不明，目前认为可能与服用阿司匹林有关。

7. 其他并发症　少数患者可能发生肌炎，儿童多见，表现为腓肠肌和比目鱼肌的疼痛和压痛，可发生下肢抽搐，严重者影响行走。乙型流感病毒较甲型更易发生这一并发症。血清肌酸激酶可短暂升高，3～4 天后可完全康复。极少数患者可出现肌红蛋白尿和肾衰竭，也有出现心肌损害者，表现为心电图异常、心律失常、心肌酶升高等，还可有心包炎。

五、预防

1. 做好疫情监测　各国国内要加强疫情观察和病毒的分离鉴定。各基层卫生单位发现门诊上呼吸道感染病人数连续上升 3 天或一户发现多例患者时，应立即报告防疫站及时进行调查和病毒分离。全球流感监测的基本目的是掌握各国流感流行情况及病毒亚型的分布情况；从新暴发流行中分离病毒并提供疫苗生产。世界卫生组织总部每周公布流感的部分疫情，每年 2 月提出下一年度流感疫苗毒株选择的建议。

2. 隔离患者　阻断传播途径。流感患者就地隔离，及时治疗，患者用具严格消毒。公共场所应加强通风和空气消毒。必要时停止一切大型集会和文娱活动。

3. 疫苗

（1）灭活疫苗：适用于老年人，婴幼儿，孕妇，慢性心、肺疾病、免疫功能低下及长期服用水杨酸类药物者。基础免疫应接种两次，每次 1mL，儿童每次 0.5mL，于秋冬皮下注射，间隔 6～8 周。每年应加强免疫 1 次。保护率可达 80%。不良反应小。

（2）减毒活疫苗：适用于健康人。青少年及医务人员、保育员、交通运输人员等易传播人群是优先接种的对象。保护率与灭活疫苗相似。鼻腔内喷雾，每侧 0.25mL，可出现轻度发热和轻度上呼吸道感染症状。

目前，各国正尝试应用基因工程技术防治流感。日本制备了与流感病毒 RNA 相对应的人工 RNA，把它包裹在类似细胞膜的脂质膜胶囊中，注射到患者体内。脂质膜胶囊一接触到感染了流感病毒的人体细胞，就将人工 RNA 释放出去，并与病毒 RNA 结合，使它不能很快与人体细胞中的遗传物质结合，从而延缓了病毒的增殖过程。

4. 药物预防

（1）M_2 受体阻滞剂：金刚烷胺和金刚乙胺可抑制流感病毒进入呼吸道上皮细胞，每日 0.2g，分 2 次口服，连用 7~10 天可减少流感发病率。不良反应有兴奋、眩晕、共济失调、幻觉等，但发生率低，停药后消失。动脉硬化症患者、有中枢神经系统疾病者慎用。孕妇、哺乳妇女及癫痫患者禁用。流感病毒对此类药物极易产生耐药性。

（2）神经氨酸酶抑制剂：盐酸奥司他韦，75mg，2 次/天，持续服用超过 6 周以避过流感传播期；另外，扎那米韦在发病前鼻内给药，预防感染的有效率达 82%，可在流行期间试用于健康人群。

六、预后

典型和轻型流感一般预后良好，但对于老年体弱的患者，尤其是有并发症者，仍有可能导致严重后果，应予以重视。老年人如发生肺炎型流感或继发细菌感染，容易并发呼吸衰竭和心力衰竭而死亡。中毒型流感症状严重，病死率高。罕见的暴发性出血性流感、急性肺水肿和雷耶综合征是流感死亡的主要原因。

（郝万明）

第三节　流行性腮腺炎

一、概述

流行性腮腺炎简称流腮，是由腮腺炎病毒（MuV）引起的急性呼吸道传染病。

1. 病原体简介　MuV 属于副黏液病毒科的单股 RNA 病毒，仅一个血清型。截止 2004 年，MuV 已发现了 12 个基因型，不同的 MuV 基因型之间有抗原交叉性。这种抗原交叉性可保护接种疫苗后的人群免受不同基因型 MuV 的感染。

人是 MuV 的唯一宿主。该病毒对物理和化学因素敏感，对低温有相当的抵抗力。

流行病学数据表明，某些毒株和基因型或基因型内某一组病毒具有神经毒性。近年来，调查了不同 MuV 的神经毒性，但目前引起神经毒性的遗传学基础还不清楚。

2. 流行特征　全年均可发病，冬春季节多见。以学龄儿童多见，无免疫的成人亦可发病。感染后可获得持久的免疫力。

患者是传染源，飞沫的吸入是主要传播途径，接触患者后 2~3 周发病。在腮腺肿大前 6 天到发病后 5 天或更长的时间内排出病毒。

孕妇感染本病可通过胎盘传染胎儿，而导致流产、胎儿畸形或死亡。

3. 发病机制　MuV 经呼吸道进入口腔黏膜及鼻黏膜上皮细胞中增殖，引起局部炎症和免疫反应。病毒随血流（第 1 次病毒血症）播散至全身各器官，首先使多种腺体（腮腺、舌下腺、颌下腺、胰腺和生殖腺等）发生炎变，也可侵犯神经系统。在这些器官中病毒再度繁殖，并再次侵入血循环（第 2 次病毒血症），散布至第 1 次未曾侵入的其他器官，引起炎症，临床呈现不同器官相继出现病变的症状。

4. 临床特征　潜伏期为 14 ~ 25 天，平均 18 天。

起病大多较急，患者大多无前驱期症状，而以耳下部肿大为首发病象。部分患者伴有全身不适，如厌食，恶心，呕吐，乏力，肌肉酸痛，头痛，发热等前驱症状。数小时至 1 ~ 2 天后腮腺肿胀，疼痛，且逐日明显，体温上升至 39℃ 以上。一般先单侧肿胀，1 ~ 2 天（偶尔 1 周）后对侧亦肿胀。双侧肿胀者约占 75%。

腮腺肿大的特点：以耳垂为中心，向前，向后，向下蔓延，呈梨形，边缘不清，触之有弹性，疼痛明显，进食酸性食物疼痛加剧。由于水肿使局部皮肤发亮但不红，表面发热但不化脓。腮腺肿胀于 48 小时（1 ~ 3 天）达高峰，持续 4 ~ 5 天后渐退。病程 10 ~ 14 天。病程早期可见腮腺管口红肿，压迫无脓液溢出。

颌下腺，舌下腺可同时受累而肿大，亦可单独受累而单纯表现为颌下腺、舌下腺炎。

妊娠前 3 月感染流行性腮腺炎，常引起胎儿死亡及流产，并可能引起先天性心内膜弹力纤维增生。

5. 并发症

（1）神经系统并发症：为儿童腮腺炎常见的并发症，多发生在肿后 1 周内，也可发生在腮腺肿胀前 6 天或肿后 2 周。主要表现为脑膜炎、脑膜脑炎，预后一般良好。

（2）睾丸炎：病毒多侵犯成熟生殖腺，故发病以成人为多。发生率 30%，常发生于病后 6 ~ 10 天。表现为高热、睾丸肿大、疼痛，鞘膜腔内可有黄色积液，多为单侧，疼痛持续 5 ~ 10 天消退。病后约 1/3 患者睾丸萎缩，但很少引起不育症。

（3）卵巢炎：约占成年女性患者的 5% ~ 7%，有轻微的下腹疼痛，明显者卵巢可触及并有触痛，但全身症状轻，一般不影响生育。

（4）胰腺炎：发生率在 10% 左右，发生于腮腺肿大后 3 ~ 4 天至 1 周，表现为体温再度升高、恶心、呕吐、上中腹疼痛和压痛。由于单纯腮腺炎即可引起血、尿淀粉酶增高。因此需做脂肪酶检查。若升高（> 1.5U/mL）有助于胰腺炎的诊断。

（5）其他：可并发乳腺炎、心肌炎、肾炎、甲状腺炎、关节炎、前列腺炎等。

6. 实验室检查

（1）血清和尿淀粉酶测定：90% 患者发病早期有血清和尿淀粉酶轻度和中度增高。淀粉酶增高程度往往与腮腺肿胀程度成正比，2 周左右恢复正常。故测定淀粉酶可与其他原因的腮腺肿大或其他病毒性脑膜炎相鉴别。血脂肪酶增高，有助于胰腺炎的诊断。

（2）血清学检查：早期及恢复期双份血清测定补体结合及血凝抑制抗体，有显著增长者可确诊（效价 4 倍以上）。中和抗体特异性强，但不作常规应用。

（3）病毒分离：患者唾液、脑脊液、尿或血中可分离出病毒。

7. 诊断

（1）临床诊断：主要依靠流行病学史（发病前 2 ~ 3 周有与腮腺炎患者接触史或当地有本病流行）、腮腺和（或）邻近腺体肿大，或伴有睾丸炎、卵巢炎和脑炎等临床症状作出临床诊断，但确诊或对非典型或亚临床型感染的诊断，必须通过血清学和病原学检查。

（2）确诊：临床诊断结合：①急性期血清中特异性 IgM 抗体阳性（前提是 1 个月内未

接种过腮腺炎减毒活疫苗）；②双分血清特异性 IgG 抗体效价有 4 倍或 4 倍以上增高；③腮腺炎病毒分离阳性。即可作出。

二、治疗原则

主要是对症处理。常采用中西医结合的方法对症处理。

三、常规治疗方案

1. 一般治疗　隔离患者至腮腺肿胀完全消退。注意口腔清洁，饮食以流质或软食为宜，避免酸性食物，保证液体摄入量。

2. 对症治疗　宜散风解表，清热解毒。必要时内服去痛片、阿司匹林等解热镇痛药。

3. 局部治疗　腮腺局部涂敷中药，紫金锭或青黛散用醋调，一日数次；或用仙人掌、鱼腥草、水仙花根和马齿苋等捣烂外敷，可减轻局部胀痛。

4. 病因治疗　由于流腮是自限性疾病，一般不给予抗病毒治疗。对于重症患者，早期（起病 4 天内）应用利巴韦林 [15mg/（kg·d），静滴，疗程 5～7 天]，可以缩短病程。有报道试用干扰素者似有疗效。

5. 激素　肾上腺皮质激素治疗尚无肯定效果，对重症或并发脑膜脑炎、心肌炎等时可应用地塞米松，每日 5～10mg，静脉滴注，疗程 5～7 天。可缓解症状，减轻或防止出现后遗症。

四、并发症的处理

（1）重症并发脑膜脑炎、严重睾丸炎、心肌炎时，可短期使用肾上腺皮质激素。如氢化考的松，成人 200～300mg/d，或泼尼松 40～60mg/d，连续 3～5 天，儿童酌减。

（2）睾丸炎治疗：成人患者在本病早期应用己烯雌酚，每次 1mg，3 次/天，有减轻肿痛之效。睾丸胀痛可用棉花垫和丁字带托起。

（3）脑膜脑炎治疗：可按乙型脑炎疗法处理。高热、头痛、呕吐时给予适量利尿剂脱水。

（4）胰腺炎治疗：禁饮食、输液、反复注射阿托品或山莨菪碱，早期应用皮质激素。

五、预后

本病目前虽尚无特效疗法，但通过积极的对症支持和中医中药治疗，除个别有严重并发症者外，大多预后良好。

六、预防

1. 加强防病宣传　培养学生养成良好卫生习惯，做到勤洗手，以免传染病交叉感染。冬春季节，学校的教室、宿舍要经常开窗通风，保持环境整洁、空气流通。

2. 管理传染源　早期发现患者，早期进行隔离，隔离期一般认为应从起病到腮肿完全消退为止，约 3 周左右。对一般接触者可不检疫，但对集体儿童、学校、部队的接触者应检疫 3 周。

3. 切断传播途径　由于腮腺炎病毒对外界的各种物理因素抵抗力较低，故不需终末消毒，但被患者污染的饮、食具仍需煮沸消毒。合理使用口罩，也可作为切断传染途径的有效办法。

孕妇应避免与腮腺炎患者接触，在腮腺炎流行季节应注意隔离。如孕妇在临产期或围产期患腮腺炎，婴儿应隔离，并停止哺乳。

4. 被动免疫　一般免疫球蛋白、成人血液或胎盘球蛋白均无预防本病的作用。恢复期患者的血液及免疫球蛋白或特异性高价免疫球蛋白可有一定作用，但来源困难，不易推广。

5. 自动免疫　腮腺炎减毒活疫苗免疫效果好，免疫途径有皮内注射、皮下注射，还可采用喷鼻或气雾吸入法，该疫苗不能用于孕妇、先天或获得性免疫低下者以及对鸡蛋白过敏者。近年国外报道使用腮腺炎疫苗（麻疹、腮腺炎和风疹三联疫苗）后，虽然明显降低了腮腺炎的发病率，但疫苗所致腮腺炎病毒的感染问题应引起高度重视。

6. 药物预防　采用板蓝根 30g 或金银花 9g 煎服，1 剂/天，连续用 6 天。

（郝万明）

第五章　下呼吸道感染性疾病

第一节　病毒性肺炎

一、呼吸道合胞病毒性肺炎

呼吸道合胞病毒（RSV）是婴儿下呼吸道感染的主要病原，尤其易发生于 2~4 月龄的小婴儿。一般以冬季多见，持续 4~5 个月。据浙江大学医学院附属儿童医院观察，冬春季节 RSV 感染占 3 岁以下婴幼儿肺炎的 35% 左右。RSV 毛细支气管炎的发病机制尚不明确，但有证据表明，免疫损伤可能参与了其发病过程。

初期上呼吸道感染症状突出，如鼻塞、流涕，继而咳嗽、低热、喘鸣。随病情进展，出现呼吸困难、鼻扇、呼气延长、呼吸时呻吟和三凹征等。易并发急性心力衰竭。年龄小于 2个月的患儿、低体温、高碳酸血症者易发生呼吸暂停。初期听诊呼吸音减弱、哮鸣音为主，而后可闻细湿啰音。X 线检查见肺纹理增粗或点片状阴影，部分见肺不张或以肺气肿为主要表现。外周血白细胞计数和分类一般无异常。鼻咽部脱落细胞病毒免疫荧光或免疫酶检查，均可在数小时内获得结果。急性期可有 RSV 特异 IgM 升高。年龄小、喘憋出现早是本病的特点，但确诊要靠血清学和病毒学检查。

二、腺病毒肺炎

腺病毒肺炎（adenoviral pneumoma）以腺病毒 3 型和 7 型为主。多发生于 6 个月至 2 岁的婴幼儿。近年来发病率已明显降低，病情减轻。起病大多急骤，先有上呼吸道感染症状，随后出现持续高热，咳嗽出现早，呈单声咳、频咳或阵咳，继而出现呼吸困难。肺部体征出现迟，多在高热 3~4 天后出现湿啰音。早期可出现中毒症状和多系统受累表现，如肝、脾肿大、嗜睡或烦躁不安，甚至中毒性脑病。外周血白细胞计数大多轻度减少。X 线改变以肺实变阴影及病灶融合为特点，其范围不受肺叶的限制。约 1/6 的病例可有胸膜炎。病灶吸收较慢，一般要 1 个月或更久。

根据上述临床表现，结合 X 线特点，诊断不难。根据血清学和病毒学检查结果可确诊。

三、流感病毒肺炎

流感病毒肺炎（infjuenza pneumonia）大多骤起高热，伴明显咳嗽、呼吸困难，肺部可闻细湿啰音。多数患儿有呕吐、腹泻，严重者可出现胃肠道出血、腹胀、甚至神经系统症状。X 线检查肺部可有斑片状或大片状阴影。

流行性感冒流行期间，有呼吸道症状和体征；非流行期间持续高热、抗生素治疗无效的肺炎均应考虑到本病可能。确诊有赖于血清学和病毒学检查。

四、副流感病毒肺炎

副流感病毒肺炎（parainfluenza pneumonia）易感对象为 3 个月至 1 岁的婴儿。其发病率仅次于 RSV。多有 3 ~ 5 日的中等程度发热或高热及呼吸困难、哮吼样咳嗽、三凹征、肺部干湿啰音等，但多数患儿表现较轻，一般无中毒症状，病程较短。X 线检查肺野可有小片状阴影。临床上无法与其他病毒性肺炎相区别，根据血清学和病毒学检查结果确定诊断。

五、巨细胞病毒肺炎

巨细胞病毒（CMV）感染各年龄组均可发生，但巨细胞病毒肺炎（cytomegalovirus pneumonia）以小婴儿居多。因属全身性感染，呼吸道症状常被掩盖。临床上常以呼吸、消化和神经系统症状为主。可有发热、气急、咳喘、腹泻、拒奶、烦躁等，伴肝、脾肿大，重者及新生儿患者可有黄疸、细小出血性皮疹、溶血性贫血等表现。肺部 X 线改变以间质性和小叶性病变为主。可通过测定呼吸道标本中的 CMV、血清中的 CMV 抗原或特异 IgM 确诊。

六、麻疹病毒肺炎

在麻疹过程中多数患儿存在不同程度的肺炎改变。可由麻疹病毒本身引起，常表现为间质性肺炎。在麻疹极期病情很快加重，出现频繁咳嗽、高热、肺部细湿啰音等。在出疹及体温下降后消退。如继发细菌感染，多表现为支气管肺炎。常见致病菌为肺炎链球菌、金黄色葡萄球菌、流感嗜血杆菌等，易并发脓胸或脓气胸。

麻疹发病初期和出疹前出现的肺炎多为麻疹病毒引起，以后则多为继发感染引起的细菌性肺炎。有报道，麻疹相关肺炎中混合感染者占 53%。麻疹流行期间，麻疹易感儿具有肺炎的症状和体征，不管有无皮疹，均应考虑到本病可能。确诊有赖于病毒分离、免疫荧光或免疫酶检测、双份血清抗体测定等方法。

七、腮腺炎病毒肺炎

腮腺炎病毒肺炎（mumps pneumonia）常因其呼吸道症状不明显，易为腮腺肿大及其并发症所掩盖，以及极少进行 X 线肺部检查而漏诊。临床表现大多较轻，一般无呼吸困难和发绀。肺部呈局限性呼吸音粗糙，少数可闻水泡音。外周血白细胞计数多不升高。X 线表现肺野斑片状或大片状阴影，或呈毛玻璃样改变。根据典型腮腺炎表现，加上述 X 线改变，可考虑本病。

八、EB 病毒肺炎

3 ~ 5 岁为感染高峰年龄。EB 病毒感染后可累及全身各系统。在呼吸系统可表现为反复间质性肺炎、持续性咽峡炎等。除一般肺炎的症状和体征外，可有时隐时现的咳嗽和反复发热，常伴有肝、脾和淋巴结肿大。胸部 X 线检查以间质性病变为主。急性期外周血白细胞计数常明显增高，以淋巴细胞为主，并出现异常淋巴细胞。确诊常需依赖特异性抗体测定。

九、水痘肺炎

水痘肺炎（varicella pneumonia）由水痘－带状疱疹病毒引起，为全身性疾病，可发生支气管炎和间质性肺炎。年龄越小越易发生肺炎。多在水痘发生1周内，表现咳嗽，肺部有湿性啰音，X线检查呈现双肺野结节性浸润阴影。水痘患儿如出现呼吸道症状和体征，应考虑本病。部分年幼婴儿，水痘肺炎可出现在皮疹之前，极易误诊和漏诊。因而有明确水痘接触史者，如发生肺炎，亦应考虑本病，并予以隔离。

十、肠道病毒所致下呼吸道感染

主要由柯萨奇病毒B组和埃可病毒引起。多见于夏秋季，呼吸道症状一般较轻，但婴幼儿肠道病毒感染大多较重，年龄愈小，病情愈重。常并发其他系统的症状，如腹泻、疱疹性咽炎、皮疹等。

十一、轮状病毒性下呼吸道感染

多见于秋冬季寒冷季节。好发于婴幼儿，其呼吸道症状体征常较轻。在轮状病毒感染流行期间，如患儿具有典型秋季腹泻特点，同时有呼吸道症状和体征，应考虑到本病可能。

十二、病毒性肺炎的药物治疗

目前尚缺乏理想的抗病毒药物。对呼吸道病毒治疗功效较肯定的仅限于流感病毒神经氨酸酶抑制剂和M_2蛋白抑制剂（金刚烷胺、金刚乙胺）及雾化吸入利巴韦林。

1. 利巴韦林　为广谱抗病毒剂，已广泛用于各类病毒性感染。早期应用雾化吸入或静脉给药，有一定疗效，但对重症病毒性肺炎单独使用作用尚不可靠。$10 \sim 15$mg/（kg·d），必要时$30 \sim 40$mg/（kg·d），分2次静脉滴注，也可肌内注射，或0.1%溶液喷雾吸入。国外主要通过雾化吸入治疗严重RSV感染。

2. 金刚烷胺或金刚乙胺　可用于流感病毒A感染的防治。后者活性比前者强，呼吸道药物浓度亦较高。但由于神经系统不良反应、对B型流感病毒无效及耐药株的出现，限制了其在临床的应用。

3. 神经氨酸酶抑制剂　是一类新型的抗流感病毒药物。目前已用于临床的神经氨酸酶抑制剂包括扎那米韦、奥司他韦（达菲），可选择性抑制A型和B型流感病毒的神经氨酸酶活性，从而改变病毒正常的凝集和释放功能，减轻受感染的程度，缩短病程。前者只能吸入给药，因而婴幼儿患者常无法使用。奥司他韦则口服给药，每次儿童2mg/kg，2次/天。

4. 免疫球蛋白　近年来有报道RSV免疫球蛋白静脉使用可显著减轻病情、缩短住院时间，取得较好疗效。

5. 干扰素　可使受感染细胞转化为抗病毒状态，不断生成具有高度抗病毒活性的蛋白质，从而发挥抗病毒作用。可肌内注射、静脉注射或静脉滴注，也可滴鼻或喷雾吸入。

6. 阿昔洛韦（无环鸟苷）　主要适用于单纯疱疹病毒、水痘－带状疱疹病毒及CMV感染者。一般情况下每次5mg/kg，静脉滴注，3次/天，疗程7天。

7. 更昔洛韦（丙氟鸟苷）　是抑制CMV作用较强的药物。诱导期10mg/（kg·d），2次/天，连用$14 \sim 21$天，静脉滴注；维持量$5 \sim 7.5$mg/（kg·d），1次/天，每周$5 \sim 7$次，静脉滴注，或每次 5 ~ 10mg/kg，2 次/天，口服。

8. 其他　白细胞介素 – 2（IL – 2）、胸腺肽、阿糖腺苷、双嘧达莫、聚肌胞、泰瑞宁和丙基乙磺酸及中药制剂。

（郝万明）

第二节　支原体肺炎

支原体肺炎（mycoplasmal pneumonia）由肺炎支原体（mycoplasma pneumomae，MP）引起。多见于儿童和青少年，但近年来发现婴幼儿并非少见。全年均可发病，以秋、冬季多见。北京首都儿科研究所报道，MP 肺炎占住院儿童肺炎的 19.2% ~ 21.9%。北美和欧洲的研究表明，MP 占肺炎的 15.0% ~ 34.3%，并随年龄增长而增多。

一、病因

该病病原体为 MP，它是介于细菌和病毒之间的一种微生物，能在细胞外独立生活，具有 RNA 和 DNA。但没有细胞壁。

二、临床表现

潜伏期一般为 2 ~ 3 周。一般起病较缓慢，但亦有急性起病者。患儿常有发热、畏寒、头痛、咽痛、咳嗽、全身不适、疲乏、食欲缺乏、恶心、呕吐、腹泻等症状，但鼻部卡他症状少见。体温多数在 39℃左右，热型不定。咳嗽多较严重，初为干咳，很快转为顽固性剧咳，有时表现为百日咳样咳嗽，咳少量黏痰，偶见痰中带血丝或血块。婴幼儿可表现为憋气，年长儿可感胸闷、胸痛。年长患儿肺部常无阳性体征，这是本病的特点之一。少数病例呼吸音减弱，有干、湿啰音，这些体征常在 X 线改变之后出现。此外，可发生肺脓疡、胸膜炎、肺不张、支气管扩张症、弥漫性间质性肺纤维化等。本病尚可并发神经系统、血液系统、心血管系统、皮肤、肌肉和关节等肺外并发症，如脑膜脑炎、神经根神经炎、心肌炎、心包炎、肾炎、血小板减少、溶血性贫血、噬血细胞综合征及皮疹，尤其是 Stevens – Johnson 综合征。多发生在呼吸道症状出现后 10 天左右。

三、实验室检查

X 线胸部摄片多表现为单侧病变，大多数侵犯下叶，以右下叶为多，常呈淡薄片状或云雾状浸润，从肺门延伸至肺野，呈支气管肺炎的改变。少数呈均匀的实变阴影，类似大叶性肺炎。有时两肺野可见弥漫性网状或结节样浸润阴影，呈间质性肺炎的改变。大部分患儿有肺门淋巴结肿大或肺门阴影增宽。有时伴胸腔积液。肺部 X 线变化较快也是其特点之一。

外周血白细胞计数大多正常，但也有白细胞减少或偏高者。血沉轻、中度增快。抗"O"抗体滴度正常。部分患儿血清转氨酶、乳酸脱氢酶、碱性磷酸酶增高。早期患儿可用 PCR 法检测患儿痰等分泌物中 MP – DNA，亦可从痰、鼻分泌物、咽拭子中分离培养出 MP。血清抗体可通过补体结合试验、间接血球凝集试验、酶联免疫吸附试验、间接免疫荧光试验等方法测定，或通过检测抗原得到早期诊断。冷凝集试验 >1 : 32 可作为临床诊断的参考。

四、诊断与鉴别诊断

根据以下临床特征可初步诊断：①多发年龄 5～18 岁；②咳嗽突出而持久；③肺部体征少而 X 线改变出现早且严重；④用青霉素无效，红霉素治疗效果好；⑤外周血白细胞计数正常或升高；⑥血清冷凝集阳性。确诊必须靠呼吸道分泌物中检出 MP 及特异性抗体 IgM 检查阳性。早期诊断法有 ELISA 法、单克隆抗体法检测 MP 抗原，特异 IgM 及 PCR 法检测 DNA 等。

五、治疗

首选大环内酯类抗生素如红霉素，疗程一般较长，不少于 2 周，停药过早易于复发。近年来研究表明新合成的大环内酯类抗生素阿奇霉素、克拉霉素等具有与红霉素同等的抗菌活性，而且耐受性较好。

对难治性患儿应关注并发症如胸腔积液、阻塞性甚至坏死性肺炎的可能，及时进行胸腔穿刺或胸腔闭锁引流，必要时进行纤维支气管镜下支气管灌洗治疗。近年来有人认为重症 MP 肺炎的发病可能与人体免疫反应有关，因此，对急性期病情较重者，或肺部病变迁延而出现肺不张、肺间质纤维化，支气管扩张者，或有肺外并发症者，可应用肾上腺皮质激素口服或静脉用药，一般疗程为 3～5 天。

（郝万明）

第三节　肺炎衣原体肺炎

一、概述

肺炎衣原体肺炎（chlamydia pneumonia，CP）是由肺炎衣原体（Chlamydia pneumoniae，Cpn）引起的急性肺部炎症，同时累及上下呼吸道，可引起咽炎、喉炎、扁桃体炎、鼻窦炎、支气管炎和肺炎。人群聚集处，如家庭、学校、兵营以及公共场所中易于流行，但 3 岁以下的儿童患病极少。肺炎衣原体病呈散发流行，临床症状轻者能自愈。主要以青少年支气管炎、肺炎、鼻窦炎为主，并能引发呼吸道以外的其他疾病，如肝炎、心内膜炎、脑膜炎、结节性红斑等，并能诱发动脉粥样硬化和冠心病，是艾滋病、白血病患者继发感染的主要原因之一。因此，越来越引起人们的重视。在我国北京、四川、湖南、广东部分地区进行的调查也发现了肺炎衣原体感染，表明肺炎衣原体感染在我国也比较普遍。

（一）病原体简介

衣原体是一类体积较小（直径 0.2～1.5μm）、介于立克次体与病毒之间的微生物，属于衣原体目、衣原体科、衣原体属，由 3 个种组成，即沙眼衣原体、鹦鹉支原体和肺炎衣原体。肺炎衣原体是 20 世纪 80 年代新发现的一种衣原体种，主要引起呼吸道和肺部感染。

肺炎衣原体属于衣原体科、嗜肺炎衣原体新复合群属。该属含 3 个生物型：即 TWAR 生物型（TWAR biovar）、考拉树袋熊生物型（koala biovar）和马生物型（equine biovar）。TWAR 是肺炎衣原体的代表种。肺炎衣原体形态不一，原体致密呈球状，直径 0.2～0.4μm。网状体直径约 0.51μm，是衣原体的增殖型，没有感染力。

（二）流行病学

1. 传染源　为患者及无症状病原携带者，而后者数量多且不易察觉，故其在本病的传播上更重要。人是肺炎衣原体唯一的宿主。

2. 传播途径　经呼吸道传播。人群密集时，肺炎衣原体可通过气溶胶传播。患者之间传播间隔期平均为 30 天，在密集人群中流行可持续 6 个月。感染的潜伏期为几周，比其他呼吸道疾病要长。

3. 人群易感性及免疫力　人群普遍易感，隐性感染率高，儿童血清抗肺炎衣原体 IgG 抗体阳性率较低大约 10%，10 岁以后迅速上升，且持续多年，许多国家统计成人半数以上血清中可检出抗 – 肺炎衣原体 IgG 抗体，其阳性率男性高于女性，亦可有健康病原携带者。但感染后免疫力差，抗体滴度可迅速下降，以后再次感染又出现高滴度抗体，故认为本病不仅感染十分普遍，且再感染及反复发作相当常见。

4. 流行特征　本病的发生及流行，热带国家地区高于北部发达国家，有的地区 5~14 岁年龄组发病率高于成年人。发病可有散发和流行交替出现的周期性，散发发病 3~4 年后，可有 2~3 年的流行期，此间可发生短期暴发。本病可在家庭、学校或军队中流行，在美国、英国、芬兰、挪威、丹麦及瑞典等国家均有本病流行或暴发流行的报道。我国 1963 年即有此病原体感染，其感染的广泛性及致病多样性引起人们的极大关注。肺炎衣原体常在儿童和成人中产生上呼吸道和下呼吸道感染。现仅知人是该衣原体宿主，感染方式可能为人与人之间通过呼吸道分泌物传播。年龄 <3 岁儿童极少受染，年龄 >8 岁儿童及年老体弱、营养不良、慢性阻塞性肺病（COPD）、免疫功能低下者易被感染，尤其是，人群聚集处易于流行。经血清流行病学调查，证实成人中至少有 40% 已受到该衣原体感染，大部分为亚临床型。老年人可再次受到感染。

（三）临床特点

绝大多数感染肺炎衣原体的人几乎没有症状，在人群中的流行，似有每 2~10 年出现一次发病高峰的规律，但没有明显的季节性特征。在医院内的流行，多由环境污染造成传播，特别是在免疫受损或被抑制患者易于感染发病。肺炎衣原体病潜伏期一般为 1~3 周。感染以隐性感染和亚临床感染为主，但是也有相当一部分人表现出显性感染。肺炎衣原体感染的临床表现主要有以下几方面。

1. 呼吸道感染　急性呼吸系统感染是其主要表现，如咽炎、喉炎、鼻窦炎、中耳炎、支气管炎及肺炎，以肺炎最常见，占 50% 以上，支气管炎次之。老年人以肺炎多见，年龄 <20 岁的青少年，则多为支气管炎及上呼吸道感染。常以发热、全身不适、咽痛及声音嘶哑起病，上呼吸道症状可自行消退，数日后出现咳嗽等下呼吸道感染体征，此时体温多已正常，使得本病过程显示一种双病程的表现。亦可引起支气管炎、支气管哮喘，原有支气管哮喘的患者感染肺炎衣原体后，可加重病情。还可引起咽炎、鼻窦炎及中耳炎，此多与肺炎及支气管炎同时存在。病变一般均较轻，但即使应用抗生素治疗，病情恢复较慢，咳嗽及全身不适等症状可持续数星期至数月。病情严重者可因基础疾病加重或因发生并发症如细菌感染而死亡。

2. 伤寒型　少数患者表现为高热、头痛、相对缓脉及肝脾大，易并发心肌炎、心内膜炎和脑膜炎，重症患者出现昏迷及急性肾衰竭，表现类似重型伤寒。

3. 肺炎衣原体感染与动脉硬化、冠心病及急性心肌梗死之发病的相关性 据统计50%的慢性冠心病及68%急性心肌梗死患者血清中，可检出抗肺炎衣原体抗体（IgG 和 IgA），对照组仅17%。用肺炎衣原体单克隆抗体免疫组化染色或用 PCR 法，在冠状动脉或主动脉的硬化斑中，可检出肺炎衣原体抗原或其 DNA，证实在病灶内存在病原体，而在正常动脉组织中未检出。在电镜下观察亦发现在硬化的冠状动脉壁上，可见大小和形态与肺炎衣原体相似的梨状物。Gloria 等报道用单克隆抗体免疫荧光法，分别在主动脉和冠状动脉硬化的标本中检出肺炎衣原体抗原，阳性率分别为13%和79%，正常主动脉为4%。故认为肺炎衣原体感染与动脉硬化的发生相关，是发生冠心病的危险因素，对冠心病患者应注意除外肺炎衣原体感染，并认为防治肺炎衣原体感染有可能减少冠心病的发生。其机制可能为衣原体脂多糖（LPS）与低密度脂蛋白结合，使脂蛋白变化而具有对血管内皮细胞的免疫原性或毒性，经修饰的脂蛋白与低密度脂蛋白结合的抗体在体外可导致泡沫细胞的形成，这恰恰是动脉粥样硬化的第一步。目前同时发现有肾衰竭的冠心病患者，其肺炎衣原体的感染率更高，且更易促进心血管病的进展。

4. 腹主动脉瘤 有吸烟史的慢性支气管炎老年人常合并腹主动脉瘤。对经手术的患者进行免疫组化分析，发现患者动脉瘤处可检测到 CP 的 LPS，约67%的患者血中可检测到这种抗原。同时进行衣原体 PCR 检测，发现大多数人呈阳性结果，电镜证实动脉瘤血管壁上可找到 CP 并发现其具有溶解蛋白的作用，推测 CP 可能通过产生蛋白酶溶解动脉壁而造成动脉瘤。

5. 其他 肺炎衣原体可引起虹膜炎、肝炎、心内膜炎、脑膜炎及结节性红斑等，是艾滋病、恶性肿瘤或白血病等疾病发生继发感染的重要病原体之一。另发现在一些疾病如恶性肿瘤、脑血管病、肾功能不全、帕金森综合征、肝硬化及糖尿病患者，均可检出较高阳性率的肺炎衣原体抗体，两者间的确切关系尚不明确。近年来发现，肺炎衣原体感染在 COPD 中常见（65%），重症患者更高。且发现 COPD 患者肺炎衣原体特异性抗体阳性率明显高于健康人群。尤其是年龄 >50 岁的 COPD 患者，4%以上的急性发作与肺炎衣原体感染有关。

（四）实验室检查

肺炎衣原体过去称为台湾急性呼吸道病原体。该病原体与鹦鹉热和沙眼衣原体有相同的属特异性抗原，而其他特异性抗原血清学特征却不同。通常 DNA 杂交试验和限制性核酸内切酶分析确认其为不同于沙眼和鹦鹉热衣原体的第3种衣原体。

1. 血象 血白细胞计数多正常，重症患者可升高；可有中性或嗜酸性粒细胞增多；血沉多增快。

2. 病原学检查 病原学检查是确诊本病的可靠方法。临床诊断不常用。

（1）直接涂片：涂片后用 Giemsa 或免疫荧光单克隆抗体染色，检测肺炎衣原体包涵体及原体，方法简便，但阳性率低。

（2）组织培养法：鸡胚卵黄囊接种因检出阳性率低已少用。可用细胞培养法，取咽拭子或采集下呼吸道标本，用 HEP－2 细胞（喉癌细胞）或 HeLa229 细胞培养24小时，再用肺炎衣原体特异性单克隆抗体染色，检测特异性包涵体。方法较繁杂，且较其他衣原体检出率低。

3. 免疫学检查 免疫学检查是常用的诊断方法。

（1）直接免疫荧光法：用肺炎衣原体单克隆抗体染色，直接免疫荧光法检测肺炎衣原体抗原，方法特异敏感且快速简便。

（2）微量免疫荧光（MIF）法：检测肺炎衣原体抗体，特异性 IgM 滴度≥1：16 和（或）IgG≥1：512 或双份血清滴度 4 倍以上升高者，均可诊断急性感染。如 IgM≤1：16 或 IgG≤1：512，则为既往感染。本方法特异性敏感性均较高，且可用于区分原发感染和再感染，是目前最常用且最敏感的血清学方法。但要排除血循环中类风湿因子的影响。

（3）补体结合抗体检测：可作为回顾性诊断依据。滴度≥1：64 和（或）双份血清滴度 4 倍以上升高者，均可诊断急性感染，但不能用于早期诊断，亦不能区分为哪种衣原体感染。

4. PCR 法　PCR 法检测肺炎衣原体 DNA，敏感性更高，且可和其他种衣原体区分，其特异性敏感性高于其他方法。据统计，PCR 法检出率为 50% ~ 55%，而直接免疫荧光法及涂片法分别为 24% ~ 27% 和 6% ~ 10%。用连接聚合酶链反应（LCR）检测，可进一步提高灵敏性及检出率，但尚未在临床应用。据报告，PCR - EIA 法是一种快速、简便的酶免疫测定法，能提高 PCR 对肺炎衣原体 DNA 的扩增检测效率，优于 PCR 法，更优于培养法。

5. 其他辅助检查　X 线胸片检查无特异性，多为单侧下叶浸润，表现为节段性肺炎，严重者呈广泛双侧肺炎，有时呈网状、云雾状、粟粒状或间质浸润。可有少到中量积液。原发感染者多为肺泡渗出改变，再感染者表现为肺泡渗出和间质混合型。

（五）诊断要点

本病缺乏特异性临床表现，与病毒性肺炎、支原体肺炎及鹦鹉热衣原体肺炎、沙眼衣原体肺炎、严重急性呼吸综合征（SARS）等其他肺炎难以鉴别，故对肺炎及上述临床表现者，尤其是对用 β 内酰胺类抗生素无效者，应考虑本病，需做病原学或血清学检测来确诊。包括病原体分离、血清学方法和特异性核酸检测。

二、治疗原则和目标

肺炎衣原体病的治疗原则与一般肺炎的治疗原则大致相同。

三、常规治疗方案

（一）一般治疗

注意加强护理和休息，保持室内空气新鲜，并保持适当室温及湿度。保持呼吸道通畅，经常翻身更换体位。烦躁不安可加重缺氧，故可给予适量的镇静药物。供给热量丰富并含有丰富维生素、易于消化吸收的食物及充足的水分。

（二）抗生素治疗

1. 大环内酯类抗生素　衣原体肺炎的抗生素应首选红霉素（erythromycin），用量为 50mg/（kg·d），分 3 ~ 4 次口服，连用 2 周。重症或不能口服者，可静脉给药。眼泪中红霉素可达有效浓度，还可清除鼻咽部沙眼衣原体，可预防沙眼衣原体肺炎的发生。红霉素使用时应注意以下事项：红霉素为抑菌剂，属时间依赖性，故给药应按一定时间间隔进行，以保持体内药物浓度；红霉素片应整片吞服，幼儿可服用对酸稳定的酯化红霉素；与 β - 内酰胺类药物联合应用，一般认为可发生降效作用；本品可阻挠性激素类的肝肠循环、与口服避孕药合用可使之降效；红霉素在酸性输液中破坏降效，一般不应与低 pH 的葡萄糖输液配伍，在5%～10%葡萄糖输液500mL加入5%碳酸氢钠注射液0.5mL使pH升高到6左右，再加红霉素乳糖酸盐，则有助稳定；肝、肾功能不全者，孕妇、哺乳期妇女慎用。

除了首选药物红霉素外，大环内酯类还有如罗红霉素（roxithromycin）、阿奇霉素（azithromycin）、甲红霉素（clarithromycin，克拉霉素）等亦可用于肺炎衣原体肺炎。

其中罗红霉素用量为5～8mg/（kg·d），分2次于早晚餐前服用，连用2周。如在第1个疗程后仍有咳嗽和疲乏，可用第2个疗程。应注意禁忌与麦角胺及二氢麦角胺配伍，肝、肾功能不全者，孕妇、哺乳期妇女慎用。

阿奇霉素是一种氮环内酯类抗生素，结构与大环内酯类抗生素相似。口服吸收很好，最高血清浓度为0.4mg/L。能迅速分布于各组织和器官。对衣原体作用强。治疗结束后，药物可维持有效浓度3～4天。$t_{1/2}$为12～14小时，1次/天口服，疗程短。以药物原型经胆汁排泄。与抗酸药物的给药时间至少间隔2小时。尚未发现与茶碱类、口服抗凝血药、卡马西平、苯妥英钠和地高辛等有相互作用。儿童（体重10kg以上）第1天10mg/kg，以后4天每天每次5mg/kg，1次顿服，其抗菌作用至少维持10天。其使用时需要注意的问题有：①对阿奇霉素、红霉素或其他任何一种大环内酯类药物过敏者禁用；②进食可影响阿奇霉素的吸收，故需在饭前1小时或饭后2小时口服；③轻度肾功能不全患者（肌酐清除率＞40mL/min）不需作剂量调整，但阿奇霉素对较严重肾功能不全患者中的使用尚无资料，给这些患者使用阿奇霉素时应慎重；④由于肝胆系统是阿奇霉素排泄的主要途径，肝功能不全者慎用，严重肝病患者不应使用。用药期间定期随访肝功能；⑤用药期间如果发生过敏反应（如血管神经性水肿、皮肤反应、Stevous－Jonson综合征及毒性表皮坏死等），应立即停药，并采取适当措施；⑥治疗期间，若患者出现腹泻症状，应考虑假膜性肠炎发生。如果诊断确立，应采取相应治疗措施，包括维持水、电解质平衡、补充蛋白质等。

克拉霉素（甲红霉素）体外对肺炎衣原体作用良好，治疗肺炎衣原体感染与红霉素同样有效。用量为成人每12小时250～500mg，儿童10～15mg/（kg·d），分2～3次服用。疗程7～14天。注意事项：①本品对大环内酯类药物过敏者，妊娠、哺乳或严重肝功能低下者禁忌；②某些心脏病（心律失常、心动过缓、Q－T间期延长、缺血性心脏病、充血性心力衰竭等）患者及水、电解质紊乱患者，也应列为禁忌；③肝、肾功能严重损害者、孕妇、哺乳期妇女应慎用。

大环内酯类的主要不良反应包括：①胃肠道反应：腹泻、恶心、呕吐、胃绞痛、口舌疼痛、胃纳减退等，其发生率与剂量大小有关；②过敏反应表现为药物热、皮疹、嗜酸性粒细胞增多等，发生率为0.5%～1%，过敏性休克极为少见；③肝功能损害：可见ALT及AST升高，胆汁瘀积性黄疸极为少见。

2. 氟喹诺酮类药物　氟喹诺酮类抗菌药属化学合成药，其抗菌谱广，对衣原体等胞内病原有效。原则上不用于儿童，以免影响骨关节发育。常用品种中口服的以氧氟沙星（ofloxacinfor）与左氧氟沙星（levofloxacin）为较好品种，因其生物利用度高，不良反应发生率低；与茶碱、咖啡因和华法林等药物的相互作用不明显。其中左氧氟沙星为氧氟沙星的左旋异构体，其抗菌作用比氧氟沙星略强；口服吸收率高达100%；不良反应更少。氧氟沙星的用法用量：成人一次0.3g，2次/天，疗程7～14天。左氧氟沙星的用法用量：成人一次0.5～0.8g，1次/天，疗程7～14天。静脉使用以环丙沙星作用为强，且价格低廉，其常用剂量为：成人每日1～1.5g，分2～3次使用，疗程7～14天。常用品种中以环丙沙星与左氧氟沙星的抗菌作用为突出，依诺沙星和培氟沙星的血药浓度高于环丙沙星，但不良反应或药物相互作用较明显，故临床应用应予注意。莫西沙星等新品种作用强，细菌不易产生耐药，常用剂量为成人一次 400mg，1 次／天，连续给药 7 ~ 10 天。但应注意相应的血糖波动、QT 时间延长等不良反应。另外，洛美沙星（lomefloxacin），氟罗沙星（fleroxacin）、妥舒沙星（tosufloxacin）和司帕沙星（sparfloxacin）等对革兰阴性菌的作用与环丙沙星相似或稍次，洛美沙星和氟罗沙星的消除半衰期长，一日只需服药 1 ~ 2 次；妥舒沙星和司帕沙星对革兰阳性菌和厌氧菌的作用均更强。然而，氟罗沙星不良反应的发生率高（＞10%），以消化道和神经系统反应为主；洛美沙星与司帕沙星的光敏皮炎较突出；这些都限制了临床应用。

（1）氟喹诺酮类的不良反应

1）胃肠道反应：腹部不适或疼痛、腹泻、恶心或呕吐。

2）中枢神经系统反应可有头昏、头痛、嗜睡或失眠。

3）过敏反应：皮疹、皮肤瘙痒，偶可发生渗出性多形性红斑及血管神经性水肿。光敏反应较少见。

4）偶可发生：①癫痫发作、精神异常、烦躁不安、意识混乱、幻觉、震颤。②血尿、发热、皮疹等间质性肾炎表现。③静脉炎。④结晶尿，多见于高剂量应用时。⑤关节疼痛。⑥少数患者可发生血清氨基转移酶升高、血尿素氮增高及周围血象白细胞降低，多属轻度，并呈一过性。⑦QT 时间延长、心律紊乱等。

（2）注意事项

1）本品大剂量应用或尿 pH 在 7 以上时可发生结晶尿。为避免结晶尿的发生，宜多饮水，保持 24 小时排尿量在 1 200mL 以上。

2）肾功能减退者，需根据肾功能调整给药剂量。

3）应用本品时应避免过度暴露于阳光，如发生光敏反应或其他过敏症状需停药。

4）肝功能减退时，如属重度（肝硬化腹水）至药物清除减少，血药浓度增高，肝、肾功能均减退者尤为明显，均需权衡利弊后应用，并调整剂量。

5）原有中枢神经系统疾患者，例如癫痫及癫痫病史者均应避免应用，有指征时需仔细权衡利弊后应用。

6）偶有用药后跟腱炎或跟腱断裂的报告，特别是在老年患者和使用激素治疗的患者中，一旦出现疼痛或炎症，患者需要停止服药并休息患肢。

7）莫西沙星像其他喹诺酮类和大环内酯类抗生素一样在有些患者可能引起 QT 间期延长。因为缺乏相关的临床资料，该药应避免用于 QT 间期延长的患者，患有低钾血症患者或接受 Ia 类（如：奎尼丁，普鲁卡因胺）或Ⅲ类（如：胺碘酮，索托洛尔）抗心律失常药物治疗的患者，在使用莫西沙星时要慎重。莫西沙星与下列药合用不排除有延长 QT 间期的效应：西沙比利，红霉素，抗精神病药和三环类抗抑郁药。所以，应慎重与这些药物合用。因为临床资料有限，莫西沙星在致心律失常的条件（如：严重的心动过缓或急性心肌缺血）存在时应慎用。QT 间期延长的数量随着药物浓度的增加而增加。所以不应超过推荐剂量。

8）有报道在使用包括莫西沙星的广谱抗生素中出现伪膜性肠炎，因此，在使用莫西沙星治疗中如患者出现严重的腹泻时，需要考虑这个诊断，在这种情况下需立即采取足够的治疗措施。

孕妇及哺乳期妇女用药动物实验未证实喹诺酮类药物有致畸作用，但对孕妇用药进行的研究尚无明确结论。鉴于本药可引起未成年动物关节病变，故孕妇禁用，哺乳期妇女应用本品时应暂停哺乳。

儿童用药。本品在婴幼儿及年龄 <18 岁青少年的安全性尚未确定。但本品用于数种幼龄动物时，可致关节病变。因此不宜用于年龄 <18 岁的小儿及青少年。

老年患者用药。老年患者常有肾功能减退，因本品部分经肾排出，需减量应用。

药物相互作用：①尿碱化剂可减低本品在尿中的溶解度，导致结晶尿和肾毒性。②喹诺酮类抗菌药与茶碱类合用时可能由于与细胞色素 P450 结合部位的竞争性抑制，导致茶碱类的肝消除明显减少，血消除半衰期（$t_{1/2}$）延长，血药浓度升高。出现茶碱中毒症状，如恶心、呕吐、震颤、不安、激动、抽搐和心悸等。本品对茶碱的代谢虽影响较小，但合用时仍应测定茶碱类血药浓度和调整剂量。③本品与环孢素合用，可使环孢素的血药浓度升高，必须监测环孢素血浓度，并调整剂量。④本品与抗凝药华法林合用时虽对后者的抗凝作用增强较小，但合用时也应严密监测患者的凝血酶原时间。⑤丙磺舒可减少本品自肾小管分泌约 50%，合用时可因本品血浓度增高而产生毒性。⑥本品可干扰咖啡因的代谢，从而导致咖啡因消除减少，血消除半衰期（$t_{1/2}\beta$）延长，并可能产生中枢神经系统毒性。⑦含铝、镁的制酸药、铁剂均可减少本品的口服吸收，不宜合用。⑧本品与非类固醇消炎药布洛芬合用时，偶有抽搐发生，因此不宜与布洛芬合用。

（三）支持治疗

对病情较重、病程较长、体弱或营养不良者应输鲜血或血浆，或应用丙种球蛋白治疗，以提高机体抵抗力。

四、预后

预后较好。重症未经治疗者病死率可达 20% ~ 40%，经抗生素治疗后病死率降低至 1%。

五、预防

（1）合理地服用奏效的抗生素，务期尽快地达到根治，以防病程迁延，转为慢性或长期带菌。

（2）讲究集体和个人卫生，应强化对环境公共卫生的管理和监督。

（3）目前尚无疫苗。

（郝万明）

第四节　肺部真菌感染

随着人口老龄化和免疫缺陷患者的增多，肺部真菌感染的发病率逐渐增加。相对于肺部细菌感染，真菌感染的病死率更高，临床和科研面临更大的困难，集中表现在以下几个方面：①虽然肺组织病理是诊断肺部真菌感染的"金标准"，但是在临床工作中很难取得肺组织标本，早期诊断非常困难；②肺部真菌感染的临床诊断要综合考虑危险因素、临床表现（包括肺部影像学）和真菌病原学，但是具体到一种疾病，如肺部念珠菌感染，诊断标准还不统一；③相对于细菌学，真菌学研究处于起步阶段，国内很多微生物实验室对真菌鉴定没有经验，大多数真菌体外药敏没有判定折点；④临床可用的抗真菌药物品种少，价格昂贵，副作用多，限制了肺部真菌感染的早期治疗。

一、肺部真菌感染的流行病学

随广谱抗生素的使用，留置静脉导管等介入性操作的增多，肿瘤、器官移植、应用免疫抑制药的患者显著增多，以及人类获得性免疫缺陷病毒（AIDS）在全球的流行，深部真菌感染发病率逐渐增加。肺部真菌感染主要由条件致病性真菌（念珠菌、曲霉菌、隐球菌、毛霉菌）引起。

由于医学信息传递越来越便捷，国内的医学界能随时追踪国际真菌研究的最新成果，很多新的抗真菌药物，如广谱的唑类（伏立康唑）、棘白霉素类（卡泊芬净、米卡芬净）在欧美上市后的几年内就出现在中国市场。国内医生和学者也在不断努力，很多原创的科学研究工作不断出现。但是，关于肺部真菌感染的流行病学还有很多未知数。

（一）开展肺部真菌感染流行病学研究必须有统一的诊断标准

如果肺部真菌感染的诊断标准不统一，不同国家和地区，甚至同一家医院的研究结果就无法比较，甚至可能得出互相矛盾的结论，不利于学科发展。

欧洲癌症研究和治疗侵袭性真菌感染协作组（EORTC）以及美国变态反应和感染性疾病协会真菌病研究组（MSG）在2002年发表了"免疫缺陷患者侵袭性真菌感染的诊断和治疗原则"。该原则提出包括肺部真菌感染的诊断分为"确诊（proven）"、"临床诊断（probable）"和"拟诊（possible）"三个层次。

1. 确诊　有肺部真菌感染的组织学证据（经皮肺穿刺活检、开胸肺活检、尸检标本、经支气管镜黏膜或肺活检），或从其他无菌部位或体液（包括血、胸腔积液等，不包括支气管灌洗液和鼻窦吸出液）真菌培养阳性，并且肺部感染不能用其他致病菌解释。

2. 临床诊断　无肺部真菌感染的组织学证据，但满足下列3个条件：①宿主条件：包括粒细胞缺乏（粒细胞<500/μl）超过10天；高危患者（恶性肿瘤、严重肝肾疾患、未能控制的糖尿病）持续发热超过96小时，广谱抗生素治疗无效；存在移植物抗宿主病；60天内应用糖皮质激素（相当于泼尼松30mg/d）时间>3周；体温>38℃或<36℃，并且存在下列情况之一：60天内粒细胞缺乏超过10天；30天内使用过免疫抑制剂；前1次粒细胞缺乏期间有真菌感染史；艾滋病。②微生物学证据：至少满足下列1条标准：痰或支气管灌洗液丝状真菌（包括曲菌、毛霉菌、镰刀菌、尖端赛多孢菌），隐球菌镜检或培养阳性；血或脑脊液中隐球菌乳胶凝集试验阳性；支气管灌洗液、脑脊液1次，或至少2次外周血半乳甘露聚糖抗原阳性。③临床证据：至少1条主要标准：胸部CT新出现的阴影符合下列表现：日晕征（halo sign）、新月体征或实变病灶内出现空洞影；或者2条次要标准：下呼吸道感染症状（咳嗽、胸痛、咯血、呼吸困难）；胸膜摩擦音；不符合上述主要标准的肺部阴影；胸腔积液。

3. 拟诊　只要满足2个条件即可：宿主条件＋微生物学证据；宿主条件＋临床证据。

从上面可以看出，不同诊断层次是根据是否满足"宿主因素"、"临床特点和影像学表现"、"真菌病原学"这几个方面来确定的。2005年，在"国际抗感染化疗年会（ICAAC 2005）"上，EORTC/MSG又对真菌感染的定义重新进行了修订。新定义变化最大的是，对于拟诊的要求更加严格：①宿主条件＋微生物学不再作为"拟诊"的标准；②只有次要临床证据，而没有主要临床证据也不能诊断"拟诊"肺部真菌感染；只有满足宿主条件＋主要临床证据才能"拟诊"真菌感染。

中华医学会呼吸病学分会于 2007 年制定的"肺真菌病诊断和治疗专家共识"采用国际上公认的 EORTC/MSG 标准。国内学者根据 EORTC/MSG 定义，按照分层原则对 152 例肺部真菌感染病原学重新进行分析，结果发现：38 例确诊肺部真菌感染患者中，肺曲霉菌感染占首位（15/38，39.5%），其次为肺隐球菌病（13/38，34.2%），第三为毛霉菌和其他类型丝状真菌，而真正念珠菌肺炎少见，只有 2 例（5.2%）。

近期，中华医学会呼吸分会感染学组牵头多中心回顾性调查，时间为 2008 年 8 月—2009 年 7 月，国内共 16 家医院参加调查。诊断标准采用 EORTC/MSG 标准及中华医学会呼吸病学分会于 2007 年制定的"肺真菌病诊断和治疗专家共识"，而且所有入选病例均有肺部感染的临床表现。最终 474 例患者肺真菌病依次为：肺曲霉菌病（37.9%），肺念珠菌病（34.2%），肺隐球菌病（15.6%），肺孢子菌病（4.8%），肺毛霉菌病（2.0%）。

（二）"肺念珠菌病"如何诊断？

肺念珠菌病的诊断非常困难，因为区分呼吸道念珠菌定植和感染是困难的。上气道念珠菌的定植非常常见，因此气道分泌物（包括痰和支气管灌洗液）念珠菌培养阳性不能作为念珠菌侵袭性肺部感染的证据。一项研究证明：36 例确诊"肺念珠菌病"患者生前痰或者支气管灌洗液念珠菌阳性的比例为 83%，但同时没有"肺念珠菌病"病理证据的对照组痰念珠菌培养阳性的比例也高达 46%（P = 0.08）。在 EORTC/MSG 的定义中，只有痰或支气管灌洗液丝状真菌（包括曲菌、毛霉菌、镰刀菌、尖端赛多孢菌）和隐球菌镜检或培养阳性才作为微生物学证据；而呼吸道标本念珠菌培养阳性（不管 3 次还是更多次）不作为肺部真菌感染的标准，只是"定植"。在我国的"IPFI 草案"中关于"支气管－肺念珠菌病"的讨论也认为：除非肺组织病理或肺组织培养找到念珠菌，血或胸水培养出念珠菌，否则"支气管－肺念珠菌病"无法诊断。

侵袭性肺念珠菌病常常是念珠菌血症全身播散的肺部表现，多见于恶性肿瘤患者终末期，或者见于有免疫缺陷基础的患者。通过开胸肺活检或者尸体解剖资料证实："肺念珠菌病"包括两种完全不同的临床类型：一种继发于念珠菌血症，是"真正的念珠菌肺炎"，因为从肺组织病理上可以看到念珠菌侵犯肺实质的现象；另一种是口咽部或者消化道定植的念珠菌沿气道播散，最后到达肺泡，在这种情况下，支气管肺泡灌洗液常常能够培养出念珠菌，但是临床表现不多，病理上也看不到念珠菌侵犯肺实质的现象，因此"念珠菌肺炎"常常不能确诊。

在全国多中心回顾性调查中，虽然肺念珠菌病占第二位（34.2%），但是 162 例肺念珠菌病患者中 115 例（71%）依据血液或者胸腔积液培养出与痰相同的念珠菌而确诊。说明：肺念珠菌病来源于念珠菌血症的可能最大。另外，该项研究中也有 54 例通过肺组织病理确诊，说明肺念珠菌病并不少见。与肺曲霉菌病相比，肺念珠菌病多表现为支气管肺炎，病程相对较短，进行肺组织活检的机会少。

"肺念珠菌病"都是在院内获得的，社区获得性"肺念珠菌病"未见报道。临床症状有：咳嗽、脓性痰、偶有咯血、进行性加重的呼吸困难。"肺念珠菌病"典型影像学表现为"多叶肺实变"。一项结合尸体解剖病理的研究证实：20 例"肺念珠菌病"患者中 16 例表现为双肺弥漫性支气管肺炎，部分肺实变，影像学与 ARDS、肺水肿和其他类型的支气管肺炎难以区分。另 4 例患者表现为局限性肺炎，中 3 例局限在右肺中叶。

"肺念珠菌病"典型的病理改变为：所有患者的肺实质都有念珠菌假菌丝和孢子的浸润，镜下可以看到小脓肿形成、肉芽肿，炎症区域多由多形核粒细胞和组织细胞浸润。多数患者还可以看到少到中等量的肺出血。在一项为数 20 例"肺念珠菌病"的病理报告中，16 例患者病变同时累及 2 个或多个肺叶，只有 4 例仅累及一叶肺。

国内医学界曾经把"3 次痰念珠菌培养阳性"作为"支气管 – 肺念珠菌病"临床诊断（或者拟诊）的标准，但是，无论 EORTC/MSG 还是"中华医学会呼吸分会肺真菌病诊治专家共识"都不再承认"3 次痰培养念珠菌阳性"的诊断标准。那么，"支气管 – 肺念珠菌病"怎样诊断？

如果有肺组织病理，当然能够诊断，而且能够确诊，但是临床取得活组织病理常常是困难的，大多数"肺念珠菌病"的报道来自尸体解剖，对于治疗没有帮助。如果没有肺组织病理，"肺念珠菌病"生前确诊也是有可能的，因为"肺念珠菌病"最主要的临床类型来自念珠菌血症的全身播散，因此，血培养念珠菌阳性结合肺部表现可以确诊"肺念珠菌病"。

实际上，念珠菌血培养的阳性率并不高，而念珠菌血症的病死率却高达 40%，如果等待"肺念珠菌病"确诊后再治疗往往会延迟治疗，患者病死率增加。但是，如果拿痰培养阳性作诊断，标准又太宽，将导致抗念珠菌治疗的扩大化，增加了患者的负担，也会导致耐药真菌的出现。因此，"念珠菌肺病"的早期准确诊断是目前亟待解决的难题。

为了要回答上述问题，必须有"循证医学"证据，需要前瞻、对照的临床研究设计，采用统一的诊断标准进行研究。现在国际上已经有了一些新的动向，探索"念珠菌肺病"的早期诊断和早期经验性治疗。

其中"念珠菌定植指数（CI）"和"念珠菌校正定植指数（CCI）"概念的引入就是一种新的尝试。CI 的定义：对于会议系统性念珠菌感染的患者，同时进行痰（或其他气道分泌物）、尿、胃液、便（或直肠拭子）、口咽拭子五个部位的念珠菌定量培养。口咽和直肠拭子念珠菌只要 ≥1CFU（菌落计数单位）；胃液、尿 $\geq 10^2$ CFU/mL；痰 $\geq 10^4$ CFU/mL，就认为念珠菌定植阳性。CI = 阳性定植标本数 ÷ 监测标本总数。CCI 则对定植的要求更加严格：口咽和直肠拭子念珠菌必须 $\geq 10^2$ CFU；胃液、尿、痰必须 $\geq 10^5$ CFU/mL 才判定念珠菌定植阳性。如果 CI≥0.5，或者 CCI≥0.4 就认为有侵袭性念珠菌感染的可能。一项单中心、前瞻、对照研究证明：对于所有入住 ICU 大于 5 天的患者监测 CCI，如果 CCI≥0.4 立即开始经验性氟康唑治疗（800mg/dl，以后 400mg/d 共 2 周）。结果发现：侵袭性念珠菌的感染率由原来的 2.2% 降到 0%，而耐药念珠菌感染率并没有增加。

另一项研究称为"EPCAN"研究，目的是寻找一种床边可操作的简单有效的指导经验性抗念珠菌治疗的工具（念珠菌指数：Candida Score）。这样研究由西班牙 73 家 ICU 参加，历时两年，纳入所有入住 ICU 大于 7 天的 1 765 例患者。结果发现：全静脉营养（TPN）、手术、多部位念珠菌定植（每项危险系数 1 分）、严重脓毒症（危险系数 2 分）是发生侵袭性念珠菌感染的独立危险因素。将每位患者的酥油危险系数相加，就得到该患者的 CandidaScoreo 研究标明，Candida Score≥2.5 诊断侵袭性念珠菌感染的敏感性 81%，特异性 74%。

上述念珠菌前瞻、对照临床研究给我们如下启示：①包括肺念珠菌病在内的侵袭性念珠菌感染多出现在住院的危重患者，由于病死率高，需要临床医生早期识别；②痰、尿等非无菌标本念珠菌培养阳性仅仅代表定植，无法诊断侵袭性念珠菌感染；③确诊侵袭性念珠菌以后再针对性抗真菌治疗已经太晚了；④这样的研究提供给我们一种思路，帮助我们研发早期识别侵袭性念珠菌感染的工具。

因此，不管是 EORTC/MCG 的定义，还是"念珠菌定植指数"，以及"EPCAN"研究都给我们传达了这样一条信息，那就是：在肺部真菌感染的诊断上只有肺组织病理能回答"yes or no"的问题；如果没有肺组织病理，在目前还没有更好的病原学诊断方法的前提下，肺部真菌感染的诊断只是一种"可能性"诊断。我们临床医生的任务就是在与微生物学家和病理学家密切配合的前提下，不断探索符合哪些条件"最可能"诊断肺部真菌感染，使我们诊断的"可能性"最接近100%。

二、肺部真菌感染的诊断

（一）肺部真菌感染诊断面临的难点

随着医疗技术的发展，更广谱的、更强效的抗生素的应用，肿瘤、器官移植、免疫抑制剂应用等患者的显著增多，以及艾滋病在全球的流行，真菌感染成为日益严重的临床问题。真菌是肺部感染的常见病原体，肺部真菌感染占内脏真菌感染的首位。目前，在临床实践中肺部真菌感染的诊断仍存在许多难题，在一定程度上可以说其诊断难度远远超过肺部细菌学感染，集中表现在以下几个方面：

（1）肺部真菌感染的临床症状、体征和影像学表现大多缺少特征性，更无诊断特异性。其临床表现往往被严重的基础疾病或治疗药物如免疫抑制剂、激素等所掩盖，易被漏诊、误诊。

（2）继发性肺部真菌感染常常是细菌性感染不适当应用广谱抗生素引发的结果，呈现双重感染或复合感染，临床病情严重，常规标本的实验室检查很难揭示所有致病微生物，容易导致处理上的偏颇或顾此失彼。

（3）条件致病性真菌，如念珠菌、曲霉等是上呼吸道的常居菌。咳痰标本极易遭受污染。通常的咳嗽标本，甚至经纤维支气管镜吸引标本分离的此类真菌也很难确定其病原性。诊断标本采集成为临床上首先遇到的一大难题。

因此，如何提高医务工作者对真菌感染的警惕性，掌握肺部真菌感染的临床表现、影像学特点以及可靠的实验室诊断方法为当务之急。

（二）提升诊断水平的有效途径

增强和普及临床医生的真菌意识，培养和造就一批既懂临床又懂真菌的复合型医生是重中之重。尽管非短期内所能解决，但了解并掌握临床真菌学的基本概念和一般常识，对临床提高真菌病诊治水平和医疗质量、降低真菌感染的复发率或死亡率、减少误诊误治带来的医疗成本均有着重要的临床实际意义和价值。鼓励临床医生尽快学习临床真菌学基础知识并了解最新进展是较为现实的应对措施。

肺部真菌感染的诊断主要依据临床、真菌学检查和组织病理三者的结合。目前的情况是临床标本取材和真菌接种、培养、鉴定以及真菌病理是由不同人员进行，对真菌送检标本的质量难以保障；综合性医院的临床检验人员一般未接受过真菌培养、鉴定的系统培训；取病变组织作病理学检查一般需经特殊染色（PAS 或银染色等）以发现组织中的真菌。临床检验人员与临床医生、病理科医师没有建立常规的会诊机制，使真菌的分离、鉴定过程与临床和病理脱节，难以做到早期诊断。所以必须以患者为中心，临床医师与实验室人员的密切配合，从准确取材，减少污染，及时分离培养，尽可能地联合应用多种检测技术等方面，结合临床表现来提高诊断的准确率。

临床标本采集和实验室检测的质量及正确与否，均直接影响病原学诊断的准确性，实际工作中两者不可偏废。应从采集有用标本和改进实验室鉴定技术两方面着手提高诊断水平。为避免口咽部常居真菌的污染，需要研究和改进采样技术与标本处理。目前在肺部细菌性感染的诊断标本采集与处理方面已有很多研究，并在一定程度上得到推广。如痰标本经显微镜检进行筛选以选择合适标本（扁平上皮细胞＜10 个/低倍视野或白细胞＞25 个/低倍视野）、洗涤、定量培养和下呼吸道防污染采样等；但这些方法是否适用条件致病性真菌的肺部感染诊断，目前很少有研究。咳痰、支气管肺泡灌洗液（BALF）、支气管镜吸出物、活检肺组织等是诊断肺部真菌感染的最主要临床标本，但亦可根据肺部真菌感染类型不同，可选择血、骨髓、胸水、脑脊液等非呼吸道标本用于本病诊断，如肺部荚膜组织胞浆菌感染，除下呼吸道分泌物外，血、尿、咽喉部黏膜中也可找到该病原体。肺部隐球菌感染时，血、脑脊液、尿等肺外标本中亦可能检测到新生隐球菌。在时机的掌握上，若为原发性或病情非急性、非重症者应考虑有创性诊断技术，明确诊断后再予治疗。若有宿主因素，病情为急性、重症时可考虑先按拟诊治疗，同时积极开展有关真菌的微生物学检查，并根据患者病情，必要时可考虑做有创诊断技术。

临床指南的使用能够快速、有效地提高临床诊疗的安全性和质量，它的重要性已经得到了广泛的认可。传统的临床实践模式以教科书为指导来源，以权威意见和个人经验为主导，容易导致诊断不当。为改善这种不严谨的医疗模式，临床指南应运而生。近年来，国内外各种有关侵袭性真菌感染的诊治指南不断问世，如欧洲癌症研究和治疗组织/侵袭性真菌感染协作组（EORTC/IFICG）和美国真菌病研究组（MSG）制定的共识，美国感染病学会（IDSA）制定的曲霉病和念珠菌病临床实践指南，我国血液、呼吸和 ICU 等专业委员会制定的有关侵袭性真菌感染（IFI）的诊治原则，中华内科杂志编委会特约国内相关领域专家制定的"侵袭性肺部真菌感染的诊断标准与治疗原则（草案）"以及中华医学会呼吸病学分会制定的"肺真菌病诊断和治疗专家共识"，极大地提高了临床医生对侵袭性真菌病的认识和诊治水平。上述临床指南原则回答了肺部真菌感染诊断和治疗的几个重要问题：确诊、临床诊断及拟诊是如何定义？如何治疗？什么时间治疗？治疗目标是什么？鉴于肺部真菌感染在临床上无特殊的表现，而实验室缺乏可靠的诊断技术，因此临床工作中应寻找肺部真菌感染早期的蛛丝马迹，将危险因素（宿主因素）、临床特征、微生物学依据和病理学特点等紧密结合在一起，这样才能正确掌握临床指南的精髓，达到早期诊断和早期治疗，改善患者的预后。需要指出的是：所有指南均依据累积的大量临床资料，且对临床资料即临床证据按质量分级，并根据临床证据质量高低拟定对方案的推荐强度。国内临床指南制订时尽管参照了欧美国家的有关指南，但还需大量的临床实践来逐步完善和更新。这方面，当前国内的现状与发达国家相比差距很大，缺乏我们自己的大规模临床多中心研究资料。好在国内已有学者进行了这方面的尝试。

（三）非培养方法研究现状

1. 血清学检查　真菌病的血清学检查，主要有以下目的：检测真菌抗原，对早期诊断或确诊某种特殊真菌感染有很大价值；检测抗真菌抗体并作滴度动态观察，以证明有无真菌感染。理想的真菌感染的抗原性标记不应该太短暂，它们应该在目标菌种内保守，不与人类和其他微生物抗原发生交叉反应，在抗真菌治疗开始前足够早出现。此外，这些抗原试验应该在临床常规实验室内便于开展，便于操作，各实验室间不出现明显的误差。

早期的研究主要集中在应用真菌细胞壁成分作为抗原性标记。早期检测抗原血症遇到的问题是检测敏感性低，真菌甘露聚糖或半乳甘露聚糖可以通过形成免疫复合物和肝脏 Kupffer 细胞经由受体介导的细胞摄粒作用快速从体循环中清除，因而限制了这些诊断方法的敏感性。半乳甘露聚糖（GM），在实验动物和侵袭性曲霉病患者体液中检测到的第一个抗原，已被广泛研究并显示与临床诊断和抗真菌治疗反应有关。然而，低的检测下限（5 ~ 15ng/mL）妨碍了它们的常规使用，结果只有在疾病进行期的血清中才检测到 GM，而此时抗真菌治疗价值有限。Stynen 及其同事介绍了一种采用鼠单克隆抗体 EB - A2 的夹心 ELISA 方法，称作 Platelia Aspergillus（Bio - Rad）。该方法是目前检测 GM 最敏感的方法之一。夹心 ELISA 法检测 GM 的检测下限是 0.5 ~ 1.0ng/mL，而应用相同单克隆抗体的乳胶凝集试验的检测下限为 15ng/mL。且夹心 ELISA 法较乳胶凝集试验出现阳性早，同时在后者转为阴性时前者仍然保持阳性。

目前，血液标本中真菌细胞壁成分曲霉菌半乳甘露聚糖抗原（GM 试验）和 $1, 3 - \beta -$ D 葡聚糖抗原（G 试验）的检测，是诊断侵袭性真菌感染的微生物学检查依据之一，已被美国 FDA 和欧洲许多国家批准用于血液、肿瘤等免疫受损者中侵袭性真菌感染的诊断。GM 检测可在临床症状和影像学尚未出现前数天表达阳性，少数情况下它可出现假阳性，如使用半合成青霉素、食用牛奶制品等。需要指出的是，新生隐球菌的荚膜含有与 GM 呈交叉反应的表位。因此，隐球菌感染时可出现 GM 检测假阳性。除了血液标本检测 GM 外，其他体液如 BALF、尿液、脑脊液等也可检测 GM。GM 检测对诊断侵袭性曲霉感染有临床意义，国内外的荟萃分析结果证实，其诊断的敏感度和特异度均高达 90% 左右，但目前所有的荟萃分析结果均来自于血液恶性肿瘤和造血干细胞移植患者，而对非粒细胞缺乏患者的诊断价值尚缺乏循证医学证据，诊断的敏感度远远不如血液系统疾病患者，当检测结果阴性时不能作为排除诊断的标准，其诊断价值尚需要进一步探讨。对非粒细胞缺乏患者，当拟诊侵袭性肺曲霉病时，BALF 标本的 GM 检测可能比血液中的结果更为可靠，敏感度和诊断价值更高，值得进行深入的研究。此外，对 GM 检测结果的分析不能完全依赖诊断阈值的高低来判定是否存在感染，临床医生应该重视患者的宿主因素和临床表现，对高危患者连续动态监测更具价值。

隐球菌荚膜多糖抗原的检测是作为真菌常规操作最有价值的快速血清学诊断手段之一。依据包被针对隐球菌荚膜的抗体的乳胶颗粒应用乳胶凝集试验检测隐球菌抗原，由于其使用方便及与其他传统的免疫诊断方法相比具有更高的敏感性而被广泛应用。无论是检测血液还是脑脊液，对隐球菌感染均有非常好的诊断特异性。虽然临床应用已很多年，遗憾的是国内很多医院至今没有开展此项检查。

抗体检测法是根据机体对病原菌产生特异抗体的特点，检查机体是否存在特异性抗体以判定有无某病原体引起的感染。由于感染后机体产生特异抗体缓慢且持续时间较长，故适用于病程中、后期诊断或作为回顾性诊断的方法。主要缺点是不适合早期诊断。此外，某些免疫功能低下者可因产生抗体效价过低而无法作出诊断。因此，尽管在过去几十年里血清学检查已用于一系列真菌感染的推断性诊断，抗体检查却很少用于侵袭性念珠菌病、侵袭性曲霉病或隐球菌病的诊断。

2. 分子生物学检查　多数致病真菌的培养鉴定需时很长，给及时诊断真菌病带来困难。依据 DNA 的诊断试验可以减少那些生长缓慢或不易培养的病原菌的实验鉴定时间。建立真菌感染的基因诊断方法成为许多实验室都感兴趣的课题。

目前只在有限的病例中显示检测致病真菌的高度敏感和特异性，缺乏检测真菌 DNA 不同敏感方法间的前瞻性比较。DNA 抽提和检测方法的简化和（或）标准化将有助于分子技术应用于常规临床真菌实验室。其他需解决的技术问题包括：污染风险，不能区分寄生人群和感染患者等。杂交技术的操作复杂、时间长等因素使杂交技术在临床实验室难以推广，而 PCR 技术由于其简便快速的特点推广普及较快，但也由于 PCR 强大的扩增能力与灵敏度，极微量的污染可能导致假阳性结果，其临床诊断价值还有待进一步研究，迄今仍未常规应用于临床真菌学检验。

三、肺部真菌感染的治疗

肺部真菌感染的治疗以抗真菌药物治疗为主，在选择性病例可辅以手术治疗，而治疗基础病和调整免疫功能同样十分重要。

（一）肺部真菌感染的治疗难点

目前，在肺部真菌感染的临床实践中存在许多难题，主要是因为：①尽管近年来陆续有新的抗真菌药物上市，但总体上来说，临床可供选择的药物有限，而现有药物的不良反应限制了其临床应用。②患者大多有严重基础疾病或其他并发症，如肝、肾功能损害等，相当一部分患者属于终末期基础疾病的继发感染，且大多为严重的复合感染。复杂的临床病情和药物治疗的可接受性形成尖锐的矛盾。③对于继发性肺真菌感染的治疗，理论上应该积极治疗基础疾病，去除诱因，如停用广谱抗生素、糖皮质激素和免疫抑制剂等，但实际情况是基础疾病不可逆转，很难控制和治疗。如无法肯定原来的细菌感染是否已经完全控制和能够停用广谱抗生素，基础疾病不能完全停用激素或免疫抑制剂，有时甚至减量都很困难。④不少真菌病的疗效监测指标和疗程目前尚无法确定。

（二）抗真菌药物研究进展

真菌细胞是真核细胞，与人体细胞结构一样，只是多了一层厚的细胞壁。因此，抗真菌药物常在破坏真菌细胞的同时常可殃及正常的人体组织，这就造成抗真菌药物的研发和应用远远滞后于抗细菌、抗病毒药物。

自 20 世纪中叶以来，逐年都有大量的抗真菌新药研制出来。从其抗真菌作用机制来分析，大概可归纳为以下几类：直接作用于真菌细胞膜，损害细胞膜脂质结构和功能的抗真菌药物（如多烯类）；影响真菌细胞膜麦角固醇的生物合成的抗真菌药物（如唑类、烯丙胺类和吗啉类）；作用于真菌细胞壁，主要影响几丁质、葡聚糖、甘露聚糖和甘露聚糖－蛋白质复合体的抗真菌药物（如棘球白素、尼克霉素类）；干扰真菌核酸的合成及其功能（如 5－氟胞嘧啶、灰黄霉素等）；以及一些其他作用机制和抗真菌机制尚不明的药物。目前较有希望的药物是抑制胞膜麦角固醇合成和干扰胞壁葡聚糖合成二类药。

唑类抗真菌药为全化学合成药物，于 20 世纪 60 年代末开发上市，为抑菌剂，对酵母菌和真菌有效。其作用机制是通过竞争性抑制真菌羊毛甾醇 14α－去甲基酶，干扰细胞膜麦角固醇的合成，导致麦角固醇耗竭，使膜完整性、通透性和膜上许多酶活性改变，胞质内容物渗出而起抑菌作用。唑类抗真菌药研究发展较快，已由早期的咪唑类抗真菌药物如克霉唑、咪康唑、酮康唑、益康唑等发展到以氟康唑、伊曲康唑等为代表的三氮唑类抗真菌药物。后者是目前临床上治疗深部真菌感染的首选药物。氟康唑的抗菌谱相对较窄，主要用于念珠菌、隐球菌所致的感染，对曲霉菌等活性低，且易产生耐药性。伊曲康唑抗菌谱相对较广，对曲霉菌感染的治疗亦有效，但伊曲康唑存在不易透过血－脑屏障、口服生物利用度不稳定等问题，因此限制了它的使用范围。由于唑类药物发展历史较长，作用机制已经明确，因此目前对该类药物的研究主要集中在对该类物质的结构进行修饰方面。近年来又上市了新的三唑类抗真菌药物伏立康唑和泊沙康唑。伏立康唑是氟康唑的进一步结构修饰物，可注射和口服，其抗菌谱广，此药对很多条件致病性真菌，包括曲霉菌、克柔念珠菌等耐氟康唑的真菌显示出较好的抗真菌活性。泊沙康唑是从伊曲康唑衍化而来，2005年底首次在德国上市，2006年9月获得了美国FDA的批准许可。其抗菌谱广，能较好地透过血脑屏障，对曲霉属具有杀菌活性，更重要的是对接合菌也显示出活性，是治疗接合菌病的最有希望的抗真菌药。遗憾的是，泊沙康唑目前仅有口服剂型，在重型患者其应用受限。

富含葡聚糖和几丁质的真菌细胞壁是真菌的特有结构，其作用是维持细胞内的膨胀压力，保持菌体的完整性，若其受到破坏必导致菌体的溶解，通过干扰或者抑制上述成分的合成能有效地抑制和杀灭真菌，而哺乳动物的细胞上没有细胞壁，故避免了药物可能对哺乳动物造成的毒性。是目前研究抗真菌药物的一个重要领域。迄今发现的$\beta-1,3-$葡聚糖合成酶抑制剂主要有脂肽类、糖肽类、环肽类及萜类等四大类。现已有三种脂肽类的$\beta-1,3-$葡聚糖合成酶抑制剂先后上市，即卡泊芬净、米卡芬净和阿尼芬净。此类药物口服生物利用度差，目前均采用静脉给药。对念珠菌属、曲霉属均有良好的抗真菌作用，尤其对氟康唑、伊曲康唑耐药的上述病原菌也具抗真菌活性。加之由于作用机制不同，可与其他类药物，如氟康唑和两性霉素B等药物联合应用。在有限的安全性评价病例中，其不良反应发生率明显低于两性霉素B。主要推荐用于其他抗真菌治疗无效或不能耐受的念珠菌和曲霉感染。

此外，那些抗菌力强但毒副作用大或使用途径受限的老药，也在不断地改进。两性霉素B是强效杀真菌药，但其较强毒副作用严重限制了临床应用。目前对其进行降低毒副作用的研究，如两性霉素B脂质体是双层脂质体内含有两性霉素B的一种新剂型，不仅保持了两性霉素B的稳定性，发挥其最强杀菌效能，两性霉素B裹于脂质体后还具有趋真菌感染灶的性能，在感染灶局部药物浓度甚高，同时脂质体内的胆固醇还能降低两性霉素B与人体细胞膜胆固醇的结合，而增强了对真菌麦角固醇的结合，从而降低了两性霉素B的毒副作用。现在已有3个不同的两性霉素B的脂类复合物用于临床。利用β环糊精包埋的一些抗真菌药物（如伊曲康唑等）不仅能大大提高上述药物的水溶性与生物利用度，还可进而加工成为易为患者接受的口服剂型。伊曲康唑口服液和注射剂相继问世，给深部真菌感染的治疗带来了更多的选择。

（三）抗真菌治疗新情况及对策

当前，抗真菌治疗中出现了一些新情况，突出表现在真菌耐药方面。从总体上来讲，真菌耐药的问题远没有达到细菌耐药的程度。但由于深部真菌感染发生率的持续上升，临床可供应用的抗真菌药物的相对缺乏，目前及今后相当长时间内，抗真菌耐药将成为决定抗真菌治疗结果的重要因素。

随着抗真菌药物的广泛使用，新的致病真菌及耐药菌株的不断出现，建立敏感而准确的抗真菌药物药敏试验方法，对于合理选用抗真菌药物有重要指导作用。需要指出的是，体外抗真菌药敏实验结果与临床疗效的关系是复杂的，成功的临床治疗不仅取决于致病菌的敏感性，也取决于宿主的免疫机制、药物的分布、患者的依从性等诸多因素。有时用抗真菌药物治疗时，患者临床症状缓解或消失，但感染的真菌却未能清除；有时治疗失败而分离出的致病真菌不伴 MIC 升高。目前研究人员多采用动物实验与临床疗效的观察相结合的方法进行研究，因为这样才最接近体内真实情况。

由于许多真菌感染的难治性特征，临床可用的抗真菌治疗药物有限，联合治疗越来越作为增强抗真菌疗效、降低耐药性、降低潜在性毒性的一种手段。从理论上讲，不同种类的抗真菌药有不同的作用机制和作用部位，联合应用可能有协同作用或相加作用，并可以减少单一用药的剂量及其毒副作用，缩短疗程，还可防止耐药的发生。在实际临床工作中，对抗真菌药敏试验与临床疗效的关系，可根据 90～60 的原则来选用药物，即敏感药物治疗约 90% 有效，耐药药物治疗约 60% 有效。两性霉素 B 与 5－氟胞嘧啶联合应用的疗效明显优于单独治疗。我们研究发现，伊曲康唑与两性霉素 B、伊曲康唑与 5－氟胞嘧啶联用 85% 以上有相加或协同作用。近年来，随着一组新的抗真菌药物——棘球白素的陆续上市，由于后者拥有全新的针对细胞壁的靶目标，使得通过联合用药达到协同增效的目的更加值得期待。现有的体外、体内和临床资料显示棘球白素类的卡泊芬净和新一代的三唑类药物伏立康唑与其他抗真菌药物联合应用几乎不出现拮抗作用。目前，用于念珠菌感染临床治疗的可选组合包括：伏立康唑＋米卡芬净，5－氟胞嘧啶＋卡泊芬净，伊曲康唑＋5－氟胞嘧啶，卡泊芬净＋两性霉素 B，氟康唑＋特比萘芬；用于丝状真菌特别是曲霉感染治疗的组合包括：伊曲康唑＋两性霉素 B，伏立康唑＋卡泊芬净，伏立康唑＋两性霉素 B 脂质体，伏立康唑＋特比萘芬，5－氟胞嘧啶＋卡泊芬净。需要指出的是，由于抗真菌药物间的相互作用是菌株特异性的，一种组合不可能适合菌种的所有菌株。

抗真菌药物联合应用已显示出巨大的潜能，然而，对于联合用药还需要进行大样本的随机临床研究以总结出安全可靠的用药方案。从总体上讲，抗真菌药物联合用药可作为严重深部真菌感染治疗的一线策略，特别可用于干细胞移植受者侵袭性曲霉病、慢性粒细胞减少症、中枢神经系统或播散性真菌感染患者的治疗。

对肺部真菌感染抗真菌治疗决策选择的正确与否直接关系到患者的预后，而最适宜治疗方案的选择则应参照遵循循证医学，汇集真菌感染治疗中当前最佳临床科学研究证据基础上制订的指南。从循证医学角度来讲，指南仅供临床医生参考，指南是需要与时俱进的。临床诊治肺部真菌感染时，除了可参考指南外，还应结合不同地区的真菌流行病学资料、不同医院的实际情况以及患者的临床特点，然后作出正确的判断及选择合适的药物进行治疗。

（郝万明）

第五节　传染性非典型肺炎

一、概述

传染性非典型肺炎是由一种新型冠状病毒引起的重症呼吸道传染病。迄今人类对它还知之甚少，其临床表现缺乏特异性，早期症状和体征与社区获得性肺炎极为相似，但本病传染性强、起病急骤、进展迅速，重症患者很快出现呼吸衰竭和多脏器损害的并发症，给人类健康带来严重威胁。

1. 病原体简介　传染性非典型肺炎病原体是人类既往从未发现的新型冠状病毒，WHO命名为 Urbani - SARS 冠状病毒（SARS - CoV）。经有根进化树分析，列为冠状病毒第二群的 2b 亚群。

（1）形态结构：SARS - CoV 属冠状病毒科冠状病毒属，有包膜，直径多为 60～120nm。包膜上有放射状排列的花瓣样或纤毛状突起，长约 20nm 或更长，基底窄，形似王冠。

（2）生物学特性：病毒在细胞质内增殖，由 RNA 基因编码的多聚酶进行 RNA 复制和蛋白合成，组装成新病毒并出芽分泌到细胞外。病毒在 37℃ 条件下生长良好，细胞感染病毒 24 小时即可出现病变。室温 24℃ 条件下，病毒在血液中可存活约 15 天，尿液中至少可存活 10 天，痰液和粪便里能存活 5 天以上。病毒对温度敏感，随温度升高抵抗力下降，56℃ 加热 90 分钟、75℃ 加热 30 分钟能够灭活病毒。紫外线照射 60 分钟可杀死病毒。病毒对有机溶剂敏感，乙醚 4℃ 条件下作用 24 小时可完全灭活病毒，75% 乙醇作用 5 分钟可使病毒失去活力，含氯的消毒剂作用 5 分钟可以灭活病毒。

（3）分子生物学特点：SARS - Cov 基因组为单股正链 RNA，约由 3 万个核苷酸组成。基因组从 5′端到 3′端依次为 5′- 多聚酶 - S - E - M - N - 3′。基因组 RNA 约 2/3 为开放阅读框架（ORF）1a/1b，编码 RNA 多聚酶（Rep）。该蛋白直接从基因组 RNA 翻译，形成多蛋白前体，后者进一步被病毒主要蛋白酶 3CLpro 切割，主要负责病毒的转录和复制。病毒包膜为双层脂膜，外膜蛋白包括糖蛋白 S、M 和小衣壳 E 蛋白。S 蛋白负责细胞的黏附、膜融合及诱导中和抗体。E 蛋白对病毒的组装发挥关键作用，M 蛋白对于病毒核心的稳定发挥重要作用。

2. 流行特征　传染性非典型肺炎于 2002 年 11 月始发我国广东省，因其迅速传播引起全球关注，3 个月内蔓延至我国 24 个省市和世界 29 个国家及地区。至 2003 年 7 月，全球累计病例数 8 096 例，死亡 774 例，其传播速率和广度是任何疾病都不能相比的。我国内地、香港和台湾地区的疫情甚重，内地报告病例数达 5 327 例，死亡 349 例，病死率为 6.6%。2003 年 3 月 15 日，WHO 根据该病特征命名为严重急性呼吸综合征（severe acute respiratory syndrome，SARS），我国政府于 2003 年 4 月 20 日将其列为法定传染病。

（1）传染源：SARS 患者是本病的主要传染源。传染性随病程而逐渐增强，发病第 2 周最具传染力。通常认为症状明显的患者传染性较强，退热后传染性迅速下降。并非所有患者都有同等的传染力，老年人及患有中枢神经系统、心脑血管、肝肾疾病或慢性阻塞性肺病及糖尿病和肿瘤等基础疾病者，不但较易感染 SARS - CoV，且感染后更容易成为超级传播者。

已有证据表明，SARS - CoV 广泛存在于蝙蝠、猴、果子狸、蛇等野生动物体内，研究结果证明果子狸等野生动物是 SARS - CoV 的主要载体之一。SARS - CoV 感染以显性感染为主，但存在症状不典型的轻型患者和隐性感染者。

（2）传播途径：①近距离呼吸道飞沫传播，即通过与患者近距离接触，吸入患者咳出的含有病毒颗粒的飞沫，是 SARS 传播最重要的途径。②气溶胶传播，即通过空气污染物气溶胶颗粒这一载体在空气中传播为可能的传播方式。③通过手接触传播是另一种重要的传播途径。

（3）易感性：人群普遍易感，但儿童感染率较低，原因尚不清楚。症状期患者的密切接触者是 SARS 的高危人群。从事 SARS - CoV 相关实验室操作的工作人员和果子狸等野生动物饲养销售人员也是感染的高危人群。

（4）流行特征：地区分布极广，疫情迅速扩散，可远程传播。主要患者群为 20～60 岁，老年病例病死率较高，冬春季、人口密度高、流动性大、卫生条件差及不良卫生习惯，均有利于疾病的传播。

3. 临床特征

（1）潜伏期：通常限于 2 周之内，一般为 2～10 天。

（2）临床症状：急性起病，自发病之日起，2～3 周内病情都可处于进展状态。主要包括下列 3 类症状。

1）发热及相关症状：常以发热为首发和主要症状，体温一般 > 38℃，常呈持续性高热，可伴有畏寒、肌肉酸痛、关节酸痛、头痛和乏力等。

2）呼吸系统症状：咳嗽不多见，常为干咳，少痰，少数病例出现咽痛。可有胸闷，重者渐出现呼吸加速、气促，甚至呼吸窘迫。常无上呼吸道分泌性症状。

3）其他方面症状：部分患者出现腹泻、恶心和呕吐等消化道症状。

（3）体征：肺部体征常不明显，部分患者可闻及少许湿性啰音，或有肺实变体征；偶有局部叩浊、呼吸音减低等少量胸腔积液体征。

4. 临床分期

（1）早期：通常为病初的第 1～7 天。起病急，以发热为首发症状，体温常高于 38℃，半数以上患者伴有头痛、关节肌肉酸痛、乏力等症状，部分病例可有干咳、胸痛、腹泻等症状，但少有上呼吸道分泌性症状，肺部体征多不明显，部分患者可闻及少许湿性啰音。X 线胸片检查肺部阴影在病程第 2～7 天出现改变。

（2）进展期：多为病程第 8～14 天。发热及感染中毒症状持续存在，肺部病变进行性加重，表现为胸闷、气促、呼吸困难，尤其在活动后明显。X 线胸片检查示肺部阴影发展迅速，常为多叶病变。少数患者出现 ARDS 而危及生命。

（3）恢复期：体温逐渐下降，临床症状缓解，肺部病变开始吸收，多数病例经 2 周左右的恢复，但肺部阴影吸收需较长时间。少数重症患者可能在 2～3 个月内遗留限制性通气功能障碍和肺弥散功能下降。

5. 实验室检查

（1）SARS - CoV RNA：出现症状后 5～7 天内采集标本阳性率最高。采用 PCR 方法符合下列 3 项之一的可判断为阳性结果。①至少需要两个不同部位的临床标本检测阳性；②至少间隔 2 天的同一种临床标本检测阳性；③在每一个特定检测中对原临床标本使用两种不同的方法，或从原标本新提取 RNA 开始重复 PCR 检测阳性。

（2）SARS - CoV 特异性抗原 N 蛋白：采用 ELISA 方法检测，病程早期就有较高的阳性检出率。

（3）SARS - CoV 特异性抗体：采用 ELISA 或 IFA 方法，急性期血清抗体和恢复期血清抗体发现抗体阳转；或抗体滴度升高≥4 倍。

（4）外周血象：多数病例白细胞计数在正常范围内，部分患者白细胞计数减低。大多数患者淋巴细胞计数绝对值减少，呈逐步减低趋势，并有细胞形态学变化。

（5）T 淋巴细胞亚群：绝大多数病例 CD3$^+$、CD4$^+$、CD8$^+$亚群明显减低，以 CD4$^+$亚群减低尤为显著；而 CD4$^+$/CD8$^+$正常或降低。

6. 影像学检查　SARS X 线和 CT 基本影像表现为磨玻璃密度影和肺实变影。

（1）早期：X 线及 CT 表现为肺内小片状影，一般为磨玻璃密度影，少数为肺实变影。病变以单发多见，少数为多发。较大的病灶可达肺段范围，但少见。病变以两肺下野及肺周围部位较多见。

（2）进展期：X 线和 CT 检查示肺内大片状影，病变进展为多发或弥漫性病变，可由一个肺野扩散到多个肺野，由一侧肺发展到双侧肺。病变以磨玻璃密度影多见，或可合并实变影。病变部位以两肺下叶多见。大部分患者病变在肺野的内、中、外带混合分布。重症病例 X 线胸片示两侧肺野密度普遍增高，心影轮廓消失，仅在肺尖及肋膈角处有少量透光阴影。

（3）恢复期：病变范围逐渐减小，密度减低，以至消失。肺部病变影吸收过程约需 2 周时间。在炎症吸收过程中，随着片状影的减少，X 线胸片可出现肺纹理增重和条状阴影，在 HRCT 上可表现支气管血管束增粗、小叶间隔和小叶内间质增厚、胸膜下弧线影等。

7. SARS 诊断要点　SARS 诊断应结合流行病学史、临床症状和体征、实验室检查、肺部 X 线影像变化，配合 SARS 病原学检测，排除其他类似疾病，可作出 SARS 的诊断。

具有临床症状和出现肺部 X 线影像改变，是诊断 SARS 的基本条件。流行病学资料有明确支持证据和排除其他疾病，是能够作出临床诊断的最重要支持依据。动态观察病情演变、抗菌药物治疗效果和 SARS 特异性病原学检测结果，对于诊断具有重要意义。

（1）医学隔离观察者：指无 SARS 的临床表现，但近 2 周内有曾与 SARS 患者或疑似病例接触者。

（2）疑似病例：缺乏明确的流行病学依据，但具备其他的 SARS 支持证据者；或有流行病学依据和临床症状，但尚无肺部 X 线影像学变化者。

（3）临床诊断：有 SARS 流行病学依据、相应临床表现和肺部 X 线影像改变，并能排除其他疾病诊断者，可作出 SARS 临床诊断。

（4）确定诊断：在临床诊断的基础上，若患者鼻咽部分泌物 SARS – CoV RNA 检测阳性，或血清 SARS – CoV 特异性抗原 N 蛋白检测阳性，或血清 SARS – CoV 抗体阳转，或恢复期抗体滴度升高 ≥4 倍，则可作出确定诊断。

（5）SARS 鉴别诊断：SARS 的诊断目前主要为临床诊断，在相当程度上属于排除性诊断。在作出 SARS 诊断前，需要排除能够引起类似临床表现的其他疾病。如普通感冒、流行性感冒（流感）、人禽流感、普通细菌性肺炎、肺炎支原体肺炎、肺炎衣原体肺炎、军团菌性肺炎、真菌性肺炎、普通病毒性肺炎和肺结核是需要与 SARS 进行鉴别的重点疾病。其他需要鉴别的疾病还包括艾滋病或其他免疫抑制剂（如器官移植术后等）患者合并的肺部感染、流行性出血热、肺部肿瘤、非感染性间质性肺疾病、肺水肿、肺不张、肺栓塞、肺血管炎、肺嗜酸粒细胞浸润症等。

二、治疗原则和目标

1. 治疗原则　SARS 致病原已查明，但发病机制仍不清楚，迄今尚缺少针对病因的治疗，目前仍以对症支持治疗和针对并发症的综合治疗为主。

2. 治疗目标　SARS 病变主要在肺部，部分患者可演变为重症 SARS，出现气促、呼吸困难和低氧血症。因此，对 SARS 病例应及时干预，严密监测病情，积极对症支持治疗，缩短病程和改善预后。一旦疑为重症，立即给予氧疗，控制疾病进一步发展，促进患者恢复和防止并发症的发生。

三、常规治疗

1. 一般治疗与病情监测　卧床休息，维持水、电解质平衡，避免用力和剧烈咳嗽。密切观察病情变化，持续监测血氧饱和度，定期复查血常规、血电解质、肝肾功能、心肌酶谱、T淋巴细胞亚群和X线胸片等，早期给予持续鼻导管吸氧。

2. 对症治疗　体温高于38.5℃或全身酸痛明显者可使用解热镇痛药。高热者给予冰敷、酒精擦浴等物理降温措施。有咳嗽或咯痰可给予镇咳、祛痰药。出现心、肝、肾功能损害者应采取相应治疗。腹泻者应注意补液及纠正水、电解质失衡。

3. 糖皮质激素使用　并非全部病例均需选用，其目的是抑制异常的免疫病理反应，减轻严重的全身炎症反应，防止或减轻后期的肺纤维化。其适应证：①检查有严重的中毒症状，持续高热不退，经对症治疗5天以上最高体温仍超过39℃；②X线胸片检查示多发或大片阴影，进展迅速，48小时之内病灶面积增大 > 50%，且正位胸片上占双肺总面积的1/4以上；③达到急性肺损伤或ARDS的诊断标准。

成人推荐剂量：甲泼尼龙 2～4mg/（kg·d），具体剂量可根据病情及个体差异进行调整。开始使用时宜静脉给药，当临床表现改善或X线胸片检查显示肺内阴影有所吸收时，应及时减量。疗程一般不超过4周，应同时使用制酸剂和胃黏膜保护剂。

4. 抗病毒治疗　目前尚未发现针对SARS-CoV的特异性药物。临床上曾使用蛋白酶抑制剂类药物，如咯匹那韦（lopinavir）及利托那韦（ritonavir），但其疗效尚待验证。

5. 免疫治疗　胸腺素、干扰素或静脉用丙种球蛋白等非特异性免疫增强剂对SARS的疗效尚未肯定，不推荐常规使用。

6. 抗菌药物使用　在诊断不明时可选用新喹诺酮类或β-内酰胺类联合大环内酯类药物试验治疗。有继发细菌或真菌感染时应选用适当的抗菌药物。

7. 心理治疗　对疑似病例，应合理安排收住条件，减少患者担心院内交叉感染的压力；对确诊病例，应加强关心与解释，引导患者加深对本病的自限性和可治愈性的认识。

四、重症SARS治疗

1. 重症SARS诊断标准　具备下列3项之中任何一项均可诊断为重症SARS：

（1）呼吸困难，成人静息状态下呼吸频率≥30次/分，伴X线胸片检查显示多叶病变或病灶总面积在正位胸片上占双肺总面积1/3以上；或病情进展，48小时内病灶面积增大超过50%，且正位胸片上占双肺总面积1/4以上。

（2）出现低氧血症，氧合指数 < 300mmHg（1mmHg = 0.133kPa）。

（3）出现休克或多器官功能障碍综合征（MODS）。

2. 重症SARS治疗原则　严密动态观察、加强生命体征监护，及时给予呼吸支持，合理使用糖皮质激素，加强营养支持和器官功能保护，注意水、电解质和酸碱平衡，预防和治疗继发感染，及时处理并发症。

（1）呼吸支持：监测SpO_2的变化，给予持续鼻导管吸氧，使SpO_2维持在93%或以上。若吸氧流量≥5L/分而SpO_2 < 93%，或经充分氧疗后，SpO_2虽能维持在93%以上，但呼吸频率仍 > 30次/分，呼吸负荷保持在较高水平，应及时考虑使用无创正压人工通气（NIP-

PV）。若应用 NIPPV 2 小时仍呼吸困难或氧合功能改善不满意，或有危及生命的情况，可考虑改为有创正压人工通气。

（2）糖皮质激素应用：对有急性肺损伤病例应及时使用糖皮质激素，以减轻肺部病灶的炎性渗出和后期的肺纤维化，并改善肺的氧合功能，减轻患者的中毒症状。成人推荐剂量：甲泼尼龙 80～320mg/d，待病情缓解或 X 线胸片检查显示病变有吸收后逐渐减量至停用，糖皮质激素开始使用时宜静脉给药。

（3）营养支持：早期应鼓励进食易消化的食物。不能正常进食者应及时给予肠内营养和肠外营养。保持热量为 438.9～527.1kj（105～126kj）／（kg·d），蛋白质为 1.0～1.5g／（kg·d）；并补充水溶性和脂溶性维生素，保持血浆白蛋白在正常水平。

（4）预防和治疗继发感染：重症病例常有免疫功能低下，需密切监测和及时处理继发感染，必要时可慎重地进行预防性抗感染治疗。

五、SARS 并发症治疗

SARS 的并发症常发生于疾病高峰期之后，常见并发症包括继发感染、肺间质改变、纵隔气肿和骨缺血性坏死等。

1. 继发感染　肺部继发细菌感染是严重的并发症，可使病变影像的范围增大及病程延长。在疾病恢复过程中，继发感染可使肺内片状影像再次增多。少数患者的肺部继发感染也可引起空洞及胸腔积液。治疗措施首先进行病原学检查，检出致病菌，然后选用敏感抗生素。

2. 肺间质改变　少数患者在肺内炎症吸收后较长时间内残存肺间质增生，表现为不规则的斑片和索条状影。肺间质纤维化表现为密度高的条索和蜂窝状影像，可引起牵拉性支气管扩张。治疗措施包括在 SARS 急性期应及时对症处理和氧合治疗，防止肺部继发感染。随着疾病改善，多数病例遗留的症状可逐渐减轻直至消失，肺功能可逐渐恢复，肺纤维化样病变也可逐渐吸收。

3. 骨缺血性坏死　骨缺血性改变发生于长期大剂量使用糖皮质激素治疗病例，表现为关节疼痛和活动受限等症状，需要作 MRI 影像检查。骨缺血性坏死多发生在髋关节，也可发生在膝、肩、踝、腕等关节。长骨干骺端和骨干缺血则发生骨梗死。防治的关键在于严格掌握糖皮质激素的使用指征，根据病情及个体差异调整具体剂量，不宜过大剂量或过长疗程，病情缓解或 X 线胸片显示病变有吸收后逐渐减量停用。

六、出院后建议

SARS 患者出院后仍应在专业医院进行随诊。患者出院 2 个月内每 2 周至少应随诊 1 次，出院 2 个月后可视个体情况适当延长随诊时间，必要时应坚持随诊至出院后 1 年。随诊项目应包括：①临床症状及体格检查；②一般实验室检查：血常规、肝肾功能、心电图、动脉血气分析、T 淋巴细胞亚群（有条件时）等，连续 2 次检查均正常的项目在下一次随诊时可不再复查；③肺功能（包括肺容积、通气功能和弥散功能）；④X 线胸片和高分辨计算体层摄影（HRCT）（必要时）检查；⑤骨关节 MRI（必要时）；⑥血清 SARS - CoV 特异性抗体 IgG；⑦心理状态评价。

七、预防和预后

1. 预防　SARS 已列为法定乙类传染病并参照甲类传染病进行管理，要加强控制和管理传染源、切断传播途径和保护易感人群的 3 个环节，采取综合性的预防措施。努力做到早发现和早报告疑似病例，早隔离和早治疗临床诊断病例和确诊病例，使其措施落实到位。强调就地隔离、就地治疗，避免远距离传播。

2. 预后　SARS 是新发传染病，迄今尚无特效针对病因的治疗。2003 年，内地暴发流行时，其病死率为 6.6%。但年龄 >50 岁；或有心脏、肾脏、肝脏或呼吸系统的严重基础疾病者，或患有恶性肿瘤、糖尿病、严重营养不良、脑血管疾病等其他严重疾病者；或近期有外科大手术史者；外周血淋巴细胞计数进行性下降者；持续血糖升高者是高危因素，病死率明显增加。

（郝万明）

第六节　肺炎链球菌肺炎

一、概述

肺炎链球菌肺炎（pneumococcal pneumonia）是肺炎链球菌感染引起的急性肺组织炎症，为社区获得性细菌性肺炎中最常见的一种。约占社区获得性细菌性肺炎的半数，医院内肺炎中仅占 3% ~ 10%。肺炎链球菌肺炎通常以上呼吸道急性感染起病，临床表现为高热、畏寒、咳嗽、血痰及胸痛，并有肺实变体征等。自从抗菌药物广泛应用，临床表现趋于不典型。国内肺炎链球菌肺炎缺乏确切的发病率，在美国其每年发患者数约为 50 万。近来虽然在诊断、治疗和预防等方面有了很大进步，但此病在全世界仍有较高的发病率和病死率。

二、病因

肺炎链球菌为革兰阳性双球菌，有荚膜，属链球菌科的链球菌属。肺炎链球菌在人体内能形成荚膜，系多糖多聚体，可保护细菌免受吞噬细胞吞噬。在普通染色标本中，菌体外围的荚膜区呈不着色的半透明环。根据荚膜多糖抗原特性，肺炎链球菌可分近 90 个血清型，大多数菌株不致病或致病力很弱，仅部分菌株有致病力，荚膜多糖抗原与肺炎球菌的致病力有密切关系。成人致病菌多为 1 ~ 9 型，以第 3 型毒力最强，常致严重肺炎。

三、发病机制

1. 基本发病机制　肺炎链球菌为口咽部定植菌，主要靠荚膜对组织的侵袭作用引起组织的炎性反应，通常在机体免疫功能低下时致病。在全身及呼吸道防御功能受损时，如上呼吸道病毒感染、受凉、淋雨、劳累、糖尿病、醉酒或全身麻醉均可使机体对肺炎链球菌易感。肺炎链球菌经上呼吸道吸入肺泡并在局部繁殖。细菌不产生毒素，不引起原发性组织坏死或形成空洞，其致病力是由于含有高分子多糖体的荚膜对组织的侵袭作用。细菌能躲避机体吞噬细胞的吞噬过程，并主要在肺泡内的富含蛋白质的渗液中繁殖。首先引起肺泡壁水肿，然后迅速出现白细胞和红细胞渗出，含菌的渗出液经 Cohn 孔向邻近肺泡扩散，甚至蔓及几个肺段或整个肺叶，典型的结果是导致大叶性肺炎。

2. 非典型表现发病机制 患有黏液、纤毛运动障碍的患者如慢性阻塞性肺病（COPD），或肺水肿及心力衰竭，特别容易感染本菌，老年及婴幼儿感染可沿支气管分布即支气管肺炎。

四、病理

病理改变有充血水肿期、红色肝变期、灰色肝变期和消散期。整个过程包括肺组织充血水肿，肺泡内浆液性渗出和红、白细胞浸润，吞噬细菌，继而纤维蛋白渗出物溶解、吸收，肺泡重新充气。初阶段是充血，特点是大量浆液性渗出物，血管扩张及细菌迅速增殖，持续1~2天；下一阶段叫做"红色肝样变"，即实变的肺脏呈肝样外观，一般从第3天开始，肺泡腔内充满多形核细胞，血管充血及红细胞外渗，因此肉眼检查呈淡红色。接着是"灰色肝样变"期，第4~6天达到高峰，该期的纤维蛋白集聚与处于不同阶段的白细胞和红细胞有关，肺泡腔充满炎症渗出物。最后阶段是以渗出物吸收为特征的消散期，常在病程第7~10天出现。实际上四个病理阶段很难绝对分开，往往相互重叠，而且在使用抗生素的情况下，这种典型的病理分期已很少见。病变消散后肺组织结构多无损坏，不留纤维瘢痕。

极个别患者由于机体反应性差，肺泡内白细胞不多，白细胞溶解酶少，纤维蛋白吸收不完全，甚至有成纤维细胞形成，发生机化性肺炎。如细菌毒力强且未及时使用有效抗生素，15%~20%细菌经胸淋巴导管进入血循环，形成肺外感染包括胸膜炎、关节炎、心包炎、心内膜炎、腹膜炎、中耳炎，5%~10%可并发脓胸，少数可发生败血症或感染性休克，侵犯脑膜可引起化脓性脑膜炎。

五、临床表现

（一）症状

1. 常见症状 本病以冬季和初春为多，这与呼吸道病毒感染流行有一定关系。青壮年男性或老幼多见。本病发病随年龄增大，发病率不断增高，春、冬季节因带菌率较高为本病多发季节。

（1）诱因：常有受凉、淋雨、疲劳、醉酒、精神刺激、上呼吸道病毒感染史，半数左右的病例有上呼吸道感染的先驱症状。

（2）全身感染中毒症状：起病多急骤，有高热，体温在数小时内可升到39~40℃，高峰在下午或傍晚，亦可呈稽留热型，与脉率相平行。常伴有畏寒，半数有寒战。可有全身肌肉酸痛，口角或鼻周出现单纯疱疹。

（3）呼吸系统症状：咳嗽，初起无痰或痰量不多，后逐渐变成带脓性、血丝或"铁锈"痰液。

2. 非典型症状 仅表现为高热性胸痛，而呼吸道症状不明显，可有食欲锐减、恶心、呕吐、腹痛、腹泻；患侧胸痛，可放射至肩部、腹部，咳嗽或深呼吸时加重，有时被误诊为急腹症、心绞痛或心肌梗死。累及脑膜时可表现意识模糊、烦躁不安、嗜睡、谵妄等。但在很多情况下，特别是婴幼儿和老年患者，本病较为隐袭，症状可不典型。少数年老体弱者起病后不久便表现为休克。

（二）体征

1. 常见体征

（1）急性热病容：面颊绯红、鼻翼煽动、皮肤灼热、干燥、口角及鼻周有疱疹；病变广泛、低氧血症时，可出现气急、发绀。

（2）肺部体征：典型的肺部实变体征受累侧胸部呼吸运动减弱，呼吸音减低，可闻及少许湿性啰音。大片肺叶实变时才有典型的实变体征如叩诊呈浊音，语颤增强，管状呼吸音和湿性啰音。病变累及胸膜时可引起局部胸壁压痛，听诊有胸膜摩擦音；并发大量胸腔积液时，气管可偏移，叩诊实音，呼吸音减低或消失。

2. 非典型体征

（1）在年幼、体弱和老年人以及感染早期，临床表现可不明显，仅表现出疲乏、精神恍惚或体温升高。

（2）由于早期诊断及治疗，近年来一般肺炎链球菌肺炎可能在未完全实变时已开始消散，部分可不出现明显的异常体征，仅有高热，无干、湿性啰音。

（3）少数有脓毒血症者，可出现皮肤、黏膜出血点，巩膜轻度黄染。发现头痛特别是颈部疼痛或有僵硬感，颈有阻力提示可能累及脑膜。心率增快、心界的扩大，提示心力衰竭。炎症延及膈胸膜外围可引起上腹部压痛，炎症严重者可引起腹部胀气及肠梗阻。严重感染可并发休克，血压下降或测不出。

六、实验室检查

（一）常见表现

1. 血常规检查　血白细胞计数多数在 $(10 \times 10^9 \sim 30 \times 10^9)$ /L，中性粒细胞常超过 80%，并有核左移或见胞质内毒性颗粒。

2. 病原学检查　合格痰标本涂片检查有大量中性粒细胞和革兰阳性成对或短链状球菌，尤其在细胞内者，具有诊断参考意义。痰培养分离出肺炎链球菌是诊断本病的主要依据，可利用型特异抗血清确定出分离菌株的型别，但国内临床细菌室没有常规做菌型测试。为减少污染，应在漱口后采集深咳痰液，微生物标本必须在抗菌药物使用前留取，否则明显影响培养阳性率。

3. 血气分析　可出现动脉血氧分压（PaO_2）降低、二氧化碳分压（PaO_2）正常或降低，因原有基础病不同可有代谢性酸中毒改变。

（二）非典型表现

年老体弱、酗酒、免疫力低下者的白细胞计数常不增高，但中性粒细胞百分比仍升高。约 10%～20% 合并菌血症，重症感染不应忽视血培养的临床意义。也可经支气管镜防污染毛刷或支气管肺泡灌洗采样，因系侵袭性检查，仅限于少数重症感染。如合并胸腔积液，应积极抽胸液进行细菌培养。血培养阳性率不高，只有在病程早期的短暂菌血症期或并发脓毒血症时血培养才会出现阳性。

七、器械检查

1. 常见表现　病变早期肺部仅见纹理增多，或局限于肺段的淡薄、均匀阴影；随着病情进展，典型表现为肺叶或肺段分布的大片呈均匀致密阴影，在实变阴影中可见支气管充气征。也可表现为一个肺段中单一区域或几个区域的浸润影。在有效抗生素治疗数日后开始消散，一般 3 周后完全消散。

2. 不典型表现　由于抗生素的应用，典型的大叶实变已少见。肋膈角可有少量胸腔积液征。在肺炎消散期，X 线显示炎性浸润逐渐吸收，部分区域吸收较早，可呈现"假空洞"征。老年人病灶消散较慢，容易出现吸收不完全而发展为机化性肺炎。少数患者可伴有胸膜增厚，并发胸膜或心包积液时可出现相应改变。

八、诊断

凡急性发热伴咳嗽、胸痛和呼吸困难都应怀疑为肺炎链球菌肺炎。根据病史、体征、胸部 X 线改变，痰涂片、痰培养或血培养，涂片革兰染色可见成对或短链状排列的阳性球菌、荚膜肿胀反应而缺乏其他优势菌群，并有大量的中性粒细胞，可做出初步诊断。痰培养分离出肺炎链球菌是诊断本病的主要依据，但如能在胸液、血液、肺组织或经气管吸出物中检出肺炎链球菌，则具有确诊价值。严重的患者病情变化急骤，开始表现轻微，但在数小时内发生唇绀、呼吸急促、鼻翼扇动和末梢循环衰竭引起休克等。无发热，特别是低体温往往与病情恶化相关。

九、鉴别诊断

（一）常见表现鉴别诊断

1. 干酪性肺炎　急性结核性肺炎临床表现与肺炎链球菌肺炎相似，X 线亦有肺实变，但结核病常有低热乏力，痰中容易找到结核菌。X 线显示病变多在肺尖或锁骨上、下，密度不均，久不消散，且可形成空洞和肺内播散。典型肺炎多发生于中下叶，阴影密度均匀。而肺炎链球菌肺炎经青霉素等治疗 3～5 天，体温多能恢复正常，肺内炎症也较快吸收。

2. 肺癌　少数周围型肺癌 X 线影像颇似肺部炎症。但一般不发热或仅有低热，周围血白细胞计数不高，痰中找到癌细胞可以确诊。中央型肺癌可伴阻塞性肺炎，经抗生素治疗后炎症消退，肿瘤阴影渐趋明显；或者伴发肺门淋巴结肿大、肺不张。对于有效抗生素治疗下炎症久不消散或者消散后又复出现者，尤其在年龄较大者，要注意分析，必要时做 CT、痰脱落细胞和纤支镜检查等，以确定诊断。

3. 急性肺脓肿　早期临床表现与肺炎链球菌肺炎相似。但随着病程的发展，出现大量特征性的脓臭痰。致病菌有金黄色葡萄球菌、克雷伯杆菌及其他革兰阴性杆菌和厌氧菌等。葡萄球菌肺炎病情往往较重，咳脓痰。X 线胸片表现为大片炎症，伴空洞及液平。克雷伯杆菌肺炎常引起坏死性肺叶炎症，累及上叶多见，痰呈红棕色胶冻样。肺脓肿 X 线显示脓腔和液平，较易鉴别。但须警惕肺脓肿与肺结核可同时存在。

4. 其他病菌引起的肺炎　葡萄球菌肺炎和革兰阴性杆菌肺炎，临床表现较严重。克雷伯杆菌肺炎等常见于体弱、心肺慢性疾病或免疫受损患者，多为院内继发感染；痰液、血或胸液细菌阳性培养是诊断不可缺少的依据。病毒和支原体肺炎一般病情较轻，支原体肺炎和衣原体肺炎较少引起整个肺叶实变，可常年发作无明显季节特征；白细胞常无明显增加，临床过程、痰液病原体分离和血液免疫学试验对诊断有重要意义。

（二）非典型表现鉴别诊断

1. 渗出性胸膜炎　可与下叶肺炎相混淆，有类似肺炎的表现，如胸痛、发热、气急等症，但咳嗽较轻，一般无血痰，胸液量多时可用 X 线检查、B 超定位进行胸腔穿刺抽液，以明确诊断，须注意肺炎旁积液的发生。

2. 肺栓塞　常发生于手术、长期卧床或下肢血栓性静脉炎患者，表现为突然气急、咳嗽、咯血、胸痛甚至昏迷，一般无寒战和高热，白细胞中等度增加，咯血较多见，很少出现口角疱疹。肺动脉增强螺旋 CT 或肺血管造影可以明确诊断；但须警惕肺炎与肺栓塞可同时存在。

3. 腹部疾病　肺炎的脓毒血症可发生腹部症状，病变位于下叶者可累及膈胸膜，出现上腹痛，应注意与膈下脓肿、胆囊炎、胰腺炎、胃肠炎等进行鉴别。

十、治疗

（一）药物治疗

一经疑似诊断应立即开始抗生素治疗，不必等待细菌培养结果。青霉素可作为肺炎链球菌肺炎的首选药物，对无并发症的肺炎链球菌肺炎经验性治疗推荐青霉素，给青霉素 G 80 万~240 万单位静脉注射，1 次/4~6h。青霉素自问世以来一直被认为是治疗肺炎链球菌感染的常规敏感药物。但自从 20 世纪 60—70 年代在澳大利亚和南非首次报道发现耐青霉素肺炎链球菌（PRSP）以来，PRSP 流行呈上升趋势；对 PRSP 引起的各种感染均应选择青霉素以外的抗生素治疗，但对低度耐药株可用大剂量的青霉素 G，使血药浓度远高于 MIC 以取得较好的抗菌效果。对于严重肺炎链球菌感染伴发原发疾病患者，也可选用青霉素 G，须在治疗过程中注意观察疗效，并根据药敏结果及时调整给药方案。医源性感染患者对青霉素低度耐药者可选用大剂量青霉素 G 治疗，β-内酰胺类抗生素中以阿莫西林为最有效的药物，其他有效药物包括青霉素类如氨苄西林、阿莫西林，头孢菌素中的头孢唑啉、头孢丙烯、头孢克洛、头孢噻肟、头孢曲松也有效。万古霉素对 PRSP 感染有极强的抗菌活性，替考拉宁作用与万古霉素相似，不良反应减轻，半衰期延长。对青霉素过敏者，可静脉滴注红霉素，或口服克拉霉素或阿奇霉素。大环内酯类抗生素的抗菌活性，以红霉素最强，但国内耐红霉素肺炎链球菌的比例高达 50%。阿奇霉素与红霉素等沿用品种相比，其对流感嗜血杆菌和非典型病原的抗微生物活性明显增强；与头孢呋辛等 β-内酰胺类抗生素相比，对呼吸道非典型病原有良好活性。由于阿奇霉素血浓度较低，国内外不推荐用于治疗伴有菌血症的肺炎链球菌肺炎。大环内酯类新品种，如罗红霉素、阿奇霉素、克拉霉素抗菌谱没有明显扩大，常用于社区获得性感染，不宜作为重症感染的主要药物，除非有病原体检查结果支持或临床高度疑似为军团菌感染。在体外和动物实验中，许多药物的联合用药表现出了很大的抗菌活性，如头孢曲松与万古霉素，氨苄西林与利福平，阿莫西林与头孢噻肟，氯苯吩嗪与头孢噻肟，对 PRSP 表现出协同作用，可能在将来针对 PRSP 感染的治疗中是一种较好的方案。PRSP 感染危及患者的生命，病死率高，更为严重的是 PRSP 菌株在患者之间的传播，控制感染方案失败，抗生素使用不合理，均可引起医院感染，因此对 PRSP 进行预防控制是很有必要的。新一代氟喹诺酮类组织渗透性好，痰液中药物浓度多达血药浓度的 50% 以上，肺组织浓度可达血浓度的 3~4 倍。如左氧氟沙星、莫西沙星、加替沙星对大多数中度耐药菌株有效。在第三代头孢菌素耐药比较高的某些地区，尽管经验性选用万古霉素治疗的方案有争议，但临床医生根据经验将氟喹诺酮或万古霉素作为首选。如对青霉素高度耐药，可用第三代头孢菌素，如头孢曲松或头孢噻肟，或伊米配能等。抗菌药物疗程一般为5~7天，或在退热后3天停药。对衰弱患者疗程应适当延长。除抗生素治疗外，还应予以适当的对症治疗和支持治疗，包括卧床休息、补充液体及针对胸膜疼痛使用止痛药。

（二）治疗矛盾及对策

近20~30年来，肺炎链球菌对抗生素的耐药性日益流行，给临床治疗带来困难。国外已有20%~40%的肺炎链球菌对青霉素中度耐药或高度耐药（PRSP），我国肺炎链球菌的耐药率尚低，中度耐药可采取加大青霉素剂量而获得有效治疗的方法，青霉素高度耐药菌株在我国甚少约为0%~5%，但有逐年上升的趋势。国内已有资料显示肺炎链球菌对大环内酯类、磺胺类等抗生素耐药率很高，疑诊或明确为该菌感染时不宜选用。而肺炎链球菌多重耐药株（MDRP）也逐渐增多，引起医院内暴发流行。北京地区多重耐药肺炎链球菌上升到2001—2002年的6.9%。上海地区部分医院研究发现肺炎链球菌对除万古霉素以外抗菌药有不同程度的耐药性，同时存在交叉耐药现象。在某些地区肺炎链球菌对青霉素、头孢克洛、头孢呋辛等不敏感率也较高，应根据当地实际情况决定是否选用。肺炎链球菌对新型氟喹诺酮类敏感，但近来报告出现的耐药菌株已引起了人们的高度重视。万古霉素对所有肺炎链球菌均有抗菌活性，可作为伴有青霉素高耐药菌株易感因素的重症患者的首选药物。

（三）并发症的处理

1. 肺外感染　经适当抗生素治疗以后，高热一般在24h内消退，或在数天内呈分离性下降，如体温再升或3天后仍不退者，应考虑肺炎链球菌的肺外感染，如脓胸、心包炎或关节炎等。持续发热的其他原因还有混杂细菌感染，药物热或存在其他并存的疾患。肺炎治疗不当，可有5%并发脓胸，对于脓胸患者应予置管引流冲洗，慢性包裹性脓胸应考虑外科肋间切开引流。

2. 脑膜炎　如疑有脑膜炎时，给予头孢噻肟2g静脉注射，1次/4~6h或头孢曲松1~2g静脉注射，1次/12h，同时给予万古霉素1g静脉注射，1次/12h，可加用利福平600mg/天口服，直至取得药敏结果。除静脉滴注有效抗生素外，应行腰穿明确诊断，并积极脱水，吸氧并给予脑保护。

3. 感染性休克　强有效的控制感染是关键，有并发症如脓胸而需要引流或有转移感染灶如脑膜炎、心内膜炎、脓毒性关节炎需加大青霉素剂量。补充血容量，对老年发热患者慎用解热镇痛药，特别合并低血压者注意防止虚脱，补足液体量。可加用血管活性药物以维持休克患者的血压，保证重要脏器的血液灌流，并维持血压不低于100/60mmHg，现临床上常用以下方法。

（1）多巴胺以微量泵入，严重时加阿拉明（又名间羟胺）静脉滴注。

（2）输氧：一般鼻导管给氧，呼吸衰竭可考虑气管插管、气管切开和呼吸机辅助通气。

（3）纠正水、电解质和酸碱失衡：监护期间要密切随访血电解质、动脉血气，尤其是对COPD患者。

4. 其他　临床表现腹痛又合并高热患者，排除外科急腹症可应用解热镇痛药；因基础病不同酌情予以解痉止痛药。如果临床症状逐步改善，而且病因明确，不应改变治疗方案。当患者仍无好转时，需考虑以下因素：病因诊断错误，药物选用不当，疾病已属晚期或重复感染，合并症使患者抵抗力低下，用药方法错误，肺炎链球菌属耐药菌株。青霉素的发现使肺炎链球菌性肺炎的病死率大大降低，本病总病死率为10%，但在已知病原菌的社区获得性肺炎死亡病例中，肺炎链球菌肺炎仍占较大比例。一般主张对35岁以上的患者要随访X线检查。胸部X线检查可能要在几周之后才能看到浸润消散，病情严重及有菌血症或原先已有慢性肺病的患者尤其如此。有肿瘤或异物阻塞支气管时，肺炎虽在治疗后消散，但阻塞因素未除，仍可再度出现肺炎。治疗开始6周或6周以上仍然有浸润，应怀疑其他疾病如原发性支气管癌或结核的可能。

十一、预后

本病自然病程1~2周。发病第5~10天时，发热可以自行骤降或逐渐减退。使用有效的抗菌药物可使体温在2~3天内恢复正常，患者顿觉症状消失，逐渐恢复健康。接受治疗较早的轻型患者，一般在24~48h内体温下降，但病情严重的患者，特别是具有预后不良因素的患者，往往需4天或4天以上才能退热。预后不佳的因素为：幼儿或老年，特别是1岁以下及60岁以上，血培养阳性，病变广泛、多叶受累者，周围血白细胞计数 < 4 000/mm^3，合并其他疾病如肝硬化、心力衰竭、免疫抑制、血液丙种球蛋白缺乏、脾切除或脾功能丧失、尿毒症等，某些血清型尤其是第3和第8型的病原体，发生肺外并发症如脑膜炎或心内膜炎。在已知病原菌的社区获得性肺炎死亡病例中，肺炎链球菌肺炎仍占较大比例。

十二、预防

避免淋雨受寒、疲劳、醉酒等诱发因素。对于易感人群可注射肺炎链球菌多糖疫苗。20世纪20年代曾用过肺炎链球菌疫苗，由于抗生素的兴起而被摒弃，随着耐药菌的增加，近十余年来，疫苗接种又重新受到重视。目前多采用多型组合的纯化荚膜抗原疫苗，有商品供应的疫苗含肺炎链球菌型特异多糖抗原中的23种抗原，覆盖85%~90%引起感染的肺炎链球菌菌型。有研究表明，哮喘人群中侵袭性肺炎球菌病的发生率增加；接种肺炎链球菌多价荚膜多糖疫苗可减少其感染和携带率。虽然对精确的保护水平尚不甚了解，因为通常不能作抗体效价测定，一般认为健康人注射肺炎链球菌疫苗后2~3周，血清内出现抗体，4~8周抗体效价持续增高，可降低肺炎链球菌肺炎的发病率，有效率超过50%，保护的期限至少1年以上。对于高危人群，5~10年后需重复接种。

（郝万明）

第七节　葡萄球菌肺炎

一、概述

葡萄球菌肺炎（staphylococcal pneumonia）是由葡萄球菌引起的急性化脓性炎症，近年来有增多的趋势。金黄色葡萄球菌占社区获得性肺炎的比例为0%~5%，重症肺炎中最高报道为11.1%。也是医院获得性肺炎的主要病原菌之一，许多研究估计占所有医院获得性肺炎的15%~35%。与甲氧西林敏感的金黄色葡萄球菌（MSSA）相比，耐甲氧西林的金黄色葡萄球菌（MRSA）所致的社区和医院获得性感染的病死率明显增高，故更加引起了医学界的广泛关注。

二、病因和发病机制

葡萄球菌属含 32 种细菌，仅有一些对人体致病。为革兰阳性球菌，可分为凝固酶阳性的葡萄球菌（主要为金黄色葡萄球菌）及凝固酶阴性的葡萄球菌（如表皮葡萄球菌和腐生葡萄球菌）。葡萄球菌的致病物质主要是毒素与酶，如溶血毒素、杀白细胞素、肠毒素等，具有溶血、坏死、杀白细胞及血管痉挛等作用。凝固酶阳性的葡萄球菌致病力较强，随着医院感染的增多，由凝固酶阴性葡萄球菌引起的肺炎也不断增多。

金黄色葡萄球菌是毒力最强的葡萄球菌，广泛存在于自然界及人体，对外界有较强的适应能力，干燥环境下可存活几个月，常定植在健康人鼻前庭，带菌可达 15% ~ 50%，细菌胞壁上的部分胞壁酸有助于细菌在鼻前庭的细胞附着。除气管切开或烧伤患者外，虽然人群间的传播是否是通过直接接触和空气传播尚不清楚，但金黄色葡萄球菌很容易通过直接接触和空气产生播散。动物可以通过直接接触、环境污染或食物的作用，在人类 MRSA 感染中起到重要作用。

三、病理和生理

经呼吸道吸入途径所致肺炎呈大叶性或呈广泛的、融合性的支气管肺炎。支气管及肺泡破溃可使气体进入肺间质，并与支气管相通。当坏死组织或脓液阻塞细支气管，形成单向活瓣作用，产生张力性肺气囊肿。浅表的肺气囊若张力过高，可破溃形成气胸或脓气胸，并可形成支气管胸膜瘘。血源性金黄色葡萄球菌肺炎多发生于葡萄球菌菌血症患者。细菌栓子引起肺部多发的化脓性炎症病灶，进而发展成多发性肺脓肿，可侵及胸腔、心包，也可伴其他葡萄球菌引起的炎症，如脑膜炎、关节炎等。

四、临床表现、实验室检查及器械检查

金黄色葡萄球菌的临床表现随患者感染途径而异，经呼吸道吸入感染者较少见，大多发生于流感后。血源性途径感染者常以原发病灶表现和毒血症状为主。院内获得性肺炎多发于体质严重虚弱、气管切开、气管插管、使用免疫抑制药或近期做过手术的患者。

（一）典型表现

（1）急骤发病，全身中毒症状严重，寒战、高热、咳嗽、脓痰、脓血痰、呼吸困难、发绀等。

（2）病情发展迅速，神志改变、谵妄、昏迷甚至休克，多见于由肺外感染至血行播散者。

（3）院内感染出现在手术后监护病房及长期住院者，起病隐匿。呼吸道症状较轻、低热、咳嗽少量脓痰。病情变化快。

（4）血源性葡萄球菌肺炎继发于肺外感染的血行播散，全身中毒症状重，可找到原发病灶和其他部位感染的症状和体征。累及胸膜则发生脓胸。

（5）体征：早期局部呼吸音减低，可闻及干湿性啰音。并发脓胸则有叩诊浊音，呼吸音减弱或消失。有气胸则叩诊鼓音，呼吸音减弱或消失。

（6）实验室检查：外周血白细胞在 $20 \times 10^9/L$ 左右，有些病例可高达 $50 \times 10^9/L$，中性粒细胞明显升高，有中毒颗粒、核左移现象。重症病例由于细菌分泌杀白细胞数导致白细胞

计数减少。痰涂片革兰染色可见大量成堆葡萄球菌与脓细胞、白细胞发现球菌有诊断价值。痰、血及胸液培养葡萄球菌生长。血清胞壁酸抗体测定对早期诊断有帮助，血清抗体≥1：4 为阳性，特异性较高。

（7）X 线表现：肺浸润、肺脓肿、肺气囊肿和脓胸、脓气胸为金黄色葡萄球菌肺炎的四大 X 线征象，在不同类型和不同病期以不同的组合表现。多发性小脓肿、肺气囊肿和脓胸、脓气胸为婴幼儿金黄色葡萄球菌肺炎的特征，且早期临床表现常与胸部 X 线表现不一致，即临床症状很重，而胸片表现不明显。但病变发展快，可于数小时发展成为多发性肺脓肿、肺气囊肿、脓胸，并可产生张力性气胸、纵隔气肿。

原发性感染者早期胸部 X 线表现为大片絮状、密度不均的阴影。可成节段或大叶分布，亦有成小叶样浸润，病变短期内变化大，可出现空洞或蜂窝状透亮区，或在阴影周围出现大小不等的气肿性大泡。栓塞性葡萄球菌肺炎的特征是在不相邻的部位有多发性浸润，浸润易形成空洞，这些现象表示感染源来源于血管内（如右侧心内膜炎或脓毒性血栓性静脉炎）。通常，血源性感染者胸部 X 线表现呈两肺多发斑片状或团块状阴影或多发性小液平空洞。血源性葡萄球菌肺炎早期在两肺的周边部出现大小不等的斑片状或团块状阴影，边缘清楚，有时类似转移癌，但随病情发展，病灶周边出现肺气囊肿，并迅速发展成肺脓肿。

（二）非典型表现

（1）一些经血行感染者找不到原发病灶。

（2）部分患者亚急性起病，肺炎症状不典型。

（3）老年患者及有慢性基础疾病患者及某些不典型病例，呈亚急性经过，起病较缓慢，症状较轻，低热，咳少量脓性痰，有时甚至无临床症状，仅在摄胸片时发现肺部点状或边缘模糊的片状阴影。有时虽无呼吸系统症状及高热，而患者已发生中毒性休克，出现少尿、血压下降。

（4）有些金黄色葡萄球菌肺炎还可出现类似格林－巴利综合征和多发性肌炎的肺外并发症表现。少数病例因出现腹痛被误诊为阑尾炎。

（5）影像学上有些肺上叶的病变易误诊为结核。

五、诊断和鉴别诊断

根据典型临床表现、X 线征象、呼吸道分泌物涂片及培养，加上患者有金黄色葡萄球菌肺炎的易感因素，可做出诊断。但本病早期临床表现与 X 线改变不符合，病原学检查虽是确诊的依据，但需要一定的时间，也存在着敏感性和特异性的问题，早期诊断常有困难。X 线检查随访追踪肺部病变动态变化对诊断有帮助。临床上应与其他疾病相鉴别。

1. 其他细菌性肺炎　如流感杆菌、肺炎克雷白菌、肺炎链球菌引起的肺炎。根据病史、症状、体征、胸部 X 线等检查可做出初步判断，但最终鉴别需病原学检查。

2. 肺结核　上叶金黄色葡萄球菌易与肺结核混淆，尤其是干酪性肺炎，二者无论是症状体征及影像学检查均相似。此外，发生于下叶的不典型肺结核也易误诊为金黄色葡萄球菌肺炎。应通过仔细询问病史、相关实验室检查以及对治疗的反应进行鉴别。

3. 真菌性肺炎　医院内获得性真菌性肺炎与金黄色葡萄球菌肺炎患者有相似的易感因素，症状体征及影像学改变区别不大，临床上判别有困难。确诊依赖于病原学诊断。

4. 其他非感染性疾病　发生于肺的其他非感染性疾病如肺肿瘤、肺栓塞、肺血管炎等疾病也可出现发热、外周血白细胞升高、胸部 X 线见肺浸润影，需通过病史及相关辅助检查进行鉴别。

六、治疗

（一）抗菌药物治疗

应根据痰培养及药物敏感试验结果选用抗生素。用药方法如下。

（1）甲氧西林敏感的金黄色葡萄球菌（MSSA）治疗：可选用耐青霉素酶的半合成青霉素或头孢菌素，如苯唑西林、氯唑西林、头孢唑啉、头孢呋辛，也可选用克林霉素、复方磺胺甲噁唑（SMZco），联合使用阿米卡星、磷霉素、夫西地酸钠、利福平、氟喹诺酮类等药物。由于医院获得性感染多为耐多药菌株，治疗时不宜选用 β - 内酰胺类、林可霉素类、氟喹诺酮类及 SMZco。

（2）MRSA 的治疗

1）糖肽类药物：可选用万古霉素，成人剂量为 1.0g/次，1 次/12h 缓慢静脉滴注。也可选去甲万古霉素，成人 0.8～1.6g/天，分 2～3 次缓慢静脉滴注。或替考拉宁 0.4g/次，首 3 次剂量每 12h 静脉给药 1 次，以后则 0.4g/天。两种药物的作用机制相似，在体外替考拉宁较万古霉素容易产生诱导耐药。常用剂量下替考拉宁的肾毒性低于万古霉素，其半衰期为 40～70h，每天一次给药方案为门诊治疗提供了方便。

2）噁唑烷酮类：利奈唑胺，成人 0.6g/次，1 次/12h，静脉或口服。最常见的不良反应为腹泻、头痛、恶心。

3）甘氨酰四环素类：替加环素，起始剂量为 0.1g，以后 50mg，1 次/12h。

（二）体位引流

脓气胸应尽早胸腔置管引流。肺脓肿应嘱患者按病变部位和全身情况做适当体位引流。

（三）其他

营养支持等均十分重要。伴随葡萄球菌心内膜炎患者在抗菌治疗症状改善后应尽早进行心脏赘生物的手术治疗。

1. 治疗矛盾

（1）临床上有 50% 以上的肺炎患者找不到病原体，许多葡萄球菌肺炎患者早期临床表现并无特异性，因此在病原学诊断前或药敏结果未获得前决定是否要选用针对葡萄球菌的经验性抗菌治疗有一定困难，尤其是否选用针对 MRSA 的治疗药物更难下决心。不选怕耽误治疗，影响疾病预后；轻易用药又造成抗生素滥用，且增加了医疗费用。

（2）对于 MRSA 肺炎尤其是伴有心内膜炎的重症患者，宜选用杀菌剂如万古霉素治疗。但如这些患者同时伴有肾功能不全时，则使用这种药物有风险。

（3）h - VISA 与万古霉素耐药菌的出现，会导致万古霉素治疗失败。但临床常规病原学检测很少进行 h - VISA 及 MBC 的测定。

2. 对策

（1）MRSA 不是社区获得性肺炎（CAP）的常见病原体，对 CAP 的患者应采用常规的方案进行治疗。只有对于那些有葡萄球菌感染的高危因素、治疗反应差或从血液、痰或胸水中培养出 MRSA 的患者才改用万古霉素进行治疗。同时应该记住，痰培养出的 MRSA，可能是定植菌而非致病菌。

（2）对于肾功能不全的患者，使用万古霉素、替考拉宁均需调整剂量，或改用其他对肾损害小的药物如利奈唑胺等。

（3）万古霉素 MIC 在敏感范围上界（1~2μg/ml），如果仍选用万古霉素，可考虑联合应用利福平、夫西地酸或磷霉素等，也可改用其他种类的药物。还应掌握万古霉素应用的指征，积极预防耐药性的产生。美国疾病预防控制中心建议万古霉素应用的指征为：

a. 耐 β - 内酰胺类革兰阳性菌引起的严重感染。

b. 革兰阳性菌感染，但对 β - 内酰胺类抗生素严重过敏者。

c. 甲硝唑治疗失败或严重的抗生素相关性结肠炎。

d. 美国心脏协会推荐在某些特定的阶段，用于心脏病的预防。

e. 假体材料或装置的植入手术中，MRSA 或 MRSE（耐甲氧西林表皮葡萄球菌）感染的发生率较高，在操作过程中的预防用药。

七、预后

葡萄球菌肺炎的预后通常与感染菌株的致病力、患者的基础状态、肺部病变范围、诊断和治疗是否及时和正确，以及有无并发症如菌血症、心内膜炎、脑膜炎等均有密切关系。其病死率为 10%~30%，年龄大于 70 岁的患者病死率为 75%。痊愈患者中少数可遗留支气管扩张等。

（郝万明）

第八节　军团菌肺炎

一、概述

军团菌肺炎（Legionnaries´pneumonia）是指由军团杆菌引起的细菌性肺炎。军团菌属由40 多种组成，但只有不到一半可引起人类疾病，最常见的致病菌是嗜肺军团菌（L. pneumophila）。我国自 1982 年在南京发现首例患者以来，发病例数日益增多，已受到普遍关注。军团菌肺炎在非典型肺炎中是病情最重的一种，未经有效治疗者的病死率可高达 45%。军团菌致病几乎遍及全球，夏末秋初为高发季节，男性多于女性，任何年龄人群均可发病。孕妇、老年人、器官移植、免疫抑制药治疗、长期住院，以及免疫功能低下的慢性阻塞性肺疾病患者为好发人群。军团菌为水源中常见的微生物，并可以气溶胶的方式传播和感染人群。超声雾化设备、空调系统、冷却和暖水管道是该菌极易繁殖的场所。因此，暴发流行多见于医院和旅馆等公共场所。本病病死率为 5%，免疫缺陷者为 20%。军团菌肺炎的散发病例占社区获得性肺炎（CAP）的 2%~15%，医院内感染性肺炎的 1%~40%。

二、病因

军团菌属水生菌群，存在于天然淡水、人工管道水及泥浆水中，在蒸馏水、河水、自来水中的存活时间分别是 3~12 个月、3 个月、1 年。军团菌至今已分离出 40 多种，其中至少19 种可致肺炎，并有 60 余种血清型，但可引起人类肺炎的军团菌最多见的为嗜肺军团菌、米克戴德军团菌和博杰曼军团菌，其中嗜肺军团菌有 15 个型，以 1、6、4、12 等血清型致病最多见。吸烟、原有慢性肺部疾病和免疫功能低下者（尤其是使用糖皮质激素）是产生军团菌肺炎的三大危险因素。

三、发病机制

（一）基本发病机制

军团杆菌在分类学上是一种独特的需氧革兰染色阴性杆菌，无荚膜，在普通培养基上不生长，属于细胞内寄生菌。当人吸入污染有嗜肺军团菌的气溶胶后，细菌可直接穿入呼吸系统细支气管和肺泡，先附着于吞噬细胞或中性粒细胞，然后进入细胞内形成吞噬小体，进行繁衍，直到细胞破裂，产生一些淋巴与细胞毒性因子，引起肺损害。另外，军团菌还可直接产生和释放各种毒素和酶，引起肺的持续性损害。如外毒素可溶解细胞；内毒素如脂多糖能阻止吞噬体与溶酶体的融合；毒素类物质可损害单核-巨噬细胞的杀菌功能；磷脂酶可影响细胞内第二信使的形成，从而抑制吞噬细胞的活化；蛋白激酶能影响吞噬细胞的活化和杀菌功能；蛋白酶能灭活白细胞介素-2和裂解人T细胞表面CD_4，从而干扰T细胞活化和功能的发挥。本病的病变分布范围、破坏程度取决于宿主的抵抗力、病原菌的毒力及感染的剂量，可表现为支气管肺炎，大叶性肺炎，空洞形成。军团菌感染也可表现为无肺炎特征的急性自限性流感样疾病——庞蒂亚克热。

（二）非典型表现发病机制

由嗜肺军团菌引起的肺炎，以肺部感染为主，还可合并肺外多系统受损。军团菌进入肺终末细支气管和肺泡后产生炎症反应，细菌可逆行至较大的细支气管及大气道，也可扩展至肺间质、胸膜、淋巴管，还可能随淋巴管进入循环而形成全身感染。经菌血症播散军团菌可侵入肝、脑、甲状腺、胰、周围肌肉、睾丸、前列腺与心脏。多表现在胃肠道、肾脏、神经系统，少数病例可发生肝脏损害、心包炎、局灶性心肌炎、肛周脓肿、皮肤黏膜改变等。

四、病理

（一）肺内病理改变

急性期为纤维素性化脓性肺炎，急性后期表现为机化性肺炎。肺急性期病变主要分为两型，Ⅰ型为急性纤维素性化脓性肺炎（95%），以大量纤维素渗出、嗜中性白细胞崩解、细胞碎片及巨噬细胞为主；Ⅱ型为急性弥漫性肺泡损伤，病变中可见肺泡上皮增生、脱屑及透明膜形成。与一般大叶性肺炎不同的是，同时出现的纤维素性化脓性支气管炎以及炎性渗出物中单核细胞及巨噬细胞明显。病变分布常为大叶和小叶病变混合存在。肺后期病变表现为，渗出物和透明膜机化及间质纤维化严重者可导致蜂窝肺。肺血管病变主要侵犯肺肌性动脉，病变呈灶状分布，为浆细胞、淋巴细胞和组织细胞浸润的非坏死性血管炎，可有内膜纤维化，也可形成动脉瘤。

（二）肺外病理改变

肺外病理改变分为炎症性病变、感染中毒性病变及继发性病变。包括多脏器脓肿形成、间质性肾炎、肾小球肾炎、肌溶解、肌炎以及化脓性纤维素性心包炎等。但军团菌肺炎病理组织学改变没有绝对特异性，因此必须结合病原学检查或其他有肯定意义的检测，才能做出正确诊断。

五、临床表现

（一）症状

1. 常见症状　军团菌感染系全身性疾病，临床表现多样，轻者仅有流感样症状（pontiac 热），重者则表现为以肺部感染为主的全身多脏器损害。军团菌肺炎的潜伏期为 2～10 天，有前驱症状，如乏力、嗜睡、发热，1～2 天后症状加重，出现高热、寒战、头痛、胸痛、咳嗽（干咳为主），可伴少量血性痰，重者可有呼吸困难。

2. 非典型症状　非典型症状主要是累及肺外器官所造成的肺外表现，如累及消化道可出现腹泻，呈水样便，无血及黏液，偶有剧烈腹泻伴腹痛、恶心、呕吐，重症者出现胃肠功能衰竭，甚至胃穿孔，偶有肝大、腹膜炎、肛周脓肿及阑尾脓肿。如累及神经系统可出现精神错乱、谵妄、幻觉、定向力障碍、震颤及昏迷，头痛多较重，常见于前额，罕有癫痫发作。此外部分患者出现血尿、急性肾功能衰竭、关节痛、感染性心内膜炎、心包炎、血小板减少性紫癜，偶有溶血性贫血，皮肤损害表现为多形性红斑、弥漫性丘疹、皮下组织感染等。

（二）体征

1. 常见体征　急性面容，高热，相对缓脉，早期患者胸部体征有湿啰音，部分病例可闻及哮鸣音，而仅有部分患者叩诊出现异常浊音界，但实变体征少见。呼吸频率增快，严重者可出现呼吸困难和发绀。

2. 非典型体征　有肺外损害的患者可出现相应受损脏器的体征：有胃肠道损害者可有腹部压痛甚至反跳痛，出现胃肠道穿孔者可有板状腹，腹部压痛反跳痛明显等；有肝损伤者可发现肝肿大甚至皮肤黏膜黄染，出现血尿或急性肾衰竭者可出现肾区叩压痛；神经系统受损者可有生理反射异常，并出现阳性的病理反射等。

六、实验室检查

（一）常见表现

（1）外周血白细胞明显升高，血沉增快，低钠血症常见。

（2）临床标本中分离培养出军团杆菌可获得可靠的诊断，目前标准培养基为活性炭酵母浸膏琼脂培养基（BCYE）；但由于军团菌生长条件要求严格，目前培养的阳性率较低。

（3）细菌抗原及 DNA 检测，对早期快速诊断有重要意义，如应用直接荧光抗体对痰、胸水、气管抽吸物等临床标本直接进行染色，具有高度特异性，但阳性率不高；尿抗原测定是最重要的早期诊断方法之一，国外报告发病 3 天后 80% 的军团菌肺炎患者可以用放射免疫法或酶联免疫法检测出尿军团菌抗原，特异性 100%，取浓缩尿可提高敏感性。应用 PCR 技术检测军团菌 DNA，其敏感性和特异性均很高，但应注意假阳性问题，目前主要用于流行病学研究。

（4）血清特异性抗体检测，为目前应用最广的诊断方法，IgM 抗体通常在感染后 1 周左右出现，而 IgG 抗体在发病 2 周后开始上升，1 个月左右达到高峰。诊断标准为双份血清抗体滴度呈 4 倍或以上增高，或间接荧光抗体（IFA）≥1∶128，或试管凝集试验（TAT）抗体≥1∶160，或微量凝集试验（MAA）抗体≥1∶64。

（二）非典型表现

部分严重患者可出现肝肾功能损害的实验实异常改变，如蛋白尿、转氨酶升高等，少数病例有黄疸。

七、器械检查

（一）常见表现

X线胸片改变缺乏特异性，主要为肺实质性浸润阴影，少数病例在早期呈间质性浸润阴影。通常为弥漫性斑片状阴影，亦可为结节状、索条状或网状阴影，见于单侧肺段或肺叶，重症可出现多叶受累，少数有空洞形成。部分患者（约1/3）有胸液，单侧多见。个别病例伴少量心包积液。

（二）非典型表现

X线异常改变迟于临床症状表现，且肺部病灶吸收较一般肺炎缓慢，达1～2个月，其特征之一为临床治疗有效时X线病变常继续进展。少数病例有肺纤维化的表现。

八、诊断

军团菌肺炎临床表现复杂多样、缺乏特异性，而一般细菌培养基中军团菌又不生长，因此应结合患者的综合情况进行诊断。特异性实验室检查是诊断军团菌肺炎的重要依据，但如遇到以下肺炎情况时应考虑由军团菌引起的可能：①用青霉素、头孢菌素、氨基糖苷类抗生素治疗无效时；②痰革兰涂片仅见大量白细胞，罕见细菌时；③腹泻与精神神经症状一并出现时；④低钠血症（排除其他原因）；⑤在肺部阴影多变情况下伴有少量胸腔积液者。

军团菌肺炎是一种革兰阴性杆菌－军团杆菌引起的肺部炎症。诊断军团菌肺炎的主要依据如下。

（1）临床表现：发热、寒战、咳嗽、胸痛等呼吸道症状。

（2）X线胸片具有炎症性阴影。

（3）呼吸道分泌物、痰、血或胸水在活性酵母浸膏琼脂培养基（BCYE）或其他特殊培养基培养，军团菌生长。

（4）呼吸道分泌物直接免疫荧光法检查阳性。

（5）血间接荧光法（IFA）检查前后两次抗体滴度呈4倍或以上增高，达1∶128或以上；血试管凝集试验（TAT）检测前后两次抗体滴度呈4倍或以上增高，达1∶160或以上；血微量凝集试验检测前后两次抗体滴度呈4倍或以上增高，达1∶64或以上。

凡具有（1）、（2），同时又具有（3）、（4）、（5）项中任何一项者诊断为军团菌肺炎。

注：对于间接荧光抗体试验或试管凝集试验效价仅一次增高（IFA＞1∶256，TAT＞1∶320），同时有临床及X线胸片炎症表现的病例可考虑为可疑军团菌肺炎。

九、鉴别诊断

（一）常见表现鉴别诊断

应排除其他原因的肺炎，如其他细菌引起的肺炎、支原体肺炎、鹦鹉热、肺炎衣原体肺炎、Q热、流行性感冒、病毒性肺炎、肺结核、结核性胸膜炎等。

（二）非典型表现鉴别诊断

有明显神经精神症状和严重呕吐、腹泻者，应与中枢神经系统感染及急性胃肠炎相鉴别。

十、治疗

（一）药物治疗

军团菌肺炎为胞内感染，因此，治疗以红霉素为首选，疗效可靠，视病情 0.5～1.0g/次，1 次/6～8h，总剂量 2～4g/天（儿童每日 50mg/kg）。其他可供替换的药物有四环素（每次 500mg，1 次/6h）、米诺环素或多西环素（每次 100mg，1 次/12h）；利福平可作为重症肺炎的联合治疗药物（每次 600mg，1 次/12h），此药因易产生耐药性而不应单独使用。近年来，国外应用氟喹诺酮类抗菌药物治疗军团菌肺炎获得良好疗效，如环丙沙星（每次 400mg，1 次/8h）、氧氟沙星（每次 400mg，1 次/12h）、培氟沙星、左氧氟沙星（500mg/天）等。新型大环内酯类抗生素有更强的抗菌活性和更好的药代动力学特性，今后有望替代红霉素，如克拉霉素（每次 500mg，1 次/12h）、阿奇霉素（每次 500mg，1 次/24h）和罗红霉素（每次 300mg，1 次/12h）。也有作者应用亚胺培南（每日 1～2g）、复方新诺明（每日 2～3g）和克林霉素治疗成功的报道。抗生素治疗在开始 5～7 天宜静脉给药（红霉素易引起静脉炎，静脉给药时为每日 1.0～1.5g），以后改为口服，疗程 10～14 天，对免疫功能低下者不少于 3 周，有肺脓肿或空洞者需 3～4 周或更长。

（二）其他治疗

诸如降低体温、止咳、化痰，以及加强呼吸道引流等措施。

（三）少见症状的治疗

由于部分军团菌病患者病程中可出现神经、精神症状，腹泻、低钠血症等症状，因此针对这些临床症状应积极给予恰当治疗，如纠正低氧血症、纠正低钠血症等电解质和酸碱平衡紊乱，积极抢救休克、呼吸衰竭、DIC 等；胸腔积液量多时，可穿刺或插管引流。急性肾功能衰竭时，应做血液透析治疗。一般不提倡使用肾上腺皮质激素。

十一、预后

免疫功能正常者病死率 5%～30%，免疫功能低下者达 80%，多死于呼吸衰竭、多器官功能衰竭。早期诊断和治疗者病死率可下降 3～4 倍，因此早期诊断和治疗十分重要，早期正确治疗者肺功能可完全恢复正常，少数遗留肺纤维化。

（郝万明）

第九节　克雷伯杆菌肺炎

一、概述

克雷伯杆菌肺炎（Klebsiella pneumoniae pneumonia）是肺炎克雷伯杆菌引起的急性肺部炎症，亦称肺炎杆菌肺炎或 Friedlander 肺炎。

肺炎克雷伯杆菌呈全球性分布，是革兰染色阴性杆菌肺炎的最重要致病菌。其占革兰染色阴性杆菌感染的比例，在社区获得性肺炎中为18%～64%，医院内感染为30%。

大多数克雷伯杆菌所致的下呼吸道感染发生年龄在40岁以上（平均年龄在52岁），其中男性占90%，与种族、地理位置或季节变换无关。社区获得性肺炎克雷伯杆菌肺炎在过度疲劳的中年人和酗酒的老年人中多见。医院内感染则主要为成人或儿童，婴儿多见，常为新生儿重症监护病房及免疫功能低下的住院患者。

近年来，肺炎克雷伯杆菌的耐药率已显著上升，对第四代头孢菌素β-内酰胺酶抑制药复合物也呈升高趋势。目前，在西班牙肺炎克雷伯杆菌对第三代头孢菌素的耐药率为20%，美国肺炎克雷伯杆菌对第三代头孢菌素的耐药率约占20%，我国克雷伯杆菌属对第三代头孢菌素的耐药率为29%～47%。

二、病因和发病机制

克雷白菌属属于肠杆菌科家族中的成员克雷白族。其命名来自19世纪一德国微生物学家 Edwin Klebs。克雷伯杆菌生物学上分为7个亚种，肺炎克雷伯杆菌是该属中临床上最重要的物种。

宿主抵抗细菌入侵的防御机制包括多形核粒细胞的吞噬作用和大多由补体介导的血清杀菌作用。补体的激活有经典途径和替代途径，后者不需要针对细菌抗原免疫球蛋白存在，是针对肺炎克雷伯杆菌的主要激活途径。

克雷伯杆菌通过几种途径逃脱宿主先天的免疫机制。荚膜由复杂的酸性多糖组成，这一粗厚的层状结构可避免多形核粒细胞的吞噬。另外，通过抑制补体成分特别是 C3b 的激活，荚膜也可避免血清因子的杀菌作用。细菌分泌的多种黏附分子，可使微生物吸附到宿主细胞。脂多糖通过激活补体，导致 C3b 选择性地在远离细菌细胞膜的脂多糖分子上沉积，从而抑制膜攻击复合物的形成，避免了膜损害和细菌死亡。细菌能通过分泌高亲和力低分子量的铁螯合物，有效地抑制宿主蛋白对铁的利用。

克雷伯杆菌在自然界普遍存在，在人类中其在皮肤、咽部或胃肠道形成菌落，也可在无菌的伤口和尿液中形成菌落。

导致菌落形成和感染的因素包括如下方面。

1. 呼吸道与机体防御机制受损　上皮细胞间纤维连接蛋白和气道内免疫球蛋白 IgA 具有防止细菌黏附的功能，在疾病状态下，这些物质被白细胞产生的蛋白酶所破坏，上皮细胞表面的受体暴露，使细菌易于黏附。气管插管可直接损伤咽喉部，且跨越了咽喉部这一重要的防御屏障。气管插管还可削弱气道纤毛清除系统和咳嗽机制，抑制吞咽活动，易使胃液反流至气道，加重对上皮的破坏，使细菌更易黏附定植。

2. 口咽部定植菌随分泌物吸入下呼吸道　口咽部细菌定植与疾病严重程度、抗生素应用、胃液反流、大手术、基础疾病如慢性阻塞性肺疾病等相关。病情越重，定植率越高。一旦有细菌定植，口咽部菌群的误吸，再加上肺部正常清除机制的障碍，可导致肺部感染的发生。

3. 鼻旁窦、食管、胃内细菌等的微量误吸　胃是口咽部革兰阴性定植菌的主要来源。胃液 pH 值与医院获得性肺炎发生率直接相关，pH < 3.4，医院获得性肺炎发生率为40.6%；pH > 5.0，医院获得性肺炎发生率则达69.2%。

4. 细菌生物被膜形成　近年来随着新型生物材料应用的增多，同位素标记研究显示，

73%气管插管导管中发现含有细菌生物被膜（biofilm，BF），其中29%为需氧革兰阴性菌，而且细菌浓度达 10^5 cfu/ml。

三、病理

肺部病变为大叶或小叶融合渗出性炎症，渗出液黏稠，可引起肺组织坏死液化形成脓肿，侵犯胸膜发生脓胸。急性期多见胸膜表面有纤维素性渗出，镜下可见肺泡壁充血肿胀，肺泡渗出液黏稠，还可见到肺泡壁坏死，有实质破坏及脓肿形成。慢性期患者有多发肺脓肿伴肺实质显著纤维化，胸膜增厚及粘连。

四、临床表现

常起病急骤，常有咳嗽、胸痛、呼吸困难、发热和寒战。典型的痰液为黏稠血性，黏液样或胶冻样，临床描述为无核小葡萄干性胶冻样（curranr-jelly）痰，量大，有时可发生咯血。社区获得性肺炎与其他肺炎不同，表现为肺的毁损性改变，病情重，起病急，早期即可表现为显著的中毒症状，衰竭和低血压，体温超过39℃，发生肺脓肿、空洞、脓胸和胸膜粘连的概率增加。医院内感染的症状和其他病原菌感染的类似，临床表现危重。可有呼吸急促和肺实变体征，典型的累及肺上叶中的一叶，社区获得性肺炎常为单侧胸部体征，大多数在上叶。明显的坏死性肺炎或肺不张可引起肺容积明显减少，引起患侧膈肌抬升、呼吸运动减弱。

五、实验室检查

1. 血常规　通常血白细胞计数增多，中性粒细胞核左移，但有时可正常或减少。如发生粒细胞减少，提示预后恶劣。白细胞增多持续存在提示肺脓肿形成。

2. 肝功能检查　肝功能异常或黄疸可见，可能与慢性酒精性肝病有关。

3. 血清学检查　此项检查对克雷伯杆菌感染的诊断无用，必须进行病原学检查。

4. 病原学检查　克雷伯杆菌典型表现为短粗革兰染色阴性杆菌，通常由荚膜包围表现为透亮区，由于有一很大的多糖荚膜，其菌落表现为非常黏稠。病原菌的鉴别依赖细菌培养，包括呼吸道标本培养、血培养、胸腔积液培养、保护性毛刷纤维支气管镜检查或肺泡灌洗液等。克雷伯杆菌是微需氧菌，无需特殊培养条件，可在大多数普通培养基中生长。

耐药检测：检测ESBL的方法是根据底物和抑制剂特征设计的，NCCLS规定同时检测头孢他啶（CAZ）和头孢噻肟（CTX）及其加克拉维酸（CA）的复方制剂以提高检出率。由于CA市面难以买到并极不稳定，目前国内难以推广。同时检测头孢他啶（CAZ）和头孢噻肟（CTX）、头孢吡肟和氨曲南（AZT），只要这四种药物中两种以上抑菌圈直径达可疑标准即可考虑在检测报告单上提示该菌为产ESBL的菌株。叶惠芬等人得出纸片扩散确证法和双纸片协同法检出率相似，但双纸片协同法的缺点是纸中心间距不好控制，EtestESBLs初筛试条检测ESBLs有一定局限性，纸片扩散确证法适合临床常规测定。杨玉林等人认为ESBLs测定复方阿莫西林和头孢曲松（或头孢他啶）之间的距离以15mm为最佳，底物亦可选择两种以上第三代头孢菌素，以提高ESBLs的阳性检出率。孙长贵等人则认为三维试验检测敏感性最高，达95.6%，双纸片协同试验为86.7%，双纸片增效试验以头孢曲松和头孢噻肟为底物检出率相同，其敏感性与双纸片协同试验相近为84.4%而以头孢他啶为底物敏感性则为 77.1%。关于仪器法，周铁丽等人检测了 48 株肺炎克雷白菌中有 24 株 ESBLs 为阳性，用纸片协同法对照结果一致。检测 102 株大肠埃希菌中，仪器检出 41 株阳性，纸片协同法对照也为阳性，但仪器检测的 61 株阴性菌中，纸片协同法对照有 19 株为阳性。还认为 VITEK AMS 检测 ESBLs 虽然特异性好，但灵敏度低，易造成漏检。

六、器械检查

X 线检查：与其他革兰阴性杆菌比较，克雷伯杆菌肺炎的胸部 X 线表现独特。典型的为肺叶实变，常发生在上叶中的一叶，多在右侧，但下叶受累并不少见，50% 患者累及多个肺叶。受累肺叶特征性的放射学表现为凝胶样沉重的痰液引起的叶间裂下垂，但这种表现在其他细菌如流感杆菌、某些厌氧菌、结核杆菌感染也可见到。胸腔积液、脓胸、脓肿形成和胸膜粘连也可见。肺脓肿发生率为 16%~50%，如有空洞形成，特别是存在单侧坏死性肺炎的情况下，应高度怀疑存在克雷伯杆菌的感染。在对抗生素治疗无效或疗效欠佳的情况下应进行胸部 CT 检查。可发生于任何肺叶，表现为大叶阴影，密度均匀或有透亮区，病灶肺叶体积增大，叶间裂外凸征。也可表现为斑片状及融合阴影，病灶密度不均匀，边缘模糊，可合并胸腔积液。Moon WK 认为克雷伯杆菌肺炎表现实性和没有边缘的大小不等的空腔，其实质均是大小不等的脓腔，只是坏死组织和痰液黏稠不易咳出，才表现为大片状均质实性密度影。

影像学表现可分三类型：①单纯肺纹理增多，模糊，这一组与一般的支气管炎难以鉴别，很难做出诊断。②单发的较其他肺炎清晰的大片状、蜂窝状、团片状实变影或伴有液化坏死。累及右上肺叶胸 X 线呈"叶间裂下坠"，于卧位胸片此征象不能显示，而表现为右上肺贴近水平裂的大片状模糊影，水平裂下缘清晰，位置不上移，CT 表现为肺斜裂后突呈"钟乳石征"，增强后病灶呈散在斑片状、条状不规则强化。③多病灶累及多肺叶呈弥漫分布较其他肺炎清晰的大片状、蜂窝状、团片状实变影或伴有液化坏死。

七、诊断

（1）临床起病急，高热、寒颤、胸痛，痰液黏稠不易咳出，典型者可呈砖红色、黏稠血性果酱样。多为老年人、体弱、免疫力低下者。尤其是患有慢性消耗性疾病、长期酗酒和长期使用糖皮质激素的患者。一旦出现肺部多发脓肿和节段性肺炎，应用氨苄西林无效（此菌对氨苄西林天然耐药），应注意此病可能。

（2）在影像学上单发的较其他肺炎清晰的大片状、蜂窝状、团片状实变影或伴有液化坏死是较典型的影像特点。累及右上肺叶胸 X 线表现为右上肺贴近水平裂的大片状模糊影，"叶间裂下坠"，于卧位胸片此征象不能显示，而表现为右上肺贴近水平裂的大片状模糊影，水平裂下缘清晰，位置移位不明显。CT 表现为肺斜裂后突呈"钟乳石征"。增强后病灶有散在斑片状、条状不规则强化。弥漫分布病灶可有单发病灶的特点，此类患者较前两类患者体弱、病情重。可伴有少量胸水及胸膜增厚。

（3）克雷伯杆菌肺炎的影像表现与其他细菌性肺炎相同，仅根据影像鉴别诊断困难，有赖于细菌学检查鉴别。但结合临床和影像学上的典型表现，对部分典型病例可做出正确诊断。

八、鉴别诊断

社区获得性肺炎克雷白菌肺炎主要与肺炎链球菌肺炎、军团菌肺炎鉴别。医院内感染应与假单胞菌感染、不动杆菌感染、沙雷菌感染鉴别。主要鉴别依据为病原学检查结果。

九、治疗

（一）抗生素治疗

及早使用有效抗生素是治愈的关键。因克雷伯杆菌耐药率较高，目前病死率仍在 20% 左右。

1. 头孢菌素和氨基糖苷类抗生素为首选药物　对重症患者多采用一种头孢菌素和一种氨基糖苷类抗生素联合治疗。头孢菌素首选第三代，常用药物有头孢拉啶、头孢曲松、头孢哌酮。氨基糖苷类可用阿米卡星。氨基糖苷类抗生素在支气管分泌物内的浓度仅为血浓度的 5%～40%，且不易透过稠厚的痰液，因而影响疗效。也可用哌拉西林，分次给药或与氨基糖苷类合用。氟喹诺酮类抗生素如环丙沙星、氧氟沙星有较好效果。亚胺培南－西司他丁、氨曲南、替卡西林＋棒酸也有较好效果。

2. 治疗矛盾和对策　以往氨基糖苷类药物与 β－内酰胺类药物合用曾作为治疗肺炎克雷伯杆菌感染的一线药物。但近年来国外的分子生物学研究发现氨基糖苷类抗菌药物钝化酶可修饰抗菌药物分子中某些保持抗菌活性所必需的基团，使其与作用靶位核糖体的亲和力大为降低，导致耐药的产生。这些钝化酶包括氨基糖苷酰基转移酶、氨基糖苷腺苷转移酶或氨基糖苷核苷转移酶和氨基糖苷磷酸转移酶等。这些酶的决定簇即使在没有明显遗传关系的细菌群间也能传播，一种药物能被一种或多种酶修饰，而几种氨基糖苷类药物也能被一种酶所修饰，因此，不同的氨基糖苷类药物间存在不完全的交叉耐药性。氨基糖苷类药物耐药主要有 aac（3）Ⅰ、aac（3）Ⅱ、aac（3）Ⅲ、aac（3）Ⅳ、aac（6'）Ⅰ、aph（3'）Ⅵ、ant（3″）Ⅰ、ant（2″）Ⅰ8 种修饰酶基因。此外细胞膜的通透性降低、细菌的主动外排、核糖体结合位点的改变也可影响氨基糖苷类药物的敏感性。

氟喹诺酮类药物同样应用于肺炎克雷伯杆菌肺炎治疗，氟喹诺酮类药物可抑制 DNA 拓扑异构酶活性，阻止 DNA 复制、修复，染色体分离、转录及其他功能，从而发挥杀菌作用。DNA 拓扑异构酶Ⅱ又常称为 DNA 旋转酶，其基因突变可引起耐药。大肠埃希菌 gyrA 基因序列上，残基 67～106 区域常发生突变，因而命名为喹诺酮类药物耐药区（QRDR）。gyrA 突变可造成对喹诺酮类中所有药物交叉耐药。DNA 拓扑异构酶Ⅳ的改变，产生对药物的低水平耐药。当拓扑异构酶Ⅱ、Ⅳ均发生变化，则耐药程度更大。因此临床治疗效果欠佳时，应注意交叉耐药存在，及时调整药物。

（二）对症和支持治疗

包括保持呼吸道通畅、祛痰、止咳、给氧，纠正水、电解质和酸碱失衡，补充营养等。

（郝万明）

第十节 大肠埃希菌肺炎

一、概述

大肠埃希菌（Escherichia coli，简称大肠杆菌）肺炎是大肠杆菌引起的肺部感染。在社区获得性革兰阴性杆菌肺炎中发病率仅次于肺炎克雷伯杆菌，也是医院内获得性肺炎的主要致病菌之一，占革兰阴性杆菌肺炎的 9%～15%。

大肠杆菌肺炎多发生在住院的衰弱患者，以迅速发展的融合性肺实变、坏死、空洞形成为其特点，常引起脓胸。

二、病因和发病机制

大肠杆菌革兰染色阴性，直短杆状，多数有鞭毛，能运动，某些菌株有荚膜（微荚膜）和周身菌毛。该菌兼性厌氧，营养要求不高，在普通营养琼脂上生长良好，形成较大的圆形、光滑、湿润、灰白色的菌落，在血琼脂上某些菌株可产生溶血，在肠道选择培养基上可发酵乳糖，形成有色菌落。本菌能发酵多种糖产酸产气。

本菌的 K 抗原和菌毛与侵袭力有关。K 抗原能抗吞噬，并有抵抗抗体和补体的作用。大肠杆菌的细胞壁有内毒素活性，其毒性部位在脂类，与所有革兰阴性杆菌产生的内毒素一样，具有内毒素所特有的、相似的病理生理作用，如引起发热、休克、DIC 等。

大肠杆菌是医院内免疫功能低下患者并发革兰阴性杆菌肺炎中常见致病菌之一。大肠杆菌多来自胃肠道感染或泌尿生殖系统感染灶经血源播散到肺部而发生肺炎，少数系由口腔或医院污染源吸入而致病。多数患者原有慢性肺部疾病、糖尿病、肾盂肾炎、胸腹部大手术、全身麻醉或意识障碍，以及长期使用多种抗生素而致菌群失调。

三、病理

大肠杆菌肺炎主要呈现肺下叶的支气管肺炎改变，以两侧病变多见。病程 6 天以上者常有肺小脓肿、胸腔积液甚至脓胸改变。炎症累及气管－支气管黏膜较少，肺泡内由浆液和中等量的单核细胞填充。病程早期红细胞渗出多见，后期可见中性粒细胞、巨噬细胞等。可见肺泡壁增厚和坏死病变。部分病例可伴有大肠杆菌引起的胆囊炎、肾盂肾炎或脑膜炎等病变。

四、临床表现

（一）症状

1. 常见症状　可表现为寒战、发热、咳嗽、咳痰、胸痛、呼吸困难和发绀等。痰常为黏稠或脓性，可有腥臭味。常伴有胃肠道症状如恶心、呕吐、腹痛、腹泻，严重病例有意识障碍和末梢循环衰竭等。

2. 非典型症状　部分病例可伴有肌痛和胃肠道症状，如恶心、呕吐、腹痛、腹泻等。严重病例可有嗜睡等意识障碍和末梢循环衰竭。

（二）体征

肺部体征可有双侧下肺呼吸音减低并有湿啰音，肺部实变体征少见。40%患者可伴发脓胸并可见相应体征，多发生在病变严重的一侧。

五、实验室检查及器械检查

1. 血常规　外周白细胞计数正常或轻度增高，中性粒细胞增多。
2. 痰涂片检查　直接涂片后革兰染色镜检，根据细菌的形态和染色性做出初步判断。
3. 分泌物培养　脓液、痰和其他分泌物标本可直接划线接种于血琼脂平板，35℃孵育18～14h 后观察菌落形态。根据能发酵乳糖、葡萄糖产酸产气，吲哚形成试验、甲基红反应阳性、枸橼酸盐利用试验阴性即可鉴定大肠杆菌。
4. X 线检查　表现为多叶性肺实变或弥漫性斑片状阴影，以两下叶为主，中等大小的脓腔多见；40%伴脓胸，多发生在病变广泛的一侧。

六、诊断

有肺炎的症状表现，原有慢性疾病、长期使用抗生素或使用免疫抑制剂病史，伴有消化道症状，甚至精神症状，病情进展快且可并发脓胸，应考虑本病。

X 线检查表现为多叶性肺实变或弥漫性斑片状阴影，以两下叶为主，中等大小的脓腔多见；40%伴脓胸，多发生在病变广泛的一侧。

最后确诊需依靠病原学检查。痰涂片检查可区分病原体是否革兰阴性染色。两次合格痰培养分离到大肠杆菌≥10^7cfu/ml，或采用环甲膜穿刺气管吸引（TTA）、防污染双套冠毛刷采样（PSB）、支气管肺泡灌洗（BAL）和经皮肺穿刺吸引（LA）等防污染下呼吸道标本采样技术采集到的标本分离到大肠杆菌可确诊。胸水和血标本培养出大肠杆菌也可确诊。若肺炎继发尿路感染，且尿路和痰培养大肠杆菌均阳性时，则也有诊断价值。

除了常规的痰培养以及药敏检测确定是否存在多重耐药外，根据现在的研究水平，也可检测基因盒 - 整合子系统。最常用的方法就是聚合酶链反应（polymerase chain reaction，PCR）技术。Ⅱina TS 根据整合子的保守末端设计了特异性的寡核苷酸探针，结果发现在近75%（26/35）临床分离的耐氨基糖苷类抗生素的肠杆菌科细菌中存在整合子，同时设计了针对常见耐药基因的寡核苷酸探针，在这些细菌中发现了一些耐药基因的新的组合，用PCR 成功地测出了耐药基因在两个保守末端之间的顺序，绘制出了整合子的基因图谱。也有应用 Southern blot 技术的，根据常见基因盒的种类设计探针，经^{32}p 标记后，与转入尼龙膜的待测耐药菌株的基因组 DNA 酶切片段做 DNA - DNA 杂交，判断细菌有无整合子及相应的基因盒存在，然后根据结果绘制整合子图谱。

七、鉴别诊断

本病与其他细菌肺炎的鉴别诊断主要依靠病原学的确立，有时单靠临床表现鉴别比较困难。

八、治疗

(一) 药物治疗

1. 用药方法

(1) 初始经验性抗菌药的选择：大肠杆菌在社区获得性肺炎和医院内获得性肺炎中均占有重要地位。尤其是医院内获得性肺炎（HAP）患者应提高警惕。大肠杆菌初始经验性抗生素治疗的关键在于确定患者是否存在多重耐药菌（MDR）病原菌感染的危险因素，后者主要包括延长的住院时间（≥5 天），曾在健康护理相关机构住院，以及最近使用过较长时间的抗生素治疗。对没有 MDR 菌危险因素、早发性的 HAP、VAP 和 HCAP 患者，初始经验性抗生素可选择头孢曲松、左氧氟沙星、莫西沙星、环丙沙星、氨苄西林/舒巴坦或厄它培南；而对迟发性、有 MDR 菌危险因素的 HAP、VAP 和 HCAP，产超广谱 β - 内酰胺酶（ESBL）的大肠杆菌是常见病原体之一，初始经验性抗生素应选用抗假单胞菌头孢菌素（头孢吡肟，头孢他啶）、碳青霉烯类（亚胺培南，美罗培南）或 β - 内酰胺类/β - 内酰胺酶抑制剂（哌拉西林 - 他唑巴坦），加用抗假单胞菌喹诺酮类（环丙沙星或左氧氟沙星）或氨基糖苷类（阿米卡星，庆大霉素或妥布霉素）等。对 MDR 病原菌，初始必须接受联合治疗，以保证广谱覆盖和减少不适当初始经验性抗生素治疗可能性。但应当注意，如果患者新近曾使用过 1 种抗生素治疗，经验性治疗时应避免使用同一种抗生素，否则易产生对同类抗生素的耐药性。所有治疗都必须根据当地抗生素的耐药情况来选择药物，建立自己的最佳经验治疗方案，才能真正做到适当治疗。

初始抗生素的使用剂量和疗程：严重 HAP 或 VAP 患者必须使用充足剂量的抗生素以保证最大的疗效。ATS 推荐，肾功能正常的成年患者，常用头孢吡肟和头孢他啶的充分治疗剂量是 2g，q8h；而美罗培南的治疗剂量（1g，q8h）通常要略大于亚胺培南（0.5g，q6h，或 1g，q8h）；哌拉西林 - 他唑巴坦的剂量不仅每次用药至少要 4.5g，而且每日用药次数为 4 次；在氨基糖苷类药物中，阿米卡星的每日剂量为 20mg/kg；而喹诺酮类中环丙沙星为 400mg，q8h，左氧氟沙星为 750mg，qd。

(2) 给药方式：了解常用抗菌药的药代动力学及药效学特性，有助于选择合适的给药方案。氨基糖苷类和喹诺酮类等药物是浓度依赖性杀菌剂，高浓度的情况下杀菌速度更快。而 β - 内酰胺类属于时间依赖性杀菌剂，其杀菌的程度取决于血清浓度高于细菌最低抑菌浓度（MIC）的持续时间。另一个差别是有些抗菌药具有 "抗菌药后效应（PAE）"，PAE 是指这些药物在抗菌药浓度低于对细菌的 MIC 之后还能够抑制这种细菌的生长。对于大肠杆菌，使用氨基糖苷类和喹诺酮类药物的 PAE 比较长。β - 内酰胺类抗菌药对革兰阴性杆菌没有 PAE 或 PAE 比较短。而碳青霉烯类抗菌药（亚胺培南或美罗培南）显示出有抗菌药后效应。

这些药效学作用导致针对具体药物制订具体给药方案。β - 内酰胺类的杀菌作用对浓度的依赖性很弱，PAE 有限，所以如果浓度尽可能长时间地高于对感染病原菌的 MIC 则最为有效。这就需要给药次数多，甚至是连续滴注。另一方面，喹诺酮类和氨基糖苷类因为 PAE 比较长，且为浓度依赖性，所以每日 1 次给药为好。

(3) 给药途径：所有患者的初始治疗应当静脉用药，临床有效和胃肠道功能正常的部分患者可以换用口服/肠道给药治疗。喹诺酮类等生物利用度高的药物在此类患者中可以很容易地换用口服药治疗。气管内滴药与雾化吸入给药只在多黏菌素 B 和氨基糖苷类药物有研究。

（4）联合治疗与单药治疗：如果患者可能被 MDR 病原菌感染，则应当采用联合治疗。联合治疗具有协同抗菌作用，可以预防耐药的产生，提供广谱的经验性治疗方案，避免治疗不当和无效。但上述作用仍待长期研究证明。应当尽可能采用单药治疗，因为联合治疗往往价钱昂贵，患者要暴露于不必要的抗菌药，因此增加 MDR 病原菌感染和不良事件的危险性。

（5）疗程：循证医学证据表明，如果经验性抗菌药治疗有效，治疗 6 天就可以达到很好的临床疗效，延长抗菌药治疗时间只会导致耐药菌的定植。如果患者接受了适当的初始抗菌药方案，并有良好的临床反应，感染的临床表现缓解，应努力将抗菌药的疗程从传统的 14～21 天缩短为 7～8 天。如果患者采用的联合治疗方案中包括了氨基糖苷类，只要病情有所改善，可以在 5～7 天后停用氨基糖苷类。

（6）对治疗反应的评价：一旦取得细菌学资料（血、痰培养），就要对初始使用的抗菌药进行调整。这既包括初始治疗未覆盖的致病菌（主要是耐药菌），又包括初始治疗有效，需要降阶梯换用窄谱抗菌药。初始抗菌药治疗无效可能有 3 种原因：①诊断错误，有很多其他原因临床上被误认为是 HAP，如肺栓塞、肺不张、肺泡出血、ARDS、肺肿瘤；②宿主原因，如高龄、机械通气时间长、呼吸衰竭、潜在致死性疾病、双侧肺浸润、抗菌药治疗史等；③病原体因素，初始治疗未覆盖某些耐药菌，如铜绿假单胞菌、不动杆菌属；或其他少见病原体，如结核分枝杆菌、真菌、呼吸道病毒等。另外，在治疗过程中可能出现导致发热的并发症，如鼻窦炎、静脉导管相关感染、伪膜性肠炎、泌尿系感染等。

对于初始治疗无效者，需扩大鉴别诊断的范围，同时重复下呼吸道分泌物细菌培养。如果发现耐药菌或少见致病菌，应根据药敏结果调整抗菌药。如果细菌培养阴性，要考虑其他并发症或非感染性因素。必要时需要更换深静脉插管，并取导管尖端、导管血进行培养，还要行尿培养。影像学检查可以帮助发现治疗失败的原因，如侧位胸片、B 超可发现胸腔积液（通过胸腔积液检查可排除脓胸）；腹部 CT 可帮助发现腹腔内的感染；鼻旁窦 CT 可发现鼻旁窦的气液平面，有助于鼻窦炎的诊断；另外还要特别警惕肺栓塞的可能。如果病原学和影像学检查均未发现异常，可考虑开胸肺组织活检。但在肺组织活检前，可先考虑行纤维支气管镜检查，如果纤维支气管镜检查也无任何阳性发现，可以先经验性地更换抗菌药。

2. 治疗矛盾　表达超广谱 β-内酰胺酶的大肠杆菌，不论由实验室构建或野生，都存在对以下抗生素高的耐药：氨基青霉素类（氨苄西林、阿莫西林）、羧基青霉素类（羧苄西林、替卡西林）、脲基青霉素（哌拉西林）以及窄谱头孢菌素类（头孢噻吩、头孢噻啶、头孢呋辛）。同时对 7α-甲氧基头孢菌素类（头孢西丁）和碳青霉烯类（亚胺培南、美罗培南）敏感。对含氧亚氨基的 β-内酰胺类抗生素（头孢他啶、头孢噻肟和头霉素类）的水解能力因酶的基因型而异，同一基因型之间也略有差异。

3. 对策　临床上应保护好易感人群，积极治疗基础病，严格执行消毒与隔离制度，控制环境污染，杜绝医院交叉感染的机会，进一步减少感染的发生率和病死率。

抗菌药限制使用可以限制特定耐药菌感染的流行。不同类别抗菌药搭配使用，包括正式的抗菌药轮换，可能有助于降低抗菌药耐药的总发生率。

（二）其他治疗

止咳、祛痰、止痛、止血，适量补充液体，维持水、电解质和酸碱平衡。注意保暖，保证睡眠，提供足够营养和易消化的食物。给氧。积极处理原发病和基础疾病。

对发生肺脓肿、胸腔积液或脓胸的患者应加大抗生素的剂量和疗程，脓胸形成者应进行引流，抗生素胸腔内注射等，防止胸膜增厚和粘连。并发休克、心肺功能不全者，应给予相应处理，必要时给予机械通气等。

（郝万明）

第十一节　绿脓杆菌肺炎

一、概述

绿脓杆菌（铜绿假单胞菌）肺炎是绿脓杆菌感染所致，常发生于免疫低下或伴有基础疾病患者，是一种严重而又常见的医院内获得性感染。患者病情严重、治疗困难、病死率高，近年来发病率有明显上升趋势，成为医院内获得性肺炎的首位发病病因。

二、病因

绿脓杆菌是假单胞菌属的代表菌种，在琼脂平板上能产生蓝绿色绿脓菌素和荧光素，故称绿脓杆菌。本菌为无荚膜、无芽孢、能运动的革兰阴性菌，形态不一，成对排列或短链状，为专性需氧菌，本菌生长对营养要求不高，在普通培养基上生长良好，最适宜生长温度为37℃，致病性绿脓杆菌在42℃时仍能生长。菌体O抗原有两种成分：一种为内毒素蛋白，是一种保护性抗原；另一种为脂多糖，具有特异性。绿脓杆菌对外界环境抵抗力较强，在潮湿处能长期生存，对紫外线不敏感，湿热55℃ 1h才被杀灭。

三、发病机制

（一）基本发病机制

绿脓杆菌在自然界广泛分布，对人类而言，属条件致病菌。绿脓杆菌有多种产物有致病性，其内毒素则在发病上无重要意义。其分泌的外毒素A（PEA）是最重要的致病、致死性物质，进入敏感细胞后被活化而发挥毒性作用，使哺乳动物的蛋白合成受阻并引起组织坏死，造成局部或全身疾病过程。动物模型表明给动物注射外毒素A后可出现肝细胞坏死、肺出血、肾坏死及休克等。绿脓杆菌尚能产生蛋白酶，有外毒素A及弹性蛋白酶同时存在时则毒力最大；胞外酶S是绿脓杆菌所产生的一种不同于外毒素A的ADP——核糖转移酶，可促进绿脓杆菌的侵袭扩散，感染产此酶的绿脓杆菌患者，可有肝功能损伤而出现黄疸。

（二）非典型表现发病机制

绿脓杆菌为条件致病菌，完整皮肤是天然屏障，活力较高的毒素亦不能引起病变，正常健康人血清中含有调理素及补体，可协助中性粒细胞和单核细胞-巨噬细胞吞噬及杀灭绿脓杆菌，故亦不易致病；但如改变或损伤宿主正常防御机制，如皮肤黏膜破损、留置导尿管、气管切开插管，或免疫机制缺损如粒细胞缺乏、低蛋白血症、各种肿瘤患者、应用激素或抗生素的患者，在医院环境中常可从带菌发展为感染。烧伤焦痂下，婴儿和儿童的皮肤、脐带和肠道，老年人的泌尿道，常常是绿脓杆菌败血症的原发灶或入侵门户。

四、病理

病理变化主要表现为弥漫性浸润及多发性小脓肿，绝大多数病变在下叶，累及双肺者为半数以上，且常有胸膜改变。镜下可见肺泡腔内有炎性渗出物，其内含有多核粒细胞与单核粒细胞，或主要是单核粒细胞混有坏死的中性粒细胞核碎片，及大量革兰阴性杆菌密集菌丛。肺泡壁明显坏死，小脓肿，局限性出血。菌血症引起的肺炎可见小动脉壁明显坏死与动脉血栓。坏死动脉壁有较多革兰阴性杆菌。

五、病理生理

（一）基本病理生理

在正常人呼吸道防御机制遭到破坏后，绿脓杆菌借助于纤毛运动附着在损伤的呼吸道黏膜上。附着后产生蛋白溶解酶，其中弹性蛋白酶可分解动脉壁弹性蛋白、灭活补体、免疫球蛋白及凝血因子；胶原酶分解胶原纤维，导致基质破坏。其对巨噬细胞膜的附着性小，有的可产生膜外多糖导致巨噬细胞对其吞噬功能减弱，而不能被清除。有研究认为绿脓杆菌表面所产生的糖被膜物，在细菌表面形成生物被膜，进而降低抗生素的渗透性。因此提出"呼吸道生物被膜病"的概念。绿脓杆菌肺炎有三种感染途径：内源性误吸、外源性吸入、肺外感染灶播散至肺，以内源性误吸最常见，尤其是院内感染。

（二）非典型表现病理生理

留置导尿管使尿道黏膜受损，在角膜受到损伤或角膜抵抗力降低时，原有心脏病基础上，心脏手术、瓣膜置换术后，绿脓杆菌附着在损伤的尿道黏膜、角膜、心瓣膜上，其产生的弹性蛋白酶可引致组织坏死，并抑制巨噬细胞趋化性。最重要的是外毒素 A，可见于临床分离得到的大部分菌株，其纯化物对哺乳动物具有高度致死性，它抑制易感细胞的蛋白质合成，并引起病变组织发生坏死。

六、临床表现

（一）症状

1. 常见症状　常见症状有咳嗽、咳痰，多数患者咳黄脓痰，少数咳典型的翠绿色脓痰，可以据为诊断特征，咯血少见。有明显中毒症状，高热、嗜睡、乏力、衰竭等败血症样的全身表现。胸闷、气短、进行性发绀，心率相对缓慢。病情恶化时，可发生周围循环衰竭，进入休克状态。原有呼吸功能障碍的患者可发生呼吸衰竭。

2. 非典型症状　由于绿脓杆菌分布广泛，正常人皮肤、手上、医院的床褥、医疗器械，特别是雾化器和人工呼吸器常可分离到该菌。可通过多种途径传播给人，因此可引起呼吸系统以外的各种并发症或感染。

（1）败血症：绿脓杆菌败血症相对较为多见，患者可有弛张热或稽留热，常伴休克、急性呼吸窘迫综合征（ARDS）、弥散性血管内凝血（DIC）等。

（2）心内膜炎：绿脓杆菌引起的心内膜炎常发生在原有心脏病基础上、心脏直视手术所装的人工瓣膜或静脉吸毒者的自然瓣膜上。炎症可发生在各个瓣膜，但以三尖瓣为多见。如发生在左心瓣膜有赘生物生长，则预后严重。

（3）尿路感染：绿脓杆菌所致尿路感染占院内感染尿路分离菌的第二位，特别常见于有过泌尿科操作的、尿路梗阻的或接受广谱抗生素的患者。40％的绿脓杆菌败血症的原发病为尿路感染。

（4）中枢感染：绿脓杆菌脑膜炎或脑脓肿其临床表现与其他细菌性中枢感染相同，但预后较差，病死率在60％以上。

（5）消化道感染：消化道绿脓杆菌感染是败血症的重要入侵门户之一，可在消化道的任何部位产生病变。可引起婴幼儿腹泻、成人盲肠炎、直肠脓肿。

（6）其他：绿脓杆菌还可引起角膜溃疡或角膜炎、中耳炎和乳突炎、鼻窦炎、多发性椎体骨髓炎等。

（二）体征

1. 常见体征　肺部体征无特殊，与一般肺炎相同。因其病变为支气管肺炎，故啰音多为散在性。部分融合成较大片浸润者，也可出现叩浊及管状呼吸音等实变体征。

2. 非典型体征　绿脓杆菌败血症皮肤出现坏疽性深脓疱为其特征性表现，周围环以红斑，皮疹出现后48～72h，中心呈灰黑色坏疽或有溃疡，皮疹可发生于躯体任何部位，但多发于会阴、臀部或腋下，偶见于口腔黏膜，疾病晚期可出现肢端迁徙脓肿。绿脓杆菌性角膜溃疡由于绿脓杆菌能分泌荧光素及绿脓色素，所以附着在溃疡面上的大量黏性分泌物呈淡绿色，成为本病的特征之一。绿脓杆菌所致尿路感染、蜂窝织炎和骨髓炎、外耳炎、心内膜炎体征与其他细菌所致类似，但预后较差，病死率高。

七、实验室检查

（一）常见表现

1. 血象　发病时白细胞往往在正常范围，数天后升高，可见幼稚细胞。白细胞 >20×10^9/L仅占15％。中性粒细胞大多增高，嗜酸粒细胞也可增高，但对诊断无特异性。值得注意的是，白细胞的计数与预后有关，白细胞减少者经治疗逐渐升高则预后较好，临床治愈率可达76％，反之则为43％。

2. 血液生化　血沉增快，可出现低钾、低钠、低氯血症，此可能与感染时潜在的抗利尿激素分泌失调综合征有关。可出现肝肾功能损害。

3. 病原学检查

（1）痰涂片：痰涂片是简单快速的检查方法，肉眼观察呈翠绿色或黄绿色，有铜绿假单胞菌的特殊气味。涂片后进行革兰染色，可初步分辨革兰染色阳性与阴性菌，这对痰培养结果得出前指导抗生素的使用有一定的价值。

（2）痰细菌培养：痰细菌培养是诊断病原体的主要方法。虽然痰从口咽部咳出时常被上呼吸道正常菌群污染，培养结果不能真正代表肺部感染的致病菌，但是通过改进痰液留取方法和培养方法，仍对临床诊断有重要价值。痰培养前涂片检查如每低倍视野鳞状细胞 <10个，白细胞 >25个，则痰标本来自下呼吸道可能性大。痰定量培养法以菌浓度 >10^6cfu/ml

为有意义的培养界阈。防污染下呼吸道分泌物标本分离到绿脓杆菌是诊断绿脓杆菌肺炎比较可靠的证据。

（二）非典型表现

与其他细菌引起感染实验室检查类似，取感染部位标本，如脓液、血、尿、皮疹、穿刺物或渗出液等进行细菌培养，根据微生物特性进行鉴定，可确立诊断。

八、器械检查

（一）常见表现

X 线胸片：最常见表现为弥漫性、双侧支气管肺炎，可累及多肺叶，以下叶常见。病变呈直径为 0.5～2cm 结节状浸润影或呈融合性斑片状浸润，其间可见多发性小脓腔，也可伴发少量胸腔积液，但极少有脓胸。

（二）非典型表现

绿脓杆菌引起呼吸系统以外的各种并发症或感染，可行相关的骨关节照片、心脏 B 超等检查，但其表现与其他细菌所致类似。

九、诊断

一般而言，临床上如有下列情况应考虑绿脓杆菌肺炎：①有慢性肺部疾病史且久咳不愈，痰量多且为黄绿脓痰或脓血痰；②有较长期糖皮质激素、抗生素治疗史，出现发热、呼吸道症状加重；③胸部 X 线提示肺部病变广泛，两肺弥散结节状、网状改变或小脓肿形成；④连续两次痰培养检出单一或优势绿脓杆菌。

绿脓杆菌肺炎虽具有某些临床及 X 线特点，但确切的诊断仍有赖于病原学检查。绿脓杆菌可作为正常菌群的一部分寄生于上呼吸道，应用抗生素治疗或危重患者均可有绿脓杆菌生长。因此，普通痰培养发现绿脓杆菌往往难以确定为肺部感染的病原。经普通气管镜吸取下呼吸道分泌物也并不可靠，因气管镜经口腔或鼻腔时，其头部已被污染。故单一痰培养阳性尚不足以诊断绿脓杆菌肺炎；必须视菌落多少，连续培养的多次结果，以及临床情况包括患者的致病条件、病情发展与 X 线变化等进行综合判断而定。

十、鉴别诊断

（一）常见表现鉴别诊断

1. 金黄色葡萄球菌肺炎　本病咯血痰者多见，胸片可表现为一个肺段或一个肺叶有实变征，有时可为小叶样浸润，浸润中可有一到多个透明区。其鉴别可通过痰涂片、痰和血培养检查。

2. 其他革兰杆菌肺炎　发病诱因与临床特点与绿脓杆菌肺炎相似，鉴别主要靠病原学检查。痰涂片革兰染色可与肠杆菌科细菌加以鉴别，绿脓杆菌菌体较长，着色均匀，头尾相接，配对出现；肠杆菌科菌体较宽，多呈双极着色。此法简单迅速，准确率在 80% 以上。

3. 军团菌肺炎　以高热、痰中带血，相对缓脉为常见表现，有时也可与绿脓杆菌肺炎混淆，但军团菌肺炎对红霉素治疗有效。可通过病原学检查、血清间接免疫荧光抗体测定，或支气管灌洗液直接荧光抗体检查加以鉴别。

（二）非典型表现鉴别诊断

与其他细菌引起的呼吸系统以外的感染做鉴别，鉴别主要靠病原学检查。

十一、治疗

（1）选择敏感有效抗生素是本病治疗的中心环节：在病原培养及药敏试验未有结果前，可根据经验选用适当抗生素。

1）用药方法：对绿脓杆菌作用较强的抗菌药物有半合成青霉素，如羧苄西林、阿洛西林和哌拉西林，其中以哌拉西林为最常用。头孢菌素中以头孢他啶、头孢哌酮的作用较强。其他 β - 内酰胺类药物中亚胺培南（泰能，Imipenem）及氨曲南（Aztreonam）；氨基糖苷类如庆大霉素、妥布霉素、阿米卡星；氟喹诺酮类如氧氟沙星、环丙沙星及氟罗沙星等。具体用法可参考表 5 - 1。

表 5 - 1　治疗绿脓杆菌肺炎抗生素选用

首选	次选	备注
头孢他啶 1 ~ 2g q8h 或	单用头孢他啶或头孢哌	环丙沙星
头孢哌酮 + 舒巴坦 1 ~ 2g q8h	酮 + 舒巴坦或环丙沙星或伊米	或
或	培南 - 西斯他丁或美罗培南或	伊米培南 - 西斯他丁
哌拉西林、替卡西林 3g q4 ~ 6h	氨曲南	或
或		氨曲南
环丙沙星 200 ~ 400mg q12h	疗程至少 14 ~ 21 天青霉素	或
或	过敏者可选	美罗培南
伊米培南 - 西斯他丁 0.5 ~ 1g q8h		加氨基糖苷类
或		疗程 14 ~ 21 天
氨曲南 2g q6 ~ 8h		
加		
庆大霉素或妥布霉素或阿米卡星疗程 14 ~ 21 天		

2）治疗矛盾：临床上应用氨基糖苷类抗生素治疗时应该注意，阿米卡星和妥布霉素对绿脓杆菌虽然有较好效果，但由于此类抗生素具有相当的肾毒性及耳毒性，而绿脓杆菌性肺炎又多见于老年人或有较严重基础疾病患者，这些患者或多或少已有一定肾功能受损，因而在很大程度上限制了它们的使用。

3）对策：对老年人或有较严重基础疾病患者或已有一定肾功能受损患者，可先考虑使用半合成青霉素、头孢菌素或其他 β - 内酰胺类药物，如对上述药物过敏或必须选用氨基糖苷类和氟喹诺酮类的患者使用时应减量并密切观察肾功能变化，一旦出现肾脏受损加重应即时停用。

（2）绿脓杆菌性肺炎均发生于有严重基础疾病或免疫功能低下者，故在抗感染的同时应加强对基础疾病的治疗，加强局部引流和全身支持治疗，提高免疫功能。如注意热量供应和蛋白质补充，糖尿病患者应积极控制血糖，重症患者或粒细胞减少者可间断输注新鲜血或白细胞。

十二、预后

一般而言，绿脓杆菌肺炎患者的预后取决于对抗菌药物治疗的反应与疾病的严重程度，如病变范围、机体反应性，有无合并败血症、呼吸衰竭，以及机体免疫防御功能的重建等有关。ICU 内的绿脓杆菌肺炎患者，由于感染菌株耐药率高、基础状况和免疫功能低下等原因，病死率通常高于普通病房内的绿脓杆菌性肺炎患者。研究也发现，绿脓杆菌性肺炎呈多叶病变或弥漫性浸润者的病死率明显高于单叶病变者。

（郝万明）

第十二节　流感嗜血杆菌肺炎

一、概述

流感嗜血杆菌肺炎（hemophilus influenza pneumonia HI）是由流感嗜血杆菌引起的肺部炎症，易发生在 3 岁以下婴幼儿，常并发化脓性脑膜炎。国外研究表明流感嗜血杆菌引起小儿肺炎占 23% ~45%，而在国内学龄前期儿童引起的肺炎中占 33.8% ~34.3%。近年来成人的发病率呈日益增长的趋势（多发生在具有基础疾病的成人），据统计 10% ~20% 的社区获得性肺炎由流感嗜血杆菌引起，这可能与细菌分离技术的提高、耐药菌株的增加、细菌毒力的改变及免疫抑制药物的使用等因素有关。

二、病因

流感嗜血杆菌简称流感杆菌，又名费佛杆菌（Pfeiffer's bacillus），是无芽孢、无动力的革兰阴性短小杆菌，新分离菌株呈球杆状、球状或短链状，陈旧培养物中则呈多形性。细菌为需氧菌，营养要求高，需依赖新鲜血液中的 X、V 生长因子，故在普通琼脂平板上不能生长，而在巧克力琼脂平板上生长良好，给予 5% ~10% CO_2 可促进生长。流感嗜血杆菌抵抗力弱，对一般消毒剂敏感，干燥时易死亡，加热 50 ~55℃ 经 30min 即被杀死。根据荚膜多糖抗原的不同，现已发现 Sp90 个血清型，在人类引起疾病的多为 20 种血清型。根据有无荚膜分为定型和不定型（NTHi）两类，有荚膜菌株根据荚膜特异抗原的不同又可分为 a 至 f 6 个血清型。b 型流感嗜血杆菌（Hib）主要引起儿童（尤其 <2 岁）严重的侵袭性感染，约 90% Hi 脑膜炎的菌株为 b 型。b 型菌株荚膜的多核糖基核糖醇磷酸酯（PRP）具有抑制细胞吞噬功能，因而其毒力增强。临床 Hib 引起的肺炎最多见，f 次之。但近来的研究显示，25% 成人体内有无荚膜菌株的抗体。在慢性阻塞性肺病患者中，无荚膜型菌株和肺炎链球菌常在急性上呼吸道病毒性感染基础上引起基础疾病急性加重。

人类是流感嗜血杆菌的唯一宿主，其多寄居于正常人的上呼吸道，仅在呼吸道局部或全身免疫防御机制损害时才入侵下呼吸道导致肺炎，秋冬季节为发病的高峰，常发生于上呼吸道感染后。婴幼儿急性支气管炎时痰中可分离出该菌，成人常在慢性阻塞性肺疾病患者的痰中培养出该菌，可在原有疾病基础上发展为严重的支气管肺炎。

三、发病机制

（一）基本发病机制

流感嗜血杆菌的致病力与多种毒力因子有关，除内毒素外，流感嗜血杆菌还能产生组胺，使支气管平滑肌收缩，分泌黏液，上皮细胞的渗透性增加，并能破坏纤毛运动。致病性流感嗜血杆菌具有 IgA 蛋白酶，能水解呼吸道黏膜的分泌型 IgA 而发挥致病作用。通常情况下，寄殖的流感嗜血杆菌并不致病。细菌自口咽部吸入气管或支气管后即被纤毛运动排出体外。同时，呼吸道黏膜分泌物中的分泌型 IgA 可以保护机体免受感染。但当机体抵抗力降低、免疫功能不完善时即可造成感染，发生流感嗜血杆菌肺炎，甚至败血症、化脓性脑膜炎而危及生命。本病易发生于 6 个月～5 岁的婴幼儿，这与机体的免疫防御状态有关。大多数母乳培养的婴儿可以从母体中获得抗流感嗜血杆菌荚膜多糖抗体而得到被动免疫力，但随婴儿年龄增长而逐渐减弱甚至消失，年长儿和成年人由于免疫系统已健全，感染后获得了保护性抗体。因此，小于 6 个月的婴儿及年长儿、成年人流感嗜血杆菌肺炎较少见。成人流感嗜血杆菌肺炎的发生常伴发于糖尿病、肾病综合征、丙种球蛋白缺乏、酒精中毒或应用抗肿瘤化疗药物、免疫抑制药物者；在慢性阻塞性肺疾病、肺囊性纤维化及长期吸烟人群中，由于局部防御机制受损，流感嗜血杆菌易侵犯下呼吸道发生肺炎。

（二）非典型表现发病机制

多数流感嗜血杆菌的鼻咽部感冒难以识别，且多发生于 5 岁以下儿童。b 型菌株偶可侵入局部，引起会厌炎、肺炎、口腔蜂窝组织炎或通过血液直接从鼻咽部播散引起脑膜炎。细菌的密度（血液细菌的复制，经血液证实的细菌数 $> 10^3$ 菌数/mm^3，而不是原发感染局部生长的细菌）是发生脑膜炎的必要条件。b 型菌株本身的致病力主要归因于 PRP 包膜的抗吞噬活性。无荚膜菌株极少产生菌血症性感染，但可引起上呼吸道病变（中耳炎、鼻窦炎）及下呼吸道病变（肺炎、慢性支气管炎恶化等）。

四、病理

（一）基本病理变化

病理变化主要表现为支气管黏膜上皮坏死，部分黏膜与支气管分离，细支气管及周围淋巴细胞及中性粒细胞浸润，引起细支气管炎，侵犯肺泡并在肺泡内生长繁殖，引起肺毛细血管扩张、充血，肺泡水肿、渗出，中性粒细胞聚集吞噬，活动增强，伴随炎性渗出物的产生而导致肺实变。婴幼儿初期患者开始常为气管－支气管感染，后发展成化脓性支气管炎。成人患者病变多呈支气管肺炎表现，大叶性分布亦不少见，甚至可见两叶或两叶以上肺受累。可发生于任何部位，以下叶多见，病变融合引起肺组织坏死，甚至出现空洞，形成肺脓肿，延及胸膜则形成胸腔积液和脓胸。

（二）非典型表现病理变化

脑膜炎病理改变呈化脓性炎症改变，大脑表面炎性渗出，脑脊液被一层脓液覆盖，脑膜表面血管极度充血，常有血管炎，包括血管壁坏死、栓塞、破裂、出血。可出现硬脑膜下积液、脑积水、脑脓肿等。会厌炎、眼内炎均可出现充血、水肿及化脓性炎性渗出的改变。

五、病理生理

（一）基本病理生理

病原体入侵肺脏，引起肺泡腔内充满炎症渗出物，肺泡壁充血水肿而增厚，支气管黏膜水肿，管腔狭窄，从而影响换气和通气功能，导致低氧血症及二氧化碳潴留，为增加通气及呼吸深度，出现代偿性的呼吸与心率增快。由于病原体作用，重症常伴有毒血症，引起不同程度的感染中毒症状。缺氧、二氧化碳潴留及毒血症可导致循环系统、消化系统、神经系统的一系列症状以及代谢性和呼吸性酸中毒、水电解质平衡紊乱。

（二）非典型表现病理生理

脑膜炎时可表现出视盘水肿等颅内高压，严重脑水肿可形成脑疝，呼吸节律改变而导致中枢性呼吸衰竭。急性会厌炎由于高度充血水肿可使气道完全阻塞，呼吸困难，甚至窒息，表现出严重缺氧、发绀。

六、临床表现

（一）症状

1. 常见症状　本病两个高发年龄组为6个月~5岁的婴幼儿和具有基础疾病的成人，起病前有上呼吸道感染史，婴幼儿发病多急骤，寒战、高热、咽痛、痉挛性咳嗽、咳脓痰、呼吸急促、发绀，迅速出现呼吸衰竭和末梢循环衰竭，累及胸膜者可出现胸痛。常并发于流感病毒或葡萄球菌感染时，全身中毒症状重。成人慢性疾病继发感染时，起病缓慢，发热，咳嗽加剧，咳脓性痰。免疫功能低下患者亦有急性起病，其表现与急性肺炎相仿。老年患者多表现为低热，呼吸道症状不典型，伴有食欲减退或精神不佳。

2. 非典型症状

（1）脑膜炎：婴幼儿较多见，危害最大，其发病率仅次于流行性脑膜炎。在未实施Hib偶联菌苗预防之前，美国CDC曾报道，当流脑散发时，由Hib所引起的脑膜炎在细菌性脑膜炎中占第一位；北京儿童医院资料表明其占化脓性脑膜炎28.9%。多数病例发生在2个月~2岁婴幼儿，成人病例较少。常并发于中耳炎、鼻窦炎、支气管炎、肺炎及宿主抵抗力下降时。呈散发性，多数患者具有明显的前驱症状，先有上呼吸道感染、支气管肺炎，经数日或1~2周出现头痛、呕吐等脑膜刺激征。其病死率在发达国家为5%左右，在发展中国家则可高达40%。流感嗜血杆菌脑膜炎可能并发硬脑膜下积液、脑积水、脑脓肿等，<6个月婴儿易患脑室膜炎。该病可能造成单侧或双侧耳聋，病后发生的视力丧失、瘫痪等一般为暂时性的。

（2）急性会厌炎：以突发会厌水肿为其特点，导致喘鸣、呼吸困难、病变进展迅速，可完全阻塞呼吸道，成人则表现为咽痛、进行性吞咽困难，必须立即进行气管切开及抗菌治疗。

（3）败血症：在2岁以下的儿童中，本菌是引起无局部病灶败血症的主要病原体之一。在年长儿童和切除脾脏后的成人及癌肿化疗后的患者也可患此病。

（4）流感嗜血杆菌感染引起的眼内炎，无荚膜流感嗜血杆菌引起的结膜炎可造成流行，表现为患眼红、烧灼感，或伴有畏光、流泪。国外文献报道即使及时给予玻璃体内细菌敏感性抗生素治疗，视功能仍严重受损。

（5）流感嗜血杆菌在女性生殖泌尿道的寄生率很低（<1%），但能频繁地传播，具有很强的潜在的致病力，由于孕妇体内缺乏血清特异性抗体——抗荚膜多糖抗体（抗 PRP 抗体），易发生绒膜羊膜炎、产后子宫内膜炎、阴道炎、宫颈炎或败血症等，围生期新生儿 HI 感染的主要表现是败血症和/或肺炎、结膜炎，50% 由未定型菌株引起，母－婴间垂直传播可能在宫内或经产道时已发生，传播率 >50%。

（6）流感嗜血杆菌还可引起蜂窝组织炎、骨髓炎及心内膜炎、化脓性关节炎等。起病突然，发病迅速。

（二）体征

1. 常见体征　胸部体征有支气管肺炎征，呼吸音低，叩诊呈浊音，听诊可闻及支气管呼吸音、湿性啰音。少数患者并发脓胸、脑膜炎与败血症，可有胸腔积液体征。

2. 非典型体征　并发脑膜炎患儿可出现脑膜刺激症，严重者出现谵妄、神志不清，10% 儿童有单侧或双侧耳聋，应做听力监测，其他如视力丧失、脑神经麻痹、瘫痪等一般为短暂性。急性会厌炎可见吸气性呼吸困难，鼻翼煽动和三凹征。体检咽部充血发红，会厌水肿，但必须强调的是儿童进行口腔内检查时可促发心脏呼吸骤停，故只能在手头备有立即能建立呼吸通道的手段时才能进行此项检查。眼内炎时可出现结膜充血，中等量黏脓性分泌物，还可并发卡他性边缘性角膜浸润或溃疡。

七、实验室检查

（一）常见表现

1. 血常规　外周血白细胞总数增高，中性粒细胞增多。重症患者白细胞计数可减低。

2. 病原体分离　正确诊断决定于检出病原菌，由于本菌营养要求高，故咽分泌物、痰、气管吸出液送检细菌培养时，除接种普通琼脂平板外，应常规接种于巧克力琼脂平板，以提高检出率。痰培养有流感嗜血杆菌生长，对儿童患者可能有一定的价值，但对成人患者则无临床意义。下呼吸道分泌物细菌培养，阳性结果虽不能确诊，但临床意义较大，胸腔积液或血液培养的阳性结果对流感嗜血杆菌肺炎并发菌血症或败血症等具有更大诊断价值。痰涂片革兰染色检查有利于与肺炎链球菌肺炎的鉴别。在需氧培养中，混有金黄色葡萄球菌时，往往在愈靠近金黄色葡萄球菌处，流感嗜血杆菌菌落生长愈大，远离者较小，且不透明，呈灰白色。这一现象是金黄色葡萄球菌合成 V 因子，并在菌落周围扩散所致，称做"卫星现象"。这一特点有助于对此菌的鉴定。

3. 血清学检查　常用的主要有对流免疫电泳（CIE）、协同凝集（CoA）、乳胶凝集（LA）以及外膜蛋白（OMP）抗原、抗体的 ELISA 法等。当细菌浓度大于 100cfu/ml 时，乳胶凝集试验即呈阳性，假阳性很少。细菌为苛养菌，营养要求高，所需时间长，阳性率低。除此之外，近年来国际上流行的免疫组化方法如单克隆抗体、DNA 探针和 PCR 技术等方法检测患者体液（如痰、血、尿等）中的流感嗜血杆菌抗原，具有敏感、特异、简便、快速的特点，对疾病的早期病原学诊断、指导临床治疗具有极其重要的意义。

（二）非典型表现

1. 脑脊液检查　开始常中度增高（200～300mmH$_2$O），个别因急性脑水肿，脑压可急剧升高（超过450mmH$_2$O）。脑脊液细菌涂片见革兰阴性短小杆菌，阳性率达80%。细菌培养发现流感嗜血杆菌对诊断有价值。应用对流免疫电泳、酶联免疫吸附试验等免疫学方法检测脑脊液中荚膜多糖抗原，可迅速做出病原学诊断。

2. 感染部位的分泌物或脓液　及时进行涂片及培养可分离出流感嗜血杆菌。

八、器械检查

（一）常见表现

X线胸片成人患者多表现为支气管肺炎改变，早期变化与急性毛细支气管炎相似，但随着间质炎症的加重，X线胸片可出现粟粒状阴影，呈两肺下叶浸润，表现为斑片状或多叶性浸润，少数患者呈一叶或多叶节段性肺炎及大叶性肺炎改变。婴幼儿患者则85%表现为大叶性或节段性肺炎，肺脓肿多见，少数表现为弥漫性支气管肺炎或细支气管炎，间质水肿明显，呈"绒毛状"改变。早期可见局限性胸膜炎改变或少量胸腔积液。

（二）非典型表现

由于脑膜炎常与鼻窦炎、中耳炎的原发感染灶有关，所以在抗菌治疗开始后，应选择适当的时机行以上部位的X光摄片。如怀疑有占位性病变时（脑脓肿、硬膜下积脓）存在时，应做CT扫描检查。心包炎心脏B超检查可发现心包积液及心包压塞的血流动力学改变。化脓性关节炎时关节摄片可见关节腔内有渗出。

九、诊断

流感嗜血杆菌是引起社区获得性肺炎最常见的致病菌之一，但临床表现缺乏特异性，胸部X线征象与其他病原体引起的肺炎相似，目前临床上主要依靠流感嗜血杆菌的分离培养确诊。痰液涂片革兰染色镜检见到短杆状或细小的多形性革兰阴性杆菌有提示诊断意义，并有利于与肺炎链球菌肺炎的鉴别。痰培养有流感嗜血杆菌生长在儿童患者中可能具有一定意义，在成人患者中其意义需结合临床考虑，因为本菌在鼻咽部携带率非常高。应做痰定量培养或避开咽部污染的条件，直接取下呼吸道分泌物培养。胸腔积液或血液培养的阳性结果对流感嗜血杆菌肺炎并发菌血症或败血症、胸膜炎等具有诊断价值（但血培养的阳性率仅为10%~15%）。上述培养结果行荚膜肿胀试验或免疫荧光试验可确诊及细菌分型更具参考价值。

并发脑膜炎患者脑脊液涂片检查可见极短小的革兰阴性杆菌，有的类似球菌。若在同一涂片上发现形态不同的细菌，或长或圆，或单或双，都应疑为流感嗜血杆菌，除摹拟多形杆菌外，其他细菌都无这种多形性。

十、鉴别诊断

（一）常见表现鉴别诊断

本病的鉴别诊断主要是与其他各种病原体所致的肺炎，特别是常见的肺炎球菌肺炎、军团菌肺炎及衣原体肺炎鉴别，主要依据仍然是病原体检查，血清学检查有助于排除军团菌、衣原体感染，有赖于正确采集标本和选择培养基。

（二）非典型表现鉴别诊断

脑膜炎应与其他细菌或病毒引起的脑膜炎鉴别：流感嗜血杆菌脑膜炎主要是化脓性炎症，但起病较其他化脓性脑膜炎缓慢，病程初期仍可有呼吸道症状，经数天至1~2周出现脑膜炎症状。脑脊液检查具有鉴别意义，化脓性脑膜炎：糖明显下降，氯化物下降，蛋白明显升高，细胞数升高，以中性粒细胞为主。而病毒性脑膜炎：糖正常，氯化物正常，蛋白升高，细胞数升高，以淋巴为主。结核性脑膜炎：糖明显下降，氯化物下降，蛋白明显升高，细胞数升高，以淋巴增高为主。但脑脊液的细菌涂片及培养是诊断的主要依据。对急性喉痛的患者，口咽检查无特殊病变发现，或口咽虽有炎症但不足以解释其严重症状者，应考虑到急性会厌炎，若发生于儿童则病情常较严重，应密切观察。

十一、治疗

（一）药物治疗

1. 用药方法　流感嗜血杆菌感染的首选药物为氨苄西林，成人剂量6~12g/天，分次静脉注射。可酌情选用新型大环内酯类抗生素如阿奇霉素、克拉霉素、阿莫西林-克拉维酸、氨苄西林-舒巴坦钠等联合β-内酰胺酶抑制药的复方制剂，以及多西环素、利福平、氨基糖苷类以及磺胺甲噁唑/甲氧苄啶（SMZ/TMP）、喹诺酮类等。

目前针对流感嗜血杆菌脑膜炎，头孢曲松作为首选用药，100mg/（kg·天），分1~2次静注，疗程为10~12天，其副作用为部分患者易出现腹泻，一般不需要停药。此外，氯霉素易于通过血脑屏障，且耐药株较少，剂量75~100mg/（kg·天），分4次给药，最初可静脉点滴，尽快改为口服。期间应每日或隔日检查末梢血象，出现粒细胞减少要立即停药。一般治疗26~36h可见疗效，大部分第5天退热，48h仍无好转应复查脑脊液，若怀疑对多种抗生素耐药，可试用TMP 20mg/（kg·天）与SMZ 100mg/（kg·天），分4次口服。氨苄西林毒性小，常用剂量200~300mg/（kg·天），分4~6次静脉滴注，但近年报道耐药菌株逐渐增多，达5%~10%以上。皮质类固醇对脑膜炎无治疗作用，但可抑制TNF-α和IL-8合成，作用是减轻炎症反应，减少耳聋，降低病死率。常用地塞米松0.4~0.6mg/（kg·天），连用4天。

2. 治疗矛盾　随着抗生素的广泛使用，对氨苄西林耐药的菌株不断出现，其主要耐药机制是细菌产生了质粒介导的β-内酰胺酶，由于产酶率的不断增加，其对氨苄西林的耐药率也明显上升。利福平虽然敏感性高，但利福平为第一线抗结核药物，不应滥用，应加以保护。氨基糖苷类敏感性也较高，但其具有耳毒性及肾毒性。由于喹诺酮类药物易产生耐药并交叉耐药严重，因此不主张把喹诺酮类作为一线的药物来应用。且儿童、孕妇和哺乳期妇女都不宜使用。氯霉素虽易通过血脑屏障，但对骨髓的抑制作用使人望而却步，尤其是儿童。

3. 对策　合理选用抗生素是治疗成败及减少并发症的关键。轻中度感染可采用第二代头孢菌素如头孢克洛、头孢呋辛、头孢丙烯；头孢克洛对流感嗜血杆菌的MIC值是头孢丙烯的1/2。中重度感染可采用第三代头孢菌素头孢泊肟、头孢噻肟、头孢曲松及喹诺酮类莫西沙星等，疗效更为确切。极重症感染可应用第四代头孢菌素或碳青霉烯类。根据感染的不同部位及病情的严重性选用药物和给药途径，疗程一般为7~14天左右。氨基糖苷类药物6岁以下儿童禁用。不主张喹诺酮类药物用于18岁以下儿童，孕妇和哺乳期妇女也不宜使用，由于产生耐药并交叉耐药严重，因此不主张把喹诺酮类作为一线的药物来应用。使用氯霉素时应严密监测外周血象的变化。肾功能不全及老年患者在使用氨基糖苷类、喹诺酮类药物时应监测肾功能的变化，并根据个体的具体情况进行剂量的调整。

（二）预防用药

1. 用药方法　20世纪80年代起，流感嗜血杆菌 b 型（Hib）结合疫苗开始广泛应用，30年间取得了很好的预防效果。目前 Hib 结合疫苗主要开发出 4 种结合疫苗登记注册，在磷酸多核糖核酸（PRP）上分别加白喉类毒素（PHP - D）、破伤风类毒素（PRP - T）、CRM197 蛋白（PRP - CRM 或 HbOC）、脑膜炎球菌外膜蛋白复合物（PRP - OMP）。婴幼儿接种程序因为使用种类而有所差别。推荐 <5 岁儿童全程免疫，因为自然感染治愈后并不总是产生针对 PRP 的保护性抗体，所以流感嗜血杆菌侵入性感染后仍然推荐应用结合疫苗。在欧洲和美国由于推广流感嗜血杆菌联合疫苗（Hib）使得该病感染率下降了 90%。我国初种年龄为 7 ~ 11 个月，用 0.5ml 菌苗臀部肌内注射，间隔 2 个月后加强注射一次。接种结合疫苗的副作用很少，25% 有一过性局部轻微疼痛，注射部位红肿，但 24h 全部恢复正常。有 10% 的儿童接种疫苗后，有局部轻微疼痛。国内亦有报道出现高热惊厥、过敏性皮疹等罕见不良反应。

2. 治疗矛盾　国外研究表明接种疫苗可以防止由 Hib 导致的所有致命肺炎病例的 1/3，还能防止 90% 以上其导致的脑膜炎病例。到 2004 年底已有 94 个国家将 Hib 结合疫苗纳入了国家计划免疫，而和许多发展中国家一样，我国未将其列入其中，原因之一就是对 Hi 感染缺乏有效监测，对其引起的感染性疾病的认识还不够充分和深入。目前存在的问题为：①流感嗜血杆菌在亚洲，包括我国的流行病学资料还很少；②流感嗜血杆菌疫苗接种时间与 DTP（白百破疫苗）和 MMR（麻疹 - 腮腺炎 - 风疹）等同时，需要开发联合疫苗，即一针多苗；③结合疫苗价格较贵。

3. 对策　由于尼古丁为流感嗜血杆菌的营养成分，戒烟为成年人预防本病的措施之一；避免滥用抗生素，防止耐药菌株的产生亦属重要预防措施，尤应引起临床医师重视。

十二、预后

预后与患者的年龄、有无基础疾病或并发症有关。婴幼儿患者病死率为 5%，其中 90% 为多系统病变，如脑膜炎或急性会厌炎。年龄大于 50 岁具基础疾病的成人患者病死率为 30%。婴幼儿患者肺炎吸收后可遗留肺气囊肿或肺大疱改变。

（韩珊珊）

第十三节　肺念珠菌病

肺念珠菌病亦称念珠菌肺炎是由念珠菌引起的急性、亚急性或慢性肺部感染。通常也包括支气管念珠菌病，统称支气管肺念珠菌病。

一、病原体与流行病学

肺念珠菌病的病原体主要是白念珠菌、光滑念珠菌、克柔念珠菌、近平滑念珠菌等。临床分离的念珠菌属以白念珠菌为多见，但近年非白念珠菌感染明显增加，可能与氟康唑的预防性应用及中心静脉置管有关。

二、发病机制与病理

念珠菌属是人体正常的定植菌群之一，其感染为机会性感染，最常见的危险因素有：念珠菌定植、中心静脉导管、外周静脉高营养、ICU 患者接受肾脏替代治疗、粒细胞缺乏、置入人造装置、使用广谱抗生素和接受免疫抑制剂治疗、胃肠道或心脏外科手术、住院时间延长、HIV 感染、糖尿病等。

肺念珠菌病主要通过吸入，也可通过血源性感染。吸入（原发）性感染多因定植于口腔和上呼吸道的念珠菌在机体防御机制削弱时吸入致病。在粒细胞缺乏、静脉导管留置、糖尿病、肾衰竭等易发生血源性肺念珠菌病。此外较少见的是先天性肺念珠菌病，系新生儿出生时经产道获得的感染。

念珠菌侵入下呼吸道后由酵母相转成菌丝相，毒力增强，引起以中性粒细胞浸润为主的急性炎症反应，可形成小脓肿，病灶周围有菌丝和吞噬细胞浸润，后期形成坏死、空洞、纤维化及肉芽肿病变。

三、临床表现

本病无特异性表现。可表现为不能解释的持续发热、呼吸道症状，而体征轻微；血源播散型常出现念珠菌败血症和休克，最终导致呼吸衰竭。通常，肺念珠菌病按感染部位和临床表现可分为支气管炎型、支气管-肺炎型及肺炎型。

支气管炎型病变主要累及支气管和周围组织，主要表现为局部的呼吸道症状，咳嗽，甚至剧咳，咳少量白色黏液痰或脓痰。体检可发现口腔、咽部及支气管黏膜散在点状白膜，听诊偶及干啰音。支气管-肺炎型和肺炎型大多见于免疫抑制或极度衰弱的患者，呈急性肺炎或败血症表现。血源播散型肺念珠菌病常出现念珠菌血症和休克表现。

四、影像学表现

影像学表现特异性差。支气管炎型在 X 线上大多无异常表现，或仅有两下肺纹理增多、增粗、模糊，偶见肺门淋巴结肿大。支气管-肺炎型见中下肺野弥漫性斑片状影。肺炎型则呈小片状或大片状阴影，常波及整个肺叶，或有小片状阴影的大片融合，甚至脓肿形成。病变可以在短期内变化，或出现游走，亦可伴胸膜改变。少数病例影像学上可表现为间质性病变，或粟粒状阴影，可有融合趋势。偶尔，无基础疾病的患者肺部出现孤立性结节（念珠菌球），酷似肿瘤。慢性病变呈纤维条索状阴影和代偿性肺气肿。与曲霉和隐球菌相比，肺念珠菌病表现为实变影较多见。

五、诊断

念珠菌肺炎和肺脓肿均甚少见。痰或支气管分泌物念珠菌阳性多为定植菌，不能据此诊断为肺念珠菌病。应从宿主因素、临床表现、微生物学三个方面综合考虑。疑似病例的诊断需具备以下各项：①宿主因素；②有感染性肺炎的表现。影像学检查有新出现的局灶性或弥漫性支气管肺炎（口咽部或支气管树下行感染），或细小结节状或弥漫性浸润影（血行播散）；③可排除细菌等其他病原体所致肺炎；④合格的痰或支气管分泌物标本两次显微镜检酵母假菌丝或菌丝阳性，以及真菌培养有念珠菌生长，且 2 次培养为同一菌种（血行播散者除外）；⑤血清 β - D 葡聚糖抗原检测（G 试验）连续 2 次阳性。

实验室诊断：①直接涂片镜检，一般在送验标本后 1 小时内即可为临床提供信息，镜检见假菌丝或菌丝与出芽酵母（芽孢）并存（念珠菌属的特征）；②正常无菌部位组织病理镜检有典型假菌丝及芽孢，培养结果呈阳性者可确诊为侵袭性念珠菌病；③G 试验可作为诊断侵袭性念珠菌病的辅助指标之一。

六、治疗

主要包括：①病原治疗：念珠菌菌种的不同是选择治疗药物的重要考虑因素之一。②经验治疗：对疑似肺念珠菌病患者可予以经验治疗。对于血流动力学稳定、非中性粒细胞减少的非危重感染，先前未使用唑类药物史者，氟康唑为首选治疗药物；血流动力学不稳定或中性粒细胞减少，且可能为光滑念珠菌或克柔念珠菌感染者应选用两性霉素 B 或棘白菌素类。③疗程≥4 周建议进行血药浓度监测。

用于治疗肺念珠菌病的药物主要有：

1. 两性霉素 B　两性霉素 B 去氧胆酸盐（AmB - D）以及 3 种含脂复合制剂（LFA - mB）。AmB - D 治疗剂量为每日 0.5～0.7mg/kg，治疗敏感性略差的光滑念珠菌或克柔念珠菌所致者，剂量宜增至每日 1mg/kg。LFA - mB 常用剂量为每日 3～5mg/kg。

2. 三唑类　氟康唑首日 800mg（12mg/kg），以后每日 400mg（6mg/kg）；伊曲康唑第 1、2 天每日 2 次，每次 200mg 静滴，第 3～14 天每日 1 次，每次 200mg，如口服每日 2 次，每次 200mg；伏立康唑对念珠菌属的抗菌活性高于氟康唑及伊曲康唑，剂量首日 2 次，每次 400mg（6mg/kg），以后每日 2 次，每次 200mg（3mg/kg）。

3. 棘白菌素类　目前仅有静脉制剂，临床不良反应少见。卡泊芬净首日 70mg，以后 50mg/d；米卡芬净 50mg/d；阿尼芬净首日 200mg，以后 100mg/d。

4. 氟胞嘧啶　常与 AmB 联合治疗，每日 100～150mg/kg，分 4 次口服，静脉滴注分 2～4 次给药。

七、预防

肺念珠菌病的预防：①积极治疗基础病；②合理使用抗菌药物，严格控制剂量和疗程；③严格控制激素剂量和疗程；④尽可能减少或避免导致念珠菌感染的医源性因素，如及时拔除深静脉留置管；⑤免疫功能低下者应加强支持疗法等。

（韩珊珊）

第十四节　肺曲霉病

曲霉病是美国第 3 位需要住院的系统性真菌感染。肺是最常见的靶器官。肺曲霉病临床表现复杂，具有多种分型。本节主要讨论 3 种常见类型：过敏性支气管肺曲霉病、曲霉球和侵袭性肺曲霉病。

一、病原体

曲霉是自然界无处不在的一类真菌，有 600 多种。引起人类感染的约 40 种，以烟曲霉、黄曲霉、黑曲霉、土曲霉等较常见。曲霉结构包括分生孢子头和足细胞，后者为转化的厚壁、膨化菌丝细胞。曲霉所产生的分生孢子随气流进入人体呼吸道后可以暂时黏附和寄居，如吸入量大或人体免疫功能损害则萌发菌丝发病。

二、发病机制与病理

（一）过敏性支气管肺曲霉病（ABPA）

此型是机体对曲霉抗原的过敏反应，是 I 型和 III 型变态反应的联合作用。大量孢子被机体吸入后，在气道内不断产生真菌毒素和曲霉抗原。曲霉毒素可抑制吞噬细胞的活性，阻碍其对曲霉的吞噬，使曲霉在气道内定植。曲霉抗原可激活 T 淋巴细胞，增强 IL-4、IL-5 的基因表达，引起血清总 IgE 和曲霉特异性抗体升高以及局部嗜酸性粒细胞、单核细胞的大量浸润，导致气道及其周围肺组织炎症反应，最终形成一系列病理改变。嗜酸性粒细胞在局部肺组织中长期浸润可产生多种致纤维化的细胞因子，如转化生长因子 β、血小板生长因子等，最终形成肺间质纤维化。

病理改变包括渗出性细支气管炎、黏液嵌塞、支气管中心性肉芽肿、近端支气管的囊性支气管扩张、肺不张和嗜酸性粒细胞性肺炎。支气管黏膜常见嗜酸性粒细胞、淋巴细胞和浆细胞浸润，主要累及支气管和细支气管。引起黏液嵌塞的栓子由浓缩的退化嗜酸性粒细胞板层及曲霉菌丝所组成，可见到库施曼螺旋体和夏科-雷登晶体，并导致中心性支气管扩张，嵌塞的近端支气管扩张，而远端保持正常，有别于通常的细菌性感染所致者。偶见肺实质坏死性肉芽肿和闭塞性细支气管炎。尽管病理标本上存在明显的嗜酸性粒细胞浸润，但支气管肺泡灌洗液中很少见到，与慢性嗜酸性粒细胞性肺炎和过敏性肺血管炎（churg-strauss 综合征）明显不同。

（二）曲霉球

曲霉球最常发生于已经存在的肺空洞内，包括肺结核、支气管扩张、肺囊肿、恶性肿瘤等疾病形成的肺空洞，偶见于胸膜腔特别是外科瘢痕或胸膜粘连形成的腔隔内。曲霉入侵和植入空洞，属于腐物性寄生，仅伴轻微的组织侵犯。生长在空洞内的曲霉球由曲霉丝缠绕包裹而成，其引流和血供较差，好侵犯局部结构特别是血管，很少侵犯肺实质或经血管扩散。少数情况下曲霉球可变为具侵入性，甚至致命。

（三）侵袭性肺曲霉病（IPA）

吞噬细胞数量和功能在急性 IPA 的发病中具有重要意义。淋巴细胞介导的细胞免疫也具有重要的防御功能。实验研究证明，中性粒细胞可阻止曲霉菌丝的形成，而单核细胞则主要影响分生孢子。与临床上本病好发于粒细胞缺乏和细胞免疫损害患者是吻合的，而在丙种球蛋白缺乏或功能紊乱患者发生率并无增加，提示体液免疫不起主要作用。病理表现主要为急性坏死性出血性肺炎，炎性浸润、化脓，进而形成肉芽肿。菌丝在肺内增殖、侵入血管，导致坏死性血管炎，造成血栓或菌栓，引起咯血和血行播散，在脑、肝、肾、心脏等脏器产生曲霉感染。肺外曲霉脓肿、菌栓的血行播散也可引起肺内感染病灶。

三、临床表现

（一）ABPA

患者多为特异性体质，常对多种食物及药物过敏，临床表现为反复发作喘息，咳嗽，咳痰，咯血，发热，头痛，胸痛等，约50%的患者咳棕色痰栓，其中咯血绝大多数为痰血，但有4%的患者咯血量偏大。喘息发作时双肺可闻及哮鸣音，局部可闻及湿啰音，晚期多有发绀及杵状指。临床上复发与缓解常交替出现。由于有不同程度的支气管扩张和大量的黏液栓形成，ABPA患者常会发生反复的细菌感染。急性期症状持续时间较长，往往需要激素治疗半年才能消退，少数病例演变为激素依赖性哮喘。

（二）曲霉球

最常见的症状是咯血，发生率为50%~90%，咯血量从很少量到大量致死性咯血不等。其他常见症状有慢性咳嗽，偶有体重减轻。除非合并细菌性感染，患者一般无发热。毗邻胸膜的曲霉球可以引起胸膜腔感染，个别病例可导致支气管胸膜瘘。部分患者呈现隐匿性过程，持续多年无症状。

（三）IPA

典型病例为粒细胞缺乏或接受广谱抗生素、免疫抑制剂和激素过程中出现不能解释的发热，胸部症状以干咳、胸痛最常见。咯血虽不如前两种症状常见，但具有提示性诊断价值。当肺内病变广泛时则出现气急，甚至呼吸衰竭，约30%的患者可以有肺外器官受累，主要见于血流丰富的器官（心、肝、肾、脑、胃肠等）。

四、诊断

（一）影像学表现

1. 寄生型　肺曲霉球表现为空洞/空腔内可移动团块，上缘弧形，并与周围形成空气半月征，邻近胸膜可以增厚，偶尔一些曲霉菌球可以钙化，曲霉菌球的位置随患者体位的改变而改变，呈现易变特征。常为单个，上叶多见，亦可见多发。

2. 过敏型　ABPA影像学大多出现于病程的某一阶段，并不总是与急性期症状相关联。特征性的征象有：①同一部位反复出现或游走性片状浸润性阴影，若孢子阻塞支气管可引起短暂性肺段或肺叶不张；②Y型条带状阴影（支气管黏液嵌塞），随时间而变化；③病变近端囊状圆形透光影（中央型支气管扩张）。过敏性外源性肺泡炎呈弥漫性毛玻璃状间质性病变，慢性期呈纤维化或伴蜂窝肺形成。

3. 侵袭型　①急性IPA：CT典型表现早期（0~5天）为炎症阴影，周围呈现薄雾状渗出（晕影或称"晕轮征"，病灶周围出血所致）；随后（5~10天）炎症病灶出现气腔实变，可见支气管充气征；再后（10~20天）可见病灶呈现半月形透光区（空气半月征肺栓塞和凝固性坏死），进一步可变为完整的坏死空洞。多为单发，亦可多发。病灶大小不一，分布无特异性。慢性患者多为单发或多发的肺部炎症浸润或结节，常伴空洞形成。②侵袭性曲霉性气管支气管炎：影像学上常无明显改变。③慢性坏死性肺曲霉病（CNPA）：空洞性病变中见球形块影，类似曲霉球，但不同的是病灶周围肺组织有显著的炎症反应，随着时间推移，则见慢性组织破坏，肺萎缩和纤维化以及单发或多发空洞，酷似慢性纤维空洞性肺结核。

(二) 病原学和组织学检查

1. 涂片镜检和培养　选取新鲜胸液、支气管肺泡灌洗液或合格痰标本制成浮载片，显微镜下观察菌丝形态（典型形态为45°分枝的有隔菌丝），同时接种沙堡琼脂培养基，分离和进一步鉴定菌种。

2. 免疫学监测法　推荐夹心 ELISA 法检测血清半乳甘露聚糖（GM），对中性粒细胞缺乏宿主的侵袭性曲霉感染，敏感性和特异性均较高，有重要的辅助诊断价值，采用 0.5 为临界值，特别是浓度 >1.0~1.5mg/ml 或随访呈现进行性升高者。对高危患者尤其是恶性血液病患者有早期诊断价值，通过连续监测患者的 GM 水平，还有助于了解疾病的进展程度，以及对治疗的反应和预后。

3. 分子生物学方法　分子诊断具有特异性和敏感性高、快速等优点，PCR 监测方法有很多，如巢式 PCR、实时 PCR 等，可用于血、支气管肺泡灌洗液、脑脊液和活检组织的检测，血液是首选标本。血液循环中真菌 DNA 是不连续释放的，大多数研究者建议每周至少检测 2 次，以连续 2 次结果阳性为诊断标准。有报道敏感性和特异性均在 90% 以上。但 PCR 法还有很多不足，如检测的标准化及实验室之间的差异等。

4. 组织学检查　经支气管或经皮肺活检标本送检，最有诊断价值的是见到典型曲霉菌丝，通常 HE 染色即可，但在坏死组织中菌丝着色较淡，采用吉姆萨染色更为理想。

(三) 诊断判定

1. 寄生型　肺曲霉球依据影像特征可作出临床诊断。有时需要与其他真菌球、空腔化错构瘤、肺癌、肺脓肿和棘球蚴囊肿相鉴别，病原学和病理组织学检查亦是需要的。

2. 过敏型　ABPA 公认的诊断标准包括：①反复哮喘样发作；②外周血嗜酸性粒细胞增高 ≥1×10^9/L；③X 线一过性或游走性肺部浸润；④血清总 IgE 浓度 ≥1 000mg/ml；⑤曲霉抗原皮试出现即刻阳性反应（风团及红晕）；⑥血清沉淀素抗体阳性；⑦特异性抗曲霉 IgE 和 IgG 滴度升高；⑧中央性囊状支气管扩张。因为中央性支气管扩张（central bronchiectasis，CB）仅出现于病程后期，故应用该标准有 ABPA - S 和 ABPA - CB 之分，前者指符合除 CB 外的所有标准，后者指包括 CB 在内的所有标准。有人将 ABPA 分为五期：I 期，急性发作期；II 期，缓解期，即肺部浸润影消失，症状缓解，血清 IgE 在 6 周内下降 35%；III 期，急性加重期，即症状再次加重，伴有血清 IgE 升高两倍以上；IV 期，激素依赖期，患者需要持续应用糖皮质激素缓解症状；V 期，纤维化期即胸部 CT 可见到纤维化，甚至蜂窝肺的改变，这时常需要持续应用糖皮质激素缓解症状。肺纤维化是 ABPA 晚期并发症，可导致肺动脉高压及肺心病的发生。鉴别曲霉性过敏性肺泡炎和曲霉性哮喘，前者需参考职业暴露史，且 CT 显示肺泡炎表现；后者曲霉特异性 IgE 和曲霉皮试阳性，而无肺实质浸润。

3. 侵袭型　根据侵袭性肺真菌病分级诊断标准，分为确诊、临床诊断、拟诊 3 级，确诊只需要具备组织学或无菌体液检测确定的微生物学证据，不涉及宿主因素。临床诊断有宿主因素、临床标准及微生物学标准 3 部分组成，拟诊指符合宿主因素和临床标准而缺少微生物学证据者。

五、治疗

（一）寄生型

肺曲霉球咯血频繁或量大时推荐手术切除。若基础疾病不适宜手术或肺功能损害不能胜任手术者可采用支气管动脉栓塞止血。抗曲霉药物全身应用不能肯定，口服伊曲康唑可能有效，局部应用两性霉素效果不肯定。

（二）过敏型

首选糖皮质激素治疗。急性期推荐剂量：泼尼松 0.5mg/（kg·d），2 周后改为隔日给药，疗程 3 个月。减量应根据症状、X 线改变和总 IgE 水平酌定，要求总 IgE 降低 35% 以上。其后 1 年内必须密切随访，若出现血清总 IgE 升高或胸片出现浸润，即使没有症状，均按急性期处理方案予以再治疗。症状严重者最初 2 周泼尼松剂量可提高至 40～60mg/d，疗程亦可视病情适当延长。慢性激素依赖性哮喘期和肺纤维化期患者需要长期应用激素，提倡隔日服药以减少药物不良反应。对于在缓解期持续应用糖皮质激素存在争议，因为仅有一小部分患者发展到慢性激素依赖期，尽管有些患者持续应用低剂量糖皮质激素，也可能经历急性加重过程。对于儿童来说，经常合并囊性纤维化，激素剂量要大一些，疗程加长，一般来说起始 2mg/（kg·d），应用 1 周，然后减至 1mg/（kg·d），1 周后减为隔天应用，减至 0.5mg/（kg·d）维持 3 个月，然后在 3 个月内逐渐停用，并密切随访影像学血清 IgE 水平，若 IgE 水平上升 2 倍或以上时，要增加激素剂量。过去对抗真菌药物治疗意见存在分歧，近年来两个随机对照临床试验支持应用伊曲康唑。伊曲康唑（200mg，每天 2 次）可以降低血清 IgE 水平，改善肺功能和运动耐力，降低痰中嗜酸性粒细胞数量，减少急性加重期糖皮质激素剂量。

（三）侵袭型

造血干细胞移植受者及急性髓性白血病或骨髓增生异常综合征患者预防治疗推荐泊沙康唑，其他可选择的药物包括伊曲康唑、米卡芬净、两性霉素 B 脂质体吸入剂等。经验性抗真菌治疗推荐两性霉素 B 及其脂质体、伊曲康唑、伏立康唑或卡泊芬净。很多年来，两性霉素 B 是治疗 IPA 的一线药物，但其可引起严重的不良反应包括肾毒性、电解质紊乱、过敏反应等。新的脂质体两性霉素 B 制剂引入可减少不良反应。伏立康唑是新的广谱三唑类药物，被批准用于 IPA 的初始治疗，有静脉和口服两种剂型，推荐剂量为每日 2 次静脉滴注，第一天每次 6mg/kg，以后每次 4mg/kg。7 天后可考虑改为口服 200mg，每日 2 次。伏立康唑较两性霉素 B 有较好的耐受性，最常见的不良反应是视力模糊、畏光、视觉颜色改变，肝功能异常和皮肤反应较少见。如初始治疗无效，需在明确诊断的情况下进行补救治疗，可选择卡泊芬净（第一天 70mg，之后 50mg/d）或米卡芬净（100～150mg/d）、脂质体两性霉素 B、泊沙康唑、伊曲康唑。然而，在伏立康唑初始治疗失败的 IPA 患者中不推荐使用伊曲康唑作为补救治疗。IPA 的最短疗程为 6～12 周，应该根据治疗反应决定。停止抗真菌治疗的前提是影像学吸收、曲霉清除以及免疫功能恢复。值得指出的是，血清 GM 试验结果降至正常并不足以作为停止抗真菌治疗的唯一标准。对于免疫缺陷患者，应在免疫缺陷时期持续治疗直至病灶消散。对于已治疗成功的 IPA 患者，若预期将发生免疫抑制，重新应用抗真菌治疗能预防感染复发。

（韩珊珊）

第十五节　肺隐球菌病

肺隐球菌病是由隐球菌所致的亚急性或慢性肺部真菌感染性疾病。临床表现为肺炎或无症状肺部结节影，严重者可出现急性呼吸窘迫综合征（ARDS）。肺隐球菌病可发生于免疫正常人群，但常见于免疫抑制尤其是 AIDS 患者。

一、病原学与流行病学

隐球菌属至少有 38 个种，引起人类感染的主要为新生隐球菌和格特隐球菌。新生隐球菌广泛存在于世界各地的环境土壤中，干燥的鸽粪中尤其常见。鸟禽类，尤其鸽子是人类隐球菌病的重要传染源。而格特隐球菌的分布则多限于澳洲、非洲、东南亚和北美洲。隐球菌病多为散发性，偶呈暴发性流行。免疫功能低下者为隐球菌感染易感人群，HIV／AIDS、血液系统肿瘤、糖尿病、肾衰竭、肝功能不全、器官移植或长期使用糖皮质激素或抗肿瘤药物者易发生隐球菌感染。免疫功能正常的人群中，隐球菌感染率约为十万分之一。笔者曾总结中国知网学术文献网络出版总库索引源期刊从 1981 年 1 月—2008 年 12 月公开报道的共 728 例中国大陆肺隐球菌病病例，男女发病比例为 2.3 : 1，年龄以 40 ~ 50 岁多见，儿童少见（占 3.4%），86.4% 病例无鸟粪等接触史，职业以农民相对较多（占 34.9），69.7% 病例既往无基础疾病。

二、发病机制

肺隐球菌病的自然演变取决于宿主免疫状态。免疫健全宿主疾病多呈局限性或自限性，而免疫低下宿主常为进行性和播散性。

感染的主要途径为吸入环境中隐球菌孢子。隐球菌在体外为无荚膜或仅有小荚膜孢子，进入人体内后很快形成厚荚膜，致病力则明显增强。

肺泡巨噬细胞接触、吞噬隐球菌孢子后，激活 T 辅助细胞（Th1）免疫应答以清除孢子。隐球菌荚膜多糖可抑制人体吞噬细胞，抑制白细胞趋化反应，荚膜多糖也可激活补体旁路，后者参与免疫调理作用。因此，免疫健全宿主中常形成隐球菌肉芽肿，病变组织中单核细胞和多核巨细胞内含大量隐球菌孢子，而免疫缺陷者中不易见到肉芽肿，在肺泡腔内充满隐球菌孢子，病灶内有较多的液性胶样物质，缺乏炎症细胞浸润。

三、临床表现

本病临床表现轻重不一，缺乏特异性，可为无症状的肺部结节影，也可为肺炎，甚至ARDS。大多表现为咳嗽，咳少量黏液痰或血痰，伴发热，部分患者可出现胸痛、咯血、气急、乏力、盗汗等。无症状者常在体检等胸部 X 线检查时发现，常误诊为肺癌、结核或其他肉芽肿病，多见于免疫功能健全者。急性重症多见于免疫抑制患者，临床表现为严重急性下呼吸道感染，有高热、呼吸困难等症状，如不及时诊断和治疗，病死率较高。累及肺外时可有相应表现，合并脑膜炎时，患者可出现头痛、恶心、呕吐等脑膜刺激征。病灶局限，呈单发或多发结节肿块影者常无明显阳性体征。肺部病变范围较广、重症者，除气促和发绀外，尚可有胸部病灶处叩诊呈浊音，可闻及细湿啰音或胸膜摩擦音，少数病例有胸腔积液体征。

胸部影像学改变可表现为大小或部位不同的单发或多发结节肿块影、片状浸润影（气腔实变）和弥漫混合病变等三种类型。病灶以中下肺野相对多见，常位于肺野外带。无症状和轻微症状者多表现为类圆形或形态不规则密度增高影，边缘清晰或模糊，一般无胸膜凹陷征。早期结节性密度影中可有均匀一致、规整的低密度区，特别是呈多发性时，对该病诊断有重要参考价值。有症状者影像学常表现为实变影或多发斑片状浸润影，病灶密度相对较高，常见支气管充气征和空泡征，边缘清晰或稍模糊，病灶往往有融合。需要注意部分患者虽未经有效抗真菌治疗，病灶仍可见缩小，此时不应否定肺隐球菌感染的诊断。急性重症者常表现为两肺毛玻璃影或浸润影，很快进展为大片实变。发生在 AIDS 者，胸部 X 线可见肺泡及间质性炎症，以及肺门淋巴结肿大及胸膜炎，很难与肺孢子菌病鉴别。

实验室检查如外周血的白细胞、血沉等一般正常，但早期可有升高，部分患者白细胞计数可达（10～20）×10^9/L。

四、诊断与鉴别诊断

肺隐球菌病确诊常有赖于组织病理学检查，在肺组织肉芽肿或胶冻样病灶中见到典型的有荚膜、窄颈、芽生但无菌丝的酵母细胞有确诊意义。HE 染色组织中，隐球菌常呈淡红色，荚膜不着色，呈光环样。银染色可见到菌体而不能见到荚膜。黏蛋白胭脂红染色荚膜成鲜红色。血液、胸水、肺组织、脑脊液培养到隐球菌或涂片墨汁染色见到隐球菌结合临床亦可建立隐球菌感染诊断。需要注意隐球菌可寄居于正常人群，痰液甚至气管冲洗液培养到新生隐球菌，应结合具体临床表现、宿主免疫状态等来加以判断，在免疫抑制患者诊断参考价值较大。

隐球菌乳胶凝集试验检测脑脊液、血、胸腔积液、BALF 等标本中隐球菌荚膜多糖抗原，阳性尤其是高滴度（≥1∶160）对诊断有重要参考价值。

该病依临床表现、胸部影像学等不同，应与其他病原体肺炎、肺结核、韦格纳肉芽肿、原发性支气管肺癌、转移性肿瘤等相鉴别。

五、治疗

治疗方案取决于患者症状、免疫功能状态以及有无合并肺外感染。鉴于隐球菌的神经系统感染较为常见，所有肺隐球菌病（除无症状、非弥漫性病变的免疫正常宿主，且血清隐球菌抗原阴性或低滴度者外）及肺外隐球菌病的患者均建议行腰穿检查以排除伴发中枢神经系统感染可能。

在免疫正常患者中，无临床症状且感染局限于肺内者，可暂不用药，密观病情变化；或服氟康唑 200～400mg/d，3～6 个月。有轻至中度症状免疫正常或轻到中度症状无肺部弥漫性浸润、无其他系统累及的非严重免疫抑制，感染局限于肺部者，给予氟康唑 200～400mg/d，6～12 个月；或伊曲康唑 200～400mg，每天 1 次，6～12 个月。不能口服者，可予两性霉素 B 0.5～1.0mg/（kg·d）（总剂量 1～2g）。免疫抑制、临床表现危重、合并中枢神经系统感染或有播散性隐球菌感染患者治疗同隐球菌性脑膜炎的治疗方案，首选两性霉素 B 0.7～1mg/（kg·d）联合氟胞嘧啶 100mg/（kg·d）（口服，分 4 次；静脉分 2～3 次），至少 8 周，随后氟康唑 200～400mg/d，或伊曲康唑 200～400mg/d，至少 12 周。直到临床症状消失，肺部病灶吸收，CSF 恢复正常。随访至少 1 年，防止复发。免疫功能不能恢复者需终生用药。

内科治疗效果不佳时，可考虑手术治疗。因剖胸探查或误诊为肿瘤等病变行病灶手术切除者建议术后常规应用抗隐球菌药物治疗，疗程一般认为不短于 2 个月。

另外，消除宿主易患因素有助于控制感染。对难治性感染，可联合试用其他如 7 干扰素及白介素，以增强患者的主动免疫功能。

（韩珊珊）

第十六节　肺诺卡菌病和肺放线菌病

放线菌是一大类微生物，仅少数种属对人致病，主要为放线菌属和诺卡菌属的部分菌种。因能形成有分枝的长丝，缠绕成团，且引起的疾病常呈慢性过程，酷似真菌感染，故多年来一直将它们列为真菌。然而，从这些微生物有细胞核无核膜、以分裂方式繁殖、对抗细菌药物敏感而对抗真菌药物不敏感等特性分析，分类学上应认为其是细菌。

一、肺诺卡菌病

肺诺卡菌病是由诺卡菌产生的肺部化脓性肉芽肿性病变，它是诺卡菌病中最重要和常见的类型。本病总体发病率低，近年来有所上升，可能与免疫功能低下宿主人群增多有关。美国每年新发病例数为 500 ~ 1 000 例。实体器官移植患者中的发病率为 0.7% ~ 3.5%。我国虽有个案报告，但临床确诊病例罕见，病原学诊断技术不足是重要原因。

（一）病原体与发病机制

引起人感染的主要为星型诺卡菌（约占 85%）和巴西诺卡菌。诺卡菌是一种专性需氧的 G^+ 杆菌，能形成气生菌丝，细长的分枝菌丝，形态与放线菌属相似，但菌丝末端不膨大。抗酸染色为弱阳性，呈珠状簇和分支细丝。在盐酸酒精中较短时间便能完全脱色，可凭借这一点与结核及其他分枝杆菌鉴别。营养要求不高，普通培养基上于室温或 37℃ 均可生长，但繁殖速度慢，24 小时仅形成针尖大肉眼可见的菌落，一般需 2 天 ~1 周始见菌落。菌落可呈干燥或蜡样，颜色黄、白不等。

诺卡菌广泛分布于土壤中，可经呼吸道、皮肤或消化道进入人体致病，尚未有人人传播的报道。诺卡菌感染多见于老年男性，多数病例发病前有免疫功能低下的背景，如淋巴瘤、白血病、器官移植、长期应用皮质类固醇或其他免疫抑制剂，也是晚期艾滋病患者的一种重要机会性感染。

（二）病理

主要病理改变为化脓性肉芽肿伴有大量中性粒细胞、淋巴细胞和浆细胞浸润，组织坏死，形成脓肿，其内可发现革兰阳性分枝菌丝。肺组织可呈急性、亚急性或慢性化脓性病变，表现为融合性支气管肺炎、肺实变、坏死性肺炎伴空洞形成，并常累及胸膜产生胸腔积液或脓胸。可经血行播散引起脑脓肿和肾脓肿。

（三）临床表现

部分发病隐匿，免疫功能低下患者则以急性形式起病。

常见症状有咳嗽、发热、胸痛、厌食、消瘦、倦怠，部分有脓痰或血痰，但非特异性，与肺结核、肺曲霉和隐球菌感染相似。部分患者可出现呼吸衰竭。有报告约 1/3 的患者伴发脑脓肿，常有严重头痛、呕吐、定向力障碍、认知损害以及意识模糊等。

外周血白细胞增多。胸部 X 线表现多为炎症浸润实变，其次为单个或多个结节影，30% 的患者有脓肿形成且伴空洞，偶形成厚壁空洞。偶见粟粒样或弥漫性肺间质浸润灶，极少钙化，通常无纤维化。病变多分布于下叶。部分并发胸腔积液。

（四）诊断

对于常规经验性抗生素治疗无效的肺炎，尤其有易感因素的宿主，需考虑本病。急性诺卡菌肺炎应与其他肺炎鉴别；亚急性或慢性感染的症状和胸部 X 线表现易与肺结核、其他真菌感染相混淆，必须依赖病原学检查明确诊断。当有肺内结节或空洞形成时，还应与肺肿瘤鉴别。

痰或下呼吸道分泌物、肺活检组织、胸腔积液标本的涂片和培养检查，是重要的确诊方法。我国临床上诺卡菌检出率低，可能因为对涂片的观察缺乏经验或者培养时间不够长而导致大量的漏诊漏检。痰标本中大量口腔寄居菌也常使诺卡菌生长受到抑制。

（五）治疗

首选复方磺胺甲唑（SMZ – TMP），起始剂量 TMP 15mg/（kg·d），SMZ 75mg/（kg·d），静注或口服，分 2～4 次。3～4 周后 TMP 减至 10mg/（kg·d），分次口服。对磺胺类过敏或难治性感染，可用亚胺培南联合阿米卡星，治疗 3～4 周后改其他口服药物。国外有报道利奈唑胺 600mg，口服，每天 2 次，可作为备选方案。也有使用米诺环素或莫西沙星。肺诺卡菌病治疗的全疗程，通常为 3 个月，免疫移植者则需延长至 6 个月。

二、肺放线菌病

肺放线菌病是放线菌感染肺部引起的慢性化脓性肉芽肿性疾病，常侵犯胸膜和胸壁。与诺卡菌病不同，肺放线菌病多为内源性感染。本病临床较为罕见，但误诊率极高。男性患病率是女性的 2～3 倍。过去几十年来，随着抗生素广泛应用和对口腔卫生的重视，肺放线菌病发病率呈现持续下降趋势。

（一）病原体与发病机制

放线菌属为 G+ 杆菌，非抗酸性丝状菌，菌丝细长无隔，有分枝，直径 0.5～0.6μm。培养比较困难，厌氧或微需氧。初次分离加 5% CO_2 可促进其生长，血琼脂平板上 37℃ 4～6 天可长出灰白或淡黄色微小圆形菌落。不形成气生菌丝，菌丝 24 小时后断裂成链球或链杆状，有的很像类白喉杆菌。临床常见菌种有以色列放线菌、牛放线菌、内氏放线菌、黏液放线菌和龋齿放线菌等，其中对人致病性较强的主要为以色列放线菌。在体内生长的放线菌呈分枝缠绕的小菌落，色黄，称"硫磺样颗粒"。将硫磺样颗粒制成压片或组织切片，镜下所见颗粒呈菊花状，中央为 G+ 的丝状体，周围为粗大的 G− 棒状体，放线状排列。

放线菌系正常人口腔、龋齿、扁桃体隐窝中的常居菌。肺放线菌病多为带菌的口腔分泌物吸入而致病。超过半数的患者累及胸膜，产生胸膜炎、胸膜增厚或脓胸，甚至穿破胸壁形成脓肿，部分可溃破至皮下产生多发性瘘道，亦可侵犯至其他器官，但血行播散罕见。肺放线菌病常表现为多种菌的混合感染。

不良的口腔卫生、呼吸道屏障受损如酗酒是本病的主要危险因素。

（二）病理

感染的肺组织呈化脓性肉芽肿改变，局部组织坏死，伴多发性小脓肿形成。脓肿内可见到硫磺样颗粒，周围为类上皮细胞、多核巨细胞、嗜酸性粒细胞和浆细胞，再外为纤维性病变。本病特点为破坏和增生同时进行，在病变结疤痊愈的同时，仍可向周围组织扩展。

（三）临床表现

本病多缓慢起病，咳嗽常见，无痰或少量黏液痰。肺部形成单个或多发脓肿时，可出现高热和脓性痰，少数患者伴有咯血。典型者咳出物可见硫磺样颗粒。病变延及胸膜可引起胸痛，严重者侵入胸壁，出现皮下脓肿及瘘管形成。部分伴乏力、盗汗、贫血及体重减轻等慢性毒性症状。由于抗菌药物的早期使用，近年来国内外文献报道，典型的病例或出现胸壁脓肿并形成瘘管者，已不多见。

实验室检查可发现外周血白细胞总数和中性粒细胞比例增加。反映感染的指标如 C 反应蛋白、血沉等可中度升高。胸液呈草黄色、血性或脓性，通常以淋巴细胞为主，若为脓胸则常以中性粒细胞为主。

胸部 X 线表现，单侧或双侧病灶，形态多样，可呈现浸润灶、结节、多个脓肿或空腔性病变等，常发生于外周和下叶。CT 常显示肿块或结节病灶中央低密度和周围环状增强。胸腔积液比较常见，部分可出现胸壁累及甚至骨质破坏，酷似肿瘤表现。

（四）诊断

肺放线菌病的临床症状和影像学表现均无特异性，保持对本病的警觉，是避免漏诊、误诊的前提。主要依赖微生物学和组织病理学检查确诊。简单的方法是在肺脓肿、脓胸或皮下瘘道的脓液内寻找硫磺样颗粒。颗粒经加水或氢氧化钾溶液处理后做光镜检查，能见到末端膨大成棒状的放线菌丝，革兰染色阳性，抗酸染色阴性即可确诊，但采用此法确诊的病例并不多见。

组织病理特点为化脓性肉芽肿，脓肿中可见放线菌颗粒，颗粒外周围上皮样细胞、巨噬细胞等，包绕纤维组织。经支气管镜肺活检（TBLB）、B 超或 CT 引导下经皮肺穿刺活检，是重要的确诊手段。国内报告的病例，多数是疑似肺癌做外科手术而确诊。

必要时以防污染技术采集下呼吸道分泌物或病变肺组织做厌氧培养。放线菌生长缓慢，常需观察 2 周以上。培养放线菌阳性，但涂片无硫磺样颗粒时，需判别是感染菌抑或定植菌。

（五）治疗

首选青霉素，需大剂量、长疗程。青霉素 G 1 000 万~2 000 万 U/d，静脉滴注，分次给予。或氨苄西林 50mg/（kg·d），静脉滴注，分次给予。2~6 周后改用阿莫西林，每次 0.5g，口服，每天 3~4 次。总疗程通常为 3~6 个月。也可选用多西环素、头孢曲松、克林霉素或红霉素。有研究表明，本菌对莫西沙星、万古霉素、利奈唑胺、厄他培南和阿奇霉素也敏感，但临床资料还需要积累。保持脓肿、脓胸及瘘道的引流通畅，脓胸患者经反复抽脓液无效时，应做切开引流。大咯血是手术指征。

（韩珊珊）

第十七节　其他肺部真菌病

一、肺组织胞浆菌病

组织胞浆菌病分为两种。美洲型 HP 由荚膜组织胞浆菌引起；非洲型 HP 由荚膜组织胞浆菌杜氏变种和马皮疽荚膜组织胞浆菌引起。这两种真菌培养的菌落和镜下形态相同。但杜氏变种在组织中的形态特殊，可见卵形、双折光胞壁的孢子，有时呈链状，仅少数患者表现为肺部慢性进行性或空洞性病变。临床主要表现为皮肤、淋巴结和骨的感染。好侵犯骨是本病的特点之一。播散型感染是本病最严重的表现，大多呈急性和消耗性。治疗同美洲型 HP，必要时可辅以手术治疗。下面重点阐述美洲型肺荚膜组织胞浆菌病。

（一）病原与流行病学

荚膜组织胞浆菌，系土壤腐生菌，分布广泛。鸟粪和蝙蝠粪可能是重要病菌载体。属双相性真菌，在组织内呈酵母型，在室温和泥土中呈菌丝型。吸入被鸟类或蝙蝠粪便污染的泥土或尘埃中的真菌孢子后发生感染。人与人、人与动物之间并不直接传播。肺荚膜组织胞浆菌病主要流行于美洲、非洲、亚洲，欧洲少见。近年来我国有病例报告。

（二）临床表现

1. 无症状型　占 90%～95%。组织胞浆菌素皮肤试验呈阳性反应。肺部出现多发性钙化。

2. 急性肺型　有畏寒、发热、咳嗽、胸痛、肌肉痛及体重减轻。X 线呈弥漫性结节状致密影。

3. 慢性肺型　约 20% 的患者无任何症状。本型常见症状为咳嗽、咳痰、发热、胸痛、咯血、呼吸困难、盗汗、消瘦。X 线示早期常为边缘清楚的肺实变，后期呈结节状肿块，部分患者常在肺尖部出现空洞。

4. 播散型　大多数由急性肺型恶化引起。除上述症状外，尚可出现贫血，白细胞减少，进行性肝、脾肿大，皮肤、黏膜溃疡，全身淋巴结肿大。胸部 X 线通常呈粟粒性肺浸润、空洞形成及肺门淋巴结肿大。病程 1～30 个月。

5. 其他　包括肺结节（大部分呈钙化）、支气管结石、纵隔淋巴结炎、纵隔肉芽肿、纵隔纤维化、关节炎、中枢神经系统感染等。

（三）诊断

流行区域接触史，出现发热、咳嗽、贫血、肝脾肿大和全身浅表淋巴结肿大者要高度疑似肺组织胞浆菌病。

传统的微生物学诊断包括直接镜检、培养以及组织病理学真菌检查阳性可确诊，呈白色真菌菌落，镜下可见特征性的齿轮状或棘状大分生孢子。组织病理学检查用过碘酸环六亚甲基四胺银染色，或过碘酸希夫染色，典型的表现为巨噬细胞内看到荚膜组织胞浆菌。

实验室诊断包括以下三个方面：

1. 抗原检测　尿液的抗原检出率高于血液（95% vs86%），而且尿抗原检测被美国传染病学会（Infectious DiseaseSociety of America，IDSA）和美国 ATS（American ThoracicSociety）

推荐用于监测对抗真菌治疗的反应。其准确性在以下两类人群中较高：①AIDS 患者合并播散型组织胞浆菌感染；②接触大量孢子后暴发的严重急性肺型患者。

2. 抗体检测　因为抗体产生需要 6～8 周左右，所以主要适用于慢性型，对于慢性脑膜炎型尤其重要，可能是唯一的实验室诊断线索。对于急性型，恢复期抗体效价比急性期升高 4 倍有诊断意义。

3. 组织胞浆菌皮肤试验　对诊断帮助不大本病表现和组织病理酷似马尔尼菲青霉病，流行区域亦重叠，须鉴别，真菌培养鉴定有助于确诊。该病主要需与肺结核等感染相鉴别。播散型感染应与内脏利什曼病、淋巴瘤、传染性单核细胞增多症、布鲁菌病等鉴别。

（五）治疗

多数患者无须治疗，可在 1 个月内自愈。IDSA 提出明确的治疗指征有：①急性弥漫性肺部感染，症状中至重度；②慢性空洞性肺部感染；③播散型；④中枢神经系统感染。

根据疾病类型和病情严重程度，治疗有所不同（表 5-2）。

表 5-2　肺荚膜组织胞浆菌病推荐治疗方案（IDSA 2007. ATS 2011）

疾病类型		首选治疗	备注
急性肺型	轻-中度	症状<4 周，无须治疗；症状持续>4 周，伊曲康唑 200mg qd 或者 bid，6～12 周	ATS：肾功能不全的患者更宜应用两性霉素 B 脂质体。IDSA：不确定治疗是否能缩短病程
	中-重度	两性霉素 B 脂质体 3～5mg/（kg·d）或两性霉素 B 0.7mg/（kg·d），1～2 周，序贯以伊曲康唑 200mg bid，12 周或可加用激素（泼尼松 40～60mg/d）1～2 周	在伊曲康唑治疗 2 周后，应监测伊曲康唑血药浓度；监测肾功能、肝功能；只是专家推荐，可能加快恢复
慢性空洞肺型		伊曲康唑（200mg bid，12～24 个月）；IDSA 建议最初 3 天伊曲康唑用量：200mg tid	ATS：持续治疗宜到影像学无进展。停止治疗后监测有无复发；伊曲康唑血药浓度监测应在伊曲康唑治疗 2 周后进行，随后每 3～6 个月监测 1 次。IDSA：治疗后仍有约 15% 的复发率
播散型	中-重度	两性霉素 B 脂质体 3～5mg（kg·d）或者两性霉素 B 0.7～1.0mg/（kg·d），1～2 周，序贯以伊曲康唑 200mg bid，至少 12 个月（A-I）	如果患者持续处于免疫抑制状态，有必要给予长期维持治疗；监测尿抗原水平可能有助于治疗；监测肾功能、肝功能
	轻-中度	伊曲康唑 200mg tid×3 天，随后 200mg bid，至少 12 个月（A-II）	
其他	肺结节；支气管结石；纵隔纤维化；纵隔肉芽肿	一般均不推荐抗真菌药物治疗；仅当纵隔肉芽肿有症状时，予伊曲康唑 200mg qd 或 bid，6～12 周	肺结节需与恶性肿瘤鉴别；支气管结石可行气管镜或外科手术去除；纵隔肉芽肿引起气道阻塞时，考虑手术治疗

注：建议伊曲康唑口服混悬液（口服液生物利用度优于胶囊）。

二、肺马尔尼菲青霉病

马尔尼菲青霉病由马尔尼菲青霉引起，主要侵犯单核-巨噬细胞系统，多累及肺部组织。

（一）病原与流行病学

马尔尼菲青霉属于青霉属，是已知青霉属中唯一的一种双向型真菌。该菌在 1956 年从越南自然死亡的中华竹鼠的肝脏中首次发现，1959 年被命名。分为菌丝相和酵母相。竹鼠是其宿主，主要通过呼吸道传播到人，经消化道传播的可能性也不能除外。

（二）临床表现

起病隐匿或急性。潜伏期尚未完全确定。暴露于流行区域可能几周内即发病，也可能在许多年后出现感染。

1. 局限性马尔尼菲青霉病 病原菌进入人体后仅局限在入侵部位。以局限于肺部的感染最常见，系吸入孢子所致。临床表现不具特征性，极易误诊为支气管炎、支气管扩张或肺结核等。若免疫功能低下，有可能发展成播散性感染。

2. 播散性马尔尼菲青霉病 马尔尼菲青霉菌常侵犯单核 - 巨噬细胞系统，累及多个组织器官，临床表现多样，70% 以上播散性感染累及皮肤。

（三）诊断

流行区域的居民或曾到流行区域的旅行者或从事相关实验室的工作者，若出现长期发热、呼吸道症状，伴肝脾肿大、淋巴结肿大、贫血、皮疹、脓肿者，应高度怀疑该病。培养分离出病原菌及病理组织见典型细胞内孢子、细胞外腊肠形具横隔的孢子即可确诊。

本病局限性感染应与肺结核等感染相鉴别。播散性感染应与黑热病（内脏利什曼病）、淋巴瘤、传染性单核细胞增多症、布鲁菌病等鉴别。该病和播散型组织胞浆菌病的临床表现及穿刺物涂片镜检所见十分相似，强有力的抗真菌治疗对这两种疾病均有效，因此易被混淆。特异性间接荧光组织染色以及血清学抗原检测有助于鉴别，真菌培养有助于最后确诊。马尔尼菲青霉和曲霉细胞壁上有交叉抗原，故曲霉半乳甘露聚糖检测为阳性。

一旦诊断该病，需确定是否存在 HIV 感染，或其他免疫缺陷疾病。

（四）治疗

两性霉素 B 是首选药物，对合并 HIV 感染者亦有较好疗效。但单纯两性霉素 B 治疗者在 6 个月内感染复发率很高。试验证实在 HIV 阳性的患者中，两性霉素 B 初始治疗 2 周后，口服伊曲康唑 200mg，每天 1 次，维持治疗 10 周可有效降低复发率。伊曲康唑是合并 HIV 感染者预防本病复发的主要药物，一般需长期服用，在高效抗反转录病毒治疗并重建免疫功能后，方可考虑停用，否则易复发。有原发病者应积极治疗原发病。

（韩珊珊）

第六章　肺结核急症与重症

第一节　继发型肺结核

继发型肺结核是肺结核中的一个主要类型，包括浸润性、纤维空洞及干酪肺炎等。浸润性肺结核是继发型肺结核最常见类型，临床症状较轻。干酪肺炎性肺结核以及慢性纤维空洞性肺结核临床症状重。

一、慢性纤维空洞性肺结核

1. 病因和发病机制　此型是继发型肺结核的晚期类型，多由于不同类型的肺结核未获积极彻底的治疗，而长期反复恶化、好转、肺组织破坏与修复交替发生所致。

2. 病理改变　由于结核病的慢性、反复的过程，肺内病变可不同步发展。活动性病变可与愈合病变并存，渗出性病变与增殖性病变同在。患者常具有久治不愈的纤维厚壁空洞，反复发生的新旧不一的支气管播散灶，肺及胸膜广泛纤维增生，膈肌上抬，胸廓塌陷，心脏、气管向患侧移位。由于肺组织的破坏、纤维组织增生、瘢痕的牵拉，局部常伴发支气管扩张、局限性肺气肿。肺组织的反复破坏与修复常伴发肺血管病变，病损部位的肺动、静脉常有肺血管炎及血栓形成。纤维空洞壁上可有小动脉瘤形成。一旦破损则可导致大咯血。广泛纤维性病变及其所导致的继发性改变，如肺组织萎陷、支气管扩张、肺大疱、代偿性肺气肿，则成为不可逆转的病理改变。

3. 临床表现

(1) 症状：患者的肺部症状一般较全身症状显著，常见的是慢性咳嗽、咳痰、咯血、气短及反复出现的发热等。发热往往提示病变重新活动或处于进展阶段，咯血有时可为大量。

(2) 体征：多数患者可呈慢性病容，营养状态低下，形体消瘦，贫血，气短或发绀，患者常有杵状指（趾）。胸部检查，胸廓两侧多不对称，患侧胸部凹陷，肋间隙变窄，呼吸运动减弱，胸部肌肉萎缩；病变部位语颤增强或减弱，气管移向患侧；肺上中叶叩浊或叩实，肺下部因代偿性肺气肿而呈过清音，肝界下移，心浊音界缩小或叩不清；可听到呼吸音减弱，或支气管呼吸音，干、湿性啰音。肺心病失代偿期的患者可见颈静脉怒张，肝大，下肢水肿等。

4. 实验室检查

(1) 血液检查：血沉中度增快，合并感染时白细胞增高，绝大多数患者痰中易找到结核菌。

(2) X线检查：慢性纤维空洞性肺结核因肺部病变有多种性质，故其X线表现也复杂多样。多数患者一侧或两侧肺上、中肺野有单发或多发的纤维厚壁空洞，空洞壁多超过

2mm，多数空洞互相重叠呈蜂窝状；空洞周围肺组织有广泛索条状纤维化，常有继发性支气管扩张；由于肺组织广泛纤维性病变，牵拉肺门上提，肺纹理呈垂柳状，膈肌上升；不同程度的胸膜肥厚和粘连使肋间隙变窄，肺野缩小新旧不同的小结节状、小斑片状或云絮状阴影，为支气管播散病灶；病变未累及的肺组织代偿性肺气肿，气管、纵隔、心脏向患侧移位。

5. 诊断　慢性纤维空洞性肺结核患者大多病程较长，往往有数年至数十年病史，且多数患者有不规则抗结核治疗史，病情好转与恶化反复交替出现，诊断不难。但有部分患者由于延误诊断（未能及时就医），初次就医时胸片即表现一侧肺慢性纤维空洞改变，但痰内易查到结核杆菌，诊断亦不难。

6. 鉴别诊断

（1）肺炎杆菌肺炎：若呈慢性病程，胸片可以表现为肺脓肿、支气管扩张和肺纤维化同时存在，常伴发脓胸、气胸。此病开始可以是潜行性的，以后逐渐变为慢性坏死性肺炎，也可由急性延续成为慢性，前者尤需与慢性纤维空洞性肺结核鉴别。

（2）先天性肺囊肿：有孤立性肺囊肿和多发性肺囊肿之分。多发性肺囊肿常占据一叶或一侧肺，呈蜂窝状阴影，因反复感染囊壁多增厚，亦伴胸膜肥厚；临床多有咯血病史，故易误诊为慢性纤维空洞性肺结核。但多发性肺囊肿除病变区域外，健康肺叶无播散病灶，肺野缩小、胸廓塌陷较慢性纤维空洞性肺结核患者轻是影像学鉴别要点。反复多次痰抗酸染色阴性有助于诊断。

7. 治疗　慢性纤维空洞性肺结核多系复治病例，常为耐药菌感染，甚至耐多药（即对异烟肼、利福平耐药）。这类患者的抗结核治疗必须选用 2～3 种敏感药或新药的方案，强化期延长至 3～4 个月，疗程视病情而定，但不能少于 1.5 年。耐多药结核病治疗最关键的一环是合理选择用药和制订方案。药物选择如下：一线药：链霉素、吡嗪酰胺、乙胺丁醇。二线药：阿米卡星/卷曲霉素、丙硫异烟肼、左氧氟沙星等。总疗程 24 个月。

8. 预后　慢性肺源性心脏病及呼吸衰竭等为其常见的并发症。本型预后差，由于长期排菌，又是难以控制的慢性传染源。

二、干酪性肺炎

1. 病因及发病机制　结核病从感染至发病以及继发型结核病的发生可有如下的几种经过：

（1）初染阶段及初染后淋巴血行播散：入侵的结核菌在肺泡内不断繁殖，形成包括肺内原发灶、淋巴管炎及淋巴结炎的原发综合征，同时被肺泡巨噬细胞吞噬的结核菌可随着巨噬细胞游走，经淋巴血行，发生早期菌血症及早期血行播散，胸膜、腹膜、脑膜、脑、骨骼、肝、脾、泌尿生殖系等均可受侵及。随着机体免疫力的产生，血行播散终止，播散灶呈自限性愈合，肺内原发灶及相应引流的肺门、纵隔淋巴结愈合、钙化形成龚氏综合征（Chon's complex 或 Ranke complex）。

（2）初染原发病灶的继续发展：少数患者肺内原发灶继续发展、恶化，肺门纵隔淋巴结肿大、干酪液化，向支气管破溃，发生支气管播散灶，如机体处于超敏感状态，还可发生全身血行播散，包括血行播散型肺结核、结核性脑膜炎等。

（3）内源性复燃：稳定的结核病灶，甚至钙化灶内的休眠菌仍有一定的活力，可保持终生而不发病，但一部分受过感染的患者，在初染后任何时期，由于各种原因导致机体免疫功能低下，肺及淋巴结内原发灶乃至早期淋巴血行播散的潜在灶，可重新恶化、进展，引起肺内或肺外继发性结核病，即内源性复燃。

（4）外源性再染：亦已证实，曾受过结核杆菌感染的机体由于再次感染结核菌而导致继发性结核病也偶有发生，即外源性再染。其根据是初染的结核菌与再染的结核菌其吞噬菌体型不同，对抗结核药物的敏感性亦不同。

继发型肺结核主要是由于机体免疫功能低下内源性结核病灶复燃所致。而干酪性肺炎的发生系免疫功能极度低下，如未控制的糖尿病患者或长期服用糖皮质激素以及其他免疫抑制剂的患者；或机体处于超敏感状态时，肺部渗出性病变迅速发展，干酪坏死，相互融合成大叶干酪性或小叶干酪性肺炎；或支气管淋巴瘘，淋巴结内大量液化的干酪物质经支气管吸入导致大叶性干酪性肺炎及支气管播散。

2. 病理改变　结核病病理组织学上表现为渗出、增殖和变质（即干酪坏死）三种基本反应。由于机体反应性、免疫状态、局部组织抵抗力的不同，入侵菌量、毒力、类型和感染方式的差别，以及治疗措施的影响，上述三种基本病理改变可以互相转化、交错存在，很少单一病变独立存在，而以某一种改变为主。干酪样坏死为病变恶化的表现。肉眼观坏死组织呈黄色，似乳酪般半固体或固体密度。镜下先是组织混浊肿胀，继则细胞质脂肪变性，细胞核碎裂溶解，直至完全坏死。坏死区域周围逐渐变为肉芽组织增生，最后成为纤维包裹的纤维干酪性病灶。倘若局部组织变态反应剧烈，干酪样坏死组织发生液化经支气管排出即形成空洞，同时含菌的坏死组织沿支气管播散形成支气管播散病灶。

3. 临床表现

（1）症状：临床以长期持续中等度发热，后期为高热为主，热型开始以弛张热为主或有不规则热。结核中毒症状较重，包括盗汗、乏力、食欲不振、体重减轻。咳嗽、咳痰常为白色，可伴咯血。

（2）体征：胸部可有肺实变的体征：叩诊患部呈浊音或实音，听诊有呼吸音减弱、支气管呼吸音、湿性啰音。

4. 实验室检查

（1）血液检查：因该型易合并肺部感染，故白细胞总数和中性粒细胞可有明显增加，血沉多增快，在痰内易查到结核菌。

（2）X线检查：胸片表现为大片致密阴影，可伴支气管充气征或多数片状浓密的，成团的融合性病变，其间常有不规则溶解、空洞形成。同侧或对侧可有支气管播散灶。

5. 诊断　长期发热，胸片为大叶肺炎影伴支气管播散灶，若病灶出现空洞、痰抗酸染色阳性诊断较易。

6. 鉴别诊断主要与大叶肺炎相鉴别。

（1）肺炎杆菌肺炎：急性肺炎杆菌肺炎的X线征象为致密阴影、呈大叶分布，可多变，病变常很快由一叶扩展到其他肺叶，因其炎性渗出液多黏稠而重，常使叶间隙下坠，所以叶间隙可膨出。易形成多发性蜂窝状空洞，也可为大的空洞，常需与干酪性肺炎鉴别。该病好发于原有慢性肺部疾病、糖尿病、手术后和酒精中毒患者，以中老年人为多见，男性占绝大多数。起病急骤，患者呈重病容，呼吸急促，咳嗽，痰量多、黏稠，可有血痰、典型的砖红色稠胶样痰，少数患者咯铁锈色痰，甚至咯血。约有80%的患者有胸痛，有些患者有寒战、高热。白细胞总数和中性粒细胞明显增多，抗炎（抗革兰阴性杆菌）治疗有效，但吸收较慢，若呈慢性经过，需与慢性纤维空洞型肺结核相鉴别。

（2）肺炎球菌性肺炎：因 X 线显示肺段或肺叶均匀大片状阴影，常需与干酪性肺炎相鉴别，其阴影虽呈大叶分布但密度较淡、毛玻璃状、无透亮区、吸收或消散较快是本病特点。临床表现：患者常先有急性上呼吸道感染史，发病急剧，常有寒战、稽留型高热、针刺样胸痛、频繁刺激性咳嗽；查体时可见发绀、鼻翼煽动，部分患者口唇和鼻周有疱疹，肺部可闻及多数湿啰音；白细胞总数和中性粒细胞常有明显增多。

7. 治疗　化疗方案仍以异烟肼（H）、利福平（R）、吡嗪酰胺（Z）三个药为主要药物，辅助链霉素（S）或盐酸乙胺丁醇（E），疗程为 9 个月~1 年。强化期为 2~3 个月，巩固期为至少包括 H、R 的 7~10 个月的方案。如患者年龄较大，胃肠反应较重，可用利福喷丁代替利福平。糖尿病患者疗程延长至 18 个月。

（李　烨）

第二节　结核性脓胸

一、概述

结核性脓胸是由于结核分枝杆菌或干酪样物质进入胸腔、引起的胸腔特异性化脓性炎症，有时伴其他细菌感染加重病情。慢性结核性脓胸外科手术治疗往往能取得良好效果。并发支气管-胸膜瘘是外科手术的绝对适应证。

结核分枝杆菌经过各种途径进入胸腔或干酪物质进入胸腔，引起的胸腔特异性炎症。

二、发病机制

结核菌侵入胸膜腔的途径各异，多数是经肺内结核病灶而来。

1. 肺结核　在接近胸膜的肺周边部位的结核病灶可逐渐侵蚀胸膜；结核性空洞、肺大疱或支气管扩张远端发生破裂，结核菌和气体同时进入胸膜腔，发生结核性脓气胸、支气管-胸膜瘘，甚或混合性脓气胸。

2. 邻近组织或器官结核的蔓延　纵隔、支气管淋巴结核，脊柱结核，胸壁（包括胸骨、肋骨）结核可向胸膜腔内溃破，形成结核性脓胸。

3. 肺结核手术后并发症　如肺切除、胸膜剥脱术等手术发生胸腔污染时，也可导致结核性脓胸或混合性脓胸。术后支气管-胸膜瘘、血胸等也常为脓胸的原因。

4. 人工气胸并发症　人工气胸治疗肺结核时，若发生渗出液未予及时控制，或因存有使病灶部位不能萎陷的粘连波及胸膜，或因粘连撕破胸膜，粘连烙断术后感染等，均可引起结核性或混合性脓胸。目前已极少采用人工气胸治疗肺结核。

5. 结核性胸膜炎　结核性渗出性胸膜炎未能得到及时正确的治疗，可发展为结核性脓胸。

6. 血源性感染　结核菌还可通过淋巴或血液循环侵犯胸膜，此时胸膜常是全身血源播散性结核感染的一部分。

不论经何种途径，当结核菌到达胸膜腔引起胸膜腔感染后，首先发生充血、水肿及渗出，并可在胸膜上形成散在的结核结节，胸腔积液中含有大量白细胞和纤维蛋白，随着炎症的进一步发展，渗液中纤维蛋白和炎细胞逐渐增多，成为脓性。大量纤维蛋白沉着于胸膜表面形成纤维素膜，初期柔软，随着纤维层瘢痕机化收缩，韧性增强。胸膜感染较局限时，周围的壁层胸膜与脏层胸膜粘连，使脓液局限于一定范围，形成局限性或包裹性脓胸，常见部位为肺叶间、膈肌上方、胸膜腔后外侧及纵隔面等。局限性脓胸对肺、纵隔的推压作用较小。当感染范围扩大，累及整个胸膜腔时，称为全脓胸，急性期可使肺组织明显受压、发生萎陷，并将纵隔推向对侧，引起呼吸、循环功能障碍。病程超过6周~3个月，脓胸中的纤维素逐渐机化收缩，并限制肺的扩张，脓腔容积不再缩小时，即形成慢性脓胸，此时可使患侧胸廓塌陷，纵隔拉向患侧。

三、临床表现

单纯结核性脓胸多继发于肺结核，一般起病较缓慢，有慢性结核中毒症状，长期发热、盗汗、胸痛、胸闷、周身不适、乏力、消瘦等。胸膜下结核病变及肺表面干酪样空洞破向胸腔，大量干酪物质及结核分枝杆菌进入胸腔，引起混合性脓胸，起病急、全身中毒症状重、高热、恶心、呕吐、剧烈胸痛、呼吸困难、衰弱，需紧急处理。

1. 胸痛　脓胸患者都有程度不等的胸痛，早期呈针刺样，呼吸或咳嗽时加重，慢性脓胸胸痛不明显。干酪空洞破裂者胸痛剧烈，伴呼吸困难。

2. 胸闷及呼吸困难　脓胸患者因纵隔心脏受压及胸廓畸形，限制性通气障碍，常感胸闷气短。

3. 咳嗽　多数患者有刺激性干咳，肺部继发感染时可有脓性痰、血痰。支气管-胸膜瘘时刺激性咳嗽，大量脓痰，与穿刺脓液性质相同。

4. 查体　患者多呈慢性消耗病容，轻度贫血，患侧胸廓塌陷，肋间隙变窄，肋骨并拢，呼吸幅度明显减弱或消失。叩诊呈实音，气管纵隔向患侧移位，呼吸音消失或减弱。早期胸腔大量积脓，可有大量积液体征。

四、检查

1. X线表现　脓胸早期X线表现与胸腔积液相同。慢性脓胸晚期胸膜明显增厚，呈一致性透光不良阴影，肋间隙变窄，纵隔心影向患侧移位，膈肌升高，可有胸膜钙化。如有肋骨骨膜反应，沿肋骨上下缘可见多层增密的条索影，为脓胸特征性表现。合并支气管-胸膜瘘则见液气胸，因胸膜粘连可呈多房性。包裹性脓胸多在侧胸壁或后下胸壁，呈大小不等的圆形、类圆形或D形密度增高、边缘清楚阴影。罕见胸膜腔上部的包裹性脓胸。

2. 胸腔穿刺检查　胸腔穿刺检查是常规项目，取脓液做结核分枝杆菌培养、动物接种结核分枝杆菌可确诊。疑有支气管-胸膜瘘，可在胸腔穿刺时注入2%亚甲蓝（美蓝）2ml，如美蓝被咳出则证明支气管，胸膜瘘存在。

B超检查可以为胸腔穿刺定位，明确脓胸范围。

3. 实验室检查　血沉快，轻度贫血，胸液细胞总数 $>10 \times 10^9/L$，早期单核细胞为主，晚期淋巴细胞为主，混合感染时中性粒细胞为主，蛋白40g/L以上，比重 >1.020。

五、诊断

有结核病或结核性胸膜炎史及相应体征；X线检查有典型表现；血沉快；胸腔穿刺液为淡黄色，脓性，普通培养无细菌生长，细胞总数 $> 10 \times 10^9/L$，淋巴细胞为主，蛋白 $>40g/L$，比重 >1.020，可协助诊断。

六、鉴别诊断

1. 化脓性胸膜炎　起病急、感染中毒症状严重、高热、胸痛、呼吸困难；血象高、核左移、胸腔积液普通细菌培养阳性；必要时胸膜活检病理确诊；抗感染治疗及排液后病情迅速好转可鉴别。

2. 胆固醇性胸膜炎　胆固醇性胸膜炎少见，其发生与结核病关系最大，也与糖尿病、梅毒以及慢性酒精中毒、肺吸虫、肿瘤有关。病程长，临床症状轻微，中毒症状和压迫症状少见。X线表现多为包裹积液。胸腔积液以黄白色多见，可呈无色、浑浊、血性、淡黄、橙黄、黄绿等各种颜色，比重多在 1.020～1.030，积液中常混有浮动的鳞片状、绢丝状、有光泽的胆固醇结晶，不凝固静置后可沉积于底部。可与结核性脓胸鉴别。

3. 乳糜胸　多由外伤、手术引起胸导管损伤，乳糜渗漏到胸腔所致，亦可为胸导管受丝虫病性肉芽肿、纵隔肿瘤、结核性淋巴结炎、恶性淋巴瘤压迫、阻塞、侵犯乳糜管引起。多发生于左侧，呼吸困难明显。胸腔积液呈乳白色，比重 1.012～1.020，呈碱性反应，以淋巴细胞和红细胞为主，中性粒细胞少见。

七、治疗

结核性脓胸早期治疗与结核性胸膜炎相同。合理化疗加积极胸腔穿刺抽液，争取在此阶段得到治愈。进入慢性期更要慎重选择化疗方案，抽脓，胸腔冲洗。有手术条件时应积极进行胸腔引流，做好准备，择期手术。无手术条件，先作较长时间的闭式引流，脓液减少后开放引流，可望得到满意效果。

（一）全身治疗

1. 化疗方案　结核性脓胸急性期选择4～5种敏感药联合，强化期2～3个月，巩固期用3种药巩固6个月。慢性脓胸使用抗结核药物较多，时间亦较长，多不规律，故耐药病例较多。在争取得到药敏结果后根据药物敏感试验结果用药，如为耐药病例，疗程适当延长，按耐药病例治疗。

2. 支持疗法　结核性脓胸是一种消耗性疾病，常有混合感染，在抗感染的同时予以补液，注意水电解质平衡。慢性结核性脓胸，常伴有不同程度的营养不良、贫血，应补充蛋白质丰富的膳食，必要时可补充氨基酸，免疫增强剂如胸腺肽、微卡、干扰素等。人血制品的使用应十分慎重。

（二）局部治疗

1. 胸腔穿刺　结核性脓胸早期与结核性胸膜炎的治疗相同，在化疗的同时，隔日或每2～3日胸腔穿刺抽液一次，胸腔积液一次抽尽，不能一次抽尽者隔日再抽。抽液后胸腔内给药，INH0.1～0.3g，RFP0.15～0.3g，SM1.0g，KM1.0g。混合感染可给庆大霉素、甲硝唑等。

如脓腔较小可 5% 碳酸氢钠冲洗脓腔，一般每次量不超过 500ml，然后注入抗生素。根据脓腔大小决定胸腔穿刺的间隔时间。有支气管 – 胸膜瘘时禁用胸腔冲洗。

2. 胸腔引流术　分为胸腔闭式引流和开放引流两种类型。经闭式引流后胸腔脓液少于 50ml/d 或更少时剪短引流管，可改为开放引流以方便患者。

引流目的：清洁及缩小脓腔，减轻腔内炎症，防止结核播散，改善中毒症状，为外科手术作准备。部分患者可望消灭脓腔。

胸腔闭式引流适应证：①反复胸腔穿刺抽液不能缓解中毒症状或脓液黏稠不易抽吸；②作为脓胸外科手术前的过渡性治疗：一般引流 3～6 个月（2～18 个月）；③张力性脓气胸；④并发支气管 – 胸膜瘘。

3. 胸腔冲洗术　经胸腔穿刺向胸腔注入冲洗液，清洁局部，提高疗效。用 5% 碳酸氢钠适量（一般小于 500ml），注入脓腔，冲洗液中可选用胰蛋白酶、链激酶、透明质酸酶、肾上腺皮质激素和异烟肼、链霉素、利福平。冲洗液保留 6～8 小时后抽出，每日 1 次。亦可冲洗后胸腔注入抗结核药物及抗生素。文献报道 5% 碘伏浸泡脓腔 10～30 分钟，2～3 天仍有脓液者，可重复使用，可达脓腔闭合或脓液减少、吸收。支气管 – 胸膜瘘者用 OB 胶（外科封堵瘘口用的氰基烯酸酯胶）封闭漏孔，冲洗同前。取得良好效果。

（三）外科治疗

慢性脓胸病例经长期化疗，多为耐药病例，长期慢性消耗，化疗及局部治疗成功率低，应积极手术治疗。尤其是结核性脓胸支气管 – 胸膜瘘病例，外科手术是惟一有效的治疗方法。术后需以 3～4 种敏感药物治疗 1 年以上。

1. 胸膜纤维板剥离术　切除胸壁脏层及壁层增厚的纤维板，清除坏死组织，干酪、骨化及钙化灶，促进肺复张，恢复功能。适用于估计术后肺复张良好者，肺内无活动性结核病灶，无支气管结核者。

2. 胸廓成形术　近半个世纪以来，由于抗结核药物的发展及肺切除技术的逐步完善，胸廓成形术的适应范围已经非常窄小，但针对结核性脓胸特别是合并支气管 – 胸膜瘘，胸廓成形术仍有不可替代的作用。适用于慢性结核性脓胸，肺内病灶活动或广泛纤维病变，不适合做纤维板剥离术（术后肺不能膨胀或原有结核病灶复发或恶化）而对侧病变稳定者。切除患侧部分肋骨、增厚的纤维板，刮除胸壁坏死组织、无活力、干酪、骨化及钙化组织，使胸廓完全塌陷，消灭脓腔。脓胸得以治愈。

3. 胸膜肺切除术　适用于慢性脓胸同侧肺病变严重，如结核性空洞大量咯血、损毁肺、支气管扩张、支气管 – 胸膜瘘等，需要肺切除手术者。创伤大，出血多，手术复杂并发症多，需严格掌握适应证。

4. 带蒂大网膜移植术　20 世纪 80 年代初起在治疗感染性疾病中获得广泛的应用。大网膜有很强的抗炎及吸收作用。将带蒂大网膜移植到感染的胸腔，使其与胸壁粘连，建立丰富的侧支循环，减少和吸收渗出，消灭残腔。不造成胸廓畸形，有良好效果，患者容易接受。尤其适用于肺切除术后支气管残端合并感染的病例。

（李　烨）

第三节　肺结核并发自发性气胸

一、概述

气胸是指气体在胸膜腔的积聚。自发性气胸是肺结核严重并发症之一，在19—20世纪初的很长一段时间内，医师普遍认为自发性气胸是肺结核的并发症，20世纪30年代以后才强调大部分气胸的病因是非结核性的。国内报道自发性气胸占肺结核病住院患者数的1.2%～1.8%。正常胸膜腔为密闭腔隙，压力为负压，吸气时压力为 $-8 \sim -9mmHg$（$1mmHg = 0.133kPa$），呼气时的压力为 $-3 \sim -6mmHg$，肺内支气管内压为：吸气时压力为 $-1 \sim -3mmHg$，呼气时压力为 $1 \sim 5mmHg$。当各种原因所致肺泡或支气管破裂或因外伤导致壁层胸膜破裂，气体进入胸膜腔，胸腔负压消失，肺被压缩，直至破口封闭或压力达到平衡，如果破口处形成活瓣，空气只能进入胸膜腔而不能排出，胸腔压力越来越高，则形成张力性气胸，当胸腔压力达到 $15 \sim 20cmH_2O$（$1cmH_2O = 0.09\% kPa$），将使纵隔移位，影响静脉回流，降低心排血量。气胸使肺活量降低，肺顺应性降低，扩散容积减少，产生低氧血症。气胸对机体的影响取决于气胸的量、气胸的张力以及基础肺状况，如果对侧肺是正常的，很快可代偿，对呼吸功能影响小。如基础肺功能差，不能代偿，可能因未治疗的气胸而有生命危险。在有基础肺疾病而导致肺弹性回缩力丧失，发生气胸时肺压缩较慢，压缩程度较少，但少量气胸就可以严重影响呼吸功能。

二、肺结核并发自发性气胸的机制

（1）活动性肺结核大多伴有不同程度的支气管内膜结核，严重的支气管内膜结核，使支气管黏膜增厚或肿胀，造成该段支气管内腔狭窄。吸气时由于管径舒张，吸入空气得以通过狭窄段进入肺泡；但呼气时管径缩小，从肺泡呼出的气体不易经狭窄部而排出体外，于是狭窄部远端的肺泡过度充气，形成局限性阻塞性肺气肿。肺泡内压不断增加，致使肺泡破裂并融合成肺大疱。当患者咳嗽或抬举重物时，肺内压突然升高，位于肺脏表面的肺大疱破裂，可导致气胸发生。

（2）靠近肺边缘的结核病灶可直接浸润穿破脏层胸膜而发生气胸；如有干酪坏死物质同时进入胸膜腔，则并发结核性脓气胸。

（3）结核病灶在修复过程中形成广泛纤维性变，纤维组织收缩使小支气管扭曲而狭窄，在小气道狭窄部的远端引起局限性肺气肿或肺大疱。一旦肺内压突然升高，也可使肺大疱破裂而导致气胸。

三、气胸的分类

1. 根据气胸发生的原因分类

（1）自发性气胸：是指在没有外伤或人为因素的作用，肺或胸膜原有病变或缺陷，肺泡和脏层胸膜破裂以后发生的气胸，其中原发性气胸（即特发性气胸）是指在没有基础肺病或没有明显病因情况下发生的自发性气胸。继发性气胸是继发于肺部基础病变的气胸，其中最常见的是继发于慢性阻塞性肺疾病，其他有哮喘、肺结核、肺炎、肺脓肿、肺肿瘤、结节病。

（2）创伤性气胸：是由于胸部外伤或创伤性医疗操作引起的气胸。

（3）人工气胸：因治疗和诊断的需要，人为地将气体注入胸膜腔。

2. 根据破裂口的情况和胸膜腔内的压力分类

（1）闭合性气胸（单纯性气胸）：破裂口较小，肺压缩后裂口随之封闭，空气停止进入胸膜腔，用人工气胸箱测压，压力可为正压或负压，经抽气后，可维持负压，留针2~3分钟后压力不再上升。胸膜腔内的气体逐渐吸收，肺易复张。

（2）开放性气胸（张力性气胸）：破裂口开放，胸膜腔与支气管相通，空气随呼吸自由出入胸膜腔，胸膜腔测压在零上下波动，抽气后压力不变。

（3）张力性气胸：破裂口形成单向活瓣，空气只进不出，胸膜腔内空气越积越多，压力持续升高，使肺脏受压，纵隔移位，影响心脏血液回流。测压时胸膜腔压力常超过 $10cmH_2O$，抽气后压力可下降，但留针2~3分钟，压力又迅速升高。如不积极抢救，患者可能因心肺衰竭而死亡。

气胸发病后超过3个月，长时间肺不能复张，称慢性气胸，可能由于裂口未封闭，胸膜增厚或分泌物阻塞气道使肺不能复张引起。

四、发病机制

1. 肺结核致肺大疱破裂　肺结核病灶压迫细支气管导致其不完全阻塞，因为活瓣作用，远端肺泡逐渐扩张，病变使肺弹力组织破坏，形成肺大疱。或由于结核病灶瘢痕收缩，牵拉细支气管扭曲、变形、狭窄，不完全阻塞，形成肺大疱，如直接破入胸膜腔，形成气胸，破入肺泡间隙，气体可进入纵隔，形成纵隔气肿，可致皮下气肿，如纵隔胸膜破裂，气体可同时进入双侧胸腔。

2. 结核病灶　直接侵犯导致肺泡破裂结核病变致肺组织炎症、干酪样坏死，如破裂的肺泡靠近胸膜腔，直接破入胸膜腔，可以形成结核性脓气胸，甚至支气管-胸膜瘘。如肺泡破裂，气体进入间质，形成间质性肺气肿，破裂形成气胸。

3. 肺小气囊泡破裂　是原发性气胸的常见原因，多位于肺尖，常规X线胸片不一定能发现。这种小气囊泡确切成因及破裂的机制尚不清楚。有一种解释认为与肺尖脏层胸膜和肺泡弹力纤维先天性发育不良有关。有人认为肺尖为结核好发部位，可能有小的结核坏死灶使肺泡破裂或结核性纤维瘢痕使细支气管狭窄，形成活瓣作用，导致肺尖形成小气囊泡，但未能经手术及病理证实。肺尖容易形成肺气囊泡的一个解释是：直立位肺的重力所致的机械应力分布不均，肺尖比肺基底更强，肺尖的肺泡张力增加，易于扩大，过度扩张而致破裂。

五、临床表现

1. 症状　取决于病因、肺压缩的程度、基础肺疾病。部分患者可无症状。胸痛是最常见的主诉，开始是尖锐的胸膜痛，以后可转变为持续性钝痛。呼吸困难也是常见主诉，程度取决于肺压缩的程度和基础肺功能。张力性气胸表现为炎症的呼吸困难。其他相对少见的症状有：端坐呼吸、咯血、干咳等。气胸的诱因有剧烈咳嗽、用力屏气或提重物等，但也有不少患者在正常活动或休息时发病。

2. 体征　少量气胸在体格检查时可无异常发现，大量气胸患者胸壁呼吸运动减弱、消失；叩诊患侧胸部呈过清音或鼓音，患侧触觉语颤减弱或消失，听诊患侧呼吸音减低或消失。发绀出现在张力性气胸或有基础肺病致肺功能差者。张力性气胸尚可表现颈静脉扩张，气管移位，心尖冲动减弱、消失、移位，如压力不能及时解除，患者可能死于循环衰竭。

3. 影像学检查　常规后前位 X 线胸片是确诊气胸最常用和可靠的方法。通常在吸气相的后前位胸片即可诊断大部分的气胸。可观察到胸片上肺外周脏、壁层胸膜之间无肺纹理的带状气体透亮区，脏层胸膜由于气体的对比而显示出细的白线，称为气胸线。心缘旁有透亮带，提示纵隔气肿。少量气胸积聚在肺尖部可由于骨骼的遮掩而易被遗漏。有时临床强烈提示气胸，吸气相胸片未见异常，可摄呼气相胸片，呼气时肺容积减少，密度增加，气胸更加明显。必要时透视下转动体位。估算肺压缩的程度对指导临床治疗有帮助。Kircher 曾提出根据胸片上气胸的面积估算的方法，根据这一方法，当胸腔气体带宽度相当于患侧胸廓宽度的 1/4 时，肺大约被压缩 35%，气体带宽度相当于胸廓宽度 1/3 时，肺被压缩约 50%；气体带宽度相当于胸廓宽度 1/2 时，肺被压缩约 65%。肺压缩 < 20% 为少量气胸；20% ~ 50% 为中等量气胸；> 50% 为大量气胸。

约 20% 的自发性气胸在 X 线胸片上有胸腔积液征，多由于刺激胸膜产生渗出液，少数情况是由于胸膜粘连带撕裂出血，合并感染、脓胸所致。

常规胸片有一定局限性，床旁胸片有时对气胸显示不清，对局限性气胸可能漏诊，平片上有时气胸（尤其是有粘连的气胸）与肺大疱难以区分。胸部 CT 检查能更清楚的显示各个部位的气胸及纵隔气肿，少量气胸亦能清楚显示，并有利于基础肺异常和疾病的诊断。

六、诊断和鉴别诊断

1. 诊断　影像学检查是诊断气胸最可靠的方法。X 线胸片显示外凸弧形的细线条形阴影，为气胸线。线外见不到肺纹理，透亮明显增加。CT 片中表现为胸膜腔内出现极低密度的气体影，伴有肺组织不同程度的压缩和萎陷改变。核磁共振（MRI）显像气胸呈低信号，对伴发的胸腔积液或积血非常敏感，在 MRI 的 T_1 加权图像呈高信号。继发于肺结核的气胸，除上述表现外，还可见到肺组织内渗出、增殖及钙化性病灶的影像。

以下检查方法对气胸病因和气胸类型的诊断很有帮助。

（1）胸膜腔气体成分及压力的测定：有助于鉴别破裂口是否闭合。单纯性气胸时，胸膜破口较小，肺萎缩后破口闭合，空气不再继续进入，胸腔内气体量不多，肺萎陷多在 25% 以下。人工气胸器测压，仍为负压或稍超过大气压，但抽气后，很快变为负压，观察数分钟后，压力不再上升。交通性气胸时，胸膜破口较大，或由于破口处纤维组织牵拉，使破口长久不能关闭，在吸气与呼气时，空气自由出入胸腔。测压时，压力在"O"上下波动。吸气时为负，呼气时为正，经抽气后压力不变。张力性气胸时，由于胸膜破口呈单向活瓣，吸气时张开，呼气时关闭，气体只能进入胸膜而不能逸出，使胸膜腔压力不断增高，测压时胸腔显示正压，压力较高，甚至可达 0.196kPa（20mmH$_2$O）以上，抽气后压力可能暂时下降，但迅速回升为正压。抽出胸膜内气体作分析，若胸腔内氧分压（PaO$_2$）> 6.66kPa（50mmHg），二氧化碳分压（PaCO$_2$）< 5.33kPa（40mmHg），PaCO$_2$/PaO$_2$ < 1（以毫米汞柱值计算），应怀疑有持续存在的支气管 - 胸膜瘘；反之，PaCO$_2$ < 5.33kPa（40mmHg）及 PaCO$_2$ > 6kPa（45mmHg），PaCO$_2$/PaO$_2$ > 1 则提示支气管或肺泡胸膜瘘大致已愈合。开放性气胸及张力性气胸因持续存在支气管或肺泡胸膜瘘，胸腔内气体与肺泡气体交通或气体不断进入胸膜腔，故此时 PaO_2 常 $>13.33kPa$（100mmHg），而 $PaCO_2 <5.33kPa$（40mmHg），其中 $PaCO_2/PaO_2$ 显著 <1。联系应用 PaO_2、$PaCO_2$ 及 $PaCO_2/PaO_2$ 3 项指标，对判断气胸类型有一定意义。

（2）胸膜腔造影：有助于胸膜病变的诊断和鉴别诊断。

（3）吸入放射性核素肺扫描：有助于确定自发性气胸漏气口的部位。

（4）胸腔镜检查术：是诊断胸膜腔疾病的重要手段。

2. 鉴别诊断　典型的自发性气胸诊断并不困难但又常发生误诊与漏诊。其原因一方面是缺乏对本病的警惕，而另一方面气胸酷似其他心肺疾病，如心绞痛、心肌梗死、肺栓塞、严重肺气肿肺大疱，甚至误诊为胃穿孔、膈疝、胆石症。所以必须与下列几种主要疾病鉴别。

（1）巨大肺大疱：尤其是与局限性气胸鉴别困难，两者都可能没有胸痛、气短与咳嗽。肺大疱多为圆形或卵圆形，空腔的边缘与胸壁相交处构成角，腔外为锐角，腔内为钝角；而局限性气胸则相反，腔外为钝角，腔内为锐角。必要时做 CT、胸腔镜检查。

（2）严重的慢性阻塞性肺疾病：由于后者多有呼吸困难、咳嗽、发绀等症状及桶状胸，肋间隙变宽，呼吸音减弱，叩诊呈过度反响等体征，与气胸相似，容易漏诊，从而可造成严重后果，死亡率极高。此时只要进行 X 线检查，便可确诊。

（3）哮喘并发气胸：哮喘并发气胸时呼吸困难加重，易误诊为哮喘持续状态，如经积极治疗病情继续恶化，应考虑并发气胸的可能，及时 X 线复查。

（4）心肌梗死并发气胸：此时易漏诊气胸。如怀疑应及时床边 X 线及心电图复查。

七、治疗

（一）一般治疗

由于结核病患者的气胸多为继发性气胸，最好留院观察，少量气胸，肺压缩 $<20\%$，无明显呼吸困难的闭合性气胸，密切随访 $12\sim48$ 小时胸片中气胸没有扩大，可予限制活动，休息，待气胸自行吸收。一般气体每天可吸收 1.25%，完全复张需数周的时间。如果肺复张不良，则需要其他的治疗。有报道持续面罩吸氧每分钟 3L，可使气体吸收率达到 4.2%，肺复张时间缩短到平均 5 天。

（二）胸腔穿刺排气

适用于少至中量气胸，创伤小，可促进肺复张，缓解症状。缺点是不可能将气体完全排出，不适用于交通性气胸和张力性气胸及大量气胸。方法是以气胸针在患侧锁骨中线第 2 肋间或腋前线第 4/5 肋间穿刺入胸膜腔，可接人工气胸箱测压并抽气，或以注射器直接抽气。一般一次抽气不宜超过 1 000ml 或使胸膜腔内压维持 $-2\sim-4cmH_2O$，每日或隔日抽气一次。张力性气胸如果病情危急，来不及施行其他排气措施，为抢救患者，可用粗针头迅速穿刺入胸膜腔排气以暂时减压，穿刺点可选在锁骨中线第 2 肋间。

（三）胸腔闭式引流术

胸腔闭式引流术是疗效明确的治疗方法，如果处置得当，对初发气胸有效率 80% ～ 90%，即使在有持续漏气的患者，亦可达到肺完全复张。适用于各类气胸，尤其是张力性气胸、开放性气胸、血气胸，伴肺功能不全的气胸，经保守或抽气治疗 2 周以上疗效不佳的闭合性气胸可作进一步的处理。插管部位选择在患侧锁骨中线第 2 肋间或腋前线第 4、5 肋间（更低的位置有损伤膈肌或腹腔的风险，尤其在用锐器刺入胸膜腔时）。或在局限性气胸根据 X 线检查或 CT 定位置管。出口处接水封瓶或单向阀门（如 Heimlich 阀门，适合在医院外或转运过程中使用）；如果肺复张不良，可加用负压吸引，常用负压为 0.5 ~ 1.5kPa，最大不宜超过 5kPa。术后水封瓶已无气体逸出，经 X 线胸片证实肺已复张后，夹管观察 24 小时病情无变化，重复 X 线胸片证实未见再有气胸则可以拔管。

此法的不良反应有：出血、感染；置管部位的胸膜可发生炎症、粘连；排气过快可发生急性肺水肿。不稳定的患者或可能有大量气漏的患者宜采用较粗的胸腔导管（24F ~ 28F）。稳定并且无大量气漏的患者可采用 16F ~ 22F 的胸腔导管。≥14F 的导管在少量气胸的患者中可能被采用，患者接受度较高，但要警惕管道堵塞的风险。

（四）胸膜固定术

自发性气胸复发率较高，在胸膜腔内注入理化或生物刺激剂促使胸膜产生炎症反应或使用纤维蛋白制剂、医用黏合剂，使脏层胸膜和壁层胸膜粘连，胸膜腔空隙消失，气体无处积聚，可达到预防复发的作用。

1. 适应证　①持续性或复发性气胸；②有双侧气胸史；③合并肺大疱；④肺功能差，不能耐受开胸手术。

2. 禁忌证　①张力性气胸持续负压吸引无效；②血气胸或同时有双侧性气胸；③有明显的胸膜增厚，经胸腔引流肺不能完全复张。此法的缺点有：有些药物刺激性较大引起患者不适和全身反应；为姑息疗法，肺原发病灶仍存在；部分刺激剂疗效不明确，部分粘连牢固，为今后开胸手术带来困难，对年轻患者应慎用。给药方法可以从胸腔引流管注入，再持续负压吸引使肺完全复张后注入粘连剂，然后夹管 2 ~ 6 小时，嘱患者不断变换体位，使药物分布均匀，再持续负压吸引，确定肺复张后拔管。如果一次给药无效，可重复注药 2 ~ 3 次。如能在胸腔镜直视下喷洒则药物分布均匀，效果理想。曾有多种药物被应用于胸膜固定术，最常用药物是滑石粉（用生理盐水稀释）和四环素（或以多西环素、米诺环素代替），其他有纤维蛋白胶、自体血等。

（五）胸腔镜手术

在诊断为肺大疱破裂而经闭式引流术无效者，可在胸腔镜直视下结扎肺大疱或在破口喷洒滑石粉、化学合成粘涂快速医用胶（ZT 胶）或纤维蛋白胶或用激光烧灼使破口封闭。

电视辅助胸腔镜手术（video assisted thoracoscopic surgery，VATS）近年来受到越来越多临床医师的推崇。单纯穿刺抽气或胸腔引流术治疗的自发性气胸的复发率较高，且治疗时间长，肺复张慢。VATS 能在胸腔镜下安全方便地进行肺大疱切除、胸膜固定术、部分胸膜切除术，有效预防复发，减少术后疼痛和并发症，对肺功能影响小、住院时间短、肺复张快，患者的满意度也较高。国外许多临床医师甚至推荐 VATS 作为自发性气胸初发患者的治疗。但是 VATS 花费较大，有部分学者质疑其成本效益比，但也有学者认为 VATS 的成本效益优于传统单纯胸腔引流术。对于不能耐受胸腔镜手术的复发性气胸患者，可以考虑经胸腔置管注入药物行胸膜固定术。

（六）外科手术治疗

外科手术可以消除漏气的破口，又可以处理原发病灶，是治疗顽固性气胸的有效方法，可能是复发率最低的方法。

1. 适应证　①反复发作的气胸；②持续漏气，肺不能复张；③慢性气胸持续 3 个月以上肺不复张；④进行性血气胸；⑤双侧气胸，尤其双侧同时发生；⑥胸膜增厚粘连致肺膨胀不全；⑦伴有巨型肺大疱；⑧合并支气管 - 胸膜瘘；⑨基础病需要手术治疗。

2. 手术禁忌证　①心、肺功能不全或全身衰竭不能耐受开胸手术者；②有出血倾向，可能难以控制出血者。

手术方法有肺大疱缝扎术，肺大疱切开缝合术，胸膜剥脱、胸膜摩擦和胸膜粘连（固定）术、肺切除术等。

（七）治疗基础病

应给予强而有效的抗结核治疗，防止病变进一步恶化，加速气胸愈合，预防复发。

（李　烨）

第四节　重症肺结核

一、血行播散型肺结核

（一）概述

血行播散型肺结核为结核杆菌血行播散引起。包括急性、亚急性、慢性血行播散型肺结核。儿童较多见急性，成年人三种类型均可见到。

（二）病因和发病机制

儿童急性血行播散型肺结核多发生于原发感染后 3~6 个月内，此时小儿机体处于高度敏感状态，尤其是血管系统处于高敏状态，当肺内原发病灶和淋巴结中的结核菌溃入血流时，若菌量大、毒力强、机体抵抗力弱时则可发病。若菌量小、机体抵抗力强时则可不发病或病变不明显。在成人，各种原因导致机体免疫力低下时，原发感染后隐潜性病灶中的结核菌复燃、破溃进入血液循环，偶尔由于肺或其他脏器继发性活动性结核病灶侵蚀邻近淋巴血道而引起。入侵途径不同，病变部位亦异。由肺静脉入侵经体循环，则引起全身播散性结核病；经肺动脉、支气管动脉以及体静脉系统入侵者主要引起肺部粟粒性结核；极个别情况下肺部病灶中的结核菌破入一侧肺动脉，引起一侧或一部分肺的粟粒性结核。免疫力极度低下者，以一次性或短期内大量入侵引起的急性血行播散型肺结核，常伴有结核性脑膜炎和其他脏器结核。当少量结核菌间歇性多次入侵血道或机体免疫力相对较好时，则形成亚急性或慢性血行播散型肺结核。

（三）病理改变

肺体积增大、重量增加，肺表面与切面充血，结核病灶呈现大小一致，直径约 1mm 的淡灰黄色结节。显微镜下为典型增殖性结核结节或渗出性改变，以位于肺泡间隔、血管与支气管的周围及小叶间隔为主，很少在肺泡腔内。如病程延长，病灶可相互融合形成干酪坏死。

增殖性结核结节是结核病形态学的特异性改变，表现为结核性肉芽肿的形成，即类上皮细胞结节和结核性肉芽组织的出现。这是在感染的结核菌量少、毒力低、机体抵抗力强的情况下，机体对结核菌的一种组织学反应。镜下类上皮细胞结节：中央为巨噬细胞衍生而来的朗格汉斯细胞，胞体大，胞核多达 5 ~ 50 个，呈环形或马蹄形排列于胞体边缘，有时可集中于胞体两极或中央。周围由巨噬细胞转化来的类上皮细胞成层排列包绕。在类上皮细胞外围还有淋巴细胞和浆细胞散在分布和覆盖。单个结节直径约 0.1mm，灰白色，单个结节肉眼不易看见，肉眼见的一个粟粒结节，常由多个小结节融合而成。结核性肉芽肿是肉芽组织（成纤维细胞与新生毛细血管）内散在类上皮细胞结节；或类上皮细胞层状排列于肉芽组织边缘，少数巨噬细胞分散在其中。

（四）临床表现

1. 症状　急性粟粒型肺结核病起病多急骤，有高热，稽留热或弛张热，部分呈不重规则发热，常持续数日；或数周，多伴寒战，可伴有全身乏力、食欲不振等；发病初期有咳嗽，病程进行中出现刺激性干咳，咳痰量较小，伴有胸闷、气短等；部分患者可有胃肠道反应，如腹痛、腹胀、便秘等。约有半数以上的患者并发结核性脑膜炎，出现头痛、头晕、恶心、呕吐、畏光等症状。亚急性及慢性血行播散型肺结核起病可缓慢，可有间断发热及盗汗、乏力、食欲不振、消瘦，咳嗽、胸闷、气短等。

2. 体征　急性期患者表现精神不振、疲乏无力、面色苍白等。肺部无明显体征，合并感染时可听到湿啰音，不少患者伴有肝脾大。亚急性及慢性患者两肺上中部叩诊稍呈浊音，听诊呼吸音可减弱。并发结核性脑膜炎、胸膜炎、气胸时可伴有相应的体征。

（五）实验室检查

（1）多数患者血象正常，部分患者白细胞总数增多，核左移；血沉增快。部分患者痰结核菌阳性，慢性患者阳性率更高，结核菌素试验（PPD）大部分患者为阳性。

（2）X 线检查：发病两周之内的急性血行播散型肺结核患者胸片可见不到粟粒结节，但肺野透光度降低。两周后病灶增大，双肺或仅局限一侧肺，一叶肺布满粟粒阴影，其粟粒阴影呈现大小、密度、分布均匀的"三均匀"X 线征。亚急性及慢性血行播散型肺结核因是少量结核菌多次进入血液循环所致，故可出现分布、密度、大小三不均匀 X 线征，往往病灶在上中肺野较密集而下肺野较稀疏，结节大小不等，密度不均。有时伴纤维条索阴影。随着病变进展，病灶可融合成大小不等斑片状阴影，并可溶解出现空洞。

（六）诊断

成人急性血行播散型肺结核发病前多有机体抵抗力降低的因素，如劳累、分娩、应用激素等，临床上多起病急、高热、寒战，胸片为典型的"三均匀"X 线征，肺部体征不明。慢性及亚急性患者有程度不等的结核中毒症状，如咳嗽、低热、乏力等。X 线为两肺上中大小不等的结节影，血沉快，结核菌素试验阳性，诊断本病并不困难。

（七）鉴别诊断

应与以肺内粟粒阴影为主要表现的疾病进行鉴别，如结节病、外源性过敏性肺泡炎、细支气管肺泡癌、恶性肿瘤肺转移、急性间质肺炎、肺霉菌病、特发性含铁血黄素沉着症、肺泡微石症等。

1. 结节病　目前病因仍未明确，是一种慢性非干酪性肉芽肿性疾病，可影响到身体任何组织，最常罹患的器官是肺，临床可有发热、干咳、气短、乏力、皮疹、关节痛、畏光等，约有 25% 病例在肺野内出现弥漫性小结节影，以两侧肺门为中心而扩散，同时可见毛玻璃影和网状影,可有肺门和纵隔淋巴结肿大,与急性粟粒型肺结核相似。病理表现为非干酪性类上皮样细胞肉芽肿,与结核性肉芽肿非常相似。结节病的上皮样细胞较结核性上皮样细胞苍白、胞浆较少、染色较淡、内质网少,在上皮样细胞与巨噬细胞内可见到"星状小体"、Schaumann 小体。最重要的鉴别点为结节病肉芽肿不含干酪坏死且抗酸染色阴性。结核菌素试验阴性,血清血管紧张素转化酶水平增高亦有助于诊断。

2. **外源性过敏性肺泡炎** 易感个体反复吸入有机粉尘抗原后诱发的一种通过细胞免疫和体液免疫反应介导的肺部炎症反应性疾病,农民肺、饲鸟者肺、蘑菇工人肺等是该病的典型形式,临床有急性、慢性之分,急性起病一般在接触抗原后 4～12 小时出现畏寒、发热、咳嗽、胸闷、气短。慢性起病是长期暴露于抗原导致急性或亚急性反复发作后的结果,胸片显示弥漫性分布的边界不清的小结节影伴网状影,以中下野为主。组织学检查,2/3 病例可见非干酪样肉芽肿,1/2～2/3 病例可见灶性 BOOP。

3. **细支气管肺泡癌** 可有几种类型的肺部改变,肺炎型、孤立球形病灶型与两肺弥漫性小结节型。后者 X 线胸片上双侧肺野出现弥漫性粟粒状病灶,直径 1～2mm,在粟粒状结节之间有网状阴影。一般认为此种粟粒状病灶密度中等,边缘模糊,易融合,分布以双肺中,下野及内中带较多,双肺上野(特别是肺尖部)甚少,是细支气管肺泡癌比较特别的 X 线征象。这种征象也与粟粒型肺结核有别。结合患者结核中毒症状不明显,咳大量泡沫样黏液痰、呼吸困难呈进行性加重等表现,应考虑细支气管肺泡癌的可能性。痰中找到癌细胞可确定诊断。

4. **粟粒型肺转移癌** 肺内转移癌常见,但形成粟粒型转移癌者少见。国内文献有少数病例报告,原发癌部位在胃。粟粒型转移癌易被误诊为血行播散型肺结核。但其结节较粟粒型结核为大(直径 4～8mm),且有增大的倾向,密度也较高,边缘不整齐,大小分布不如粟粒型肺结核均匀。肺门纵隔淋巴结也常增大。肺内粟粒型转移癌的诊断,主要根据是发现原发癌的存在,或患者曾有癌病史,经过治疗(如手术切除)而暂被认为"临床治愈"者。

5. **急性间质肺炎** 为特发性间质肺炎的一种。此病的典型症状是进行性气促、咳嗽,可伴有发热。典型的 X 线征为两肺毛玻璃影伴细小结节影。病情进展迅速,因缺氧、急性呼吸衰竭而死亡。若能及早诊断(开胸肺活检确定诊断),糖皮质激素治疗效果好。

6. **尘肺** Ⅱ期矽肺表现为两肺野出现弥漫性小结节影,多分布于肺中、下野。小结节直径 1～2mm,边缘一般清晰,往往同时伴有肺门阴影增大、肺纹理增强及肺气肿等表现。Ⅱ期矽肺须与急性粟粒型肺结核相区别。急性粟粒型肺结核的中毒症状明显;病灶的大小、形态、密度、分布几乎相等,比之矽肺更为明显,近乎"绝对相等";肺门阴影不如矽肺的明显增大,点状阴影之间并无肺气肿征象。而Ⅱ期矽肺的胸片上,部分肺野可见到增多而变粗的肺纹阴影或网织状阴影;患者的职业史对诊断至关重要。

7. **粟粒型肺真菌病** 肺白色念珠菌病可在肺内形成弥散性粟粒状病灶,国内曾有报告被疑为血行播散性肺结核者。其病灶分布以中、下肺野较多,边缘模糊,可互相融合成较大的结节,且有双侧肺门淋巴结肿大。如患者长期接受皮质激素与广谱抗生素治疗,肺内出现弥漫性粟粒状病灶,经积极抗结核治疗无效者,须考虑粟粒型肺真菌病的可能性。如痰中反复发现白色念珠菌,并经抗真菌治疗后好转,病灶缩小或吸收,则诊断可以确定。

8. **肺泡微石症** 是一种原因未明的肺部疾病,可有家族史。患者无尘肺职业史,长期经过无明显症状。X 线胸片上可见双肺有弥漫细小结节阴影,大小相近,边缘清楚,密度较高，以内侧及肺下野较为密集。本病的诊断主要根据：①经 X 线检查而发现，多年经过无明显症状；②体格检查与化验检查无明显病征；③可有家族病史而无尘肺职业史；④长期随诊 X 线胸片阴影改变不大。

9. 肺含铁血黄素沉着症　分特发性和继发性，继发性肺含铁血黄素沉着症通常继发于风湿性二尖瓣疾病的病程中，因肺循环长期淤血引起，临床上少见。特发性肺含铁血黄素沉着症病因不明，发病可能与免疫机制有关，该病主要见于儿童，临床以反复咯血、渐进性气短、伴发贫血为特征。X 线胸片表现为两肺弥漫性粟粒样阴影，伴网状毛玻璃样影，此点可与粟粒型肺结核鉴别。痰内找到含有含铁血黄素的巨噬细胞可帮助诊断。确诊需依靠肺活检。

（八）治疗

化疗方案仍以异烟肼（H）、利福平（R）、吡嗪酰胺（Z）三个药为主要药物，辅助链霉素（S）或盐酸乙胺丁醇（E），疗程为 1 年，强化期为 2～3 个月，巩固期为至少包括 H、R 的 9～12 个月的方案。如患者年龄较大，胃肠反应较重，可用利福喷汀代替利福平。如机体抵抗力降低，可给予免疫治疗，如胸腺肽、微卡、干扰素、转移因子等。

随着化学疗法的进展，血行播散型肺结核经过有效的合理治疗，大部分可以治愈。但发现较晚、免疫功能低下、并发结核性脑膜炎的患者预后不良。

二、结核性脑膜炎

结核病（Tuberculosis，TB）在古老的埃及、中国和印度均有文字记载。至今，TB 的全球性流行病学资料仍不够完整。非洲和亚洲的部分地区 TB 发病率为每年 200/10 万，其中 15 岁以下儿童占 15%～20%。儿童 TB 的病死率较高，约占 10%～20%，未经治疗或未经系统治疗是致死的主要原因。美国 20 世纪 50 年代以后 TB 发病率稳步下降，80 年代又有所上升，主要原因是 HIV 流行。中国人口众多，TB 患者占世界 TB 总数的 1/4。结核性脑膜炎（Tuberculous Meningitis，TBM）是 TB 的局部表现，几乎所有的 TBM 均有脑外结核病灶。

（一）病因和发病机制

1768 年 Robert Whytt 首次报道 TBM，1836 年有了 TBM 的病理描述，1882 年 Robert Koch 进一步证实了 TBM。一个多世纪以来，对 TBM 的认识已基本清楚。营养不良、慢性乙醇中毒、糖尿病、癌症、HIV 感染和应用糖皮质激素是 TBM 的危险因素。TBM 的发病分为两个过程，首先是肺结核、菌血症、脑脊膜或脑实质结核结节形成；之后是结节破溃、结核分枝杆菌进入蛛网膜下腔、结核性脑膜炎或脑实质结核（粟粒性结核、结核瘤或结核性脑脓肿）病灶形成。发病过程可延伸到脊髓脊膜或脊髓，引起结核性脊膜炎或脊髓炎。结核菌从颅骨或脊椎骨的结核病灶直接向颅内或椎管内侵入是 TBM 的另一感染途径。

（二）病理

结核性脑膜炎的病理改变主要表现为渗出、变性和增殖三种组织炎症反应。

1. 急性期　炎性渗出明显，重力作用使大量灰黄色混浊胶状渗出物沉积于脑底和脊髓的蛛网膜下腔，渗出物含有大量蛋白质、淋巴细胞和单核细胞。当渗出物中纤维蛋白原凝固析出，纤维素增多，肉芽组织增多时，便出现典型的粟粒状结核病灶。病灶的中心是干酪样坏死组织，周边由上皮细胞和朗汉斯巨细胞包绕。上述病变不仅局限在蛛网膜下腔，还可沿软脑膜扩散，侵入到脑实质、室管膜、脊髓和脊膜。因此，结核性脑膜炎的病理改变是脑膜脑炎或/和脊膜脊髓炎。结核病灶融合后，形成较大的结核瘤，分布在大脑中动脉供血区域。

2. 亚急性期和慢性期　颅神经或脊神经因穿越蛛网膜下腔而被炎性渗出物和炎性细胞侵害，引起结核性神经根炎；脑或脊髓血管（动脉或静脉）因受蛛网膜下腔炎性渗出物浸泡而发生炎性改变，导致血管闭塞或出血；脑膜、脉络丛和室管膜因炎症反应使脑脊液生成增多，蛛网膜颗粒因炎症反应而吸收下降，形成交通性脑积水；基底池和室管膜因渗出粘连使脑脊液循环不畅，形成梗阻性脑积水。

一组尸检材料证实，TBM 是全身性结核疾病的一部分，所有的 TBM 均有脑外结核病灶，93% 的 TBM 合并两个部位以上的结核病灶，前 3 位受累的组织器官分别为肺脏、淋巴结和心包。脑内结核以脑膜炎性渗出、粟粒结节和干酪坏死居首，脑实质水肿、脑室扩张和血管内膜炎次之。

（三）临床表现

任何年龄均可发病，青少年最多。起病多为急性或亚急性，病程持续时间较长。主要临床表现如下：

1. 发热、头疼、呕吐和脑膜刺激征　一组最常见的临床征象，但与其他性质的脑膜炎相似，不易甄别。

2. 颅内压增高　早期颅内压增高通常是轻度或中度的。晚期梗阻性脑积水引起的颅内压增高明显，有时需紧急手术治疗。颅内压增高的经典征象是头痛、呕吐、视神经盘水肿，严重时出现去脑强直发作或 Cushing 氏反应（心率和呼吸减慢，血压增高）。腰穿检查可客观地反映颅内压，但有两种情况应引起注意：一是颅内压明显增高时，因脑脊液流出过快而有发生脑疝的危险；二是脊蛛网膜粘连可使脑脊液流通不畅，腰穿压力不能完全反映颅内压。

3. 脑实质损害　精神症状表现为萎靡、淡漠、谵妄和妄想。癫痫或癫痫持续状态通常与脑水肿，脑表面结核病灶形成，结核性动脉炎后脑组织缺血或高热有关。意识障碍是全脑弥漫损害、颅内压增高和脑干网状结构受累的结果，其程度与病变的严重性一致。肢体瘫痪分为急、慢性两种类型，卒中样瘫痪与结核性动脉炎有关，慢性瘫痪由结核瘤、结核性脑脊髓蛛网膜炎引起，临床表现类似肿瘤。

4. 脑神经损害　颅底炎性渗出物的刺激、侵蚀、粘连和压迫，均可造成脑神经损害，动眼神经、展神经、面神经和视神经受累的概率最高。

5. 少见征象　异常运动（震颤、舞蹈徐动症、偏侧投掷症），肌阵挛，小脑功能障碍，非典型发热性癫痫和抗利尿激素异常分泌综合征等是 TBM 的少见临床征象。

6. 其他中枢神经系统 TB

（1）浆液性 TBM：原发性的、自限性的、由邻近结核病灶引起的、未发展成为具有明显症状的一种 TBM 脑膜反应。部分患者出现轻度头痛，嗜睡和脑膜刺激征。脑脊液淋巴细胞轻度增高。临床医师容易忽视。

（2）TB 性脑病：意识水平下降，脑弥散性水肿和白质脱髓鞘，糖皮质激素有效，可能与免疫介导有关。

（3）结核瘤：缺乏特征性表现，首发症状以癫痫和头痛多见，有的出现局灶性体征，与颅内肿瘤相似，脑脊液呈浆液性脑膜炎改变。脑 CT 或 MRI 具有一定的特征性，判断困难时须脑组织活检确立诊断。

（4）TB 性脊髓脊膜炎：急性上升性脊髓麻痹、亚急性脊髓神经根炎，慢性脊髓压迫症或脊髓蛛网膜炎。

7. 老年人 TBM 临床表现特点 头痛伴呕吐的少，颅内压增高的发生率更低。相反，在动脉硬化基础上发生结核性动脉炎而引起的脑梗塞多，脑脊液改变不典型的多，粟粒性肺结核并发症和非结核性疾病并发症的多。

8. TBM 分级 1948 年英国医学研究理事会将 TBM 按严重程度分为以下 3 级。

Ⅰ级：早期非特异性症状体征，无意识障碍。

Ⅱ级：意识障碍伴轻度局限神经功能缺损，无昏迷和谵妄；假性脑膜炎或脑膜炎伴局限性神经功能缺损、单个脑神经麻痹或不自主运动。

Ⅲ级：木僵或昏迷，严重神经功能缺损，癫痫，体态异常或/和不自主运动。

（四）实验室检查

1. 脑脊液常规检查 脑脊液压力增高，外观无色透明或浑浊呈毛玻璃状，放置数小时后可见白色纤维薄膜形成，直接涂片染色，可找到结核杆菌。白细胞数增高，在（11～500）×10^6/L，少数 >1 000 ×10^6/L；分类以淋巴细胞为主，当脑脊液结核菌量大，杀菌后脑膜对结核菌裂解产物反应强烈时，多核粒细胞亦可占优势，此时应与细菌性脑膜炎鉴别；脑脊液糖含量降低（同时测血糖对照），并随病情变化而波动；脑脊液蛋白含量增高，多数在 3g/L 以下。抗结核药物治疗后，脑脊液细胞数的下降和糖含量的恢复较快；蛋白含量受脑脊液循环通畅与否的影响，或下降很慢，或持续不变，或有所增高。

2. 脑脊液微生物学检查 脑脊液涂片抗酸染色法自 1882 年起沿用至今，其方法简便、经济、可靠，但敏感性差，结核菌检出率不到 1/5。反复多次送检和增加涂片次数可提高检出率。1953 年 Stewart 用脑脊液 10～20ml，高速离心 30min，沉渣后涂片，镜下检查 30～90min，结核菌检出率高达 91%。脑脊液结核菌培养在诊断上起决定性作用，药敏试验还可帮助临床医师正确选择抗菌药。但结核菌培养对营养要求高，生长缓慢（耗时长），易受抗结核治疗影响，阳性率仅 50%～80%。

3. 脑脊液免疫学检查 补体结合试验、白陶土凝集试验、双向弥散试验、免疫荧光试验、酶联免疫吸附试验等，通过检测脑脊液中特异性 IgG 或 IgM 抗体提供诊断依据。这些方法增加了敏感性和特异性，但阳性率是随病程延长而增加的，对早期诊断帮助不大。此外，假阳性问题始终难以解决，主要原因是结核菌抗原成分复杂，分枝杆菌种类繁多，彼此间存在抗原成分交叉的问题。

4. 脑脊液分子生物学检查 是 TBM 实验室检查的重大进步，核酸指纹技术、核酸探针技术、核酸测序技术和核酸扩增杂交技术不但将检测时间缩短，而且将阳性率提高到 70%～100%，敏感率 >98%。影响阳性率的因素与标本含菌量和操作技术有关；反之，假阳性因素与检测物中极微量结核菌 DNA 污染有关，因此，实验室质量控制要求非常严格。

（五）影像学检查

1. 头颅 X 线片 颅内数毫米到数厘米松散的球型钙化，提示中枢神经系统结核之可能，但不特异，对诊断帮助有限。胸部 X 线片可提供脑外肺结核或胸膜结核的诊断证据。

2. 头颅 CT 增强扫描提高了 TBM 的诊断价值，有以下表现：①结核纤维素渗出、粘连、增厚、肉芽组织增生和干酪样坏死，使脑基底池、大脑半球和小脑半球表面呈线状或粗毛刺状强化；基底池可完全闭塞，甚至钙化。②粟粒性结核病变表现为脑实质广泛的、散在的、高密度的粟粒状结节。③结核瘤病理发展过程为结核结节→结核瘤→结核性脑脓肿，CT显示结节状、盘状、环状或薄包膜状强化（不易与细菌性脓肿区别）病灶，其中可见高密度钙化点；病灶约0.5~2.0cm，可为不规则团块状或串珠状融合；病灶周围手指状或漏斗状不规则低密度水肿区；病灶单发或多发，位于大脑半球或小脑浅表部，由于该区域血流缓慢，菌栓易于停留所致。④结核性血管炎引起的脑梗塞，常在大脑中动脉穿枝供血区域。⑤梗阻性或交通性脑积水，其程度与病程长短成正比，与年龄大小成反比。⑥脊髓蛛网膜下腔闭塞或囊肿形成，脊髓受压；脊髓血管受累，脊髓软化坏死，脊髓空洞形成。

3. 头颅MRI　比CT敏感，有以下表现：①炎性渗出物在基底池表现为T_1WI低信号和T_2WI高信号，强化后比CT更明显。②大脑半球凸面脑膜可见增厚及强化。③结核瘤中心因组织坏死而呈T_1WI低信号和T_2WI高信号，强化后形态与CT相似，但一些波散性的小（点状）病灶比CT更敏感。④脑梗塞或出血性梗塞位于基底节区、丘脑、中脑和脑室周围深部的脑白质，梗塞表现为T_1WI低信号和T_2WI高信号，出血随时间的推移而呈现不同的信号改变。

（六）诊断与鉴别诊断

正确诊断取决于对结核性脑膜炎病理生理发展过程和特点的充分认识，对临床表现、实验室检查和影像学检查的正确评价，以及对中枢神经系统以外结核病灶的取证。由于亚临床TB感染的广泛存在，结核菌素试验对成年人诊断意义不大。不系统或不合理的治疗使临床表现或脑脊液改变不典型，增加了诊断的难度。

1. 病毒性脑膜炎　轻型或早期结核性脑膜炎的脑脊液常规改变与病毒性脑膜炎极其相似，为了不延误治疗，可抗结核和抗病毒治疗同时进行，在悉心观察中寻找诊断证据。病毒感染有自限性特征，4周左右病情明显好转或痊愈，而结核性脑膜炎病程迁延，短期治疗不易改善。

2. 化脓性脑膜炎　急性重症结核性脑膜炎无论临床表现或实验室检查均须与化脓性脑膜炎鉴别，特别当脑脊液细胞总数$>1\,000×10^6/L$，分类多型核粒细胞占优势时。化脓性脑膜炎对治疗反应良好，病情在较短时间内迅速好转。而结核性脑膜炎的治疗需要时间。

3. 隐球菌性脑膜炎　结核性脑膜炎与隐球菌性脑膜炎的鉴别诊断最为困难，两种脑膜炎均为慢性临床过程，脑脊液的改变亦极为相似，重要的是坚持不懈地寻找细菌学证据（结核菌和隐球菌），以此做出正确诊断。

（七）治疗

1. 抗结核化学药物治疗（化疗）　遵循早期给药、合理选药、联合用药、全程规律用药原则，参考国家防痨规划的结核病化疗方案，选用抗结核一线药物对TBM进行治疗。目的在于迅速杀灭细菌，提高疗效；延缓耐药菌株产生；减少用药剂量，缩短疗程，减轻药物毒副作用。异烟肼、利福平、吡嗪酰胺（或乙胺丁醇）和链霉素是最有效的一线联合用药方案。儿童因视神经毒性作用而不选择乙胺丁醇，孕妇因胎儿位听神经的影响而不选用链霉素。化疗时间采用短程（6~8个月）或"标准"疗程（12~18个月），有些研究者强调长于24个月。

（1）TBM 一线药物治疗

1）异烟肼（Isoniazidum，INH）：抗菌机理与抑制结核菌中分枝菌酸（Mycolic acid）的生物合成有关。INH 大部分以原形或代谢产物从肾脏排出，小部分经肝脏代谢。主要毒性反应是肝损害、周围神经炎、精神异常和癫痫。当单项血清转氨酶（ALT）升高，而无肝损害症状时，可继续用药；一旦出现明显肝损害表现，如黄疸等，应减量或停药。为了防止或治疗本药所致的神经功能障碍，须同时口服维生素 B$_6$，每日 100mg。考虑到维生素 B$_6$ 与 INH 相互竞争对疗效的影响，可将用药时间分开。

2）利福平（Rifampicinum，RFP）：特异性抑制细菌 DNA 依赖性 RNA 多聚酶活性，阻止 mRNA 合成。主要在肝内代谢，自胆汁排泄。RFP 与 INH 联合使用可增加肝损害，必要时减量或停药。

3）乙胺丁醇（Ethambutolum，EMB）：与结核菌内二价离子络合，干扰 RNA 合成。主要经肾脏排泄，肾功不全时易蓄积中毒，应适当减量。本药最重要的毒副反应是视神经炎，用药期间应定期检查视觉灵敏度和红绿色辨别力，一旦发生视神经炎即刻停药，并给予维生素 B$_6$、烟酰胺和血管扩张药治疗。

4）吡嗪酰胺（Pyrazinamidum，PZA）：干扰细菌内的脱氢酶，使细菌对氧的利用障碍。毒副作用主要是药疹、胃肠功能紊乱和肝脏损害，因影响尿酸排泄而致高尿酸关节损害。PZA 用量减至 20～30mg/（kg·d）时，肝损害发生率明显下降，糖皮质激素可减轻肝损害。

5）链霉素（Streptomycin，SM）：脑膜炎症时才易通过 BBB，发挥抗菌作用。不良反应是肾小管损害和位听神经损害。

（2）TBM 耐药菌株治疗

1）丙硫异烟胺（Prothionamide，TH）：作用机制不明，渗透力强，能自由透过血脑屏障，各种组织和 CSF 中浓度与血浓度相似。治疗剂量能抑制结核菌生长繁殖，大剂量有杀菌作用。毒副作用以胃肠反应多见，如口感金属味，恶心，食欲不振、呕吐、腹泻等；此外尚有肝功能障碍、黄疸。用法：0.6～1.0g/d 或 0.75～1.0g/每周 2 次。

2）卷曲霉素（Capreomycin）：通过抑制细菌蛋白质合成发挥杀菌作用，可部分通过血脑屏障。只对细胞外生长繁殖快、碱性环境中的结核菌具有杀菌作用。毒副作用主要为位听神经损害、肾功能损害和过敏反应。用法：0.75g～1.0g/d，分 2 次肌内注射，连续 2～4 个月；以后 1.0g/d，分 2～3 次肌内注射，连续 18～24 个月，最大剂量不超过 15～20mg/（kg·d）。

3）环丝氨酸（Cycloserine）：抗结核作用远比 INH、链霉素弱，但细菌不易产生耐药性。主要用于耐药结核杆菌的感染，多与其他抗结核药合用。毒副作用大，主要为神经系统毒性反应，也可有胃肠道反应及发热等。用法：0.5g/d，分 2 次口服，连续 2 周；以后逐渐增致 1.0g，分 2 次后服。

4）糖皮质激素：可减轻炎症和水肿，抑制肉芽组织和纤维细胞增生，减轻蛛网膜下腔粘连，改善脑脊液循环。糖皮质激素通常用于重症 TBM，并在充分抗结核药物治疗的基础上给药。地塞米松初始剂量为每日 20～40mg，维持时间不宜过长，每 3～7d 减量一次，以减少不良反应，整个用药疗程约 1～1.5 个月。

（3）TBM 鞘内药物治疗：TBM 的鞘内药物治疗有争论，一是有创；二是增加了其他细菌感染的机会。但有文献报告，重症 TBM 患者，在全身药物治疗的基础上辅以鞘内药物注射，可提高治疗的成功率。通常选择异烟肼（0.1g）、地塞米松（5～10mg）、α-糜蛋白酶

（4 000U）和透明质酸酶（1 500U），每隔2~3d鞘内注射1次，症状消失后每周2次，体征消失后1~2周1次，直至脑脊液检查正常。鞘内注射前先放出1ml脑脊液，注射时反复抽吸脑脊液与药物混合，注入速度须缓慢（5min），脑脊液压力增高时慎用此法。

2. 其他治疗　急性重症TBM需要更多的辅助治疗，如降颅压、营养支持、肝肾功能保护以及外科手术治疗。

（1）降颅压：颅内压增高是结核性脑膜炎常见的并发症，特别是重症患者颅内压增高贯穿整个病程，甚至成为致死和致残的主要原因。目前，降颅压的主要方法仍然以药物为主，如甘露醇、甘油果糖、呋塞米等，其选择和应用的原则是因人而异，即个体化。因脑积水或颅内结核病灶致使的颅内压增高需脑外科手术治疗解决。

（2）营养支持：急性或慢性TBM，特别是同时存在全身性结核感染时需要很好的营养支持。当结核中毒症状严重或颅内压增高影响进食时，可考虑全肠外营养或部分肠外营养。

（3）肝肾功能保护：长期抗结核药物治疗将会损害肝肾功能，从而影响治疗继续进行，尤其是原已存在肝肾功能障碍者更是难以将治疗进行到底。因此，早期就应监测肝肾功能，并采取保护措施，同时避免使用其他肝肾功能损害药物。

（4）颅脑外科手术：主要针对TBM的颅内并发症，如脑积水的脑室穿刺引流术、分流术，脑或脊髓结核瘤的摘除术等。

（八）预后

早期诊断、早期治疗、合理用药使存活率明显增高。预后良好的标准是临床症状体征消失，脑脊液细胞数和糖含量恢复正常。通常病死率与宿主的免疫力、细菌的毒力、确诊延迟、治疗不及时或不合理、脑脊液蛋白含量明显增高（＞3g/L）等因素有关。老年人临床表现不典型，全身一般情况差，并发症或并发症多，病死率高；直接死亡原因与多器官功能衰竭或脑疝有关；幸存者可遗留神经功能缺损，智力发育迟缓，精神错乱，癫痫发作，视觉和眼动障碍等。预测预后指标包括临床分级，实验室检测（脑脊液改变和颅内压力）和影像学征象（渗出程度、脑积水、脑梗塞、结核瘤等）。

（李　烨）

第七章 胃肠疾病

第一节 病毒性胃肠炎

一、概述

病毒性胃肠炎（viral gastroenteritis）又称病毒性腹泻，是一组由多种病毒引起的急性肠道传染病。各种病毒所致胃肠炎的临床表现基本类似。引起病毒性胃肠炎的病毒主要有轮状病毒（rotavirus）、诺如病毒（norovirus）、肠腺病毒（enteric adenovirus）和星状病毒（astrovirus）等。

（一）病原体简介

轮状病毒由 Bishop 等于 1973 年首次在急性非细菌性胃肠炎儿童十二指肠黏膜超薄切片中发现。轮状病毒归属呼肠病毒科轮状病毒属。成熟病毒颗粒呈球形，二十面体立体对称，无包膜，直径 60~80nm。基因组为节段性双链 RNA 病毒，全长约 18 550bp。

诺如病毒由 Kapikian 等于 1972 年首次用免疫电镜在患者的粪便中检测到。诺如病毒归属人类杯状病毒科（human caliciviridae），诺瓦克病毒（Norwalk virus）是诺如病毒属的原型代表株。诺如病毒呈球形，20 面体对称，无包膜，表面粗糙，直径 26~35nm。电镜下缺乏显著的形态学特征，负染色电镜照片具有典型的羽状外缘、表面有凹痕。基因组为单股正链 RNA，全长约 7 642bp。

1953 年，Rowe 等采用电镜首次从一名儿童的腺样体发现腺病毒。目前已经发现人类腺病毒有 51 个血清型，分别归属于哺乳类腺病毒属（Mastadenovirus）的 A~F 亚属。其中血清型 40 和 41 感染主要引起腺病毒性胃肠炎，称为肠腺病毒，归属于 F 亚属。腺病毒核衣壳呈规则 20 面体，无胞膜，直径 80~110nm。基因组为线状双链 DNA，长约 36kb。

星状病毒于 1975 年由 Appleton 和 Higgins 采用电镜在腹泻儿童的粪便标本中首次发现，因其颗粒在电镜下呈星形外观而谓之。星状病毒科包括哺乳类星状病毒（Mamastroviruses）和鸟星状病毒（Avastroviruses）两个属，分别感染哺乳动物和鸟类。星状病毒呈球形，核衣壳为规则 20 面体，无胞膜。自然感染获得的病毒颗粒直径为 28nm，约 10% 的病毒颗粒有特征性的 5~6 个角；细胞培养获得的病毒颗粒直径为 41nm，包括 10nm 的刺突。基因组长约 6.8kbp。

（二）流行特征

患病和隐性感染的人和动物为轮状病毒性胃肠炎的主要传染源。最常见的传播方式是粪－口途径。轮状病毒常通过污染物品如玩具和台面而传播，可通过污染水体而造成爆发流行。轮状病毒也可通过飞沫传播。轮状病毒性胃肠炎为世界性传染病，是发展中国家婴幼儿腹泻最常见的原因，也是发达国家婴幼儿腹泻住院的主要原因。轮状病毒性胃肠炎在热带地区无明显的季节高峰；在亚热带和温带地区多流行于干燥和寒冷季节，流行多发生在 11～4 月份，流行高峰多在 11～12 月份。轮状病毒性胃肠炎具有年龄依赖性，多发生在 4～24 月龄的儿童，几乎所有儿童在 5 岁以前经历过至少一次轮状病毒感染。成年人轮状病毒感染流行非常少见。

患者、隐性感染者和健康携带者均可为诺如病毒性胃肠炎的传染源；人类是唯一已知传染源。粪-口传播为主要传播方式，气溶胶传播和接触传播为辅助传播方式。流行地区极为广泛，分布于各大洲。已经证明，诺如病毒感染在我国普遍存在。流行时间表现为全年散发，无明显季节性，但有冬季或冬春季高峰。受累人群以学龄期儿童和成年人为主。基因 I 群感染主要是学龄期儿童和成年人，而基因 II 群感染主要是学龄前期儿童和婴幼儿。诺如病毒感染多以集体机构爆发流行的形式出现。

患者、隐性感染者和病毒携带者是腺病毒性胃肠炎的主要传染源。腺病毒有多种宿主动物，但很少有动物作为传染源的报道。粪-口传播是主要传播方式，易感者通过接触带病毒粪便污染的物品或食品而传播。虽然浮体传播和水体传播在腺病毒性胃肠炎传播中的作用非常有限。腺病毒性胃肠炎属世界性传染病。肠腺病毒和星状病毒感染是婴幼儿腹泻的第 2 位原因，仅次于轮状病毒。腺病毒血清型 40 感染没有明显的季节性，血清型 41 感染则多发于晚秋。约 90% 的腺病毒性胃肠炎发生在 3 岁以下婴幼儿，大多数病例集中在 24～36 月龄。腺病毒性胃肠炎最常见的流行环境是社区、托幼中心和医院，以散发或爆发形式流行。

患者、隐性感染者和病毒携带者是星状病毒性胃肠炎的主要传染源。已经证实粪-口传播是主要传播方式，接触传播为辅助传播方式，水体污染和食品污染偶可造成爆发。星状病毒性胃肠炎属世界性传染病，人类星状病毒血清型 1（HastV21）是流行最广泛的血清型。星状病毒和肠腺病毒感染是婴幼儿腹泻的第 2 位原因，仅次于轮状病毒。星状病毒性胃肠炎在热带地区主要流行于雨季；在亚热带和温带地区多流行于干燥和寒冷季节，流行多发生在 11～5 月份，流行高峰多在 3～4 月份。星状病毒性胃肠炎的年龄分布尚不清楚，但有研究指出，星状病毒性胃肠炎主要发生在年龄 <5 岁的儿童，也可见于托老院的老年人。

（三）临床特点

轮状病毒性胃肠炎的潜伏期通常为 1～2 天。症状期通常持续 3～8 天。疾病谱从隐性感染到严重脱水。约 50% 的轮状病毒感染无明显不适。显性感染的特点为起病急，先出现发热和呕吐，随后出现喷射性水样腹泻。腹泻频度每天 10 次左右。显性感染的严重度，轻度、中度和重度分别占 62%、35% 和 3%；约 7% 的患儿需要住院。

诺如病毒性胃肠炎的潜伏期通常为 12～48 小时，平均 24～48 小时。病程较短，持续 12～60 小时，平均 24～48 小时。急性起病，首发症状表现为腹部痉挛、恶心、呕吐或腹泻，其中腹部痉挛出现的比例约占 50%，恶心、呕吐或腹泻出现的比例 65%～75%；25%～35% 的患者伴畏寒、发热、头痛和乏力。原发患者多表现为呕吐，可为唯一症状；成人和续发患者多表现为水样腹泻。儿童患者多表现为呕吐，成人患者多表现为腹泻。严重呕吐和（或）腹泻患者可出现脱水，但死亡病例罕见。死亡主要见于出现严重脱水的婴幼儿、体弱或老年患者。没有长期腹泻或后遗症的报道。

腺病毒性胃肠炎的潜伏期 3～10 天，病程多超过 1 周。腹泻为腺病毒性胃肠炎的最突出症状，多表现为黄水或清水样腹泻，呕吐为腺病毒性胃肠炎的另一突出症状。腺病毒性胃肠炎可伴有发热和腹痛，发热多为中低热，腹痛多呈痉挛性。腺病毒性胃肠炎的住院率超过50%。

星状病毒性胃肠炎的潜伏期为1~4天，腹泻持续时间2~6天。其临床特点为轻度水样腹泻，相当于轮状病毒性胃肠炎的轻型，可伴有发热、厌食、恶心和腹痛。虽然星状病毒性胃肠炎很少导致脱水或住院，但有营养不良、免疫缺陷、联合感染和基础肠道疾病的患儿病情较重。

（四）实验室检查特点

电镜是确诊各种病毒性胃肠炎的金标准，但灵敏度低，通常不用于临床诊断。

轮状病毒感染后5天，血清可检测出特异性IgM抗体，有一定的诊断价值。轮状病毒株的电泳型（electropherotype）可通过RNA电泳（进入11个不同的条带）来确定，主要用于流行病学调查。

血清学试验不能用于诸如病毒性胃肠炎的诊断。反转录PCR（RT-PCR）检测病毒核酸具有快速、准确、灵敏度高的优点，常规以RNA依赖的RNA多聚酶基因作为检测模板，但近年发现该基因也有显著异质性。

采集发病初期和恢复期（2~3周后）双份血清，检测型特异性抗体滴度的消长也可作为腺病毒性胃肠炎的确诊依据。用PCR检测腺病毒DNA具有很高的灵敏度和特异度。采用SDS/EDTA预处理的色谱试纸条收集大便标本中的腺病毒DNA，不仅能够长期保存，而且检出率很高。

星状病毒血清学检测可用于流行病学调查，很少用于临床诊断。用RT-PCR检测星状病毒RNA具有比酶免疫检测（EIA）病毒抗原和电镜颗粒更高的灵敏度和特异度，并可用于病毒分型、临床诊断和流行病学调查。

（五）诊断要点

起病急，以恶心、呕吐、腹痛、腹泻和水样便为主要表现，不管是否有发热，粪便检查常见病原性细菌和原虫阴性，应想到病毒性胃肠炎的可能。

各种病毒性胃肠炎的临床特点和流行病和流行特征对病因诊断有一定参考价值。确诊有赖于病毒分离。病毒性胃肠炎流行期间，血清学和分子生物学诊断很少使用。

二、治疗原则和目标

（一）治疗原则

病毒性胃肠炎为自限性疾病，多数患者预后良好；婴幼儿患者病情较重，需要及时治疗。目前尚无特效的治疗药物。支持治疗，即补充丢失的液体和电解质，预防和治疗脱水和电解质紊乱仍是轮状病毒性胃肠炎的主要治疗原则。

（二）治疗目标

病毒性胃肠炎一般预后良好，可达到治愈目的，在治疗原发病的同时应积极防治并发症，预防和治疗脱水和电解质紊乱，最大限度地减少病死率。

三、常规治疗方案

（一）一般治疗

有发热的患儿不推荐使用阿司匹林，因为可能导致Reye's综合征；头痛和乏力非常严重者可使用乙酰氨基酚。大多数急性胃肠炎所致脱水的患儿对口服补液盐治疗有效。因此，口服补液盐被推荐为一线治疗；静脉补液治疗只被推荐用于严重脱水的情况。严重呕吐或不能饮水时，可采用静脉补液或通过鼻胃管应用口服补液盐治疗。要维持肠道微生态，纠正菌群失调和易位可使用双歧杆菌、乳酸菌和粪球菌。应用肠黏膜保护剂蒙脱石（思密达）覆盖于肠黏膜，防御病毒及其毒素进一步攻击；固定病毒体，尤其适用于儿童急性腹泻，也用于肠易激惹综合征（IBS）。

（二）液体疗法

通过补充（或限制）某些液体维持体液平衡的治疗方法。广义上也包括静脉营养、胶体液的输入、输血或腹膜透析等。

（1）补液原则：先盐后糖，先快后慢，见惊补钙，见酸补碱，见尿补钾。

（2）补液途径：①胃肠道：尽量采用口服补液，在口服或吸收液体发生困难时，可采用其他方法；必要时可采用胃管点滴输液。②胃肠道外：静脉输液最常用。

（3）液体种类：常用液体大致分为两种：①非电解质液：包括饮用白开水及静脉输入5%～10%葡萄糖注射液。主要功能是补充由呼吸、皮肤蒸发所失水分及排尿丢失的液体；纠正体液高渗状态；不能补充体液丢失。②等渗含钠液：包括生理盐水、林格液等。主要功能是补充体液损失，纠正体液低渗状态及酸碱平衡紊乱；不能用以补充不显性丢失及排稀释尿时所需的液体。

基本液体的张力：张力为等渗液体的水渗透压倍数。①等张溶液：5%葡萄糖溶液、0.9%氯化钠溶液、1.4%碳酸氢钠溶液、1/6mol乳酸钠溶液。②高张溶液：10%葡萄糖溶液（2张）、10%氯化钠溶液（11张）、5%碳酸氢钠溶液（3.5张）、10%氯化钾溶液（8.9张）。说明：5%葡萄糖溶液和10%葡萄糖溶液的即时张力分别为1张和2张，但进入机体后最终被氧化和提供热量。因此，其总张力为0张。

常用组合液体的配制：①口服补液盐：世界卫生组织推荐的口服补液盐（ORS）适用于急性腹泻所致的轻、中度脱水，其配方是：氯化钠3.5g、碳酸氢钠2.5g、氯化钾1.5g及无水葡萄糖20g，加饮用水至1升。②等张溶液：2∶1溶液：2份0.9%氯化钠溶液+1份1.4%碳酸氢钠溶液。③1/2张溶液：1∶1溶液：1份0.9%氯化钠溶液+1份5%葡萄糖溶液；2∶3∶1溶液：2份0.9%氯化钠溶液+3份5%葡萄糖溶液+1份1.4%碳酸氢钠溶液。④1/3张溶液：1∶2溶液：1份0.9%氯化钠溶液+2份5%葡萄糖溶液；2∶6∶1溶液：1份0.9%氯化钠溶液+6份5%葡萄糖溶液+1份1.4%碳酸氢钠溶液。⑤2/3张溶液：4∶3∶2溶液：4份0.9%氯化钠溶液+3份5%葡萄糖溶液+2份1.4%碳酸氢钠溶液。⑥1/5张溶液：1∶4溶液：1份0.9%氯化钠溶液+4份5%葡萄糖溶液；生理维持液：1∶4溶液+10%氯化钾溶液15ml/L。说明：基本液体的份数以体积为单位。

（4）补液内容：包括累积丢失量、继续丢失量和生理需要量。①累积丢失量：累积丢失量与脱水程度有关。脱水程度的判断见（表7-1）。轻度脱水90～120ml/kg，中度脱水120～150ml/kg，重度脱水150～180ml/kg。儿童体液总量随年龄增长逐渐减少而达成人水平，故学龄前和学龄儿童应分别用依据脱水估计量的3/4和2/3。补充液体张力根据脱水的性质决定：等渗性脱水用1/2张，低渗性脱水用2/3张，高渗性脱水用1/3张。②继续丢失量：10～40ml/kg；补充液体张力为1/3张。③生理需要量：机体每日生理需要液量与其代谢热量有关，环境温度、湿度、对流条件改变或机体情况变化（如体温升高、呼吸增快等）

均可影响生理需要量。在补充生理液量的同时，需补充电解质的丢失。液体疗法时，生理需要液量可按基础代谢热量计算，并需根据患者及环境情况作适当调整，如高热、多汗时液量需适当增加；长期雾化吸入，抗利尿激素分泌异常综合征时需减少用量。生理需要液量一般为60ml/kg；补充液体张力为1/3~1/5张或生理维持液。

表7-1 脱水程度的判断

症状和体征	脱水程度		
	轻度	中度	重度
精神状态	正常或机敏	不安或烦躁	淡漠或嗜睡
口渴	无意或拒绝饮水	意向或渴望饮水	无力或不能饮水
心率	正常	正常或增加	过速或过缓
脉搏	正常	正常或减弱	纤细或消失
呼吸	正常	正常或加快	深大
眼窝	正常	似乎下陷	明显下陷
泪液	存在	减少	缺失
唇舌	湿润	干燥	焦躁
皮肤回缩	立即	缓慢（<2秒）	迟滞（>2秒）
血管充盈	立即	缓慢（<2秒）	迟滞（>2秒）
肢端	温暖	冰凉	发绀
尿量	正常	减少	无尿

（5）补液速度：第1天内补液的3个部分和2个阶段。第1个阶段为前8~12小时，8~10ml/（kg·h），主要补充累积丢失量；重度脱水或中度伴外周循环障碍者，应首先在头半小时内扩容；低钠血症的纠正速度可稍快，高钠血症则宜稍慢。第2个阶段为后12~16小时，4~5ml/（kg·h），主要补充继续丢失量和生理需要量。

（6）注意事项：①口服补液盐主要用于腹泻时脱水的预防、轻度脱水、中度脱水而无明显周围循环障碍者；有明显呕吐、腹胀、休克、心肾功能不全、新生儿、有严重并发症者不宜使用。②第2天补液的内容主要是补充继续丢失量和生理需要量。③根据血液分析和血浆电解质检查，进行适当纠酸、补钙、补镁和补钾。若pH<7.3或有重度酸中毒，需另加碱液纠正。若无条件行血气分析，可按提高血浆［HCO_3^-］5mmol/L计算，5% $NaHCO_3$ 1ml/kg可提高［HCO_3^-］1mmol/L。轻度低钾每日口服氯化钾20~30mg/kg；重度低钾需静脉补钾，浓度常为0.2%（不超过0.3%），全日氯化钾总量30~45mg/kg，均匀分布于全日静脉补液中，时间不宜短于8小时。若低钙可用10%葡萄糖酸钙5~10ml，稀释1倍后缓慢静脉推注。然后根据病情及血钙调整用量。低镁可用25%硫酸镁每次0.1mg/kg，深部肌内注射，3~4次/天，症状缓解后停用。补钾应遵循见尿补钾的原则。

四、预防和随访

应采取以切断传播途径为主的综合性预防原则。减少水源和食品污染以及做好隔离消毒工作为最重要的措施。

轮状病毒性胃肠炎流行期间，采用被动免疫如提倡母乳喂养有一定预防作用，但母乳喂养不能提供全部保护，只能推迟轮状病毒感染的发病年龄。轮状病毒疫苗已经在临床推广使用，4~24个月的儿童口服含各型轮状病毒的减毒疫苗可刺激肠道局部产生 IgA 抗体，为目前最为有效的预防措施。

预防诸如病毒性胃肠炎应遵循以切断传播途径为主的综合性原则。最重要的措施是减少水源和食品污染；加大食品卫生执法力度和加强对供水单位的管理，确保饮食卫生和饮用水安全；加强宣传，重点教育群众尽量不吃或半生吃海产品等食物；做好疫情监测和规范疫情报告。

腺病毒性胃肠炎流行期间，隔离患儿对限制扩大流行非常重要。肠腺病毒的主要传播方式为粪-口途径，洗手是关键，不饮生水很重要，免饮生水可以防止腺病毒污染水源而扩散。

虽然各种病毒性胃肠炎症状轻重不一，病程长短不一，但病程自限，预后良好。痊愈后一般不需要随访。

（付晓琳）

第二节　细菌性胃肠炎

一、概述

细菌性胃肠炎广义系指各种细菌感染引起的一组急性肠道传染病，是发展中国家婴幼儿罹患和死亡的主要原因之一，也是各种常见的食物细菌感染或细菌性食物中毒的主要表现。为《中华人民共和国传染病防治法》中规定的丙类传染病。较常见的如沙门菌肠炎、肠致泻性大肠埃希菌肠炎、致泻性弧菌肠炎、空肠弯曲菌肠炎、小肠结肠炎耶尔森菌肠炎、轮状病毒肠炎、蓝氏贾第鞭毛虫肠炎等。其临床表现均可有腹痛、腹泻，并可有发热、恶心、呕吐等症状；处理原则亦相似，但不同病原体引之腹泻，在流行病学、发病机制、临床表现及治疗上又有不同特点。有的为炎症型腹泻，有的为分泌型腹泻，最后确诊须依赖病原学检查。

本文内容主要参照中华人民共和国制定的《感染性腹泻的诊断标准及处理原则[GB17012-1997]》。

1. 分类　按照病原体侵袭或刺激肠上皮细胞，细菌性胃肠炎分为：

（1）炎症型腹泻（inflammatory diarrhea）：指病原体侵袭肠上皮细胞，引起炎症而导致的腹泻。常伴有发热，粪便多为黏液便或脓血便，镜检有较多的红白细胞，如侵袭性大肠埃希菌肠炎、弯曲菌肠炎等。

（2）分泌型腹泻（secretory diarrhea）：指病原体刺激肠上皮细胞，引起肠液分泌增多和（或）吸收障碍而导致的腹泻。患者多不伴有发热，粪便多为稀水便。镜检红白细胞不多，如肠产毒大肠埃希菌肠炎、轮状病毒肠炎等。

细菌性胃肠炎常见的主要病原体见图7-1。

2. 流行特征　各类人群普遍易感，一般来说，患腹泻病后可以获得一定水平的免疫力，但通常持续时间不长，而且免疫力也不稳固。因此，人们一生中甚至一年中可多次发病。儿童、老年人及免疫抑制或慢性疾病患者为细菌感染性腹泻的高危人群，外出旅游者也是特殊的高危人群。

就地区性分布而言，细菌性胃肠炎是一种世界性分布的传染性疾病，但发展中国家的流行比发达国家严重。

就流行强度来说，可以表现为散发、爆发或流行。一般而言，经水和食物传播的细菌性胃肠炎以爆发和流行为主，尤其是霍乱、痢疾、沙门菌感染、致泻性弧菌感染、致泻性大肠埃希菌感染等。在流行季节和流行地区可以表现为爆发或流行，而在非流行季节和地区常表现为散发。卫生状况较差、人口密度高的地区和人群容易发生爆发和流行。我国发病率最高的感染性腹泻是由志贺菌或轮状病毒引起的，其次为大肠埃希菌或空肠弯曲菌引起的。在沿海地区，由于经常进食海产品，由副溶血性弧菌、沙门菌属所致的急性细菌性胃肠炎比较多见。

从季节特点来看，本病全年均可发病，但具有明显的季节高峰。如沙门菌属感染、致病性大肠埃希菌肠炎、空肠弯曲菌肠炎等症一般好发于夏秋季节，发病高峰季节随地区和病原体的不同也可以有一些变化。

3. 传染源　细菌性胃肠炎的传染源主要是患者及病原携带者，少数家禽、家畜也可能是传染源。此病主要经"粪-口"途径传播，由于传播因素的复杂性导致传播途径的多样化，如通过被污染的食品、水、生活用品而传播；人与人或人与动物密切接触也可被感染。如果日常膳食中的肉类、蛋类、乳类、海产品等食品受到了腹泻病原体的污染，而人们在食用时又未能煮熟、蒸透，就容易导致细菌性胃肠炎的发生（图7-1）。

4. 细菌性胃肠炎的发病机制

（1）肠毒素的产生：已知多种病原菌进入肠道后，并不侵入肠上皮细胞，仅在小肠内繁殖，并黏附于黏膜，释放致病性肠毒素。肠毒素为外毒素，能在肠道中引起分泌性反应。大多数肠毒素通过细胞毒或非细胞毒机制使黏膜的分泌增加。非细胞毒性肠毒素称为细胞兴奋素（cytotonic），或细胞兴奋型肠毒素；细胞毒性肠毒素称为细胞毒素（cytotoxin），或细胞毒素型肠毒素。各种细菌产生的肠毒素不尽相同。

（2）侵袭和破化上皮细胞：侵袭性病原菌通过其侵袭力，可直接侵入上皮细胞，并在其内生长繁殖，从而引起细胞发生功能障碍和坏死。

（3）侵入黏膜固有层和肠系膜淋巴结：沙门菌属是重要的肠道致病菌，除伤寒沙门菌外，该类细菌可侵入肠上皮细胞，通过吞饮囊穿过细胞，进入肠壁固有层，引起造成固有层大量多形核白细胞聚集的趋化反应和炎性病变，导致渗出性腹泻。并可迅速进入肠系膜淋巴结内，甚至引起全身感染或菌血症。除沙门菌外，以上过程也见于空肠弯曲菌、耶尔森菌及少数志贺菌。

（4）穿透黏膜固有层和侵及全身：伤寒沙门菌、副伤寒沙门菌和其他部分沙门菌等肠道致病菌，可穿透黏膜上皮到达固有层引起巨噬细胞的聚集如形成伤寒结节，并可在肠壁与肠系膜淋巴结内繁殖，然后经胸导管进入血循环而引起菌血症或迁徙性病变，而肠上皮细胞病变轻微。

（5）黏附作用：病原体黏附于肠黏膜，不侵入上皮细胞，不损害肠黏膜，也不产生肠毒素，而是通过其菌毛抗原的定居因子，黏附于上皮细胞刷状缘，可瓦解微绒毛，并使之变钝、扭曲、变形、液化，致使肠黏膜吸收面积减少及刷状缘表面酶含量减少，造成吸收障碍，从而导致吸收障碍性腹泻或渗透性腹泻。

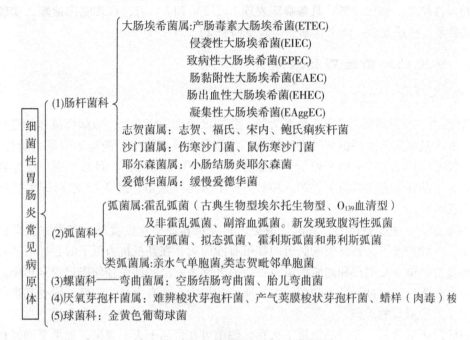

图 7-1 细菌性胃肠炎常见主要病原体

5. **诊断原则** 由于引起腹泻的病因比较复杂，除细菌、病毒、寄生虫等病原体可引起感染性腹泻外，其他因素，如化学药品等还可引起非感染性腹泻，故感染性腹泻的诊断须依据流行病学资料、临床表现和粪便常规检查来综合诊断。而其病原确诊须依据粪便检测相关病原体，或特异性抗原核酸，或从血清中检测出特异性抗体。

6. **诊断标准**

（1）流行病学资料：一年四季均可发病，一般夏秋季多发。有不洁饮食（水）和（或）与腹泻患者、腹泻动物、带菌动物接触史，或有去不发达不卫生地区旅游史。如为食物源性则常为集体发病及有共进可疑食物史。某些沙门菌（如鼠伤寒沙门菌等）、肠道致泻性大肠埃希菌（EPEC）等感染则可在婴儿室内引起爆发流行。

（2）临床表现

1）腹泻，大便每天≥3次，粪便的性状异常，可为稀便、水样便，亦可为黏液便、脓血便及血便，可伴有恶心、呕吐、食欲不振、发热、腹痛及全身不适等。病情严重者，因大量丢失水分引起脱水、电解质紊乱甚至休克。

2）已除外霍乱、痢疾、伤寒、副伤寒。

3）并发症可有溶血性尿毒综合征（HUS）、格林-巴利综合征（GBS）、血栓性血小板减少性紫癜（TTP）和瑞特尔综合征（Reiter syndrome）等。

（3）实验室检查

1）粪便常规检查：粪便可为稀便、水样便、黏液便、血便或脓血便。镜检可有多量红白细胞，亦可有少量或无细胞。

2）病原学检查：粪便中可检出霍乱、痢疾、伤寒、副伤寒以外的致病微生物，如肠致泻性大肠埃希菌、沙门菌、轮状病毒或蓝氏贾第鞭毛虫等。或检出特异性抗原、核酸或从血清检出特异性抗体。临床诊断：具备临床表现1)、2) 和3) 者，可作临床诊断，实验室检查1) 供参考。病原确诊：临床诊断加实验室检查2)。

二、常见的细菌性胃肠炎简介

(一) 沙门菌属胃肠炎

1. 病原体　沙门菌属有2 000 个血清型，我国已发现100 多个。致病性最强的是猪霍乱沙门菌，其次是鼠伤寒沙门菌和肠炎沙门菌。沙门菌为具有鞭毛、能运动的革兰阴性杆菌，不耐热，55℃1 小时或60℃15 ~30 分钟可被杀灭，100℃立即死亡。自然界中广泛存在，存活力较强，该菌在适宜的基质上、20 ~30℃条件下可迅速繁殖，经2 ~3 小时即可达到引起中毒的细菌数量。

2. 传播媒介　主要是肉类，其次是蛋类、奶类及其他动物性食品。肉类主要来自动物生前感染。一般情况下，畜禽类的肠道内都带有沙门菌，在其抵抗力低下时，即可通过血液循环引起全身感染，使肉尸和内脏大量带菌。另外宰杀后经各种途径使肉尸受到污染。蛋类可在卵巢和产蛋过程中被污染。带菌的牛羊所产的奶中也含有大量沙门菌，或受到带菌挤奶员、不卫生的容器具的污染。

带有沙门菌的食品，在较高温度下久存，细菌可在食品上大量繁殖，如果烹调时食品加热不彻底，或熟食品再次受到污染，食用前又未加热，即可因食入大量活菌而发生中毒。

3. 中毒机制　大量细菌进入机体后，可在小肠或结肠内继续繁殖，破坏肠黏膜，并通过淋巴系统进入血流，引起全身感染，出现菌血症。当沙门菌在淋巴结和网状内皮系统被破坏后，释放出毒力很强的内毒素，与活菌共同侵犯肠黏膜，引起炎症改变，抑制水和电解质的吸收，从而出现胃肠炎症状。

4. 临床表现　进入机体活菌数量达到10 万 ~10 亿个才会出现临床症状，潜伏期6 小时~3 天，一般为12 ~24 小时。临床表现依症状不同可分为5 型：胃肠炎型、类霍乱型、类伤寒型、类感冒型和类败血症型。其中以胃肠炎型最为多见，表现为：体温升高（38 ~40℃）、恶心、呕吐、痉挛性腹痛、腹泻，大便多为黄绿色水样便，一日7 ~8 次，大便有恶臭，内有未消化的食物残渣，偶带脓血。病程3 ~5 天，一般两天后停止腹泻，食欲恢复正常，预后良好。

(二) 变形杆菌性胃肠炎

1. 病原体　可引起细菌性胃肠炎的有普通变形杆菌、奇异变形杆菌和摩根变形杆菌等。变形杆菌属在自然界广泛存在于土壤、污水和植物以及人和动物肠道中。健康人变形杆菌带菌率为1.3% ~10.4%，腹泻患者为13.3% ~52%，动物为0.9% ~62.7%。因此，食品受到污染的机会很多，食品中的变形杆菌主要来自外界的污染。

2. 传播媒介　引起中毒的食品以动物性食品为主，尤其以水产类食品更为多见；也见于凉拌菜、剩饭菜和豆制品。

3. 发病机制　基本同沙门菌。摩根变形杆菌可产生脱羧酶，能分解组胺酸形成组胺，每千克体重随摄入1.5mg 组胺时，可发生过敏型组胺中毒。

4. 临床表现

(1) 急性胃肠炎型：潜伏期一般为10 ~12 小时，主要表现为恶心、呕吐、头晕、头痛、乏力、阵发性剧烈腹痛、腹泻；腹泻为水样便伴有黏液，有恶臭，一天10余次。体温一般在39℃以下，病程1~2天，也有3~4天者。预后一般良好。

（2）过敏型潜伏期短，一般为30分钟~2小时，主要表现为面部和上身皮肤潮红、头晕、头痛并有荨麻疹。病程为1~2天。

（3）混合型：上述两型症状同时存在。

（三）副溶血性弧菌食物中毒

1. 病原体　副溶血性弧菌最适生长的pH为7.5~8.5，温度37℃，不耐高温，80℃1分钟或56℃5分钟即可杀灭。对酸敏感，在2%醋酸中或50%的食醋中1分钟即可死亡。

2. 传播媒介　副溶血性弧菌广泛存在于海岸和海水中，海生动植物常会受到污染而带菌。引起中毒的食品除鱼、虾、蟹、贝等海产品外，肉类、咸菜、凉拌菜也可因受到污染而引起中毒。带用少量该菌的食物，在活宜的温度下，经3~4小时细菌可急剧增加至中毒数量。

3. 中毒机制　随食物进入人体10^6个以上的活菌，在肠道内继续繁殖，侵入肠上皮细胞，引起肠黏膜上皮细胞和黏膜下组织病变，数小时后出现急性胃肠炎症状。该菌破坏后可释放肠毒素和耐热性溶血素，后者是具有心脏毒性。

4. 临床表现　潜伏期多为10小时左右，一般8~40小时，主要症状有恶心、呕吐、上腹部阵发性剧烈腹痛、频繁腹泻、洗肉水样或带黏液便，无里急后重，每日5~6次，体温39℃。重症患者可有脱水、血压下降、意识不清等。病程2~4天，一般预后良好，无后遗症，少数患者因休克、昏迷而死亡。

（四）肉毒杆菌胃肠炎

1. 病原体　肉毒梭状芽孢杆菌180℃5~15分钟或湿热100℃6小时方被杀灭。10%盐酸1小时或20%甲醛24小时方能杀死芽孢。在适宜条件（无氧、发酵、适宜的营养基质、18~30℃）下肉毒梭菌可迅速生长，大量繁殖，同时产生一种以神经毒性为主要特征的可溶性剧毒的肉毒毒素（外毒素）。该毒素毒性极强，1μg即可使人致死。依据毒素的抗原性不同可分成A~G7型，人类肉毒中毒主要是由A、B、E 3型所致。

2. 传播媒介　可因饮食习惯和膳食结构不同而异。国外多为火腿、香肠、罐头食品；我国主要见于家庭自制发酵豆、面制品（豆酱、面酱、红豆腐、臭豆腐、豆豉等），也见于肉类和其他食品。

3. 中毒机制　肉毒毒素经消化道吸收后进入血液循环，主要作用于中枢神经系统脑神经核、神经肌肉接头处及自主神经末梢，阻止神经末梢释放乙酰胆碱，引起肌肉麻痹和神经功能不全。

4. 临床表现　潜伏期6小时~10天，一般1~4天。早期有全身乏力、头晕、食欲不振，以后逐渐出现视力模糊、眼睑下垂、复视、瞳孔散大等神经麻痹症状；重症患者则出现吞咽、咀嚼、语言、呼吸困难，头下垂，运动失调，心力衰竭等。体温、血压正常，无感觉障碍，意识清楚。病死清楚。病死率较高，多死于发病后10天内。经积极治疗后逐渐恢复健康，一般无后遗症。

（五）葡萄球菌食物中毒

1. 病原体　葡萄球菌广泛分布于自然界，健康人的皮肤和鼻咽部、化脓灶都有该菌存在。该菌为革兰阳性球菌，不耐热，但能耐受干燥和低温。在 28 ~ 38℃ 生长良好，繁殖的最适温度为 37℃，最适 pH7.4，在含 20% ~ 30% CO_2 条件下有利于产生大量肠毒素。肠毒素（外毒素）是一种蛋白质，已知有 A ~ E 5 种抗原型，A 型的毒力最强，食物中毒多由此型所致。该肠毒素耐热性强，在食品中一般烹调方法不能破坏，须经 100℃ 2 小时方可破坏。

2. 传播媒介　主要为肉制品、剩饭、凉糕、奶及其制品。

3. 中毒机制　仅随食物摄入活细菌而无葡萄球菌肠毒素不会引起食物中毒，只有摄入达中毒剂量的该菌肠毒素才会致病。肠毒素作用于胃肠黏膜，引起充血、水肿、甚至糜烂等炎症改变及水与电解质代谢紊乱，出现腹泻；同时刺激迷走神经的内脏分支而引起反射性呕吐。

4. 临床表现　潜伏期一般为 1 ~ 6 小时，多为 2 ~ 4 小时。主要症状有恶心、剧烈反复呕吐、上腹部疼痛、水样便、体温正常或低热。病程短，1 ~ 2 天内即可恢复健康，预后一般良好。

三、防治原则

1. 治疗原则及病原体治疗　针对不同腹泻类型，治疗应有所侧重，分泌性腹泻以补液疗法为主，病因治疗为辅；侵袭性腹泻除补液外，尚需积极进行病因治疗；病毒性腹泻大部分为自限性，对小儿与衰弱者应注意纠正脱水等。

（1）病毒及细菌毒素（如食物中毒等）引起的腹泻一般不需用抗菌药物。

（2）腹泻次数和粪便量较多者，应注意改善中毒症状及时纠正水电解质的平衡失调。世界卫生组织（WHO）推荐以口服补液盐（oral rehydration salt，ORS）治疗重度腹泻伴脱水或即将脱水的患者。采用 2% 葡萄糖电解质溶液（1 000ml 溶液中含氯化钠 3.5g，碳酸氢钠 2.5g，氯化钾 1.5g，葡萄糖 20g），补液量应为丢失量的 1.5 倍，应少量多次给予，每2 ~ 3 小时 1 次，4 ~ 6 小时服完规定量。也有人用蔗糖 10g 或稻米粉 40g 或蜂蜜代替葡萄糖。1984 年起 WHO 推荐用枸橼酸三钠 2.9g 替代上述中的碳酸氢钠，制成 "ORS - Citrate" 液，其对纠正酸中毒更有利，且减少排便量效果更佳。

（3）病原治疗：针对引起腹泻的病原体必要时给予相应的病原治疗。

首先留取粪便做常规检查与细菌培养，结合临床情况给予抗菌药物经验治疗，通常选用氟喹诺酮类药，如诺氟沙星口服，成人一般用量为每日 400 ~ 800mg，分为 3 ~ 4 次服。如疗效满意可继续用药，一般疗程 3 ~ 8 天。待明确病原菌后，如临床疗效不满意者可根据药敏试验结果调整用药。轻症病例可口服用药；病情严重者应静脉给药，病情好转后并能口服时改为口服。本类型组病症须针对不同的病原体选用不同的抗生素（表 7 - 2）。

表 7 - 2　细菌性胃肠炎的病原治疗简表

疾病	病原体	宜选药物	可选药物	备注
细菌性痢疾	志贺菌属	氟喹诺酮类	复方磺胺甲噁唑，阿莫西林，呋喃唑酮，磷霉素，第 1 代或第 2 代头孢菌素	疗程 5 ~ 7 天
霍乱（包括副霍乱）	霍乱弧菌，ElTor 霍乱弧菌	氟喹诺酮类	复方磺胺甲噁唑，多西环素，氨苄西林	纠正失水及电解质紊乱为首要治疗措施

疾病	病原体	宜选药物	可选药物	备注
沙门菌属胃肠炎	沙门菌属	氟喹诺酮类	复方磺胺甲噁唑，氨苄西林，磷霉素	轻症对症治疗
大肠埃希菌肠炎	大肠埃希菌（产肠毒素性、肠致病性、肠侵袭性、肠出血性、肠黏附性）	重症用氟喹诺酮类、磷霉素		轻症对症治疗
葡萄球菌食物中毒	金葡菌（产肠毒素）			对症治疗
旅游者腹泻	产肠毒素大肠埃希菌、志贺菌属、沙门菌属、弯曲杆菌等	重症用氟喹诺酮类		轻症对症治疗
副溶血弧菌食物中毒	副溶血性弧菌	多西环素	复方磺胺甲噁唑，氟喹诺酮类	轻症对症治疗
空肠弯曲菌肠炎	空肠弯曲菌	氟喹诺酮类	红霉素等大环内酯类	轻症对症治疗，重症及发病4日内患者用抗菌药物
抗生素相关性肠炎及假膜性肠炎	艰难梭菌（重症）	甲硝唑	甲硝唑无效时用万古霉素或去甲万古霉素	轻症患者停用抗生素即可，万古霉素及去甲万古霉素均需口服给药
耶尔森菌小肠结肠炎	耶尔森菌属	氟喹诺酮类或复方磺胺甲噁唑	氨基糖苷类	对症治疗，合并菌血症时用抗菌药物

（4）营养治疗：此类患者多有营养障碍，一般不必禁食，如病情允许，可进食流质或半流质食物，忌食多渣、油腻或刺激性食物。但所有急性感染性腹泻患者都应暂时停饮牛奶及其他乳制品，腹泻频繁、伴有呕吐和高热等严重中毒症状者，应卧床休息、禁食、多饮水。

（5）对症治疗：包括抗肠蠕动药、黏附剂及抗分泌药物3种：

1）抗肠蠕动药或解痉剂：可用于治疗分泌性腹泻、慢性非感染性腹泻，以减少肠道分泌。

2）黏附剂或收敛剂：前者如白陶土、活性炭等可与细菌内毒素结合，但一般不作常规治疗使用。后者对于分泌性腹泻可增加大便形成度，以减少水分丢失。

3）抗分泌药物：针对肠毒素作用机制，选用适当分泌抑制剂。小檗碱可抑制肠毒素活化，并延长其致病潜伏期；吲哚美辛、阿司匹林可抑制肠毒素与神经节苷脂（GM1）受体结合；烟酸、氯丙嗪、氯苯哌酰胺（洛哌胺）和地西泮可抑制环化酶活性，均可减少肠道分泌；而肾上腺皮质激素则可促进小肠吸收和抑制肠毒素的分泌作用。此外，将纯化的肠毒素B单位，或人工合成的GM1制成口服制剂服用，可以竞争性抑制肠毒素与肠毒素结合，而使腹泻明显减轻，在发病8～15小时内使用更为有效。

（6）特殊治疗：细菌性食物中毒患者可用抗生素治疗，但葡萄球菌毒素中毒一般不需要用抗菌药，以保暖、输液、饮食调节为主。对肉毒中毒早期病例可用清水或1：4 000高锰酸钾溶液洗胃，并应尽早使用多价抗毒血清，注射前要做过敏试验；并可用盐酸胍以促进神经末梢释放乙酰胆碱。

2. 多发、暴发疫情的处理

（1）立即隔离及治疗患者，必要时须隔离患者的密切接触者，并向立即医院上级领导和上级卫生防疫机关或卫生管理部门报告。

（2）采样做病原学和（或）血清学检查，尽快查明病原。

（3）尽快查明传染来源，并采取相应防疫措施，切断病原传播途径，阻断疫情发展。

四、预防措施

预防原则应以切断传播途径为主，同时加强对传染源的管理，采取综合性预防措施，对重点人群、集体单位及临时性大型工地应特别注意预防爆发和流行。

1. 一级预防　主要针对致病因素（包括环境和个体）的预防策略，也称病因预防。内容主要包括改善环境卫生（完善上下水道设施、处理粪便垃圾等），强制食品部门执行有关卫生法规，对公众开展健康教育（特别是不随地便溺，养成饭前便后洗手习惯等），早期发现和管好传染源，杜绝医院内交叉感染，开展特异性预防措施（疫苗预防、药物预防）等。

2. 二级预防　采取"三早"（早发现、早诊断、早治疗）策略，防止和减缓感染性腹泻的发生和发展。主要通过宣传教育群众和提高医务人员的诊疗水平，做到把知识交给群众，特别是培训儿童的母亲，提高医务人员的诊断技术及对口服补液疗法（oral rehydratlon salt，ORS）的积极应用，反对滥用抗生素，开展流行病学监测等。实际上，对感染性腹泻这样的传染性疾病还得强调另外"二早"，即早隔离和早报告。

3. 三级预防　主要包括在医疗单位的正确处理和良好护理、合理膳食、家庭随访和指导等，尽可能使患者全面康复，减少并发症、后遗症或其他由于严重或反复腹泻可能造成的伤残。

具体措施可参考如下几项：

（1）加强宣传教育：搞好卫生常识的普及教育，提高人们的自身防护能力，教育人们要自觉养成良好的个人卫生习惯，做到饭前、便后洗手，不吃不洁食物，生吃瓜果、蔬菜要洗净，严禁生食海产品，宣传不要乱用滥用抗生素及发病后及时就诊，及时妥善处理呕吐物和排泄物的必要性和重要性等。

（2）管好传染源：医院、门诊部要设立腹泻病专科门诊，对感染性腹泻患者做到早发现、早诊断、早隔离、早治疗；对从事饮食服务、幼儿保教和饮水管理工作的人员要定期为他们做体检，防止慢性患者或病原携带者从事公众服务性工作。

（3）切断传播途径：要做好"三管一灭"（即管好水、管好饮食、管好粪便，消灭苍蝇），防止"病从口入"，做好丰水期的水源管理，不喝生水；集体食堂实行分餐制，食品加工做到生熟分开；生活垃圾日产日清，粪便、污物实施无害化处理；定期搞好环境消杀灭处理，有效控制蚊蝇鼠虫的密度。

（4）保护易感人群：加强身体锻炼，提高机体免疫力；重点人群在特殊季节可采取预防性服药等措施；有条件的可进行预防接种，如轮状病毒疫苗可有效预防轮状病毒性腹泻。

（5）建立监测点，有计划地进行腹泻病监测。监测点的主要任务有：进行发病和死亡的登记与调查，掌握发病率、死亡率和病死率的动态变化；进行病原学监测；进行传染源、传播途径、人群免疫水平及流行因素的调查；进行外环境、食品污染情况的调查与卫生评价；对各项防治措施进行效果评价；总结经验教训，开展相关问题的科学研究。

（6）开设腹泻病专科门诊（肠道门诊），早期发现和诊断患者，防止交叉感染。

（7）鼓励母乳喂养：母乳喂养婴儿可以有效地预防婴幼儿感染性腹泻的发生。国内调查显示母乳喂养组儿童感染性腹泻的发病率明显低于混合喂养组和人工喂养组。

（付晓琳）

第三节　消化性溃疡

消化性溃疡（peptic ulcer，PU）是最常见的消化疾病之一，主要包括胃溃疡（gastric ulcer，GU）和十二指肠溃疡（duodenal ulcer，DU），此外亦可发生于食管下段、小肠、胃肠吻合口及附近肠襻以及异位胃黏膜。本文中胃溃疡特指胃消化性溃疡，区别于胃溃疡性病灶的总称，后者可包括各种良、恶性病灶。溃疡的黏膜缺损超过黏膜肌层，与糜烂不同。

一、流行病学

消化性溃疡是全球性多发性疾病，但在不同国家、地区的患病率可存在不同差异。通常认为大约10%的个体一生中曾患消化性溃疡。近年来消化性溃疡发病率有逐渐下降趋势，而随着药物与诊断技术的不断发展，严重并发症的发病率亦有降低。

本病好发于男性，十二指肠溃疡常较胃溃疡常见。国内统计资料显示男女消化性溃疡发病率之比在十二指肠溃疡为 4.4：1~6.8：1，胃溃疡为 3.6：1~4.7：1。消化性溃疡可发生于任何年龄，但十二指肠溃疡多见于青壮年，而胃溃疡多见于中老年，两者的发病高峰可相差 10 岁。统计显示我国南方发病率高于北方，城市高于农村，可能与饮食习惯、工作精神压力有关。自 1980 年代以来，随着社会老龄化与期望寿命的不断延长，中老年溃疡患者的比率呈增高趋势。溃疡病发作有季节性，秋冬和冬春之交是高发季节。

二、病因和发病机制

消化性溃疡的发生是由于对胃、十二指肠黏膜有损害作用的侵袭因素和黏膜自身防御、修复因素之间失衡的综合结果。具体在某一特例可表现为前者增强，或后者减弱，或兼而有之。十二指肠溃疡与胃溃疡在发病机制上存在不同，表现为前者主要是防御、修复因素减弱所致，而后者常为胃酸、药物、幽门螺杆菌（Helicobacter pylori，Hp）等侵袭因素增强。所以说，消化性溃疡是由多种病因导致相似结果的一类异质性疾病。

关于溃疡病的主导发病机制，经历了一个世纪的变迁。长久以来人们一直认为胃酸是发生溃疡的必需条件，因此 1910 年 Schwartz 提出的"无酸，无溃疡"的设想，在 1971 年被 Kirsner 更名为"酸消化性溃疡"的观点曾长期在溃疡的发病机制中占据统治地位。自 1983

年 Warren 和 Marshall 首先从人胃黏膜中分离出 Hp 后，这一理论逐渐受到挑战。近年来胃肠病学界盛行的溃疡病的病因是 Hp，因此又提出了"无 Hp，无溃疡"的论点，认为溃疡是 Hp 感染的结果。依照以上理论，联合应用抑酸药与根除 Hp，确实起到了愈合溃疡、降低复发率的成果，Warren 和 Marshall 亦因此获得了 2005 年诺贝尔生理学和医学奖。然而进一步研究却发现上述药物虽可使溃疡愈合，但黏膜表层腺体结构排列紊乱，黏膜下结缔组织处于过度增生状态，从而影响细胞的氧合、营养和黏膜的防御功能，是溃疡复发的病理基础。临床工作中亦发现溃疡多在原来的部位或其邻近处复发。据此，1990 年 Tarnaw - ski 提出了溃疡愈合质量（quality of ulcer healing；QOUH）的概念。近年来强化黏膜防御被作为消化性溃疡治疗的新途径，大量临床试验证实多种胃黏膜保护药与抑酸药联合使用，均可有效提高溃疡愈合质量，减少溃疡复发。

1. Hp 感染　大量研究证明 Hp 感染是消化性溃疡的重要病因。规范化试验证实十二指肠患者的 Hp 感染率超过 90%，而 80% ~ 90% 的胃溃疡患者亦存在 Hp 感染。因此，对于 Hp 感染阴性的消化性溃疡，应积极寻找原因，其中以 Hp 感染检测手法不当造成假阴性、非甾体类抗炎药（NSAIDs）应用史为常见，其他原因尚包括胃泌素瘤、特发性高酸分泌、克罗恩病、心境障碍等。反之，在存在 Hp 感染的个体中亦观察到了消化性溃疡发病率的显著上升。Hp 感染可使消化性溃疡出血的危险性增加 1.79 倍。若合并 NSAIDs 应用史，Hp 感染将使罹患溃疡的风险增加 3.53 倍。

Hp 凭借其黏附因子与黏膜表面的黏附因子受体结合，在胃型黏膜（胃黏膜，尤其是幽门腺黏膜和伴有胃上皮化生的十二指肠黏膜）上定植；凭借其毒力因子的作用，诱发局部炎症和免疫反应，损害黏膜的防御修复机制；通过增加胃泌素分泌形成高酸环境，增加了侵袭因素，此两者在十二指肠溃疡和胃溃疡的发生中各有侧重。空泡毒素 A（vacuo - lating cy-totoxin A，Vac A）和细胞毒相关基因 A（cytotoxln - associated gene A，Cag A）是 Hp 的主要毒力标志，而其黏液酶、尿素酶、脂多糖、脂酶/磷脂酶 A、低分子蛋白及其自身抗原亦在破坏黏膜屏障、介导炎症反应方面各具作用。在 Hp 黏附的上皮细胞可见微绒毛减少、细胞间连接丧失、细胞肿胀、表面不规则、胞内黏液颗粒耗竭、空泡样变、细菌与细胞间形成黏着蒂和浅杯样结构等改变。

幽门螺杆菌致胃、十二指肠黏膜损伤有以下 4 种学说，各学说之间可相互补充。

"漏雨的屋顶"学说：Goodwin 把 Hp 感染引起的炎症胃黏膜比喻为"漏雨的屋顶"，无雨（无胃酸）仅是暂时的干燥（无溃疡）。而根除 Hp 相当于修好屋顶，房屋不易漏雨，则溃疡不易复发。许多研究显示溃疡自然病程复发率超过 70%，而 Hp 根除后溃疡的复发率明显降低。

胃泌素相关学说：指 Hp 尿素酶分解尿素产生氨，在菌体周围形成"氨云"，使胃窦部 pH 增高，胃窦黏膜反馈性释放胃泌素，提高胃酸分泌水平，从而在十二指肠溃疡的形成中起重要作用。临床工作中，十二指肠溃疡几乎总伴有 Hp 感染。若能真正根除 Hp，溃疡几乎均可治愈。

胃上皮化生学说：Hp 一般只定植于胃上皮细胞，但在十二指肠内存在胃上皮化生的情况下，Hp 则能定植于该处并引起黏膜损伤，导致十二指肠溃疡的发生。此外，Hp 释放的毒素及其激发的免疫反应导致十二指肠炎症。炎症黏膜可自身引起、或通过对其他致溃疡因子的防御力下降而导致溃疡的发生。在十二指肠内，Hp 仅在胃上皮化生部位附着定植为本学说的一个有力证据。

介质冲洗学说：Hp 感染可导致多种炎性介质的释放，这些炎性介质被胃排空至十二指肠而导致相关黏膜损伤。这个学说亦解释了为什么 Hp 主要存在于胃窦，却可以导致十二指肠溃疡的发生。

根除 Hp 的疗效体现于：Hp 被根除后，溃疡往往无需抑酸治疗亦可自行愈合；联合使用根除 Hp 疗法可有效提高抗溃疡效果，减少溃疡复发；对初次使用 NSAIDs 的患者根除 Hp 有助于预防消化性溃疡发生；反复检查已排除恶性肿瘤、NSAIDs 应用史及胃泌素瘤的难治性溃疡往往均伴 Hp 感染，有效的除菌治疗可收到意外效果。根除 Hp 的长期效果还包括阻断胃黏膜炎症 - 萎缩 - 化生的序贯病变，并最终减少胃癌的发生。

2. 非甾体类抗炎药　一些药物对消化道黏膜具有损伤作用，其中以 NSAIDs 为代表。其他药物包括肾上腺皮质激素、治疗骨质疏松的双磷酸盐、氟尿嘧啶、甲氨蝶呤等均有类似作用。一项大型荟萃分析显示，在服用 NSAIDs 的患者中，Hp 感染将使罹患溃疡的风险增加 3.53 倍；反之，在 Hp 感染的患者中，服用 NSAIDs 将使罹患溃疡的风险增加 3.55 倍。Hp 感染和 NSAIDs 可相互独立地显著增加消化性溃疡的出血风险（分别增加 1.79 倍和 4.85 倍）。目前 NSAIDs 和 Hp 已被公认为互相独立的消化性溃疡危险因素，在无 Hp 感染、无 NSAIDs 服用史的个体发生的消化性溃疡终究是少见的。比较公认的 NSAIDs 溃疡风险因素除了与药物的种类、剂量、给药形式和疗程有关外，还与既往溃疡病史、高龄患者、两种以上 NSAIDs 合用、与华法林合用、与糖皮质激素合用、合并 Hp 感染、嗜烟酒和 O 型血有关。

NSAIDs 损伤胃肠黏膜的机制包括局部直接作用和系统作用。NSAIDs 药物具有弱酸性的化学性质，其溶解后释放 H^+ 破坏胃黏膜屏障。环氧合酶（cyclooxygenase，COX）和 5 - 脂肪加氢酶在花生四烯酸生成前列腺素（PG）和白三烯的过程中起核心催化作用，而 PG 对胃肠道黏膜具有重要的保护作用。传统 NSAIDs 抑制 COX - 1 较明显，使内源性前列腺素合成受阻，大量花生四烯酸通过脂肪加氢酶途径合成为白三烯，局部诱导中性粒细胞黏聚和血管收缩。COX - 2 选择性/特异性抑制药减轻了对 COX - 1 的抑制作用，但近来研究发现 COX - 2 与内皮生长因子、转化生长因子的生成关系密切，提示其对胃肠道的细胞屏障亦可能存在一定保护作用。NSAIDs 可促进中性粒细胞释放氧自由基增多，导致胃黏膜微循环障碍，还通过一系列途径引起肠道损伤，导致小肠和结肠的糜烂、溃疡等病变。NSAIDs 溃疡多发生于胃窦部、升结肠和乙状结肠，亦可见于小肠，多为单发，溃疡较表浅，边缘清晰。

3. 胃酸和胃蛋白酶　消化性溃疡被定义为由胃液中的胃酸和胃蛋白酶对胃壁的自身消化而引起，这一论点直到今天仍被广泛认同。尽管 Hp 和 NSAIDs 在溃疡的发病中非常重要，但其最终仍通过自我消化的途径引起溃疡，只是上游机制在不同个体中不尽相同，即消化性溃疡的异质性。胃蛋白酶原由胃黏膜主细胞分泌，经胃酸激活转变为胃蛋白酶而降解蛋白质分子。由于胃蛋白酶的活性收到酸分泌的制约，因而探讨消化性溃疡的发病机制时重点讨论胃酸的作用。无酸的情况下罕见溃疡发生；胃泌素瘤患者好发消化性溃疡；抑酸药物促进溃疡愈合；难治性溃疡经抑酸治疗愈合后，一旦停用药物常很快复发，这些事实均提示胃酸的存在是溃疡发生的重要因素。

高酸环境在十二指肠溃疡的发病机制中占据重要地位，而胃溃疡则更多地表现为正常胃酸分泌或相对低酸。十二指肠溃疡患者对五肽胃泌素、胃泌素、组胺、氨乙吡唑、咖啡因等刺激产生的平均最大胃酸分泌量（maximal acid output，MAO）高于正常个体，但变异范围较广。约 1/3 的患者平均基础胃酸分泌量（basic acid output，BAO）亦较高。消化间期胃酸分泌量反映基础酸分泌能力，该指标通常用 BAO 和 MAO 的比值来反映。十二指肠溃疡患者具有较高的基础酸分泌能力，其原因尚不甚明了。

相比之下，胃溃疡患者的 BAO 和 MAO 均与正常人相似，甚至低于正常；一些胃黏膜保护药虽无减少胃酸的作用，却可以促进溃疡的愈合。研究提示胃溃疡的发生主要起因于胃黏膜的局部。由于胃黏膜保护屏障的破坏，不能有效地对抗胃酸和胃蛋白酶的侵蚀和消化作用，而致溃疡发生。

4. 胃十二指肠运动异常　主要包括胃排空过速、排空延缓和十二指肠液反流。前者可使十二指肠球部酸负荷显著增加而促使十二指肠溃疡发生，而后二者可通过胃窦局部张力增加、胃泌素水平升高、反流的胆汁和胰液对胃黏膜产生损伤而在胃溃疡的发病机制中起重要作用。

5. 环境和生活因素　相同药物治疗条件下，长期吸烟者溃疡愈合率较不吸烟者显著降低。吸烟可刺激胃酸分泌增加，引起血管收缩，抑制胰液和胆汁的分泌而减弱其在十二指肠内中和胃酸的能力；烟草中烟碱可使幽门括约肌张力减低，导致胆汁反流，从而破坏胃黏膜屏障。食物对胃黏膜可引起物理和化学性损害。暴饮暴食或不规则进食可能破坏胃分泌的节律性。咖啡、浓茶、烈酒、高盐饮食、辛辣调料、泡菜等食品，以及偏食、饮食过快、太烫、太凉、不规则等不良饮食习惯，均可能是本病发生的相关因素。

6. 精神因素　根据现代的心理-社会-生物医学模式观点，消化性溃疡属于典型的心身疾病。心理因素如精神紧张、情绪波动、过分焦虑可直接导致胃酸分泌失调、胃黏膜屏障削弱。消化性溃疡病的人格特征表现为顺从依赖、情绪不稳、过分自我克制、内心矛盾重重等。此类性格特点倾向于使患者在面对外来应激时，情绪得不到宣泄，从而迷走神经张力提高，胃酸和胃蛋白酶原水平上调，促进消化性溃疡的发生。

7. 遗传因素　争论较多，早年的认识受到 Hp 感染的巨大挑战而变得缺乏说服力。尽管如此，在同卵双胎同胞中确实发现溃疡发病一致性高于异卵双胎，而消化性溃疡亦为一些遗传性疾病的临床表现之一。

三、病理学

1. 部位　胃溃疡可发生于胃内任何部位，但大多发生于胃窦小弯与胃角附近。年长者则多发生于胃体小弯及后壁，而胃大弯和胃底甚少见。组织学上，胃溃疡大多发生在幽门腺区与胃底腺区移行区域靠幽门腺区一侧。该移行带在年轻人的生理位置位于胃窦近幽门 4～5cm。随着患者年龄增长，由于半生理性胃底腺萎缩和幽门腺上移 [假幽门腺化生和（或）肠上皮化生]，幽门腺区黏膜逐渐扩大，此移行带位置亦逐渐上移，伴随胃黏膜退行性变增加，黏膜屏障的防御能力减弱，高位溃疡的发生机会随年龄而增加。老年人消化性溃疡常见于胃体后壁及小弯侧。Billroth Ⅱ式胃肠吻合术后发生的吻合口溃疡则多见于吻合口的空肠侧。

2. 数目　消化性溃疡大多为单发，少数可为 2 个或更多，称多发性溃疡。

3. 大小　十二指肠溃疡的直径一般 <1cm；胃溃疡的直径一般 <2.5cm。巨大溃疡尤需

与胃癌相鉴别。

4. 形态　典型的胃溃疡呈类圆形,深而壁硬,于贲门侧较深作潜掘状,在幽门侧较浅呈阶梯状。切面因此呈斜漏斗状。溃疡边缘常有增厚而充血水肿,溃疡基底光滑、清洁,表面常覆以纤维素膜或纤维脓性膜而呈现灰白或灰黄色。溃疡亦可呈线状或不规则形。

5. 深度　浅者仅超过黏膜肌层,深者可贯穿肌层甚至浆膜层。

6. 并发病变　溃疡穿透浆膜层即引起穿孔。前壁穿孔多引起急性腹膜炎;后壁穿孔若发展较缓慢,往往和邻近器官如肝、胰、横结肠等粘连,称为穿透性溃疡。当溃疡基底的血管特别是动脉受到侵蚀时,会引起大出血。多次复发或肌层破坏过多,愈合后可留有瘢痕,瘢痕组织可深达胃壁各层。瘢痕收缩可成为溃疡病变局部畸形和幽门梗阻的原因。

7. 显微镜下表现　慢性溃疡底部自表层至深层可分为4层。①渗出层:最表层有少量炎性渗出(中性粒细胞、纤维素等)覆盖;②坏死层:主要由坏死的细胞碎片组成;③新鲜的肉芽组织层;④陈旧的肉芽组织——瘢痕层。瘢痕层内的中小动脉常呈增殖性动脉内膜炎,管壁增厚,管腔狭窄,常有血栓形成,有防止血管溃破的作用,亦可使局部血供不良,不利于组织修复。溃疡边缘可见黏膜肌和肌层的粘连或愈着,常伴慢性炎症活动。

四、临床表现

本病临床表现不一,部分患者可无症状,或以出血、穿孔为首发症状。

1. 疼痛　慢性、周期性、节律性上腹痛是典型消化性溃疡的主要症状。但无疼痛者亦不在少数,尤其见于老年人溃疡、治疗中溃疡复发以及NSAIDs相关性溃疡。典型的十二指肠溃疡疼痛常呈节律性和周期性疼痛,可被进食或服用相关药物所缓解。胃溃疡的症状相对不典型。疼痛产生机制与下列因素有关:①溃疡及周围组织炎症可提高局部内脏感受器的敏感性,使痛阈降低;②局部肌张力增高或痉挛;③胃酸对溃疡面的刺激。

(1) 疼痛部位:十二指肠溃疡位于上腹正中或偏右,胃溃疡疼痛多位于剑突下正中或偏左,但高位胃溃疡的疼痛可出现在左上腹或胸骨后。疼痛范围一般较局限,局部有压痛。若溃疡深达浆膜层或为穿透性溃疡时,疼痛因穿透出位不同可放射至胸部、左上腹、右上腹或背部。内脏疼痛定位模糊,不应以疼痛部位确定溃疡部位。

(2) 疼痛的性质与程度:溃疡疼痛的程度不一,其性质视患者的痛阈和个体差异而定,可描述为饥饿样不适感、隐痛、钝痛、胀痛、烧灼痛等,亦可诉为嗳气、压迫感、刺痛等。

(3) 节律性:与进食相关的节律性疼痛是消化性溃疡的典型特征,但并非见于每个患者。十二指肠溃疡疼痛多在餐后2~3h出现,持续到下次进餐或服用抗酸药后完全缓解。胃溃疡疼痛多在餐后半小时出现,持续1~2h逐渐消失,直至下次进餐后重复上述规律。十二指肠溃疡可出现夜间疼痛,表现为睡眠中痛醒,而胃溃疡少见。胃溃疡位于幽门管处或同时并存十二指肠溃疡时,其疼痛节律可与十二指肠溃疡相同。当疼痛节律性发生变化时,应考虑病情加剧,或出现并发症。合并较重的慢性胃炎时,疼痛多无节律性。

(4) 周期性:周期性疼痛为消化性溃疡的又一特征,尤以十二指肠溃疡为突出。除少数患者在第一次发作后不再复发外,大多数患者反复发作,持续数天至数月后继以较长时间的缓解,病程中出现发作期与缓解期交替。发作频率及发作/缓解期维持时间,因患者个体差异、溃疡发展情况、治疗及巩固效果而异。发作可能与下列诱因有关:季节(尤秋末或冬春)、精神紧张、情绪波动、饮食不调或服用与发病有关的药物等。

2. 其他症状　其他胃肠道症状如嗳气、反酸、胸骨后烧灼感、上腹饱胀、恶心、呕吐、便秘等可单独或伴疼痛出现。恶心、呕吐多反映溃疡活动。频繁呕吐宿食，提示幽门梗阻。部分患者有失眠、多汗等自主神经功能紊乱症状。

3. 体征　消化性溃疡缺乏特异性体征。疾病活动期可有上腹部局限性轻压痛，缓解期无明显体征。幽门梗阻时可及振水音、胃型及胃蠕动波等相应体征。少数患者可出现贫血、体重减轻等体质性症状，多为轻度。部分患者的体质较瘦弱。

五、特殊类型的消化性溃疡

1. 巨大溃疡　指直径 > 2.5cm 的胃溃疡或 > 2cm 的十二指肠溃疡。症状常难以鉴别，但可伴明显的体重减轻及低蛋白血症，大出血及穿孔较常见。临床上需要同胃癌及恶性淋巴瘤相鉴别。随着内科抗溃疡药物的飞速发展，巨大溃疡的预后已大大好转。

2. 复合性溃疡　指胃和十二指肠同时存在溃疡，大多先发生十二指肠溃疡，后发生胃溃疡。男性多见，疼痛多缺乏节律性，出血和幽门梗阻的发生率较高。

3. 对吻溃疡　指在球部的前后壁或胃腔相对称部位同时见有溃疡。胃腔内好发于胃体部和幽门部的前、后壁。当消化腔蠕动收缩时，两处溃疡恰相合，故名。

4. 多发性溃疡　指胃或十二指肠有两个或两个以上的溃疡，疼痛程度较重、无节律性，疼痛部位不典型。

5. 食管溃疡　通常见于食管下段、齿状线附近。多并发于胃食管反流病和食管裂孔疝患者。发生于鳞状上皮的溃疡多同时伴有反流性食管炎表现，亦可发生于化生的柱状上皮（Barrett 食管）。食管 - 胃或食管 - 小肠吻合术后较多见。症状可类似于胃食管反流病或高位胃溃疡。

6. 高位胃溃疡　指胃底、贲门和贲门下区的良性溃疡，疼痛可向背部及剑突下放射，尚可向胸部放射而类似心绞痛。多数患者有消瘦、贫血等体质症状。值得注意的是在老年人，由于半生理性胃底腺萎缩和幽门腺上移，幽门腺与胃底腺交界亦逐渐上移，伴随胃黏膜退行性变增加，黏膜屏障的防御能力减弱，高位溃疡的发生机会随年龄而增大。老年人消化性溃疡常见于胃体后壁及小弯侧，直径常较大，多并发急慢性出血。较小的高位溃疡漏诊率高，若同时伴有胃癌，常进展较快。

7. 幽门管溃疡　指溃疡位于胃窦远端、十二指肠球部前端幽门管处的溃疡。症状极似十二指肠溃疡，表现为进餐后出现腹痛，疼痛剧烈，无节律性，多数患者因进餐后疼痛而畏食，抗酸治疗可缓解症状，但不能彻底，易发生幽门痉挛和幽门梗阻，出现腹胀、恶心、呕吐等症状。疼痛的节律性常不典型，但若合并 DU，疼痛的节律可较典型。常伴高胃酸分泌。内科治疗效果较差。

8. 球后溃疡　发生于十二指肠球部环形皱襞远端的消化性溃疡，多发生在十二指肠降部后内侧壁、乳头近端。具有十二指肠溃疡的症状特征，但疼痛较重而持久，向背部放射，夜间疼痛明显，易伴有出血、穿孔等并发症。漏诊率较高。药物疗效欠佳。

9. 吻合口溃疡　消化腔手术后发生于吻合口或吻合口附近肠黏膜的消化性溃疡。发病率与首次胃切除术式有关，多见于胃空肠吻合术，术后第 2～3 年为高发期。吻合口溃疡常并发出血，是不明原因消化道出血的重要原因。

10. 无症状性溃疡　亦称沉默性溃疡，约占全部消化性溃疡的 5%，近年来发病率有所增加。多见于老年人，无任何症状。常在体检时甚至尸检时才被发现，或以急性消化道出血、穿孔为首发症状。

11. 应激性溃疡 指由烧伤、严重外伤、心脑血管意外、休克、手术、严重感染等应激因素引起的消化性溃疡。由颅脑外伤、手术、肿瘤、感染及脑血管意外所引起者称 Cushing 溃疡；由重度烧伤所致者称 Curling 溃疡。多发生于应激后 1~2 周内，以 3~7d 为高峰期。溃疡通常呈多发性、浅表性不规则形，周围水肿不明显。临床表现多变，多数症状不典型或被原发病掩盖。若应激因素不能及时排除则可持续加重。消化道出血常反复发作，部分患者可发生穿孔等严重并发症，预后差，病死率高。若原发病能有效控制，则溃疡可快速愈合，一般不留瘢痕。

12. 继发于内分泌瘤的溃疡 主要见于胃泌素瘤（Zollinger - Ellison 综合征）。肿瘤分泌大量胃泌素，促使胃酸分泌水平大幅上调，主要表现为顽固性溃疡，以 DU 多见，病程长，症状顽固，常伴有腹泻，易出现出血、穿孔等并发症，药物疗效较差。

13. Dieulafoy 溃疡 发生于胃恒径动脉基础上的溃疡，是引起上消化道致命性大出血的少见病因。男性常见，好发于各种年龄，部位多见于贲门周围 6cm。病理解剖基础是异常发育的胃小动脉在自浆膜层深入黏膜下层时未能逐渐变细，而始终维持较粗的直径。该动脉易纤曲或瘤样扩张，一旦黏膜受损、浅溃疡形成则容易损伤而形成无先兆的动脉性出血。其溃疡面较小，内镜下常见裸露的动脉喷血。若不能及时有效干预，病死率甚高。

14. Meckel 憩室溃疡 Meckel 憩室是最常见的先天性真性憩室，系胚胎期卵黄管之回肠端闭合不全所致。位于末端回肠，呈指状，长 0.5~13cm，平均距回盲瓣 80~85cm。半数的憩室含有异位组织，大多为胃黏膜，可分泌胃酸引起局部溃疡。大部分患者无症状，可能的症状包括肠套叠、肠梗阻及溃疡所致出血或穿孔，多见于儿童。一旦出现症状，均应接受手术治疗。

六、辅助检查

1. 内镜检查 电子胃镜不仅可直接观察胃、十二指肠黏膜变化及溃疡数量、大小、形态及周围改变，还可直视下刷取细胞或钳取活组织做病理检查，对消化性溃疡作出准确诊断。此外，还能动态观察溃疡的活动期及愈合过程，明确急性出血的部位、出血速度和病因，观察药物治疗效果等。

临床上通常将消化性溃疡的内镜下表现分为 3 期，每期又可细分为 2 个阶段。

活动期（active stage，A），又称厚苔期。溃疡初发，看不到皱襞的集中。A_1 期：溃疡覆污秽厚苔，底部可见血凝块和裸露的血管，边缘不整，周围黏膜肿胀。A_2 期：溃疡覆清洁厚苔，溃疡边缘变得清晰，周边出现少量再生上皮，周围黏膜肿胀消退，并出现皱襞向溃疡中心集中的倾向。

愈合期（healing stage，H），又称薄苔期。此期可见皱襞向溃疡中心集中。H_1 期：溃疡白苔开始缩小，再生上皮明显，并向溃疡内部长入。溃疡边缘界限清晰，至底部的黏膜倾斜度变缓。H_2 期：溃疡苔进一步缩小，几乎全部为再生上皮所覆盖，毛细血管集中的范围较白苔的面积大。

瘢痕期（scarring stage，S）。白苔消失，溃疡表面继续被再生上皮修复，可见皱襞集中至溃疡中心。S_1 期（红色瘢痕期）：稍有凹陷的溃疡面全部为再生上皮所覆盖，聚集的皱襞集中于一点。当 A 期溃疡较大时，此期可表现为皱襞集中于一定的瘢痕范围。再生上皮起初为栅栏状，逐渐演变为颗粒状。S_2 期（白色瘢痕期）：溃疡面平坦，再生上皮与周围黏膜色泽、结构完全相同。皱襞集中不明显。

2. 上消化道钡剂 X 线检查　上消化道气钡双重对比造影及十二指肠低张造影术是诊断消化性溃疡的重要方法。溃疡的 X 线征象有直接和间接两种。龛影为钡剂填充溃疡的凹陷部分所形成，是诊断溃疡的直接征象。胃溃疡多在小弯侧，侧面观位于胃轮廓以外，正面观呈圆形或椭圆形，边缘整齐，周围可见皱襞呈放射状向溃疡集中。胃溃疡对侧常可见痉挛性胃切迹。十二指肠球部前后壁溃疡的龛影常呈圆形密度增加的钡影，周围环绕月晕样浅影或透明区，有时可见皱襞集中征象。间接征象多系溃疡周围的炎症、痉挛或瘢痕引起，钡剂检查时可见局部变形、激惹、痉挛性切迹及局部压痛点。十二指肠球部变形常表现为三叶草形和花瓣样。间接征象特异性有限，需注意鉴别。钡剂检查受钡剂及产气粉质量、体位和时机、是否服用有效祛泡剂、检查者操作水平、读片能力等影响明显，对小病灶辨别能力不理想。

3. Hp 感染的检测　Hp 感染状态对分析消化性溃疡的病因、治疗方案的选择具有重要意义。检查方法可分为侵入性和非侵入性。前者需在内镜下取胃黏膜活组织，包括组织学涂片、组织病理学切片、快速尿素酶试验（RUT）、细菌培养、多聚酶链反应（PCR）等；非侵入性检测手段无需借助内镜检查，包括 ^{13}C 或 ^{14}C 标记的尿素呼气试验（UBT）、血清学试验和粪便抗原试验（多克隆抗体、单克隆抗体）等。检查前应停用质子泵抑制药、铋剂、抗生素等药物至少 2 周，但血清学试验不受此限。

UBT 的诊断准确性 >95%，是一项准确、实用且易开展的检测方法。RUT 阳性患者足以开始根除治疗，阴性患者存在取样偏倚可能，需在不同部位重复取材。病理切片以 Warthin Starry 银染色或改良 Giemsa 染色效果好，细菌清晰可辨，但菌落密度低、分布不均时易漏诊。粪便抗原试验适合多个标本的成批检测，但对标本保存要求高。血清学试验仅宜用于流行病学调查、评估出血性溃疡、因胃黏膜重度萎缩或黏膜相关淋巴样组织（MALT）淋巴瘤导致低细菌密度的患者以及近期使用相关药物的患者。确认 Hp 根除的试验应在治疗结束 4 周后再进行。对于一般的 Hp 感染，根除治疗后复查首选 UBT；但当患者有指证复查内镜时，可选择侵入性检查方式。

4. 胃液分析　胃溃疡患者的胃酸分泌正常或稍低于正常；十二指肠溃疡患者则多增高，以夜间及空腹时更明显。一般胃液分析结果不能真正反映胃黏膜泌酸能力，现多用五肽胃泌素或增大组胺胃酸分泌试验，分别测定 BAO、MAO 和高峰胃酸分泌量（PAO）。胃液分析操作较烦琐，且结果可与正常人群重叠，临床工作中仅用于排除胃泌素瘤所致消化性溃疡。如 BAO 超过 15mmol/h，MAO 超过 60mmol/h，或 BAO/MAO 比值大于 60%，提示胃泌素瘤。

5. 血清胃泌素测定　若疑为胃泌素瘤引起的消化性溃疡，应做此项测定。血清胃泌素水平一般与胃酸分泌呈反比，而胃泌素瘤患者常表现为两者同时升高。

6. 粪便隐血试验　溃疡活动期以及伴有活动性出血的患者可呈阳性。经积极治疗多在 1~2 周内阴转。该试验特异性低，且无法与胃癌、结肠癌等疾病鉴别，临床价值有限。

七、诊断和鉴别诊断

根据患者慢性病程、周期性发作的节律性中上腹疼痛等症状，可作出本病的初步诊断。

上消化道钡剂检查、特别是内镜检查可确诊。内镜检查应进镜至十二指肠降段，并做到完整、细致。

本病应与以下疾病相鉴别。

1. **胃癌**　典型表现者鉴别并不困难。活动期消化性溃疡、尤其是巨大溃疡与胃癌之间有时不易区别。活动期溃疡需要与 $0 \sim III$ 型或 $0 \sim III + IIc$ 型早期胃癌鉴别；愈合期溃疡需要与 $0 \sim IIc$ 型或 $0 \sim IIc$ 型 $+ III$ 型早期胃癌鉴别；溃疡瘢痕需要与 $0 \sim IIc$ 型早期胃癌鉴别。即便是内镜下表现为几乎完全愈合的 S_2 期胃溃疡，亦不能排除早期胃癌可能。良恶性胃溃疡的鉴别诊断见表 7-3 。对于内镜或钡剂下形态可疑、恶性不能除外的病灶，应特别注意病灶部位、边缘有无蚕食改变、周围黏膜皱襞的变细、中断、杵状膨大的现象。内镜下活检部位应选择溃疡边缘、黏膜糜烂表面、皱襞变化移行处。早期胃癌的内镜下表现可酷似良性溃疡或糜烂，蠕动良好不应作为良性病变的依据。活检提示为上皮内瘤变者须经警惕，低级别上皮内瘤变可消退，或为活检欠理想所致；提示为高级别上皮内瘤变者应警惕常已同时伴有胃癌，甚至已发展至进展期。

表 7-3　良恶性胃溃疡的鉴别诊断

	良性溃疡	恶性溃疡
年龄	青中年居多	多见于中年以上
病史	较长	较短
临床表现	周期性腹痛明显，上腹无包块，全身症状轻，制酸剂可缓解疼痛，内科治疗效果好	疼痛进行性加重，上腹部有包块，全身表现明显，制酸药效果差，内科治疗无效
便潜血检查	暂时阳性	持续阳性
胃液分析	胃酸正常或偏低，但无真性缺酸	缺酸者较多
X 线钡餐检查	溃疡呈圆形或椭圆形，常小于 2cm，边缘光滑，凸出于胃腔轮廓之外，周围黏膜皱襞向龛影聚集，胃蠕动正常	之外，黏膜皱襞粗乱、僵硬、中断，胃蠕动减弱或消失
胃镜检查	溃疡呈圆形或椭圆形，常小于 2cm，边缘光滑清楚，触之较软	溃疡呈不规则形，常大于 2cm，边缘隆起，凹凸不平或肿物，触之较硬

2. **胃黏膜相关淋巴样组织（MALT）淋巴瘤**　症状多非特异性，内镜下形态多样，典型表现为多发性浅表溃疡，与早期胃癌相比，界限不清，黏膜面可见凹凸颗粒状改变，充血明显。溃疡经抗溃疡治疗后可愈合、再发。早期 MALT 淋巴瘤几乎均伴有 Hp 感染，根除治疗多可有效缓解甚至治愈。进展至晚期可发展为高度恶性淋巴瘤，内镜下表现为多发的巨大溃疡和结节状隆起，缺乏皱襞蚕食状、变尖、中断等癌性所见，但与胃癌相比，胃壁舒展性较好。

3. **胃泌素瘤（Zollinger - Ellison 综合征）**　由胰腺非 B 细胞瘤分泌过量胃泌素、导致胃酸过度分泌所致，表现为反复发作的消化性溃疡、腹泻等症状。溃疡大多为单发，多发生于十二指肠或胃窦小弯侧，穿孔、出血等并发症发生率高，按难治性溃疡行手术治疗后易复发。由于胃泌素对胃黏膜具有营养作用，患者胃黏膜过度增生，皱襞肥大。

4. **功能性消化不良**　部分患者症状酷似消化性溃疡，但不伴有出血、Hp 感染等器质性改变。内镜检查可明确鉴别。

5. **慢性胆囊炎和胆石症**　疼痛与进食油腻食物有关，通常位于右上腹，并发射至肩背部，可伴发热及黄疸。可反复发作。对典型表现患者不难鉴别，不典型者需依靠腹部 B 超检查。

八、治疗

消化性溃疡病因复杂，影响因素众多，需要综合性治疗，目的在于缓解临床症状，促进溃疡持久愈合，防止复发和减少并发症，提高生活质量。治疗原则需注意整体治疗与局部治疗、发作期治疗与巩固治疗相结合。

1. 一般治疗　消化性溃疡是临床常见病，普及宣教是治疗本病的重要环节。应让患者了解本病的背景因素、发病诱因及发作规律，帮助患者建立规律的生活制度，增强恢复痊愈的信心，积极配合治疗，从而达到持久愈合的目标。

生活上须避免过度紧张与劳累，缓解精神压力，保持愉快的心态。禁烟戒酒，慎用NSAIDs、肾上腺皮质激素等易致胃黏膜损伤的药物，必须应用时应尽量选用胃肠黏膜损害较小的制剂或选择性 COX - 2 抑制药，或用质子泵抑制药、胃黏膜保护药同服。米索前列醇是被公认能减少 NSAIDs 所致胃肠道并发症的预防性药物。根除 Hp 对预防 NSAIDs 相关溃疡有益。饮食要定时定量，进食不宜太快，避免过饱过饥，避免粗糙、过冷过热和刺激性大的食物如香料、浓茶、咖啡等。急性活动期症状严重的患者可给流质或软食，进食频数适当增加，症状缓解后可逐步过渡至正常饮食。消化性溃疡属心身疾病，对明显伴有焦虑、抑郁等精神症状的患者，应鉴别疾病的因果关系，并给予针对性治疗。

2. Hp 感染的治疗　根除 Hp 可有效治疗消化性溃疡，防止复发，阻遏胃黏膜持续损伤及其引起的一系列萎缩、化生性改变，从而降低胃癌发病的风险。大量证据支持对存在 Hp 感染的溃疡患者，预防溃疡复发和并发症的第一步是给予 Hp 根除治疗。对有溃疡并发症病史，多次复发或顽固性的溃疡病患者，应该持续治疗至证实 Hp 感染确实已被治愈。研究显示单用 Hp 根除疗法可使超过 90% 的十二指肠溃疡愈合。胃食管反流病与根除 Hp 不存在冲突。

一种质子泵抑制药 + 两种抗生素组成的三联疗法是最常用的 Hp 根除方案。质子泵抑制药常用剂量为奥美拉唑 40mg/d、兰索拉唑 60mg/d、泮托拉唑 80mg/d、雷贝拉唑 20mg/d、埃索美拉唑 40mg/d，上述剂量分 2 次，餐前服用。质子泵抑制药可替换为铋剂或 H_2 受体拮抗药，但疗效相应削弱。雷尼替丁铋盐复方制剂（RBC）是可选择的另一种药物。常用抗生素及剂量分别为阿莫西林 2 000mg/d、克拉霉素 1 000mg/d、甲硝唑 800 ~ 1 500mg/d 或替硝唑 1 000mg/d、呋喃唑酮 400mg/d（小儿不宜）、左氧氟沙星 400 ~ 500mg/d（未成年患者不宜）、利福布汀 300mg/d、四环素 1 500 ~ 2 000mg/d，每日分 2 次服用。常用组合如 PPI + 阿莫西林 + 克拉霉素、PPI + 阿莫西林/克拉霉素 + 甲硝唑、PPI + 克拉霉素 + 呋喃唑酮/替硝唑、铋剂 + 甲硝唑 + 四环素等。

由于 Hp 耐药性发展很快，导致在很多国家和地区对甲硝唑、克拉霉素、左氧氟沙星等药物的敏感度显著下降。在三联疗法的基础上，加上含有铋剂的四联疗法已成为一线标准方案。胶体次枸橼酸铋常用量为 480mg/d，每日分 2 次服用。二线、三线抗生素如呋喃唑酮、利福布汀等可根据本地区 Hp 耐药率及患者情况决定是否应用。

Hp 根除治疗至少应持续 7d，亦有推荐 10d 或 14d。研究显示 14d 疗程的疗效较 7d 高12%，然而较长的疗程对患者依从性要求更高。Maastricht Ⅲ 共识认为，若选择 14d 疗程，四联疗法可能是更好的选择。若 Hp 初治失败，挽救疗法应根据患者的 Hp 药敏试验决定；或暂停所有药物 2 个月以上，待 Hp 敏感性恢复后再选择复治方案。

近年来有报道认为序贯疗法是治疗 Hp 感染的一种有效方法。

3. 药物治疗

（1）制酸药为弱碱或强碱弱酸盐，能结合或中和胃酸，减少氢离子的逆向弥散并降低胃蛋白酶的活性，缓解疼痛，促进溃疡愈合。常用药物种类繁多，有可溶性和不可溶性两类。可溶性抗酸药主要为碳酸氢钠，不溶性抗酸药有碳酸钙、氧化镁、氢氧化镁、氢氧化铝及其凝胶剂、次碳酸铋等。中药珍珠粉、乌贼骨主要成分也是碳酸钙类。由于铋、铝、钙制剂可致便秘，而镁制剂可致腹泻，故常将上述元素搭配使用，制成复盐或复方制剂，以抵消各自副作用。中和作用取决于药物颗粒大小及溶解速度，通常以凝胶最佳，粉剂次之，片剂又次之，后者宜嚼碎服用。由于此类药物副作用较大，临床长期应用受限。

（2）H$_2$ 受体拮抗药（H$_2$RA）：选择性阻断胃黏膜壁细胞上的组胺 H$_2$ 受体，抑制胃酸分泌。由于 H$_2$ 受体拮抗药疗效确切、价格低廉，为临床常用药物。常用的 H$_2$ 受体拮抗药详见表 7 - 4。

表 7 - 4　常用的 H$_2$ 受体拮抗药抑酸作用比较

药物	相对抑酸强度	抑酸等效剂量（mg）	标准剂量（mg）	长期维持剂量（mg）
西咪替丁（甲氰咪胍）	1	600 ~ 800	400bid	400qd
雷尼替丁（呋喃硝胺）	4 ~ 10	150	150bid	150qd
法莫替丁	20 ~ 50	20	20bid	20qd
尼扎替丁	4 ~ 10	150	150bid	150qd

H$_2$ 受体拮抗药口服吸收完全，如与制酸药合用则吸收被轻度抑制。通常认为食物不影响药物吸收。药物半衰期 1 ~ 4h 不等，在体内广泛分布，可通过血 - 脑屏障和胎盘屏障，并分泌到乳汁，故此类药物不适合用于正在哺乳中的妇女。妊娠安全分级为 B 级（无证据显示相关风险）。4 种药物均通过肝脏代谢、肾小球滤过和肾小管分泌而从体内清除。H$_2$ 受体拮抗药治疗消化性溃疡的效果呈时间依赖性，4 周疗程溃疡愈合率70% ~ 80%，疗程延长至8 周，则愈合率可达87% ~ 94%。然而，除非维持治疗，H$_2$ 受体拮抗药治愈的溃疡复发率较高，即溃疡愈合质量欠理想。此外，泌酸反跳现象亦是 H$_2$ 受体拮抗药的主要不足。H$_2$ 受体拮抗药是相当安全的药物，其可能的不良反应包括抗雄激素作用、免疫增强效应、焦虑、头痛等神经系统症状、肝脏及心脏毒性等，发生率低，大多轻微且可耐受。

（3）质子泵抑制药（PPI）：作用于壁细胞分泌面的 H$^+$ – K$^+$ – ATP 酶（质子泵）并使其失活，从而显著阻断任何刺激引起的胃酸分泌。仅当新的 H$^+$ – K$^+$ – ATP 酶合成后，壁细胞分泌胃酸的功能才得以恢复，因此质子泵抑制剂抑制胃酸分泌的时间较长。质子泵抑制药安全高效，价格亦随着国际专利的到期、国内仿制品的大量推出而明显下调。目前此类药物已成为治疗消化性溃疡和其他一系列酸相关性疾病的首选药物。目前临床上常用的质子泵抑制药包括奥美拉唑、兰索拉唑、雷贝拉唑、泮托拉唑和埃索美拉唑。

奥美拉唑是第一代的质子泵抑制药，于 1987 年在瑞典上市。其本身是一种苯并咪唑硫氧化物。在通常剂量下，可抑制 90% 以上的胃酸分泌。4 周疗程后十二指肠溃疡愈合率90%，6 ~ 8 周几乎完全愈合，复发风险低。治疗消化性溃疡常用剂量 20 ~ 40mg/d，餐前服用，DU 和 GU 的疗程分别为 4 周和 6 ~ 8 周。

兰索拉唑在其化学结构侧链中导入了氟元素，生物利用度较奥美拉唑提高了 30% 以上，而对幽门螺杆菌的抑菌活性比奥美拉唑提高了 4 倍。十二指肠溃疡患者通常口服 15 ~ 30mg/d，连用 4 ~ 6 周；胃溃疡和吻合口溃疡患者通常 30mg/d，疗程同奥美拉唑。维持治疗剂量 15mg/d。

泮托拉唑为合成的二烷氧基吡啶化合物，其生物利用度比奥美拉唑提高 7 倍，在弱酸性环境中稳定性较好，对壁细胞的选择性更高。治疗十二指肠溃疡与胃溃疡的常用剂量分别为 40mg/d 和 80mg/d，疗程同奥美拉唑。维持剂量为 40mg/d。

雷贝拉唑与 $H^+ - K^+ - ATP$ 酶可逆性结合，可通过内源性谷胱甘肽分离。其体外抗分泌活性较奥美拉唑强 2 ~ 10 倍。研究显示雷贝拉唑缓解溃疡患者疼痛症状优于奥美拉唑。本品可直接攻击 Hp，非竞争性地、不可逆地抑制 Hp 的尿素酶。常用剂量为 20mg/d，疗程同奥美拉唑。维持剂量 10mg/d。

埃索美拉唑是奥美拉唑的（S）- 异构体，而奥美拉唑则是（S）- 型和（R）- 型的外消旋体。其代谢过程具有立体选择性，较奥美拉唑的生物利用度更高，药动学一致性较强，抑酸作用优于奥美拉唑。常用剂量为 40mg/d，疗程同奥美拉唑。维持剂量为 20mg/d。

在药物相互作用方面，研究发现奥美拉唑对细胞色素同工酶 CYP2C19 的亲和力较 CYP3A4 大 10 倍。奥美拉唑对其他药物的代谢影响较大，能降低地西泮、氯胍、苯妥英的血浆清除率，抑制吗氯贝胺的代谢，延缓甲氨蝶呤的清除，提高华法林和苯丙香豆素的抗凝血活性，对环孢素的研究结果不一。埃索美拉唑和外消旋奥美拉唑的生物转化过程相同，总代谢清除率则稍低。大量研究证实泮托拉唑的药物相互作用发生率较低。对兰索拉唑和雷贝拉唑的相关研究不如奥美拉唑和泮托拉唑广泛，但初步研究倾向于此两种药物与临床有关的严重药物相互作用较少。

对于妊娠期间用药，需仔细权衡其治疗益处与可能造成的风险。美国食品和药品管理局将奥美拉唑的妊娠安全分级定为 C 级（风险不能除外），其余质子泵抑制药均为 B 级（无证据显示相关风险）。由于研究指出动物实验中药品会转移到乳汁中，故本药品不适合用于正在哺乳中的妇女。如不得已需服药时，应避免哺乳。

总的说来，质子泵抑制药是非常安全的临床药物，不良反应少见。部分患者服用后可出现头晕、口干、恶心、腹胀、腹泻、便秘、皮疹等，大多轻微而无需中断治疗。正因如此，使得其在全球范围的过度使用问题变得越来越突出。有证据显示这种长期过度使用可导致接受治疗者胃内菌群过度生长，导致弯曲菌肠炎和假膜性肠炎的感染风险显著上升，肺炎的发病率亦因此上升。长期应用可能导致胃底腺息肉增生，虽然绝大多数情况下这是无害的。急性间质性肾炎和骨质疏松症虽不常见，亦需给予警惕。质子泵抑制药引起高胃泌素血症，动物研究发现长期大剂量应用可能导致胃黏膜肠嗜铬样细胞的过度增生并诱发胃类癌。此外，研究已提示接受质子泵抑制药治疗后，患者的 Hp 感染部位倾向于由胃窦转移至胃体，由此而致的全胃炎、胃黏膜萎缩是否因此增加，亦已成为临床研究的新热点。

（4）胃黏膜保护药：胃黏膜保护药可保护和增强胃黏膜的防御功能，部分品种尚能促进胃黏膜分泌，促进内源性 PG 合成、增加黏膜血流量等，加速黏膜的自身修复。黏膜保护药一般于餐后 2 ~ 3h 服用。

1）米索前列醇（喜克溃）：是前列腺素 E_1 的衍生物，能抑制胃酸和胃蛋白酶分泌，增加胃十二指肠黏膜分泌功能，增加黏膜血流量。临床研究表明米索前列醇对预防 NSAIDs 引起的胃肠道损伤有效。不良反应主要是痉挛性腹痛和腹泻，可引起子宫收缩，孕妇禁用。常用剂量为 200mg1 次/d，4～8 周为 1 个疗程。

2）铋剂：为经典的消化不良与消化性溃疡药物，常用剂型包括胶体次枸橼酸铋（CBS，如三钾二枸橼酸铋）和次水杨酸铋（BSS）。在酸性环境下效果佳，胃内 pH 升高可妨碍铋盐激活。铋剂可能通过螯合溃疡面蛋白质、抑制胃蛋白酶活性、促进 PG 合成、一刺激黏膜分泌及血供等作用促进溃疡愈合，其本身尚有杀灭 Hp 的作用。CRS 常用剂量 120mg 1 次/d 或 240mg 2 次/d。主要不良反应为长期应用可能致铋中毒，又以 CBS 较 BSS 为突出，故本药适合间断服用。铋盐与结肠内硫化氢反应生成氢化铋盐，可使粪便变为黑色。

3）硫糖铝：是硫酸化多糖的氢氧化铝盐，在酸性环境下可覆盖胃黏膜形成保护层，并可吸附胆汁酸和胃蛋白酶，促进 PG 合成，并吸附表皮生长因子使之在溃疡处浓集。硫糖铝亦有部分抗 Hp 的作用。常用剂量为 1g1 次/d，餐前口服。便秘较常见。主要临床顾虑为慢性铝中毒，应避免与柠檬酸同服，肾功能不全时应谨慎。铝剂可妨碍食物中磷的吸收，长期应用有导致骨质疏松、骨软化的风险。

4）铝碳酸镁：市售品达喜为层状网络晶格结构，作用包括迅速中和胃酸、可逆而选择性结合胆汁酸、阻止胃蛋白酶对胃的损伤、上调表皮生长因子及其受体表达、上调成纤维细胞生长因子及其受体的表达、促进前列腺素生成等。常用剂量 0.5～1.0g 3 次/d。常见不良反应为腹泻。由于同为铝制剂，应用注意事项同硫糖铝。

5）瑞巴派特（膜固思达）：可促进胃黏膜 PG 合成、增加胃黏膜血流量、促进胃黏膜分泌功能、清除氧自由基等。临床研究证明瑞巴派特可以使 Hp 相关性胃炎和 NSAIDs 引起的胃炎的组织学明显改善。常用剂量 100mg 3 次/d。不良反应轻微，包括皮疹、腹胀、腹痛等，多可耐受。

6）替普瑞酮（施维舒）：萜类化合物，可增加胃黏膜分泌功能、增加内源性 PG 生成、促进胃黏膜再生、增加胃黏膜血流量等，从而减轻多种因子对胃黏膜的损害作用。国内外临床研究表明替普瑞酮可以促进溃疡愈合，提高溃疡愈合质量，并可防治门脉高压性胃病。常用剂量 50mg tid。不良反应轻微。

7）吉法酯：市售品惠加强－G 为吉法酯和铝硅酸镁的复方制剂，具有促进溃疡修复愈合，增加胃黏膜前列腺素，促进胃黏膜分泌，增加可视黏液层厚度，促进胃黏膜微循环等作用。常用剂量 400～800mg 3 次/d。偶见口干、恶心、心悸、便秘等不良反应。

其他胃黏膜保护药还包括 L-谷氨酰胺呱仑酸钠、伊索拉定、蒙脱石散剂、表皮生长因子、生长抑素等，对一般患者除后二者外可选择应用。

（5）其他药物：包括促胃肠动力药物和抗胆碱能药物。对于伴有恶心、呕吐、腹胀等症状的患者，排除消化道梗阻后可酌情合用促动力药物，如甲氧氯普胺、多潘立酮、莫沙比利、伊托必利等，宜餐前服用。抗胆碱能药物能抑制胃酸分泌，解除平滑肌和血管痉挛，延缓胃排空作用，可用于十二指肠溃疡，如颠茄、普鲁本辛等。由于副作用较大，目前已少用。促胃肠动力药物和抗胆碱能药物药理相悖，不宜合用。

4. 药物治疗的选择　对于 Hp 阳性的消化性溃疡患者，应首先根除 Hp 感染，必要时（尤其对于胃溃疡）在根除治疗结束后再续用抗溃疡药物治疗。Hp 阴性患者直接应用抗溃疡药物治疗，主要药物首选标准剂量质子泵抑制药，次选 H_2 受体拮抗药或铋剂。胃黏膜保护药亦是有效的辅助药物，可选择 1~2 种合用。促动力药物等可酌情选用。通常治疗十二指肠溃疡和胃溃疡的疗程为 4 周和 6~8 周。

对消化性溃疡患者符合下列情况者，宜考虑维持治疗：不伴有 Hp 感染者；Hp 未能成功根除者在再次根除 Hp 间期；Hp 已根除但溃疡复发者；不能避免溃疡诱发因素（如烟酒、生活精神压力、非选择性 NSAIDs 药物应用）；有严重并发症而不能手术者。维持治疗方案包括：①正规维持治疗，适合于症状持久、反复发作、部分药物依赖者。可选择维持剂量质子泵抑制药、H₂ 受体拮抗药或胃黏膜保护药。长期治疗需充分考虑药物体内蓄积危险、与其他药物相互作用及其他潜在风险。②间歇治疗，即当症状发作或溃疡复发时，按初发溃疡给予全疗程标准治疗。③按需治疗，即当症状发作时给予标准剂量治疗，症状控制后停药，易导致治疗不彻底，甚至可能贻误病情。

5. NSAIDs 溃疡的治疗和预防　首先应尽可能停用 NSAIDs，必须使用时，应选用临床证明对胃肠黏膜损害较小的药物或选择性 COX-2 抑制药。合理应用外用型 NSAIDs 可有效减少包括胃肠道症状在内的全身不良反应。对于伴有 Hp 感染、长期服用 NSAIDs 的患者，应予根除 Hp 治疗。质子泵抑制药可有效对抗此类溃疡，故为临床首选，H₂ 受体拮抗药则疗效欠佳。米索前列醇是唯一能减少 NSAIDs 所致胃肠道并发症的预防性药物，而多种胃黏膜保护药与质子泵抑制药联用均可取得更巩固的疗效。

6. 难治性溃疡的鉴别诊断　随着消化性溃疡的药物治疗的飞速发展，真正的难治性溃疡已罕见。若消化性溃疡经质子泵抑制药正规治疗仍不能痊愈或反复发作者，在排除精神与生活习惯因素、Hp 感染、服用 NSAIDs 药物史后，应警惕是否伴有其他基础疾病，如胃泌素瘤、甲状旁腺功能亢进或克罗恩病；亦应高度疑及溃疡本身性质。早期胃癌在抗溃疡药物的作用下可几乎完全愈合（假性愈合），经验丰富的内镜操作者常可辨别。这种情况下极易发生漏诊或误诊。少见但非常严重的情况是，Borrmann Ⅳ 型胃癌（皮革胃）的原发病灶，胃体或胃底部小 0~Ⅱc 型凹陷灶，在抗溃疡药物作用下出现假性愈合。当再次被诊断时，肿瘤往往已进展至非常严重的程度。十二指肠反复不愈的溃疡也可能是恶性淋巴瘤或十二指肠腺癌。

7. 内镜下治疗　溃疡的内镜治疗通常仅限于紧急止血术。消化性溃疡出血是上消化道出血的最常见病因，其风险随着患者年龄增大而急剧增加。尤其合并严重基础疾病、手术的风险较大时，内镜下紧急止血是最核心的处理措施。较常用的方法包括内镜直视下喷洒去甲肾上腺素、5%~10% 孟氏液（碱式硫酸铁溶液）、凝血酶；局部注射肾上腺素、硬化药、黏合剂；使用热探头、热活检钳、氩离子凝固术等电外科设备；使用钛夹钳夹止血等。

8. 手术治疗　外科治疗通常限于：胃泌素瘤患者；大量或反复出血，内科治疗无效者；急性穿孔；慢性穿透性溃疡；器质性幽门梗阻；癌溃疡或高度疑及恶性肿瘤，或伴有高级别上皮内瘤变；顽固性及难治性溃疡。术中应行冷冻切片查明病变性质，避免遗漏恶性肿瘤。

九、并发症

1. 上消化道出血　消化性溃疡所致消化道出血是其最常见并发症，也是上消化道出血的首要病因。发生率 20%~25%。十二指肠溃疡发生概率多于胃溃疡。部分患者可以消化道出血为首发症状。

溃疡出血的临床表现取决于溃疡深度、出血的部位、速度和出血量。出血量大者同时表现为呕血和黑粪，出血量较少时则仅表现为黑粪或粪便隐血试验阳性。短时间内大量出血可引起头晕、心悸、晕厥、血压下降甚至急性失血性休克。发生出血前可因病灶局部充血致疼痛症状加剧，出血后疼痛反可好转。

根据典型病史和出血的临床表现，诊断不难确立。应争取在出血后 24～48h 内进行急诊内镜检查，既可进行鉴别诊断，又可明确出血情况，还可进行内镜下治疗，详见上文。急诊出血量大、内科及内镜处理无效者应外科手术治疗。出血容易复发，对于反复出血的患者，按难治性溃疡再次进行鉴别诊断。

2. 穿孔　溃疡穿透胃壁浆膜层达游离腹膜腔即导致急性穿孔，好发于十二指肠和胃的前壁。由于胃和十二指肠球部后壁紧贴脏器和组织，故当溃疡穿孔发生时，胃肠内容物不流入腹膜腔而穿透入邻近器官、组织或在局部形成包裹性积液，称为穿透性溃疡，属于溃疡慢性穿孔。穿透性溃疡以男性患者为多，常见于十二指肠球部后壁溃疡；胃溃疡较少发生，一旦发生则多数穿透至胰腺。较少的情况是溃疡穿透至肠腔形成内瘘，此时患者口中可闻及粪臭。部分情况下后壁亦可发生游离性穿孔，若仅引起局限性腹膜炎，称为亚急性穿孔。穿孔可为溃疡的首发症状。

消化性溃疡急性穿孔为外科急腹症，症状表现为突发剧烈上腹痛，可累及全腹并放射至右肩，亦常伴恶心、呕吐。患者极度痛苦面容，取蜷曲位抵抗运动。体格检查可见腹肌强直如板状、腹部明显压痛及反跳痛等急性腹膜炎体征。实验室检查提示外周血白细胞总数及中性粒细胞明显增高，大部分患者腹部 X 线片均可见膈下游离气体。腹膜炎症反应累及胰腺时可出现血清淀粉酶升高。慢性溃疡穿透后原先疼痛性质、频率、对药物的反应出现改变，并出现新的放射痛，疼痛位置可位于左上腹、右上腹或胸、背部。溃疡向胰腺穿透常致放射性腰背痛，重症者伸腰时疼痛加重；溃疡穿透入肝、胆囊时，疼痛放射至右肩背部；穿入脾脏时疼痛放射致左肩背部；与横结肠粘连时，疼痛放射致下腹部。同时可伴粘连性肠梗阻征象。体检往往可有局部压痛，部分患者尚可触到腹块，易误诊为恶性肿瘤。

溃疡穿孔需与急性阑尾炎、急性胰腺炎、急性胆道感染、宫外孕破裂、附件囊肿扭转等外科急腹症鉴别，尚需与心肌梗死相鉴别。急性穿孔一般均需急诊外科手术，慢性穿透性溃疡可试行内科治疗，疗效不佳时应选择外科手术。

3. 幽门梗阻　多由十二指肠球部溃疡引起，幽门管及幽门前区溃疡亦可致。因急性溃疡刺激幽门引起的痉挛性，或由溃疡组织重度炎症反应引起的炎症水肿性幽门梗阻均属暂时性，胃肠减压、内科抗溃疡治疗常有效。由于溃疡愈合瘢痕挛缩引起的瘢痕性，以及周围组织形成粘连或牵拉导致的粘连性幽门梗阻均属器质性幽门梗阻，常需外科治疗。

幽门梗阻可引起明显的胃排空障碍，表现为上腹饱胀、嗳气、反酸、呕吐等症状。呕吐物为酸臭的宿食，不含胆汁，量大，常发生于下午或晚上，呕吐后自觉舒适。由于患者惧怕进食，体重可迅速减轻，并出现消耗症状及恶病质。反复呕吐可致胃液中 H^+ 和 K^+ 大量丢失，引起低氯低钾性代谢性碱中毒，出现四肢无力、烦躁不安、呼吸短促、手足搐搦等表现。晨起上腹部饱胀、振水音、胃型及胃蠕动波是幽门梗阻的特征性体征。

幽门梗阻应与食管排空障碍及肠梗阻相鉴别，并需排除恶性肿瘤。禁食、胃肠减压后行胃镜检查或口服水溶性造影剂后行 X 线摄片可确诊。器质性幽门梗阻和内科治疗无效的幽门梗阻应行外科手术。手术目的在于解除梗阻，使食物和胃液能进入小肠，从而改善全身状况。

4. 癌变　既往认为胃溃疡癌变的发生率1%～3%，目前更倾向于认为消化性溃疡与胃癌是两种不同发展的疾病，真正由慢性溃疡在反复发生－修复的过程中癌变的病灶罕见。更多见的情况是癌黏膜表面易于受到破坏而反复发生消化性溃疡。早期胃癌的恶性循环理论较好地解释了这一现象。此外，在明显炎症背景上出现的异型腺体经常会给病理诊断带来困难，这也是癌溃疡经常难以诊断的原因。此类癌溃疡时常被延误诊断。

临床内镜操作中不仅应重视溃疡的形态，更应注重溃疡周边组织的色调、脆性、质地等征象，以及是否存在黏膜皱襞走行异常征象，并在这些部位进行追加活检。对于溃疡患者原发症状的改变，出现体质症状如发热、明显消瘦等，或持续粪便隐血试验阳性，均应引起注意。对于病程较长、反复就诊的患者，宜适当选择常规内镜、上消化道钡剂造影、超声内镜、腹部CT等检查方法的有机组合，避免检查方式单一造成的漏诊。

十、预后

随着消化性溃疡发病机制的愈加澄清以及治疗药物的不断发展，消化性溃疡已成为一种可治愈的疾病。部分患者可反复发作，真正的消化性溃疡极少癌变。

（付晓琳）

第四节　小肠吸收不良综合征

小肠吸收不良综合征（malabsorption syndrome）是指一种由各种原因所致的小肠营养物质消化和/或吸收功能障碍所引起的临床综合征。包括对脂肪、蛋白质、碳水化合物、维生素、矿物质及其他微量元素的吸收不足，以脂肪吸收障碍表现明显，各种营养物质缺乏可单一或合并存在。临床表现为腹泻、腹胀、体重减轻、贫血、皮肤色素沉着、关节痛等。

一、Whipple 病

Whipple病又称肠源性脂肪代谢障碍综合征（intestinal lipodystrophy），是一种由T. Whipple杆菌引起的少见的吸收不良综合征。该病特点为在小肠黏膜和肠系膜淋巴结内有含糖蛋白的巨噬细胞浸润，临床表现为腹痛、腹泻、咳嗽、贫血、体重减轻等消化吸收不良综合征。病变可累及全身各脏器。若无有效治疗，患者可死于继发的严重的营养不良。

（一）流行病学

Whipple于1907年首次报道本病，本病极其少见，至今全世界报告仅有2 000余例，我国自1990年首例报道以来，到目前为止仅报道了2例。多见于30～60岁男子，多为农民或与农产品贸易有关的商人。尚无人与人之间传播的证据。

（二）病因和发病机制

发病机制尚不清楚。现已明确本病与感染有关，病原体为Whipple杆菌，约2.0μm宽，1.5～2.5μm长，具有革兰阳性细菌的特征。病原体经口侵入，通过淋巴系统进入小肠固有层内繁殖，进而侵犯小肠绒毛及毛细血管，并可侵犯全身各个脏器。经长期抗生素治疗后，患者可得以恢复，细菌亦逐渐消失。

Whipple 杆菌侵入人体组织后可导致大量的巨噬细胞集聚，产生临床症状。Whipple 病患者存在持续或暂时性的免疫缺陷，提示可能与免疫反应有关。

（三）临床表现

本病症状无特异性，诊断较困难。多数患者表现为胃肠道症状，以普遍性吸收不良为突出表现，典型症状为腹泻，每日 5 ～ 10 次、水样便、量多、色浅，逐渐出现脂肪泻，伴腹痛、腹胀、食欲下降，可引起体重减轻。少数患者出现消化道出血。肠道外症状最常见的是长期的多发的反复发作的关节炎和发热，可先于典型胃肠症状数年发生。还可表现为慢性咳嗽、胸痛、充血性心力衰竭、淋巴结肿大、皮肤色素沉着等，累及中枢神经系统，可出现神经精神症状。

体征主要取决于受累及的器官，腹部可有轻度压痛，可有消瘦、皮肤色素沉着、舌炎、口角炎、杵状指、肢体感觉异常、共济失调、淋巴结肿大等。

（四）实验室检查及特殊检查

1. 实验室检查　主要与严重的小肠吸收不良有关，如贫血、血沉增快、电解质紊乱、凝血酶原时间延长等。木糖吸收试验提示小肠吸收功能减损，脂肪平衡试验提示脂肪吸收不良。

2. 影像学检查　超声、CT、MRI 及小肠气钡对比造影可见肠黏膜皱襞增厚。中枢神经系统受累时，CT 及 MRI 可见占位性稀疏区。肺部受累时，胸片可显示肺纤维化、纵隔及肺门淋巴结肿大及胸水等。关节检查多无明显异常。

3. 活组织检查　小肠活组织检查是 Whipple 病确诊的最可靠依据。小肠黏膜或其他受侵犯部位活组织检查出现 PAS 染色阳性的巨噬细胞浸润，电镜证实有由 Whiple 杆菌组成的镰状颗粒的存在即可确诊。

（五）诊断和鉴别诊断

本病症状缺乏特异性。活检发现含有糖蛋白的泡沫状巨噬细胞，PAS 染色阳性，便可确立诊断。

Whipple 病与肠道淋巴瘤、麦胶等引起的肠道疾病鉴别不难。临床上主要与下列疾病相鉴别：

1. 风湿系统疾病　Whipple 病在胃肠道症状出现之前即可有关节症状存在，但多无关节变形，血清学检查阴性，抗生素治疗可能有效，有助于鉴别。

2. 获得性免疫缺陷综合征（AIDS）　伴发鸟型分枝杆菌感染的 AIDS 临床表现与本病相似，Whipple 杆菌抗酸染色阴性是最基本的鉴别方法。

3. 其他疾病　如不明原因的发热、巨球蛋白血症和播散性组织胞浆菌病等。

（六）治疗

1. 一般治疗　加强营养，增强体质，注意营养物质、维生素及矿物质的补充，纠正营养不良和电解质紊乱，必要时可施行全胃肠外营养。

2. 药物治疗　有效的抗生素治疗可挽救患者生命并迅速改善症状。多种抗革兰阳性细菌的抗生素都有疗效，如氯霉素、四环素、青霉素、氨苄青霉素、柳氮磺氨吡啶等。

目前尚无研究表明什么治疗方案及治疗疗程最好。有一推荐的治疗方案：肌注普鲁卡因青霉素 G120 万 U 及链霉素 1.0g，每日 1 次，共 10 ～ 14 天；继之口服四环素 0.25g，每日

4 次，共 10 ~ 12 个月。可显著改善临床症状，降低复发率。

中枢神经系统病变首次治疗宜选用可通过血 - 脑屏障的药物，且疗程应达到 1 年。有研究发现，脑脊液缺乏溶菌素和调理素活性，可应用抗菌活性高的第 3 代头孢菌素及喹诺酮类药物清除脑组织中的残存活菌。利福平也可取得满意疗效。

抗生素长期应用不良反应较多，合理的疗程设计非常重要。一般来说，临床症状完全消失，病原菌被彻底清除，即可停药。

3. 其他治疗 伴严重腹泻时，可适当给予止泻药，但减少肠蠕动的止泻药慎用。肾上腺皮质激素仅用于伴发肾上腺皮质功能减退和重症患者。

（七）预后

经有效抗生素治疗后，本病预后良好。但复发率仍高。

二、麦胶肠病

麦胶肠病（Gluten - induced enteropathy），是由于肠道对麸质不能耐受所致的慢性吸收不良性疾病。又称乳糜泻、非热带脂肪泻。通常以多种营养物质的吸收减损、小肠绒毛萎缩及在食物中除去麸质即有临床和组织学上的改善为特征。

（一）流行病学

麦胶肠病在国外人群发病率为 0.03%，主要集中在北美、欧洲、澳大利亚等地，各地发病率存在差异。男女比为 1 : 1.3 ~ 1 : 2，任何年龄皆可发病，儿童与青少年多见。在我国本病少见。

（二）病因和发病机制

本病与进食面食有关，目前已有大量研究表明麦胶（俗称面筋）可能是本病的致病因素。麦胶可被乙醇分解为麦胶蛋白，后者在致病过程中起主要作用。麦胶蛋白的发病机制尚不清楚，目前存在以下几种学说：

（1）遗传学说：本病有遗传倾向，在亲属中发病率远远高于一般人群，孪生兄弟的发病率为 16%，一卵双生达 75%，提示可能与遗传有关。

（2）酶缺乏学说：正常小肠黏膜细胞中有一种多肽水解酶，可将麦胶蛋白分解成更小分子而失去毒性。而在活动性麦胶肠病患者的小肠黏膜细胞，因此酶数量减少或活性不足，不能完全分解麦胶蛋白而致病，但经治疗病情稳定后此酶即恢复正常，故两者之间的因果关系尚有待进一步研究。

（3）免疫学说：本病的免疫病理研究发现，患者小肠黏膜层上皮淋巴细胞增多，主要是 CD8 淋巴细胞，这些细胞可分泌细胞毒素损伤黏膜，使绒毛丧失和隐窝细胞增生。此外，在患者的肠腔分泌物、血浆及粪便中可查出抗麦胶蛋白的 IgA、IgG 抗体增多，近来又有人检出抗网状纤维、抗肌内膜的 IgA 抗体。研究发现，患者在禁食麦胶食物一段时间后，再进食麦胶时，血中溶血补体及 C3 明显下降，并可测出免疫复合物。

（三）临床表现

本病的临床表现差异很大，常见的症状和体征如下。

1. 症状

（1）腹泻、腹痛：大多数患者表现为腹泻，典型者为脂肪泻，粪便呈油脂状或泡沫样、色淡，常有恶臭。每日从数次到 10 余次不等。腹泻可引起生长迟缓、身材矮小、疱疹样皮炎或复发性溃疡性口炎。很多成人患者是以贫血、骨质疏松、浮肿、感觉异常等症状出现，并没有典型的消化道表现，常被漏诊。

（2）乏力、消瘦：几乎所有的患者都存在不同程度的体重减轻、乏力、倦怠，严重者可发生恶病质。主要与脂肪、蛋白质等营养物质吸收障碍及电解质紊乱有关。

（3）电解质紊乱与维生素缺乏：其症候群主要表现为舌炎、口角炎、脚气病、角膜干燥、夜盲症、出血倾向、感觉异常、骨质疏松、骨痛、贫血等。

（4）浮肿、发热及夜尿：浮肿主要由严重低蛋白血症发展而来。发热多因继发感染所致。活动期可有夜尿量增多。还可有抑郁、周围神经炎、不育症、自发流产等征象。

2. 体征　腹部可有轻度压痛。还可出现面色苍白、体重下降、杵状指、水肿、皮肤色素沉着、口角炎、湿疹、贫血及毛发稀少、颜色改变等。

3. 实验室检查及特殊检查

（1）实验室检查：可有贫血、低蛋白血症、低钙血症及维生素缺乏。粪便中可见大量脂肪滴。血清中补体 C3、C4 降低，IgA 可正常、升高或减少。抗麦胶蛋白抗体、抗肌内膜抗体可阳性，麦胶白细胞移动抑制试验阳性。

（2）D 木糖吸收试验：本试验可测定小肠的吸收功能，阳性者反映小肠吸收不良。

（3）胃肠钡餐检查：肠腔弥漫性扩张；皱襞肿胀或消失，呈"腊管征"；肠曲分节呈雪花样分布现象；钡剂通过小肠时间延缓等可提示诊断。此检查尚有助于除外其他胃肠道器质性病变引起的继发性吸收不良。

（4）小肠黏膜活组织检查：典型改变为小肠绒毛变短、增粗、倒伏或消失，腺窝增生，上皮内可见淋巴细胞增多及固有层内浆细胞、淋巴细胞浸润。

（四）诊断

根据长期腹泻、体重下降、贫血等营养不良表现，结合实验室检查、胃肠钡餐检查、小肠黏膜活检可做出初步诊断，而后再经治疗性试验说明与麦胶有关，排除其他吸收不良性疾病，方可做出明确诊断。

（五）鉴别诊断

（1）弥漫性小肠淋巴瘤：本病可有腹泻、腹痛、体重减轻等表现，是由于淋巴回流受阻引起的吸收障碍。如同时伴淋巴组织病，应怀疑本病可能，进一步行胃肠钡餐检查及小肠活检，必要时剖腹探查可明确诊断。

（2）Whipple 病：由 Whipple 杆菌引起的吸收不良综合征，抗生素治疗有效，小肠活组织检查有助于鉴别。

（3）小肠细菌过度生长：多发生于老年人，慢性胰腺炎及有腹部手术史的患者，抗生素治疗可改善症状，小肠 X 线摄片及小肠活检可资鉴别。

（六）治疗

1. 一般治疗　去除病因是关键，避免各种含麦胶的饮食，如大麦、小麦、黑麦、燕麦等。多在 3～6 周症状可改善，维持半年到 1 年。

2. 药物治疗　对于危重患者或对饮食疗法反应欠佳及不能耐受无麦胶饮食者可应用肾上腺皮质激素治疗，改善小肠吸收功能，缓解临床症状。

3. 其他治疗 给予高营养、高热量、富含维生素及易消化饮食。纠正水电解质紊乱，必要时可输注人体白蛋白或输血。

（七）预后

本病经严格饮食治疗后，症状改善明显，预后良好。

三、热带脂肪泻

热带脂肪泻（Tropical sprue），又称热带口炎性腹泻，好发于热带地区，以小肠黏膜的结构和功能改变为特征，是小肠的炎症性病变。临床上表现为腹泻及维生素 B_{12} 等多种营养物质缺乏。

（一）流行病学

本病主要好发于热带居民及热带旅游者，南美、印度及东南亚各国尤多。任何年龄均可患病，无明显性别差异，成人多见。

（二）病因和发病机制

病因尚未完全明确，本病具有地区性、流行性、季节性，抗生素治疗有效的特点。现多认为与细菌、病毒或寄生虫感染有关，但粪便、小肠内容物及肠黏膜中均未发现病原体。尚有人认为是大肠杆菌易位所致。

（三）临床表现

本病常见症状为腹泻、舌痛、体重减轻三联征。可出现吸收不良综合征的所有表现，经过 3 个临床演变期：初期为腹泻吸收不良期，出现腹泻、乏力、腹痛及体重下降，脂肪泻常见；中期为营养缺乏期，表现为舌炎、口角炎、唇裂等；晚期为贫血期，巨幼红细胞贫血多见，其他期临床表现加重。以上三期演变需 2~4 年。

（四）实验室检查及特殊检查

右旋木糖吸收试验尿排出量减少可见于 90% 以上的病例。24 小时粪脂测定异常，维生素 B_{12}、维生素 A 吸收试验亦不正常，经抗生素治疗后，可恢复正常。白蛋白、葡萄糖、氨基酸、钙、铁、叶酸吸收均减低。

胃肠钡餐透视早期可出现空肠结构异常，渐累及整个小肠，表现为吸收不良的非特异性改变。小肠黏膜活检及组织学可见腺窝伸长，绒毛变宽、缩短，腺窝细胞核肥大，上皮细胞呈方形或扁平状，固有层可见淋巴细胞、浆细胞等慢性炎细胞浸润。

（五）诊断和鉴别诊断

依据热带地区居住史、临床表现，结合实验室检查及小肠活组织检查异常，可做出热带脂肪泻诊断。需与下列疾病鉴别：

（1）麦胶肠病：二者临床表现相似，但麦胶饮食、地区历史及对广谱抗生素的治疗反应不同，麦胶肠病最关键的是饮食治疗，有助于鉴别。

（2）炎症性肠病：溃疡性结肠炎及克罗恩病亦可有营养物质吸收障碍，但其各有特征性 X 线表现。

（3）肠道寄生虫病：如肠阿米巴病、贾第虫病等，大便虫卵检查及相关寄生虫检查可以鉴别，另外，也可给予米帕林或甲硝唑进行试验性治疗，或叶酸、维生素 B_{12} 及四环素口服，可资鉴别。

（4）维生素 B_{12} 缺乏：此病也可引起空肠黏膜异常，贫血纠正后吸收功能可恢复。

（六）治疗

1. 一般治疗　以对症治疗为主，给予富含营养的饮食，辅以补液，纠正水电解质平衡失调，必要时可行胃肠外营养。腹泻次数过多，可应用止泻药。

2. 药物治疗　维生素 B_{12} 及叶酸治疗需达 1 年，同时服用广谱抗生素疗效较好，可使病情明显缓解。如四环素 250～500mg，4 次/日，持续 1 个月，维持量为 250～500mg，3 次/日，持续 5 个月。磺胺药同样有效。

慢性病例对治疗反应很慢，症状改善不明显，治疗应维持半年或更长时间，热带居民在 5 年内可复发，而旅居热带者经治疗离开后一般将不再发生。

（七）预后

本病经积极治疗后预后较好，贫血及舌炎可很快恢复，食欲增强，体重增加。肠道黏膜病变减轻，肠黏膜酶活性增加。持续居住在热带的患者仍可复发。

（付晓琳）

第五节　炎症性肠病

一、克罗恩病

（一）概述

Crohn 病（Crohn's disease）是一种病因尚不十分清楚的慢性非特异性消化道炎症性疾病，可累及从口腔到肛门的消化道各个部位，以末段回肠及其邻近结肠的累及最常见，多呈节段性、非对称性分布；消化道以外脏器也时常累及，如肝脏、皮肤、关节等。组织学表现以慢性非干酪性肉芽肿性炎症为特征。临床主要表现为腹痛、腹泻、瘘管、肛周病变等消化道症状，关节炎、皮疹、肝功能损害等肠外表现，以及发热、消瘦等不同程度的全身症状。Crohn 病和溃疡性结肠炎（UC）及未定性肠炎（IC）或炎症性肠病未分型（IBDU）都称为炎症性肠病（IBD）。

（二）流行病学

流行病学 Crohn 病的发病率、患病率因地区及人种而异。全球发病率以北美和北欧最高，达到 7/10 万；中南欧、非洲及澳大利亚次之，为（0.9～3.1）/10 万；南美、亚洲发病率最低，为 0.08/10 万。种族差别表现在犹太人患病率最高，白种人次之，西班牙人、亚洲人最低。但近年来亚洲的患病率有上升趋势。患者男女性别比为 1.1：1～1.8：1，多集中于 15～25 岁和 60～80 岁两个年龄段。城市发病率高于乡村。高收入阶层高于低收入阶层。Crohn 病患者的吸烟率较正常人群高，吸烟者的治疗效果不佳。

（三）病因

尽管病因不明，遗传背景在 Crohn 病发病过程中的作用还是得到公认。患者的一级亲属中 10%～15% 患病；一级亲属的发病率是正常人群的 30～100 倍。孪生子研究表明，杂合孪生子的共患率与普通兄弟姐妹相同，为8%，而同卵孪生子的共患率可达67%。同一家族患者的病变部位、临床表现有一定的相似性。15% Crohn病患者 NOD2/CARD15 基因发生突变。但亚洲患者中没有发现与北美洲、欧洲类似的突变。

另一个可能的病因是肠道病原体。对类结核分枝杆菌、副黏病毒和某些螺杆菌的研究表明，这些病原体与 Crohn 病的发生、发展可能有关。许多病原菌如沙门菌、志贺菌、弯曲杆菌等感染能诱发疾病。用甲硝唑、环丙沙星等抗生素治疗可缓解病情也支持肠道感染参与疾病发生的假设。遗憾的是，迄今为止没有分离出明确的致病菌。

社会心理因素也与疾病有关。离婚或分居、亲属患病或死亡、人际关系紧张等事件会加重疾病症状。

（四）发病机制

病因不明，发病机制也不清楚。目前比较一致的看法是，正常人消化道在受到致病抗原刺激后发生炎症反应，免疫调节功能能够控制炎症反应，使其逐步消退，从而达到组织修复的目的。而具有某种遗传缺陷背景的个体，如 NOD2/CARD15 基因突变者，本身对肠道细菌免疫功能存在缺陷，当这类人受到某些抗原如致病菌甚至可能是正常肠道菌群的刺激时，消化道炎症反应失去控制，大量淋巴细胞、巨噬细胞等炎症细胞持续存在，活化的 Th1 持续产生 IFN－γ、IL－1、IL－6 和 TNF－α 等炎症因子，导致疾病持续存在。

（五）病理

病变累及胃肠道各个部位的概率不等。30%～40%仅累及小肠，40%～55%同时累及小肠和结肠，15%～25%单独累及结肠。小肠病变中90%有末端回肠的累及。其他较少累及的部位包括口腔、食管、胃和十二指肠等近段消化道。1/3 患者有肛瘘、肛裂、脓肿、狭窄等肛周病变，肝、胰也可累及。

手术切除标本和内镜中可见到阿弗他溃疡（aphthousulcer，或称口疮样溃疡），这是 Crohn 病的早期表现。随着疾病的进展，溃疡增大，逐渐融合，形成与肠管纵轴平行或不规则形溃疡。与溃疡性结肠炎连续分布的表浅溃疡相比，Crohn 病的溃疡深，底部可穿透肌层到浆膜层，形成瘘管；炎症可累及肠壁全层，引起肠管节段性增厚、僵硬，管腔狭窄；病灶间黏膜往往正常；肠系膜水肿、增厚。透壁的炎症使肠管粘连成襻，甚至形成内瘘。纵行溃疡、铺路石样外观（cobblestone appearance）与病灶节段性分布都是 Crohn 病较具特征性的表现。

炎症部位可以有假性息肉形成。

显微镜下可见黏膜和黏膜下层淋巴细胞增生、聚集，巨噬细胞有聚集倾向。非干酪性肉芽肿（non - caseating granuloma）不仅可在肠壁各层检出，也可在肠外的淋巴结、肝、胰等部位发现。Crohn 病非干酪性肉芽肿检出率低，手术切除标本只有约 50%，内镜活检组织的检出率更低，增加活检块数可显著提高检出率。非干酪性肉芽肿是 Crohn 病的病理特征，但非 Crohn 病所特有。Crohn 病的肉芽肿往往以数个、十余个组织细胞聚集在一起形成的微肉芽肿（microgranuloma）多见。临床工作中如能把握微肉芽肿的特点，可提高检出率。

Crohn 病也可以发生局灶性隐窝脓肿，但较溃疡性结肠炎少见。

（六）临床表现

多数患者起病隐匿，呈现慢性发生、发展过程，病程中活动期与缓解期交替。Crohn 病可累及消化道的任何部位及肠外的肝、胰等脏器，累及部位不同，临床表现也不同，个体间差异大。有些患者以并发症为首发。多样化或不典型的表现往往延误诊断。

1. 消化道表现　腹痛、腹泻为消化道最常见的症状，常为反复发作的腹部隐痛和间断性腹泻。腹痛部位和病变位置有关。回肠末段和回盲部最常累及，腹痛多位于右下腹，有时餐后明显，便后缓解。右下腹痛如有局部压痛，易误诊为阑尾炎。腹泻多为不成形稀便，排便次数较平时略有增多，如病变位于结肠尤其是直肠，排便次数明显增多，粪便中可伴有黏液脓血，并出现排便紧迫感和里急后重。末端回肠严重受累、病变范围较大及末段回肠切除过多者可出现脂肪泻和胆汁性腹泻。肠道细菌过度生长可加重腹泻。

腹块多位于右下腹，为增厚的肠襻、肠系膜、肿大淋巴结甚至脓肿，发生率为10%～20%。

瘘管分内瘘和外瘘。内瘘可以在消化道与消化道之间，也可以在消化道与膀胱、输尿管、阴道等空腔脏器之间；外瘘多为消化道通向皮肤，以肛瘘的发生率最高。

肛门/直肠周围病变包括肛瘘、肛周脓肿、肛裂等，较常见。如肛门周围病变持续不愈，应考虑到 Crohn 病可能而安排进一步检查。

2. 全身表现　几乎所有患者都会有不同程度的体重下降，营养障碍也时常发生。低白蛋白血症最常见；缺铁可引起贫血；维生素 D 缺乏、低钙血症和长期使用激素可导致骨质疏松，甚至骨折；烟酸缺乏表现为糙皮病；维生素 B_{12} 吸收不良可引起贫血及神经系统症状。疾病活动时可伴发热。

3. 肠外表现　肠外表现包括多系统多脏器病变，如强直性脊柱炎、骶髂关节炎、硬化性胆管炎、胆石症、脂肪肝、脓皮病、结节性红斑、结膜炎、葡萄膜炎、巩膜外层炎、泌尿系统结石、血栓栓塞、淀粉样变性及胰腺炎等。临床上以关节炎和皮肤损害较多见。

（七）并发症

1. 瘘管形成　20%～40%患者发生。大多数表现为肠-肠瘘、肠-腹壁瘘，少数表现为肠-膀胱瘘、肠-阴道瘘、肠-胃瘘。肠-肠瘘通常合并细菌过度生长。肠-膀胱瘘表现为排尿困难、反复膀胱炎，以及气尿、粪尿。性交困难、阴道分泌物恶臭、夹带粪质提示肠-阴道瘘。肠-胃瘘时可呕吐粪质。肠外营养或免疫调节剂治疗有可能使瘘管闭合，但停药后常复发。手术可以切除受累病灶。

2. 肠梗阻　为 Crohn 病患者最常见的手术指征，多发生在小肠。肠壁增厚、痉挛、瘢痕形成以及粘连可引起梗阻，进食纤维素含量多的食物可加重或诱发梗阻。不完全性梗阻可选用口服造影剂、钡剂灌肠或结肠镜证实；完全性梗阻经立位腹部平片肯定梗阻后，应立即胃肠减压，静滴类固醇激素治疗。如缓解，可采用胃肠道造影或内镜发现梗阻部位；如不缓解，应剖腹探查；手术前可试用 CT 或 MRI 估计梗阻部位。炎症急性活动引起的梗阻，经激素治疗可缓解。如果激素及保守治疗无效，必须手术治疗。

3. 肛周病变　病变累及肛管，形成局部脓肿、瘘管。肛周脓肿的疼痛因排便、行走、坐位而加重，影响生活质量。瘘管可开口于肛周、腹股沟及外阴部。肛周病变迁延不愈，可破坏括约肌功能，引起排便失禁。治疗目的在于减轻症状，保留肛门括约肌功能。高锰酸钾粉及甲硝唑坐浴、外引流都是可行的治疗手段。

4. 脓肿形成　为常见并发症，15%～20%的患者发生。病变累及肠壁全层后，肠内容物漏出肠外，形成脓肿，多见于回肠末段。典型表现为发热、局部腹痛和腹块（多位于右下腹)、压痛,外周血白细胞升高。CT 及超声检查可以确诊。广谱抗生素治疗有效。穿刺引流能改善症状,但肠腔与脓肿间有交通,效果往往不理想,最终还是需要手术切除病变肠段。

5. 肠穿孔　发生率为 1% ~2% ,部位多在回肠。患者突然发生剧烈腹痛,体检有腹部压痛,立位腹部平片显示膈下游离气体,提示穿孔发生。中毒性巨结肠也可并发穿孔。应立即手术,切除穿孔肠段。

6. 肿瘤形成　结肠累及的 Crohn 病患者结/直肠肿瘤的发生率明显增加,必须结肠镜随访。如发现异型增生或肿瘤,应手术治疗。此外,还要警惕非霍奇金淋巴瘤、皮肤鳞癌及小肠肿瘤的发生。

(八) 辅助检查

1. 实验室检查　无特异性。贫血常见;活动期外周血白细胞轻度升高,升高明显提示脓肿或细菌感染发生。血沉和 C 反应蛋白升高可用来随访疾病的活动性。可以有低蛋白血症、低钙血症、低镁血症及凝血障碍。

血清 pANCA 和 ASCA 的联合检测可能有助于区别 Crohn 病和 UC,其特异性可达 97%。pANCA 阳性率在 UC 患者为 60% ~70% ,CD 患者为 5% ~10% ,正常人群为 2% ~3% ;ASCA 阳性率在 Crohn 病患者、UC 患者及正常人群中分别为 60% ~70% 、10% ~15% 和 <5%。

2. 影像学表现　与疾病活动没有相关性。X 线检查可见黏膜皱襞增粗紊乱、溃疡、铺路石样表现、息肉、狭窄和瘘管等,以及肠壁增厚、相邻肠管管腔间距离增宽、病灶节段性分布。由于病变肠段激惹或痉挛,钡剂很快通过,不能停留,称跳跃征;钡剂通过后遗留线形影,呈“线样征”。阿弗他溃疡表现为散在钡剂残留,边缘有透光晕。

CT、MRI 及超声检查有助于评价脓肿、淋巴结肿大、腹水形成及肠壁增厚程度。目前 CT、MRI 的清晰度越来越高,而这些影像学检查本身对患者的要求不高,体弱、老人、伴肠梗阻者均可使用,因此关于 CT、MRI 的研究非常活跃。

食管、胃、十二指肠病变可以通过胃/十二指肠气钡双对比造影,结肠病变可以通过钡剂灌肠,小肠病变可以通过胃肠钡餐或小肠钡餐检查发现病灶。Crohn 病为肠壁全层炎,X 线不仅能完成全消化道检查,还能显示肠壁及肠壁外病变,钡剂造影比内镜更能发现瘘管,因此影像学检查在 Crohn 病的诊断中不可缺少。其不足之处在于显示病变间接,不能取活检;在内镜广泛开展、操作水平不断提高的前提下,多用于内镜检查不能到达或不能耐受的情况,其中以小肠病变的检查应用最多。

3. 内镜表现　可直接显示阿弗他溃疡、纵形溃疡、炎性息肉、肠腔狭窄、铺路石样改变及正常的溃疡间或病灶的节段性分布。溃疡可以向纵行或横行融合扩大,呈地图状、不规则形,溃疡间正常黏膜消失,此时与溃疡性结肠炎鉴别困难。直肠可以受累。溃疡性结肠炎中常见的弥漫性充血水肿、颗粒样病变在 Crohn 病中很少看到。

近年来内镜检查发展迅速,胃镜、肠镜已成为胃肠病科常用的检查手段,用于检查十二指肠降部以上和回肠末段以下的病灶;十二指肠降部以下和回肠末段之间的小肠以往只有小肠钡餐检查,现在胶囊内镜可以无痛苦地通过,双气囊小肠镜可以从口腔或肛门两个方向进入,直观地完成全小肠的检查,并取活检,其图像较胶囊内镜清晰。目前此两种方法已为越来越多的患者所接受。

（九）诊断

Crohn 病的诊断是排除性诊断，首先必须排除有类似表现和明确病因的疾病，再结合临床症状、体征、实验室检查、组织病理学、影像学、内镜表现，做出初步诊断。长期随访中观察药物的治疗反应、有无新症状或体征的出现，对确定诊断非常重要。WHO 提出的诊断要点见表 7-5。

表 7-5 WHO 诊断要点

项目	临床表现	X 线表现	内镜表现	活检	切除标本
1. 非连续性或节段性病变		+	+		+
2. 铺路石样表现或纵行溃疡		+	+		+
3. 全壁性炎症病变	+（腹块）	+（狭窄）	+（狭窄）		+
4. 非干酪性肉芽肿				+	+
5. 裂沟、瘘管	+	+			+
6. 肛门部病变	+			+	+

注：具有 1、2、3 者为疑诊，再加上 4、5、6 中任一项可确诊。有 4 者，只要加上 1、2、3 中任何两项亦可确诊。

（十）鉴别诊断

Crohn 病的鉴别诊断必须在诊断确立前完成。

1. 溃疡性结肠炎　确切病因不明，也需要进行排除性诊断，因此与 Crohn 病的鉴别经常发生困难，目前仅能从临床表现、实验室检查、组织病理学、影像学、内镜等方面的表现与 Crohn 病不同而进行鉴别。当鉴别有困难时，长期随访非常重要。随访中部分患者可出现新的临床或内镜、影像学表现，使诊断确立；仍无法诊断的患者可考虑以下可能。

（1）未定性肠炎（IC）：指结肠已切除，经病理医生彻底检查仍无法确定是 UC 或 CD。

（2）炎症性肠病未分型（IBDU）：指临床和内镜表现显示慢性炎症性肠病，有结肠而无小肠累及，无明确的病理或其他证据支持 UC 或 CD 的诊断。此时应首先排除感染性肠炎。

治疗药物与 Crohn 病相似，主要是水杨酸类、类固醇激素或免疫调节类药物。

2. 肠道感染性炎症　各种能引起肠道感染的细菌（包括结核杆菌）、真菌、病毒、寄生虫等病原体都可有类似 Crohn 病的表现。在中国，回盲部肠结核与 Crohn 病的鉴别尤其重要。肠结核的患者多有肺结核病史，可以伴有结核毒血症的表现，结核菌素试验阳性，肠镜中溃疡没有纵行和节段性分布的特点，活检组织中检出的肉芽肿有干酪性坏死。如果鉴别困难，可以先行诊断性抗结核治疗 1~3 个月，考察疗效；个别患者甚至需要手术探查，切除肠段进行病理检查后才能获得确诊。

3. 肠道非感染性炎症　包括缺血性肠炎、憩室炎、直肠孤立性溃疡、阑尾炎、放射性肠炎、嗜酸细胞性胃肠炎、Bechet 病、胶原性肠炎、淋巴细胞性肠炎等，可以通过病史、内镜表现和组织学检查进行鉴别。

4. 肠道肿瘤　淋巴瘤、肠道腺癌、肠道转移性肿瘤等及各种结/直肠息肉，组织学检查可以确诊。

5. 药物或化学性物质　非甾体消炎药、泻药、金制剂、口服避孕药、可卡因及化疗药物都可以出现类似表现。采集病史时应仔细询问药物服用史。

（十一）治疗

治疗目标：控制发作，维持缓解。在改善患者生活质量的同时，注意药物长期使用的副作用。

1. 营养支持　多数患者存在各种营养成分经胃肠道丢失和摄入不足的状况，必要的营养支持是治疗的组成部分，尤其对于伴肠梗阻者和生长发育中的儿童。研究表明，全胃肠外营养和要素饮食都可以减轻肠道的炎症反应，其中要素饮食有利于保存肠道功能，没有全胃肠外营养的副作用。

2. 药物治疗

（1）水杨酸类制剂：适用于轻、中度结肠或回、结肠 Crohn 病的治疗。常用制剂为柳氮磺胺吡啶和 5 - 氨基水杨酸（5 - ASA）。

口服柳氮磺胺吡啶在结肠内经细菌分解成磺胺吡啶和 5 - ASA。5 - ASA 不被吸收，直接在肠腔内起作用。作用机制不完全清楚，可能通过抑制花生四烯酸代谢过程中的某一环节，减少白三烯、前列腺素的合成而发挥消炎作用。疗效与剂量相关，治疗剂量≥4g/d。服药后 2~3 周起效，某些患者需要观察 4 周或更长时间。剂量相关的副作用如头痛、恶心、呕吐和腹部不适等与血清磺胺吡啶浓度有关，而超敏反应如皮疹、发热、白细胞减少、肝炎、再生障碍性贫血、胰腺炎、肾毒性及自身免疫性溶血等与药物浓度无关。柳氮磺胺吡啶可引起精子数量及形态改变，造成可逆性不育。它还会影响叶酸的吸收，因此推荐补充叶酸 1~2mg/d。

新型水杨酸类制剂包括以无毒副作用的载体取代磺胺，如苯丙氨酸，2 个 5 - ASA 分子通过氮键连接，进入结肠后被细菌分解起效。5 - ASA 控释剂可控制药物在 pH > 7 的结肠及末端回肠释放；缓释剂在小肠内释放 35%，在结肠内释放余下的 65%。

5 - ASA 也可用于灌肠或作为栓剂使用。直接口服迅速失效。

（2）肾上腺皮质激素：轻、中度患者口服，中、重度患者静脉使用。标准初始剂量为泼尼松 40~60mg/d，起效后逐渐减量。开始减量较快，4~5 周内可由 40mg/d 减至 20mg/d，此后约每 2 周减 5mg，数月后停药。减药到某个剂量，有些患者出现病情反复，称为激素依赖。对大多数患者而言，上午顿服泼尼松和分开服药同样有效。合并未引流脓肿者禁用。疾病缓解期激素维持不能预防复发。激素使用过程中必须注意全身副作用。布地奈德是一种不被吸收的新型制剂，全身副作用轻，治疗效果略逊于泼尼松龙，适用于回、盲肠 Crohn 病患者。

（3）免疫调节剂：最常用的是硫唑嘌呤（AZA）及其代谢产物硫嘌呤（6 - MP），不仅可控制 Crohn 病的活动性，而且可维持缓解。标准起始剂量分别为 2.0~2.5mg/kg 和 1.0~1.5mg/kg，起效时间通常需要数周到数月。这类药物用于激素治疗无效或依赖者。与激素同时使用，激素减量时作用显现。如果用来诱导缓解，则可以维持用药数年。毒副作用多见，骨髓抑制引起外周血白细胞减少发生率最高，其他有胰腺炎（3%~4%）、恶心、发热、皮疹、肝炎，是否增加淋巴瘤的发生率尚有不同看法。

甲氨蝶呤肌注或皮下注射 25mg/周，可诱导 Crohn 病缓解，减少激素用量。15mg/周可用于维持缓解。副作用主要有外周血白细胞减少和肝纤维化。其他免疫调节剂还有环孢素、他克莫司、沙利度胺、阿达木单抗、那他珠单抗等。

（4）抗生素：如果 Crohn 病合并脓肿等感染情况，引流的同时必须使用敏感抗生素治疗。常用于 Crohn 病的抗生素有甲硝唑（每日 10～20mg/kg）和环丙沙星（500mg，每日 2 次）等。这些抗生素不仅具有抗感染作用，可能还通过目前尚不知道的途径消除 Crohn 病的炎症。

（5）TNF－α 单克隆抗体：最常用的是英夫利昔单抗，第 0、2、6 周 5～10mg/kg 诱导缓解，有效者以后每 8 周输注 1 次。适用于水杨酸类、糖皮质激素、免疫调节剂均无效或合并瘘管的 Crohn 病患者。与免疫调节剂合用，减少机体因种属不同而产生的抗体。禁用于合并梗阻、感染和结核者。副作用有过敏反应、关节痛、发热、肌痛、疲倦等。

3. 外科手术　适应证为药物治疗无效、合并肠梗阻、瘘管形成、脓肿、预防或并发肿瘤者。与溃疡性结肠炎不同，Crohn 病病变部位复杂，手术后无法取得治愈效果，并且有重复手术的可能，因此对手术时机、手术方式、切除范围必须慎重考虑。

4. 分期治疗

（1）活动期：轻、中度结肠、回肠、结肠病变首选水杨酸类药物，可同时使用抗生素；如果无效，且能排除脓肿等严重感染，加用糖皮质激素。小肠型 CD 首选糖皮质激素。激素起效后逐渐减量，先快后慢。如果减量过程中症状反复，必须加量，此时最好加用免疫调节剂，激素继续减量至停用。对于免疫调节剂也无效者，可试用英夫利昔单抗。如果经积极内科治疗仍不能控制疾病活动性且有手术指征者，应考虑手术治疗。只要患者肠道条件许可，鼓励胃肠道要素饮食，否则考虑全胃肠外营养。

（2）缓解期：通过糖皮质激素或手术缓解病情的患者需口服水杨酸类药物维持治疗。激素依赖或免疫调节剂诱导缓解者，需维持免疫调节剂治疗。英夫利昔单抗诱导缓解者继续使用维持治疗。糖皮质激素不用于维持治疗。

（十二）预防和预后

Crohn 病的自然史随着治疗策略的改善而不断变化，每个患者对治疗的反应不同，预后也不尽相同，因此无法预测。经治疗症状控制者，若 1～2 年内复发，则接下来的 5 年内也容易复发。

结肠 Crohn 病与溃疡性结肠炎的结肠癌罹患率同样明显升高，因此需随访结肠镜。有报道 5－ASA 能预防结肠癌的发生，机制不明。

Crohn 病的死亡率比正常人群轻度升高。大多数死亡发生在起病最初 5 年内。近端小肠受累者死亡率高，回肠或回盲肠受累者较低。

二、溃疡性结肠炎

溃疡性结肠炎（ulcerative colitis，UC）是一种慢性非特异性的结肠炎症性疾病。病变主要累及结肠的黏膜层及黏膜下层。临床表现以腹泻、黏液脓血便、腹痛和里急后重为主，病情轻重不一，呈反复发作的慢性过程。

（一）流行病学

该病是世界范围的疾病，但以西方国家更多见，亚洲及非洲相对少见。不过，近年我国本病的发病率呈上升趋势。该病可见于任何年龄，但以 20～30 岁最多见，男性稍多于女性。

（二）病因及发病机制

该病病因及发病机制至今仍不清楚，可能与下列因素有关：

1. **环境因素** 该病在西方发达国家发病率较高，而亚洲和非洲等不发达地区发病率相对较低；在我国，随着经济的发展，生活水平的提高，该病也呈逐年上升趋势，这一现象提示环境因素的变化在 UC 发病中起着重要作用。其可能的解释是：生活水平的提高及环境条件的改善，使机体暴露于各种致病原的机会减少，致使婴幼儿期肠道免疫系统未受到足够的致病原刺激，以至于成年后针对各种致病原不能产生有效的免疫应答。此外，使用非甾体抗炎药物，口服避孕药等均可促进 UC 的发生；相反，母乳喂养、幼年期寄生虫感染、吸烟和阑尾切除等均能不同程度降低 UC 的发病率。这些均提示环境因素与 UC 的发生发展有关。

2. **遗传因素** 本病发病呈明显的种族差异和家庭聚集性。白种人发病率高，黑人、拉丁美洲人及亚洲人发病率相对较低，而犹太人发生 UC 的危险性最高。在家庭聚集性方面，文献报道 29% 的 UC 患者有阳性家族史，且患者一级亲属发病率显著高于普通人群。单卵双胎共患 UC 的一致性也支持遗传因素的发病作用。近年来遗传标记物的研究，如抗中性粒细胞胞质抗体（anti-neutrophil cytoplasmic antibodies，p-ANCA）在 UC 中检出率高达 80% 以上，更进一步说明该病具有遗传倾向。不过该病不属于典型的孟德尔遗传病，而更可能是多基因遗传病。近年对炎症性肠病易感基因位点定位研究证实：位于 16 号染色体上的 CARD15/NOD₂ 基因与克罗恩病的发病有关，而与 UC 的发病关系不大，提示遗传因素对炎症性肠病的影响，在克罗恩病中较 UC 中更为明显。

3. **感染因素** 微生物感染在 UC 发病中的作用长期受到人们的关注，但至今并未发现与 UC 发病直接相关的特异性病原微生物的存在。不过，近年动物实验发现大多数实验动物在肠道无菌的条件下不会发生结肠炎，提示肠道细菌是 UC 发病的重要因素。临床上使用抗生素治疗 UC 有一定疗效也提示病原微生物感染可能是 UC 的病因之一。

4. **免疫因素** 肠道黏膜免疫反应的异常目前被公认为在 UC 发病中起着十分重要的作用，包括炎症介质、细胞因子及免疫调节等多方面。其中，各种细胞因子参与的免疫反应和炎症过程是目前关于其发病机制的研究热点。人们将细胞因子分为促炎细胞因子（如 IL-1、IL-6、TNF-α 等）和抗炎细胞因子（如 IL-4、IL-10 等）。这些细胞因子相互作用形成细胞因子网络参与肠黏膜的免疫反应和炎症过程。其中某些关键因子，如 IL-1、TNF-α 的促炎作用已初步阐明。近年采用抗 TNF-α 单克隆抗体（infliximab）治疗炎症性肠病取得良好疗效更进一步证明细胞因子在 UC 发病中起着重要作用。参与 UC 发病的炎症介质主要包括前列腺素、一氧化氮、组胺等，在肠黏膜损伤时通过环氧化酶和脂氧化酶途径产生，与细胞因子相互影响形成更为复杂的网络，这是导致 UC 肠黏膜多种病理改变的基础。在免疫调节方面，T 细胞亚群的数量和类型的改变也起着重要的作用，Th1/TH2 比例的失衡可能是导致上述促炎因子的增加和抗炎因子下降的关键因素，初步研究已证实 UC 的发生与 TH₂ 免疫反应的异常密切相关。图 7-2 概括了目前对 UC 病因及发病机制的初步认识。

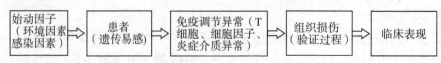

图 7-2 UC 病因及发病机制

（三）病理

病变可累及全结肠，但多始于直肠和乙状结肠，渐向近端呈连续性、弥漫性发展及分布。

1. 大体病理　活动期 UC 的特点是：①连续性弥漫性的慢性炎症，病变部位黏膜充血、水肿、出血，呈颗粒样改变。②溃疡形成，多为浅溃疡。③假息肉形成，并可形成黏膜桥。缓解期 UC 的特点为：黏膜明显萎缩变薄，色苍白，黏膜皱襞减少，甚至完全消失。

2. 组织病理学　活动期 UC 炎症主要位于黏膜层及黏膜下层，较少深达肌层，所以较少发生结肠穿孔、瘘管或腹腔脓肿等。最早的病变见于肠腺基底部的隐窝，有大量炎症细胞浸润，包括淋巴细胞、浆细胞、单核细胞等，形成隐窝脓肿。当数个隐窝脓肿融合破溃时，便形成糜烂及溃疡。在结肠炎症反复发作的慢性过程中，肠黏膜不断破坏和修复，导致肉芽增生及上皮再生，瘢痕形成，后期常形成假息肉。慢性期黏膜多萎缩，黏膜下层瘢痕化，结肠缩短或肠腔狭窄。少数患者可发生结肠癌变。

（四）临床表现

1. 症状和体征　多数起病缓慢，少数急性起病，病情轻重不等，病程呈慢性经过，表现为发作期与缓解期交替。

（1）消化系统症状

1）腹泻：见于大多数患者，为最主要的症状。腹泻程度轻重不一，轻者每天排便 3～4 次，重者可达 10～30 次。粪质多呈糊状，含有血、脓和黏液，少数呈血水样便。当直肠受累时，可出现里急后重感。少数患者仅有便秘，或出现便秘、腹泻交替。

2）腹痛：常有腹痛，一般为轻度至中度，多局限于左下腹或下腹部，亦可涉及全腹，为阵发性绞痛，有疼痛－便意－便后缓解的规律。

3）其他症状：可有腹胀、厌食、嗳气、恶心和呕吐等。

（2）全身症状：中重型患者活动期常有低热或中度发热，重度患者可出现水、电解质平衡紊乱，贫血、低蛋白血症、体重下降等表现。

（3）体征：轻中型患者或缓解期患者大多无阳性体征，部分患者可有左下腹轻压痛，重型或暴发型患者可有腹部膨隆、腹肌紧张、压痛及反跳痛。此时若同时出现发热、脱水、心动过速及呕吐等应考虑中毒性巨结肠、肠穿孔等并发症。部分患者直肠指检可有触痛及指套带血。

（4）肠外表现：UC 患者可出现肠外表现，常见的有骨关节病变、结节性红斑、皮肤病变、各种眼病、口腔复发性溃疡、原发性硬化性胆管炎、周围血管病变等。有时肠外表现比肠道症状先出现，常导致误诊。国外 UC 的肠外表现的发生率高于国内。

2. 临床分型与分期

（1）临床类型

1）初发型：指无既往史的首次发作。

2）慢性复发型：发作期与缓解期交替出现，此型临床上最多见。

3）慢性持续型：症状持续存在，可有症状加重的急性发作。

4）暴发型：少见，急性起病，病情重，血便每日 10 次以上，全身中毒症状明显，可伴中毒性巨结肠、肠穿孔、脓毒血症等。

上述各型可互相转化。

（2）严重程度

1）轻度：腹泻每日 4 次以下，便血轻或无，无发热，脉搏加快或贫血，血沉正常。

2）中度：介于轻度与重度之间。

3）重度：腹泻每日 6 次以上，伴明显黏液血便，有发热（体温 > 37.5℃），脉速（> 90 次/分），血红蛋白下降（< 100g/L），血沉 > 30mm/h。

（3）病情分期：分为活动期及缓解期。

（4）病变范围：分为直肠、乙状结肠、左半结肠（脾曲以远）、广泛结肠（脾曲以近）、全结肠。

3. 并发症

（1）中毒性巨结肠：见于暴发型或重度 UC 患者。病变多累及横结肠或全结肠，常因低钾、钡剂灌肠、使用抗胆碱能药物或阿片类制剂等因素而诱发。病情极为凶险，毒血症明显，常有脱水和电解质平衡紊乱，受累结肠大量充气致腹部膨隆，肠鸣音减弱或消失，常出现溃疡肠穿孔及急性腹膜炎。本并发症预后极差。

（2）结肠癌变：与 UC 病变的范围和时间长短有关，且恶性程度较高，预后较差。随着病程的延长，癌变率增加，其癌变率病程 20 年者为 7%，病程 35 年者高达 30%。

（3）其他并发症：有结肠息肉、肠腔狭窄和肠梗阻、结肠出血等。

（五）实验室及其他检查

1. 血液检查　中重度 UC 常有贫血。活动期常有白细胞计数增高，血沉加快和 C 反应蛋白增高，血红蛋白下降多见于严重或病情持续病例。

2. 粪便检查　肉眼检查常见血、脓和黏液，显微镜下可见红细胞和白细胞。

3. 免疫学检查　文献报道，西方人血清抗中性粒细胞胞质抗体（p - ANCA）诊断 UC 的阳性率约为 50% ~ 70%，是诊断 UC 较特异的指标。不过对中国人的诊断价值尚需进一步证实。

4. 结肠镜检查　结肠镜检查可直接观察肠黏膜变化，取活检组织行病理检查并能确定病变范围，是诊断与鉴别诊断的最重要手段。但对急性期重度患者应暂缓检查，以防穿孔。活动期可见黏膜粗糙呈颗粒状，弥漫性充血、水肿、血管纹理模糊、易脆出血、糜烂或多发性浅溃疡，常覆有黄白色或血性分泌物。慢性病例可见假息肉及桥状黏膜、结肠袋变钝或消失、肠壁增厚，甚至肠腔狭窄。

5. X 线检查　在不宜或不能行结肠镜检查时，可考虑行 X 线钡剂灌肠检查。不过对重度或暴发型病例不宜做钡剂灌肠检查，以免加重病情或诱发中毒性巨结肠。X 线钡剂灌肠检查可见结肠黏膜紊乱，溃疡所致的管壁边缘毛刺状或锯齿状阴影，结肠袋形消失，肠壁变硬呈水管状，管腔狭窄，肠管缩短。低张气钡双重结肠造影则可更清晰地显示病变细节，有利于诊断。

（六）诊断和鉴别诊断

1. 诊断　由于该病无特异性的改变，各种病因均可引起与该病相似的肠道炎症改变，故该病的诊断思路是：必须首先排除可能的有关疾病，如细菌性痢疾、阿米巴痢疾、慢性血吸虫病、肠结核等感染性结肠炎以及结肠克罗恩病、缺血性肠病、放射性肠炎等，在此基础上才能做出本病的诊断。目前国内多采用 2007 年中华医学会消化病分会制定的 UC 诊断标准，具体如下：

（1）临床表现：有持续或反复发作的腹泻、黏液脓血便伴腹痛、里急后重和不同程度的全身症状，病程多在 4~6 周以上。可有关节、皮肤、眼、口和肝胆等肠外表现。

（2）结肠镜检查：病变多从直肠开始，呈连续性、弥漫性分布，表现为：①黏膜血管纹理模糊、紊乱或消失、充血、水肿、易脆、出血和脓性分泌物附着，亦常见黏膜粗糙，呈细颗粒状。②病变明显处可见弥漫性、多发性糜烂或溃疡。③缓解期患者可见结肠袋囊变浅、变钝或消失以及假息肉和桥形黏膜等。

（3）钡剂灌肠检查：①黏膜粗乱和（或）颗粒样改变。②肠管边缘呈锯齿状或毛刺样，肠壁有多发性小充盈缺损。③肠管短缩，袋囊消失呈铅管样。

（4）黏膜组织学检查：活动期和缓解期的表现不同。活动期：①固有膜内有弥漫性、慢性炎症细胞和中性粒细胞、嗜酸性粒细胞浸润。②隐窝有急性炎症细胞浸润，尤其是上皮细胞间有中性粒细胞浸润和隐窝炎，甚至形成隐窝脓肿，可有脓肿溃入固有膜。③隐窝上皮增生，杯状细胞减少。④可见黏膜表层糜烂、溃疡形成和肉芽组织增生。缓解期：①中性粒细胞消失，慢性炎症细胞减少。②隐窝大小、形态不规则，排列紊乱。③腺上皮与黏膜肌层间隙增宽。④Paneth 细胞化生。

可按下列标准诊断：①具有上述典型临床表现者为临床疑诊，安排进一步检查。②同时具备以上条件 1 和 2 或 3 项中任何一项，可拟诊为本病。③如再加上 4 项中病理检查的特征性表现，可以确诊。④初发病例、临床表现和结肠镜改变均不典型者，暂不诊断为 UC，需随访 3~6 个月，观察发作情况。⑤结肠镜检查发现的轻度慢性直、乙状结肠炎不能等同于 UC，应观察病情变化，认真寻找病因。

2. 鉴别诊断

（1）急性感染性结肠炎：包括各种细菌感染，如痢疾杆菌、沙门菌、直肠杆菌、耶尔森菌、空肠弯曲菌等感染引起的结肠炎症。急性发作时发热、腹痛较明显，外周血白细胞增加，粪便检查可分离出致病菌，抗生素治疗有效，通常在 4 周内消散。

（2）阿米巴肠炎：病变主要侵犯右半结肠，也可累及左半结肠，结肠溃疡较深，边缘潜行，溃疡间黏膜多属正常。粪便或结肠镜取溃疡渗出物检查可找到溶组织阿米巴滋养体或包囊。血清抗阿米巴抗体阳性。抗阿米巴治疗有效。

（3）血吸虫病：有疫水接触史，常有肝脾肿大，粪便检查可见血吸虫卵，孵化毛蚴阳性。急性期直肠镜检查可见黏膜黄褐色颗粒，活检黏膜压片或组织病理学检查可见血吸虫卵。免疫学检查亦有助鉴别。

（4）结直肠癌：多见于中年以后，直肠指检常可触及肿块，结肠镜和 X 线钡剂灌肠检查对鉴别诊断有价值，活检可确诊。须注意 UC 也可引起结肠癌变。

（5）肠易激综合征：粪便可有黏液，但无脓血，镜检正常，结肠镜检查无器质性病变的证据。

（6）其他：出血坏死性肠炎、缺血性结肠炎、放射性肠炎、过敏性紫癜、胶原性结肠炎、白塞病、结肠息肉病、结肠憩室炎以及人类免疫缺陷病毒（HIV）感染合并的结肠炎应与本病鉴别。此外，应特别注意因下消化道症状行结肠镜检查发现的轻度直肠、乙状结肠炎，需认真检查病因，密切观察病情变化，不能轻易做出 UC 的诊断。

（七）治疗

活动期的治疗目的是尽快控制炎症，缓解症状；缓解期应继续维持治疗，预防复发。

1. 营养治疗　饮食应以柔软、易消化、富营养少渣、足够热量、富含维生素为原则。牛乳和乳制品慎用，因部分患者发病可能与牛乳过敏或不耐受有关。对病情严重者应禁食，并予以完全肠外营养治疗。

2. 心理治疗　部分患者常有焦虑、抑郁等心理问题，积极的心理治疗是必要的。

3. 对症治疗　对腹痛、腹泻患者给予抗胆碱能药物止痛或地芬诺酯止泻时应特别慎重，因有诱发中毒性巨结肠的危险。对重度或暴发型病例，应及时纠正水、电解质平衡紊乱。贫血患者可考虑输血治疗。低蛋白血症患者可补充人血白蛋白。对于合并感染的患者，应给予抗生素治疗。

4. 药物治疗　氨基水杨酸类制剂、糖皮质激素和免疫抑制剂是常用于 IBD 治疗的三大类药物对病变位于直肠或乙状结肠者，可采用 SASP、5 - ASA 及激素保留灌肠或栓剂治疗。

在进行 UC 治疗之前，必须认真排除各种"有因可查"的结肠炎，对 UC 做出正确的诊断是治疗的前提。根据病变部位、疾病的严重性及活动度，按照分级、分期、分段的原则选择治疗方案。活动期 UC 治疗方案的选择见表 7 - 6。

表 7 - 6　活动期 UC 药物治疗的选择

病期、严重程度	部位	药物与给药方式
轻中度	远端结肠炎	口服氨基水杨酸类制剂
		氨基水杨酸类制剂或糖皮质激素灌肠（栓剂）
	近端或广泛结肠炎	口服氨基水杨酸类制剂或糖皮质激素
重度	远端结肠炎	口服/静脉注射糖皮质激素或糖皮质激素灌肠
	近端或广泛结肠炎	口服/静脉注射糖皮质激素
暴发型	广泛结肠炎	静脉注射糖皮质激素或免疫抑制剂
糖皮质激素依赖或抵抗型		加用免疫抑制剂

5. 手术治疗　手术治疗的指征为：①大出血。②肠穿孔。③肠梗阻。④明确或高度怀疑癌变。⑤并发中毒性巨结肠经内科治疗无效。⑥长期内科治疗无效，对糖皮质激素抵抗或依赖的顽固性病例。手术方式常采用全结肠切除加回肠造瘘术。

6. 缓解期的治疗　除初发病例，轻度直肠、乙状结肠 UC 患者症状完全缓解后可停药观察外，所有 UC 患者完全缓解后均应继续维持治疗。维持治疗时间目前尚无定论，可能是 3～5 年或终身用药。糖皮质激素无维持治疗的效果，在症状缓解后应逐渐减量，过渡到氨基水杨酸制剂维持治疗。SASP 和 5 - ASA 的维持剂量一般为控制发作剂量的一半，并同时口服叶酸。免疫抑制剂用于 SASP 或 5 - ASA 不能维持或糖皮质激素依赖的患者。

（八）预后

初发轻度 UC 预后较好，但大部分患者反复发作，呈慢性过程。急性暴发型，并发结肠穿孔或大出血，或中毒性巨结肠者，预后很差，死亡率高达 20%～50%。病程迁延漫长者有发生癌变的危险，应注意监测。

（付晓琳）

第六节 细菌性痢疾

一、概述

细菌性痢疾简称菌痢，是由志贺菌属引起的常见急性肠道传染病，以结肠黏膜化脓性溃疡性炎症为主要病变，临床表现为发热、腹痛、腹泻、里急后重、黏液脓血样便，可伴有全身毒血症症状，严重者可表现为感染性休克和（或）中毒性脑病。

1. 病原体简介 引起细菌性痢疾的病原体为志贺菌，又称为痢疾杆菌，属志贺菌属，为革兰阴性兼性菌，无动力，普通培养基生长良好，最适温度37℃。

志贺菌有菌体抗原（O）、荚膜抗原（K）和菌毛抗原，具群与型的特异性，根据生化反应抗原组成，痢疾杆菌可分为4群47个血清型：A群痢疾志贺菌；B群福氏志贺菌；C群鲍氏志贺菌；D群宋氏志贺菌。所有痢疾杆菌均能产生内毒素和外毒素。其中，外毒素主要是志贺毒素，具有肠毒素、细胞毒素和神经毒素的作用。痢疾志贺菌易导致中毒性菌痢，福氏志贺菌可引起慢性腹泻，宋内志贺菌多引起不典型腹泻。

志贺菌在水果、蔬菜及腌菜中能生存10天左右，牛奶中可生存24天，阴暗潮湿及冰冻条件下生存数周。阳光直射有杀灭作用，加热60℃10分钟可杀死，含1%氯石灰等一般消毒剂能将其杀死。

2. 流行特征 该病呈常年散发，夏秋多见，是我国的多发病之一。病后仅有短暂和不稳定的免疫力，人类对本病普遍易感，自1963年以来几乎每年均有暴发流行发生。仅1959—1983年暴发流行157起，累积发病50 934例。发达国家优势菌型为宋氏志贺菌，我国优势菌为福氏菌群，2A为多，有的地方D群见上升趋势。

（1）传染源：传染源包括患者和带菌者。患者中以急性非典型病例与慢性隐匿型病例为重要传染源。

（2）传播途径：痢疾杆菌随患者或带菌者的粪便排出，通过污染的手、食品、水源经口感染，或通过生活接触及苍蝇、蟑螂等间接方式传播。流行季节分为食物型和水型暴发流行，非流行季节可因接触患者或带菌者污染的物体而散发传播。

（3）易感人群：人群对痢疾杆菌普遍易感，学龄前儿童患病多，与不良卫生习惯有关，成人患者同接触感染机会多、机体抵抗力降低有关，患病后仅产生短暂、不稳定的群和型免疫力，易重复感染或复发。

3. 临床特点 潜伏期：多数为1~3天（数小时至7天）。病前多有不洁饮食史。痢疾志贺菌感染的表现一般较重，可表现为：发热、腹泻、脓血便持续时间较长；宋内志贺菌感染的临床表现较轻，福氏志贺菌临床表现介于两者之间。依据菌痢的病程及病情分为急性与慢性，根据临床表现又可分为不同的临床类型。

（1）急性菌痢：可分为3种临床类型：

1）急性典型（普通型）：起病急，畏寒伴高热，多为38~39℃以上，伴头昏、头痛、恶心等全身中毒症状及腹痛、腹泻，粪便开始呈稀泥糊状或稀水样，继而呈黏液或黏液脓血便，量不多，每日排便十次至数十次不等，伴里急后重。左下腹压痛明显，可触及痉挛的肠索。病程约1周。少数患者可因呕吐严重，补液不及时出现脱水、酸中毒、电解质紊乱，甚至发生继发性休克。尤其原有心血管疾病基础的患者、老年患者和抵抗力薄弱的幼儿，可有生命危险。极少数患者病情加重，可转成中毒型菌痢。

2）急性非典型（轻型）：全身毒血症状和肠道表现均较轻，腹痛不显著，腹泻次数每日不超过 10 次，大便呈糊状或水样，含少量黏液，里急后重不明显，可伴呕吐，病程为 1 周，需与肠炎和结肠炎相鉴别。

3）急性中毒型：多见于 2～7 岁体质较好的儿童，起病急骤，进展迅速，病情危重，病死率高。突然高热起病，精神萎靡、面色青灰、四肢厥冷、呼吸微弱而浅表、反复惊厥、神志不清、可出现呼吸和循环衰竭，多数患者肠道症状不明显。

急性中毒型依其临床表现可再分为 3 种临床类型：

a. 休克型（周围循环衰竭型）：为较常见的一种类型，以感染性休克为主要表现：面色苍白，发绀；上肢湿冷，皮肤呈花纹状，皮肤指压阳性（压迫皮肤后再充盈时间 > 2 秒）；血压下降，通常收缩压 < 10.7kPa（80mmHg），脉压变小，< 2.7P（20mmHg）；脉搏细数，心率快（> 100 次/min），小儿多达 150～160 次/min，心音弱；尿少（< 30ml/h）或无尿；出现意识障碍。以上亦是判断病情是否好转的指标。重症病例的休克不易逆转，易并发 DIC、肺水肿等，可致外周呼吸衰竭或 MSOF 而危及生命。肺水肿时 X 线胸片提示，肺门附近点片状密度增高阴影，伴支气管纹理增加。个别病例可于 24～48 小时内转严重为约全身性中毒症状及痢疾症状，腹泻频繁，多为血水便，甚至大便失禁。应予以重视。

b. 脑型（呼吸衰竭型）：以严重脑部症状为主，早期可有剧烈头痛、频繁呕吐，典型呈喷射状；面色苍白、口唇发灰，血压可略升高，呼吸与脉搏可略减慢；伴嗜睡或烦躁等不同程度意识障碍，为颅内压增高、脑水肿早期临床表现；晚期表现为反复惊厥、血压下降、脉细速、呼吸节律不齐、深浅不匀、可呈叹息样呼吸等中枢性呼吸衰竭；瞳孔不等大也不等圆，对光反应迟钝或消失；肌张力增高，腱反射亢进，可出现病理反射；可伴不同程度意识障碍。

c. 混合型：是预后最为凶险的一种，具有循环衰竭与呼吸衰竭的综合表现。

（2）慢性菌痢：病情反复发作或迁延不愈超过 2 个月以上者称作慢性菌痢，多与急性期治疗不及时或不彻底，细菌耐药或机体抵抗力下降有关，也常因饮食不当、受凉、过劳或精神因素等诱发。依据临床表现分为以下 3 型：

1）急性发作型：此型约占 5%，其主要临床表现同急性典型菌痢，但程度轻，恢复不完全，一般是半年内有痢疾病史或复发史，但需除外同群痢菌再感染，或异群痢菌或其他致腹泻的细菌感染。

2）慢性迁延型：发生率约 10%，急性菌痢后病情长期迁延不愈，常有腹部不适或隐痛、腹胀、腹泻、黏脓血便等消化道症状时轻时重，迁延不愈，亦可腹泻与便秘交替出现，病程久之可有失眠、多梦、健忘等神经衰弱症状，以及乏力、消瘦、食欲下降、贫血等表现。大便常间歇排菌，志贺菌培养有时阴性有时阳性。

3）慢性隐匿型：此型发生率 2%～3%，一年内有急性菌痢史，临床症状消失 2 个月以上，但大便培养阳性，乙状结肠镜检查可见肠黏膜病变，此型在流行病学上具有重要意义，为重要传染源。

4. 实验室检查特点

（1）血象：急性菌痢患者白细胞总数及中性粒细胞呈中等程度升高，慢性患者可有轻度贫血。

（2）粪便检查：典型痢疾粪便中无粪质，量少，呈鲜红黏冻状，无臭味。镜检可见大量脓细胞及红细胞，并有巨噬细胞，培养可检出致病菌；免疫荧光微菌落法及协同凝集试验可从患者粪便标本中检出致病菌进行快速诊断，阳性率 > 90%，可用于早期诊断。应用单克隆抗体检测技术、PCR 技术、DNA 探针技术能够增加早期诊断的敏感率。

（3）肠镜检查：菌痢急性期可见黏膜弥漫性充血、水肿伴大量渗出、浅表溃疡，偶有假膜形成；慢性期肠黏膜呈颗粒状，可见溃疡或息肉形成，取病变部位分泌物培养可提高病原检出率。

（4）X 线钡餐检查：可见慢性期肠道痉挛、动力改变、袋形消失、肠道狭窄、肠黏膜增厚或呈节段状改变。

5. 诊断要点　流行季节出现腹痛、腹泻及脓血样便者即应考虑菌痢可能。急性期患者可有发热表现、且多出现于消化道症状之前，慢性期患者既往多有菌痢反复发病史，大便涂片镜检和细菌培养有助于诊断。免疫学与分子生物学检查可增加早期诊断的敏感性与特异性，乙状结肠镜检查及 X 线钡剂检查可用于鉴别慢性菌痢及其他肠道疾患。

菌痢流行季节凡突然发热、惊厥而无其他症状的患儿，必须考虑中毒性菌痢的可能，应尽早应用肛拭子提取标本或以盐水灌肠取材作涂片镜检和细菌培养。

细菌性痢疾需要与阿米巴痢疾、以及由沙门菌、侵袭性大肠埃希菌、空肠弯曲菌、耶尔森菌引起的各种侵袭性肠道疾病相鉴别，同时重型或中毒性菌痢需与小儿高热惊厥、重试中暑、流行性乙型脑炎等相鉴别。

二、治疗原则和目标

1. 治疗原则　早期发现、加强支持与对症治疗，加强对幼儿及体弱患者监护，纠正水电解质及酸碱平衡紊乱，选择敏感的抗生素治疗，积极治疗并发症。

2. 治疗目标　积极治疗重症菌痢患者，降低死亡率；积极治疗患者及带菌者，避免传播扩散；治疗要彻底，防止慢性菌痢发生。

三、常规治疗方案

1. 一般治疗　胃肠道隔离至症状消失、大便培养连续 2 次阴性为止。必要的卧床休息，饮食一般以流质或半流质为宜，忌食多渣多油及有刺激性的食物。

2. 支持治疗　对于高热、腹痛、失水者给予退热、口服含盐米汤或给予口服补液盐（ORS），给予退热药或物理降温。呕吐者需静脉补液，每日 1 500 ~ 3 000ml。小儿按 150 ~ 200ml/（kg·d），以 5% 葡萄糖盐水为主，补液量视失水程度而定。中毒症状严重时可用氢可琥珀酸钠 100mg 加入液体中静滴，或口服泼尼松 10 ~ 20mg，以减轻中毒症状。对痉挛性腹痛可给予阿托品及腹部热敷，忌用有明显抑制肠蠕动的药物，以免加重毒血症延长病程和排菌时间。

3. 抗感染治疗　由于抗菌药物的广泛应用，痢疾杆菌耐药菌株正逐渐增多，常用抗菌药物的疗效显著降低，故粪便培养检得致病菌时需及时作药敏试验，以指导合理用药，宜选择易被肠道吸收的口服药物，病重或估计肠道吸收功能障碍时可选择肌内注射或静脉给予抗菌药物，疗程不宜短于 5 ~ 7 天，减少恢复期带菌。目前常用的药物有：

（1）氟喹诺酮类：对痢疾杆菌有较强的杀灭作用，而且与其他抗菌药物无交叉耐药性，为成人菌痢的首选药物，不良反应有轻度胃肠道反应、光敏皮炎等。常用：诺氟沙星（每日 600～800mg，分 2～3 次口服）；氧氟沙星（每日 600mg，分 2 次口服）；环丙沙星（每日 400mg，分 2 次口服）。该类药物可能会影响婴幼儿骨关节发育，故不宜用于小儿和孕妇。近年来，该类药物耐药菌株已经增多，但仍列为菌痢的首选药物。

（2）复方磺胺甲噁唑（SMZ-TMP）：磺胺药与甲氧苄氨嘧啶联合应用可起协同作用，每片含 SMZ400mg，TMP80mg，用法：2 次/天，成人和 12 岁以上的儿童每次 2 片；5～12 岁儿童每次服儿童片（每片含 SMZ100mg，TMP20mg）2～4 片，2 次/天；2～5 岁则每次服儿童片 1～2 片；2 岁以下每次服糖浆（每毫升含 SMZ200mg，TMP40mg）0.5ml。疗程 6～7天。有严重肝肾疾患、对磺胺过敏以及白细胞计数减少者忌用。近年来，已出现耐药菌株。

（3）其他抗菌药物：志贺菌对某些抗生素如氯霉素、链霉素、氨苄西林大多已耐药，但大部分菌株对阿莫西林，呋喃唑酮，磷霉素，第 1 代或第 2 代头孢菌素仍然较敏感。常取常规计量疗程 5～7 天。

四、特殊情况治疗方案

1. 中毒性菌痢的治疗 中毒性菌痢治疗应及时针对病情采取综合性措施抢救。

（1）抗感染治疗：选择敏感抗菌药物，联合用药，静脉给药，成人多采用喹诺酮类。中毒症状好转后，按一般急性菌痢治疗，改用口服抗菌药物，总疗程 7～10 天。

（2）控制高热与惊厥：退热可用物理降温，加 1% 温盐水 1 000ml 流动灌肠，或酌加退热剂；躁动不安或反复惊厥者，采用冬眠疗法，氯丙嗪或异丙嗪（1～2mg/kg，肌注，2～4 小时可重复一次），必要时加苯巴比妥钠盐（5mg/kg，肌注），或水合氯醛［40～60mg/（kg·次），灌肠］或地西泮［0.3mg/（kg·次），肌注或缓慢静推］。

（3）循环衰竭的治疗

1）扩充有效血容量：可快速静滴低分子右旋糖酐或糖盐水，首剂 10～20ml/kg，每日总液量为 50～100ml/kg，根据患者病情及尿量调节补液量。

2）纠正酸中毒：患者如果有酸中毒，可给予 5% 碳酸氢钠纠正。

3）强心治疗：伴有左心衰竭、肺水肿患者，应予毛花苷丙等治疗。

4）解除血管痉挛：采用山莨菪碱（0.5～1mg/kg 体重，成人 20～40mg，静脉推注，每 5～15 分钟 1 次，儿童 0.3～0.5mg/kg）或阿托品（成人 1～2mg/次，儿童 0.03～0.05mg/kg），轻症每隔 30～60 分钟肌注或静脉注射 1 次，重症患者每隔 10～20 分钟静脉注射 1 次，待患者面色红润、四肢温暖、血压回升即可停药，如用药后效果不佳，可以改用酚妥拉明加去甲肾上腺素静脉滴注，或用异丙肾上腺素 0.1～0.2mg 加入 5% 葡萄糖注射液 200ml 内静滴。

5）纠正水电解质紊乱：补充失液量及钾、钠离子，应量出为入。

6）肾上腺皮质激素的应用：重症患者可应用氢化可的松 5～10mg/（kg·d），减轻中毒症状、降低周围血管阻力、加强心肌收缩、减轻脑水肿、保护细胞和改善代谢。

（4）防治脑水肿与呼吸衰竭

1）东莨菪碱或山莨菪碱的应用，既改善微循环，又有镇静作用。

2）脱水剂：20% 甘露醇或 25% 山梨醇每次 1.5～2g/（kg·次）2～3 次/d 静脉推注同

时给予地塞米松静脉滴注限制钠盐摄入对控制脑水肿有一定作用。

3）地塞米松：每次 0.5~1.0mg/kg，静滴，必要时行 4~6 小时重复一次。

4）吸氧，1~2L/min，慎用呼吸中枢兴奋剂，必要时气管内插管与气管切开，启用人工呼吸器。

2. 慢性菌痢的治疗　慢性菌痢患者治疗应尽可能地多次进行大便培养及细菌药敏，选用敏感的抗生素药物，必要时进行乙状结肠镜检查，并取标本培养。

（1）抗感染治疗：大多主张联合应用两种不同类的抗菌药物，剂量充足，疗程通常 7~10 天，且根据培养是否转阴，需重复 1~3 个疗程。

（2）局部灌肠疗法：以较高浓度的药物进行保留灌肠，常用药物为 5% 大蒜浸液、0.5%~1% 新霉素、0.3% 小檗碱 100~200ml，1 次/天，10~15 次为 1 个疗程，灌肠液可适当加入肾上腺皮质激素提高疗效。

（3）肠道紊乱的处理：可采用镇静、解痉或收敛剂，长期抗生素治疗后肠道紊乱，可给予小剂量异丙嗪、复方苯乙哌啶或乳酶生；也可以 0.25% 普鲁卡因液 100~200ml，保留灌肠，每晚 1 次，疗程 10~14 天，或以针刺足三里等。

（4）肠道菌群失调的处理：限制乳类和豆制品摄入，可选择培菲康（3~5 粒/次，2~3 次/天），米雅 – BM（40mg，3 次/天）等。

五、并发症治疗方案

1. 痢疾杆菌败血症　主要见于营养不良儿童或免疫功能低下患者的早期，临床症状重，病死率高（可达 46%），及时应用有效抗生素可降低病死率。

2. 溶血尿毒综合征（HUS）　为一种严重的并发症。原因不明，可能与内毒血症、细胞毒素、免疫复合物沉积等因素有关。常因突然出现血红蛋白尿（尿呈酱油色）而被发现，表现为进行性溶血性贫血、高氮质血症或急性肾衰竭、出血倾向及血小板减少等。肾上腺皮质激素治疗有效。

3. 关节炎　菌痢并发关节炎较少见。主要在病程 2 周左右，累及大关节引起红肿和渗出。关节液培养无菌生长，而志贺菌凝集抗体可为阳性，血清抗"O"值正常，可视为一种变态反应所致，激素治疗可缓解。

4. 多器官衰竭的治疗　是指严重感染、休克、创伤或中毒等因素导致两个或两个以上器官功能障碍，针对多器官功能衰竭尚缺乏理想的治疗手段，应以预防为主。治疗原则包括：积极治疗原发病、避免和消除诱发因素；加强营养支持及心脑肾等重要脏器的支持治疗；加强监护；针对播散性血管内凝血的治疗；患者合并肾衰竭必要时可采用透析疗法等。

5. 中毒性心肌炎治疗　中毒性心肌炎是指毒素或毒物所致的心肌炎症，往往是全身中毒的一部分重要表现，病情危重或并发严重心功能不全和心律失常者死亡率高，及时、有效的抢救往往能够挽救患者生命。患者可表现为心功能不全同时能够出现各种类型的心律失常。由中毒性菌痢引起的中毒性心肌炎治疗主要包括加强支持治疗、应用敏感的抗感染药物治疗原发病，同时改善心肌代谢和营养、防治心功能不全和心律失常，以及对症治疗。

六、预后和随访

急性菌痢患者经积极的支持对症治疗、抗感染治疗后多可以治愈，少数患者治疗不及时其预后不佳、病死率高，有的可以转为慢性或重型。

七、菌痢的预防

早期发现患者和带菌者及时进行隔离和彻底治疗，是控制菌痢的重要措施。搞好"三管一灭"（即管好水、粪和饮食以及消灭苍蝇），养成饭前便后洗手的习惯，对餐饮、儿童机构的工作人员定期检查带菌状态，一经发现带菌者应立即给予治疗并调离工作。对易感人群给予F2α型"依链株"活疫苗和T32菌苗，保护率达80%以上，我国采用生物工程技术已合成福氏2α与宋内双价菌苗，口服安全，儿童1次口服，可起到保护效果。

（付晓琳）

第八章　病毒性肝炎

第一节　甲型病毒性肝炎

甲型病毒性肝炎（甲型肝炎）是由甲型肝炎病毒（hepatitis A vlrus，HAV）感染引起的、主要通过粪－口途径传染的自限性急性肠道传染病。我国是甲型肝炎的高发区，自 20 世纪 80 年代在上海暴发流行后，近年呈现散发和小规模流行的特点。大部分 HAV 感染表现为隐性或亚临床性感染，少部分感染者在临床上表现为急性黄疸/无黄疸型肝炎。一般而言，甲型肝炎不会转为慢性，发展为重型肝炎者也十分少见，大部分预后良好。

一、病原学

HAV 属微小 RNA 病毒科（picornavirus），1973 年 Feinston 应用免疫电镜在急性肝炎患者的大便中发现，1987 年获得 HAV 全长核苷酸序列。HAV 基因组由 7 478 个核苷酸组成，包括 3 个部分：①5′－非编码区；②结构与非结构编码区，单一开放读码框架（ORF）可编码一个大的聚合蛋白和蛋白酶，后者将前者水解为至少 3 ~ 4 个结构蛋白和 7 个非结构蛋白；③3′－非编码区。目前 HAV 只有一个血清型和一个抗原－抗体系统，感染 HAV 早期产生 IgM 抗体，一般持续 8 ~ 12 周，少数持续 6 月以上。

HAV 对外界抵抗力较强，耐酸碱，能耐受 60℃至少 30min，室温下可生存 1 周；于粪便中在 25℃时能存活 30d，在贝壳类动物、污水、淡水、海水、泥土中能存活数月。采用紫外线（1.1W，0.9cm）1min、85℃加热 1min、甲醛（8%，25℃）1min、碘（3mg/L）5min 或氯（游离氯浓度为 2.0 ~ 2.5mg/L）15min 可将其灭活。

二、流行病学

（一）传染源

急性期患者和隐性感染者为主要传染源，后者多于前者。粪便排毒期在起病前 2 周至血清 ALT 高峰期后 1 周；黄疸型患者在黄疸前期传染性最强；少数患者可延长至其病后 30d。一般认为甲型肝炎病毒无携带状态，近年有报道部分病例表现为病程迁延或愈后 1 ~ 3 个月再复发，但比例极小，传染源的意义不大。

（二）传染途径

HAV 主要由粪－口途径传播。粪便污染水源、食物、蔬菜、玩具等可引起流行。水源或食物污染可致暴发流行，如 1988 年上海市由于食用受粪便污染的未煮熟的毛蚶而引起的甲型肝炎暴发流行，4 个月内发生 30 余万例，死亡 47 人。日常生活接触多为散发病例，输血感染或母婴垂直传播极为罕见。

（三）易感人群

人群普遍易感。在我国，大多在儿童、青少年时期受到隐性感染，人群抗 HAV - IgG 阳性率可达 80%。感染 HAV 后可获持久免疫力，但与其他型肝炎病毒无交叉免疫性。

三、发病机制及病理组织学

甲型肝炎的发病机制尚未完全阐明。经口感染 HAV 后，由肠道进入血液，引起短暂病毒血症。目前认为，其发病机制倾向于以宿主免疫反应为主。发病早期，可能由于 HAV 在肝细胞中大量复制及 CD8$^+$ 细胞毒性 T 细胞杀伤作用共同造成肝细胞损害；在疾病后期，体液免疫产生的抗 HAV，可能通过免疫复合物机制破坏肝细胞。

其组织病理学特点包括：以急性炎症病变为主，淋巴细胞浸润，小叶内可见肝细胞点状坏死；也可引起胆汁瘀积（瘀胆型肝炎）和大块或亚大块坏死（重型肝炎）。

四、临床表现

感染 HAV 后，不一定都出现典型的临床症状，大部分患者感染后没有任何症状，甚至肝功能也正常，而到恢复期却产生抗 HAV - IgG，为亚临床型感染。经过 2～6 周的潜伏期（平均为 30d），少部分患者可出现临床症状，主要表现为急性肝炎，少数患者可表现为瘀胆型肝炎（可参见"戊型肝炎"部分）和急性或亚急性重型肝炎（肝衰竭）（可参见"乙型肝炎"部分）。

（一）急性黄疸型肝炎

80% 患者以发热起病，伴乏力，四肢酸痛，似"感冒"。热退后患者出现食欲缺乏，伴恶心或呕吐，腹胀等消化道症状，临床似"急性胃肠炎"。皮肤及巩膜出现黄染，尿颜色深，似浓茶色。极少数患者临床症状重，可出现腹水、肝性脑病及出血倾向等肝功能衰竭的表现。总病程为 2～4 个月。

（二）急性无黄疸型肝炎

占 50%～90%，尤以儿童多见。起病较缓，症状较轻，恢复较快，病程大多在 2 个月内。

（三）HAV 双重或多重感染

按与其他肝炎病毒感染的时间顺序，可分为混合感染、重叠感染。例如，甲肝病毒感染和乙肝病毒感染同时发生，称混合感染。在慢性乙型肝炎或乙肝表面抗原携带者基础上又发生甲肝病毒感染，称重叠感染。无论 HAV 是同时感染或重叠感染所引起的临床症状，少部分患者与单纯 HAV 感染所致的急性肝炎相似。大部分 HAV 与其他肝炎病毒同时感染或重叠感染患者的临床症状严重，病情也较复杂。重叠感染的预后取决于原有肝脏病变的严重程度，大多数患者预后良好。

五、辅助检查

（一）肝功能及凝血象检查

丙氨酸转氨酶（ALT）、天冬氨酸转氨酶（AST）明显升高，AST/ALT 比值常 < 10 如果

患者可出现 ALT 快速下降，而胆红素不断升高（即所谓酶、胆分离现象）或 AST/ALT >1，常提示肝细胞大量坏死。如果直接胆红素/总胆红素 >10%，且伴血清谷氨酰转肽酶（γ-GT）、碱性磷酸酶（ALP）升高，则提示肝内胆汁瘀积。绝大部分患者血清白蛋白及 γ 球蛋白、凝血酶原活动度（PTA）均在正常范围。PTA <40% 是诊断重型肝炎（肝衰竭）的重要依据之一，亦是判断其预后的重要指标。

（二）病原学检查

1. 抗 HAV-IgM　在病程早期即为阳性，3~6 个月后转阴，极少部分患者的抗 HAV-IgM 在 6 个月后才转阴，因而是早期诊断甲型肝炎最简便而可靠的血清学标志。但应注意，接种甲型肝炎疫苗后 2~3 周，有 8%~20% 接种者可呈抗 HAV-IgM 阳性。

2. 抗 HAV-IgG　于 2~3 个月达高峰，持续多年或终身。因此，它只能提示感染 HAV，而不能作为诊断急性甲型肝炎的指标。

3. HAV-RNA　PCR 检测血液或粪便中 HAV-RNA，阳性率低，临床很少采用。HAV-RNA 载量与轻至中度甲型肝炎患者血清 ALT、PTA 正相关，而与严重甲型肝炎患者血清 ALT、PTA 水平无明显相关。但是，HAV-RNA 载量与血清 C-反应蛋白呈正相关，与外周血血小板计数呈负相关。

六、诊断及鉴别诊断

（一）诊断依据

1. 流行病学资料　发病前是否到过甲型肝炎流行区，有无进食未煮熟海产品如毛蚶、蛤蜊等不洁饮食及饮用可能被污染的水等病史。

2. 临床特点　起病较急，以"感冒"样症状起病，常伴乏力、食欲差、恶心、呕吐、尿颜色深似浓茶色等症状。

3. 病原学诊断　血清抗 HAV-IgM 阳性，是临床确诊甲型肝炎的依据。

4. 临床要注意的特殊情况

（1）HAV 混合感染/重叠感染：患者原有慢性 HBV 感染或其他慢性肝脏疾病，出现上述临床症状；或原有慢性性肝炎、肝硬化病情恶化，均应考虑重叠感染甲型病毒肝炎的可能，应及时进行有关病原学指标检测。

（2）甲型肝炎所致重型肝炎（急性肝衰竭）：占 0.5%~1.5%。早期表现极度疲乏；严重消化道症状如腹胀、频繁呕吐、呃逆；黄疸迅速加深，出现胆酶分离现象；中晚期表现出血倾向、肝性脑病、腹水等严重并发症，PTA <40%。

（二）鉴别诊断

1. 其他原因引起的黄疸

（1）溶血性黄疸：常有药物或感染等诱因，表现为贫血、腰痛、发热、血红蛋白尿、网织红细胞升高，黄疸大都较轻，主要为间接胆红素升高，ALT、AST 无明显升高。

（2）梗阻性黄疸：常见病因有胆石症，壶腹周围癌等。有原发病症状、体征，肝功能损害轻，以直接胆红素为主，B 超等影像学检查显示肝内外胆管扩张。

2. 其他原因引起的肝炎

（1）急性戊型肝炎：老年人多见，临床表现与甲型肝炎相似。根据病原学检查可资鉴别。

（2）药物性肝损害：有使用肝损害药物的明确病史，临床常表现为发热伴皮疹、关节痛等症状。部分患者外周血嗜酸性粒细胞增高，肝炎病毒标志物阴性。

（3）感染中毒性肝炎：如流行性出血热，伤寒，钩端螺旋体病等所导致的肝功能试验异常。主要根据原发病的临床特点和相关实验室检查加以鉴别。

七、并发症

甲型肝炎的并发症较少，一般多见于婴幼儿、老年人等免疫功能较低者。临床常见的有胆囊炎、胰腺炎、病毒性心肌炎等。少见并发症如皮疹、关节炎、格林－巴利综合征等，可能与 HAV 感染后血清中有短暂的免疫复合物形成有关。严重并发症还包括再生障碍性贫血，发病率为 0.06% ~0.4%，机制尚未明确。

八、治疗

甲型肝炎一般预后良好，在急性期注意休息及给予适当的保肝药物治疗，如甘草酸制剂、还原型谷胱甘肽制剂等，1~2 周临床症状完全消失，2~4 个月肝脏功能恢复正常。HAV 感染，由于病毒血症短，不需要抗病病毒治疗。对于有明显胆汁瘀积或发生急性重型肝炎（急性肝衰竭者），则应给予相应的治疗。

九、预防

养成良好的卫生习惯，防止环境污染，加强粪便、水源管理是预防甲型肝炎的主要方法。在儿童及高危人群中注射甲型肝炎疫苗是预防甲型肝炎的有效方法。甲型肝炎减毒活疫苗在我国人群中广泛应用，其价格相对较便宜，但其抗体水平保持时间相对较短，而且必须在冷链条件下运输和保存。灭活疫苗在国内外人群中广泛使用，其抗体水平较高且持续时间较长（至少 20 年）、无需冷链条件下运输和保存，但其价格相对较贵。

十、预后

多在 2~4 个月临床康复，病理康复稍晚。病死率约为 0.01%。妊娠后期合并甲型肝炎病死率 10% ~40%。极少数患者的病程迁延超过 6 个月或临床病程出现"复发"，但至今尚未确认真正的慢性甲型肝炎病例。

（李 烨）

第二节 乙型病毒性肝炎

一、病原学

乙型肝炎病毒（hepatitis B virus，HBV）属于嗜肝 DNA 病毒科（hepadnavirus）正嗜肝 DNA 病毒属（orthohepadnavirus）。1965 年 Blumberg 等报道在研究血清蛋白多样性中发现澳大利亚抗原，1967 年 Krugman 等发现其与肝炎有关，故称其为肝炎相关抗原（hepatitis associated antigen，HAA），1972 年世界卫生组织将其正式命名为乙型肝炎表面抗原（hepatitis B surface antigen，HBsAg）。1970 年 Dane 等在电镜下发现 HBV 完整颗粒，称为 Dane 颗粒。HBV 基因组由不完全的环状双链 DNA 组成，长链（负链）约含 3 200 个碱基（bp），短链（正链）的长度可变化，为长链的 50% ~ 80%。HBV 基因组长链中有 4 个开放读码框（open reading frame，ORF）即 S 区、C 区、P 区和 X 区，它们可分别编码 HBsAg、HBeAg/HBcAg、DNA 聚合酶及 HBxAg。

二、流行病学

全世界 HBsAg 携带者约 3.5 亿，其中我国约 9 千多万，约占全国总人口的 7.18%（2006 年调查数据）。按流行的严重程度分为低、中、高度三种流行地区。低度流行区 HBsAg 携带率 0.2% ~ 0.5%，以北美、西欧、澳大利亚为代表。中度流行区 HBsAg 携带率 2% ~ 7%，以东欧、地中海、日本、俄罗斯为代表。高度流行区 HBsAg 携带率 8% ~ 20%，以热带非洲、东南亚和中国部分地区为代表。本病婴幼儿感染多见；发病男性高于女性；以散发为主，可有家庭聚集现象。

1. 传染源　乙型肝炎患者和携带者血液和体液（特别是组织液、精液和月经）的 HBV 都可以成为传染源。

2. 传播途径　HBV 通过输血、血液制品或经破损的皮肤、黏膜进入机体而导致感染，主要的传播途径下列几种。

（1）母婴传播：由带有 HBV 的母亲传给胎儿和婴幼儿，是我国乙型肝炎病毒传播的最重要途径。真正的宫内感染的发生只占 HBsAg 阳性母亲的 5% 左右，可能与妊娠期胎盘轻微剥离等因素有关。围生期传播或分娩过程传播是母婴传播的主要方式，系婴儿因破损的皮肤、黏膜接触母血、羊水或阴道分泌物而传染。分娩后传播主要由于母婴间密切接触导致。虽然母乳中可检测到 HBV，但有报道显示母乳喂养并不增加婴儿 HBV 的感染率。HBV 经精子或卵子传播未被证实。

（2）血液、体液传播：血液中 HBV 含量很高，微量的污染血进入人体即可造成感染，如输血及血制品、注射、手术、针刺、血液透析、器官移植等均可传播。

（3）日常生活接触传播：HBV 可以通过日常生活密切接触传播给家庭成员。主要通过隐蔽的胃肠道外传播途径，如共用剃须刀、牙刷等可引起 HBV 的传播；易感者的皮肤、黏膜微小破损接触带有 HBV 的微量血液及体液等，是家庭内水平传播的重要途径。

（4）性接触传播：无防护的性接触可以传播 HBV。因此，婚前应做 HBsAg 检查，若一方为 HBsAg 阳性，另一方为乙型肝炎易感者，则应在婚前应进行乙肝疫苗接种。

（5）其他传播途径：经破损的消化道、呼吸道黏膜或昆虫叮咬等只是理论推测，作为传播途径未被证实。

3. 易感人群　抗 HBs 阴性者均为易感人群，婴幼儿是获得 HBV 感染的最危险时期。高危人群包括 HBsAg 阳性母亲的新生儿、HBsAg 阳性者的家属、反复输血及血制品者（如血友病患者）、血液透析患者、多个性伴侣者、静脉药瘾者、经常有血液暴露的医务工作者等。

三、发病机制与病理学

（一）发病机制

乙型肝炎的发病机制非常复杂，目前尚不完全清楚。HBV 侵入人体后，未被单核－吞噬细胞系统清除的病毒到达肝脏或肝外组织（如胰腺、胆管、脾、肾、淋巴结、骨髓等）。病毒包膜与肝细胞膜融合，导致病毒侵入。HBV 在肝细胞内的复制过程非常特殊，其中包括一个逆转录步骤，同时细胞核内有稳定的 cDNA 作为 HBV 持续存在的来源。

乙型肝炎慢性化的发生机制亦是研究关注的热点和难点。HBeAg 是一种可溶性抗原，其大量产生可能导致免疫耐受。非特异性免疫应答方面的功能障碍亦可能与慢性化有明显关系，慢性化还可能与遗传因素有关。在围生期和婴幼儿时期感染 HBV 者，分别有 90% 和 25% ~ 30% 发展成慢性感染；在青少年和成人期感染 HBV 者，仅 5% ~ 10% 发展成慢性。

慢性 HBV 感染的自然病程一般可分为 4 个时期：

第一时期为免疫耐受期，其特点是 HBV 复制活跃，血清 HBsAg 和 HBeAg 阳性，HBV - DNA 滴度较高，但血清丙氨酸氨基转移酶（ALT）水平正常或轻度升高，肝组织学亦无明显异常，患者无临床症状。与围生期感染 HBV 者多有较长的免疫耐受期，此期可持续存在数十年。

第二时期为免疫清除期，随年龄增长及免疫系统功能成熟，免疫耐受被打破而进入免疫清除期，表现为 HBV - DNA 滴度有所下降，但 ALT 升高和肝组织学有明显坏死炎症表现，本期可以持续数月到数年。成年期感染 HBV 者可直接进入本期。

第三时期为非活动或低（非）复制期，这一阶段表现为 HBeAg 阴性，抗 - HBe 阳性，HBV - DNA 检测不到（PCR 法）或低于检测下限，ALT/AST 水平正常，肝细胞坏死炎症缓解，此期也称非活动性 HBsAg 携带状态。进入此期的感染者有少数可以自发清除 HBsAg，一般认为每年有 1% 左右的 HBsAg 可以自发转阴。

第四时期为再活动期，非活动性抗原携带状态可以持续终身，但也有部分患者可能随后出现自发的或免疫抑制等导致 HBV - DNA 再活动，出现 HBV - DNA 滴度升高（血清 HBeAg 可逆转为阳性或仍保持阴性）和 ALT 升高，肝脏病变再次活动。HBV 发生前 C 区和 C 区变异者，可以通过阻止和下调 HBeAg 表达而引起 HBeAg 阴性慢性乙型肝炎。

在 6 岁以前感染的人群，最终约 25% 在成年时发展成肝硬化和 HCC，但有少部分患者可以不经过肝硬化阶段而直接发生 HCC。慢性乙型肝炎患者中，肝硬化失代偿的年发生率约 3%，5 年累计发生率约 16%。

（二）病理学

慢性乙型肝炎的肝组织病理学特点是：汇管区炎症，浸润的炎症细胞主要为淋巴细胞，少数为浆细胞和巨噬细胞；炎症细胞聚集常引起汇管区扩大，并可破坏界板引起界面肝炎（interface hepatltis）。小叶内可见肝细胞变性、坏死，包括融合性坏死和桥形坏死等，随病变加重而日趋显著。肝细胞炎症坏死、汇管区及界面肝炎可导致肝内胶原过度沉积，肝纤维化及纤维间隔形成。如病变进一步加重，可引起肝小叶结构紊乱、假小叶形成最终进展为肝硬化。

目前国内外均主张将慢性肝炎进行肝组织炎症坏死分级（G）及纤维化程度分期（S）。目前国际上常用 Knodell HAI 评分系统，亦可采用 Ishak、Scheuer 和 Chevallier 等评分系统或半定量计分方案，了解肝脏炎症坏死和纤维化程度，以及评价药物疗效。

四、临床表现

乙型肝炎潜伏期 1 ~ 6 个月，平均 3 个月。临床上，乙型肝炎可表现为急性肝炎、慢性肝炎及重型肝炎（肝衰竭）。

（一）急性肝炎

急性肝炎包括急性黄疸型肝炎和急性无黄疸型肝炎。具体表现可参见"戊型肝炎"部分。5 岁以上儿童、少年及成人期感染 HBV 导致急性乙型肝炎者，90%～95% 可自发性清除 HBsAg 而临床痊愈；仅少数患者可转为慢性。

（二）慢性肝炎

成年急性乙型肝炎有 5%～10% 转慢性。急性乙肝病程超过半年，或原有 HBsAg 携带史而再次出现肝炎症状、体征及肝功能异常者；发病日期不明确或虽无肝炎病史，但根据肝组织病理学或症状、体征、化验及 B 超检查综合分析符合慢性肝炎表现者。慢性乙型肝炎依据 HBeAg 阳性与否可分为 HBeAg 阳性或阴性慢性乙型肝炎。

（三）瘀胆型肝炎

瘀胆型肝炎（cholestatic viral hepatitis），是一种特定类型的病毒性肝炎，可参见"戊型肝炎"部分。

（四）重型肝炎

又称肝衰竭（liver failure），是指由于大范围的肝细胞坏死，导致严重的肝功能破坏所致的临床症候群；可由多种病因引起、诱因复杂，是一切肝脏疾病重症化的共同表现。在我国，由病毒性肝炎及其发展的慢性肝病所引起的肝衰竭亦称"重型肝炎"。临床表现为从肝病开始的多脏器损害症候群：极度乏力，严重腹胀、食欲低下等消化道症状；神经、精神症状（嗜睡、性格改变、烦躁不安、昏迷等）；有明显出血倾向，凝血酶原时间显著延长及凝血酶原活动度（PTA）<40%；黄疸进行性加深，胆红素每天上升≥17.1μmol/L 或大于正常值 10 倍；可出现中毒性巨结肠、肝肾综合征等。

根据病理组织学特征和病情发展速度，可将肝衰竭分为四类：

1. 急性肝衰竭（acute liver failure，ALF）　又称暴发型肝炎（fulminant hepatitis），特点是起病急骤，常在发病 2 周内出现Ⅱ度以上肝性脑病的肝衰竭症候群。发病多有诱因。本型病死率高，病程不超过 3 周；但肝脏病变可逆，一旦好转常可完全恢复。

2. 亚急性肝衰竭（subacute liver failure，SALF）　又称亚急性肝坏死。起病较急，发病 15 日～26 周出现肝衰竭症候群。晚期可有难治性并发症，如脑水肿、消化道大出血、严重感染、电解质紊乱及酸碱平衡失调。白细胞升高、血红蛋白下降、低血糖、低胆固醇、低胆碱酯酶。一旦出现肝肾综合征，预后极差。本型病程较长，常超过 3 周至数月。容易转化为慢性肝炎或肝硬化。

3. 慢加急性（亚急性）肝衰竭（acute - on - chronic liver failure，ACLF）　是在慢性肝病基础上出现的急性肝功能失代偿。

4. 慢性肝衰竭（chronlc liver failure，CLF）　是在肝硬化基础上，肝功能进行性减退导致的以腹水或门脉高压、凝血功能障碍和肝性脑病等为主要表现的慢性肝功能失代偿。

（五）肝炎肝硬化

由于病毒持续复制、肝炎反复活动而发展为肝硬化，其主要表现为肝细胞功能障碍和门脉高压症。

五、实验室检查

（一）血常规

急性肝炎初期白细胞总数正常或略高，黄疸期白细胞总数正常或稍低，淋巴细胞相对增多，偶可见异型淋巴细胞。重型肝炎时白细胞可升高，红细胞及血红蛋白可下降。

（二）尿常规

尿胆红素和尿胆原的检测有助于黄疸的鉴别诊断。肝细胞性黄疸时两者均阳性，溶血性黄疸以尿胆原为主，梗阻性黄疸以尿胆红素为主。深度黄疸或发热患者，尿中除胆红素阳性外，还可出现少量蛋白质、红、白细胞或管型。

（三）病原学检查

1. 乙肝抗原抗体系统的检测意义

（1）HBsAg 与抗 HBs：成人感染 HBV 后最早 1~2 周，最迟 11~12 周血中首先出现 HBsAg。急性自限性 HBV 感染时血中 HBsAg 大多持续 1~6 周，最长可达 20 周。无症状携带者和慢性患者 HBsAg 可持续存在多年，甚至终身。抗 HBs 是一种保护性抗体，在急性感染后期，HBsAg 转阴后一段时间开始出现，在 6~12 个月逐步上升至高峰，可持续多年。抗 HBs 阳性表示对 HBV 有免疫力，见于乙型肝炎恢复期、既往感染及乙肝疫苗接种后。

（2）HBeAg 与抗 HBe：急性 HBV 感染时 HBeAg 的出现时间略晚于 HBsAg，在病变极期后消失，如果 HBeAg 持续存在预示转向慢性。HBeAg 消失而抗 HBe 产生称为血清转换（HBeAgSeroconversion）。一般来说，抗 HBe 阳转阴后，病毒复制多处于静止状态，传染性降低；但在部分患者由于 HBV 前 - C 区及 BCP 区发生了突变，仍有病毒复制和肝炎活动，称为 HBeAg 阴性慢性肝炎。

HBcAg 与抗 HBc 血液中 HBcAg 主要存在于 Dane 颗粒的核心，故一般不用于临床常规检测。抗 HBc - IgM 是 HBV 感染后较早出现的抗体，绝大多数出现在发病第一周，多数在 6 个月内消失，抗 HBc - IgM 阳性提示急性期或慢性肝炎急性活动。抗 HBc IgG 出现较迟，但可保持多年甚至终身。

2. HBV - DNA 测定　HBV - DNA 是病毒复制和传染性的直接标志。目前常用聚合酶链反应（PCR）的实时荧光定量技术测定 HBV，对于判断病毒复制水平、抗病毒药物疗效等有重要意义。

3. HBV - DNA 基因耐药变异位点检测　对核苷类似物抗病毒治疗有重要指导意义。

（四）甲胎蛋白（AFP）

AFP 含量的检测是筛选和早期诊断 HCC 的常规方法。但在肝炎活动和肝细胞修复时 AFP 有不同程度的升高，应动态观察。急性重型肝炎 AFP 升高时，提示有肝细胞再生，对判断预后有帮助。

（五）肝纤维化指标

透明质酸（HA）、Ⅲ型前胶原肽（PⅢP）、Ⅳ型胶原（C - Ⅳ）、层连蛋白（LN）、脯氨酰羟化酶等，对肝纤维化的诊断有一定参考价值。

（六）影像学检查

B 型超声有助于鉴别阻塞性黄疸、脂肪肝及肝内占位性病变。对肝硬化有较高的诊断价值，能反映肝脏表面变化，门静脉、脾静脉直径，脾脏大小，胆囊异常变化，腹水等。在重型肝炎中可动态观察肝脏大小变化等。彩色超声尚可观察到血流变化。CT、MRI 的临床意义基本同 B 超，但更准确。

（七）肝组织病理检查

对明确诊断、衡量炎症活动度、纤维化程度及评估疗效具有重要价值。还可在肝组织中原位检测病毒抗原或核酸，有助于确定诊断。

六、并发症

慢性肝炎时可出现多个器官损害。肝内并发症主要有肝硬化，肝细胞癌，脂肪肝。肝外并发症包括胆道炎症、胰腺炎、糖尿病、甲状腺功能亢进、再生障碍性贫血、溶血性贫血、心肌炎、肾小球肾炎、肾小管性酸中毒等。

各型病毒型肝炎所致肝衰竭时可发生严重并发症，主要有：

（一）肝性脑病

肝功能不全所引起的神经精神症候群，可发生于重型肝炎和肝硬化。常见诱因有上消化道出血、高蛋白饮食、感染、大量排钾利尿、大量放腹水、使用镇静剂等，其发生可能是多因素综合作用的结果。

（二）上消化道出血

病因主要有：①凝血因子、血小板减少；②胃黏膜广泛糜烂和溃疡；③门脉高压。上消化道出血可诱发肝性脑病、腹水、感染、肝肾综合征等。

（三）腹水、自发性腹膜炎及肝肾综合征

腹水往往是严重肝病的表现，而自发性细菌性腹膜炎是严重肝病时最常见的临床感染类型之一。发生肝肾综合征者约半数病例有出血、放腹水、大量利尿、严重感染等诱因，其主要表现为少尿或无尿、氮质血症、电解质平衡失调。

（四）感染

肝衰竭时易发生难于控制的感染，以胆道、腹膜、肺多见，革兰阴性杆菌感染为主，细菌主要来源于肠道，且肠道中微生态失衡与内源性感染的出现密切相关，应用广谱抗生素后，也可出现真菌感染。

七、诊断

病毒性肝炎的诊断主要依靠临床表现和实验室检查，流行病学资料具有参考意义。

（一）流行病学资料

不安全的输血或血制品、不洁注射史等医疗操作，与 HBV 感染者体液、血液及无防护的性接触史，婴儿母亲是 HBsAg 阳性等有助于乙型肝炎的诊断。

（二）临床诊断

1. 急性肝炎　起病较急，常有畏寒、发热、乏力、纳差、恶心、呕吐等急性感染症状。肝大、质偏软，ALT 显著升高，既往无肝炎病史或病毒携带史。黄疸型肝炎血清胆红素 > 17.1 μmol/L，尿胆红素阳性。

2. **慢性肝炎** 病程超过半年或发病日期不明确而有慢性肝炎症状、体征、实验室检查改变者。常有乏力、厌油、肝区不适等症状，可有肝病面容、肝掌、蜘蛛痣、胸前毛细血管扩张、肝大质偏硬、脾大等体征。根据病情轻重，实验室指标改变等综合评定轻、中、重三度。

3. **肝衰竭** 急性黄疸型肝炎病情迅速恶化，2周内出现Ⅱ度以上肝性脑病或其他重型肝炎表现者，为急性肝衰竭；15天至26周出现上述表现者为亚急性肝衰竭；在慢性肝病基础上出现的急性肝功能失代偿为慢加急性（亚急性）肝衰竭。在慢性肝炎或肝硬化基础上出现的渐进性肝功能衰竭为慢性肝衰竭。

4. **瘀胆型肝炎** 起病类似急性黄疸型肝炎，黄疸持续时间长，症状轻，有肝内胆汁瘀积的临床和生化表现。

5. **肝炎肝硬化** 多有慢性肝炎病史。可有乏力、腹胀、肝掌、蜘蛛痣、脾大、白蛋白下降、PTA降低、血小板和白细胞减少、食管胃底静脉曲张等肝功能受损和门脉高压表现。一旦出现腹水、肝性脑病或食管胃底静脉曲张破裂出血则可诊断为失代偿期肝硬化。

（三）病原学诊断

1. 慢性乙型肝炎

（1）HBeAg阳性慢性乙型肝炎：血清HBsAg、HBV-DNA和HBeAg阳性，抗HBe阴性，血清ALT持续或反复升高，或肝组织学检查有肝炎病变。

（2）HBeAg阴性慢性乙型肝炎：血清HBsAg和HBV-DNA阳性，HBeAg持续阴性，抗HBe阳性或阴性，血清ALT持续或反复异常，或肝组织学检查有肝炎病变。

2. 病原携带者

（1）慢性HBV携带（免疫耐受状态）：血清HBsAg和HBV-DNA阳性，HBeAg阳性，但1年内连续随访3次以上，血清ALT和AST均在正常范围，肝组织学检查一般无明显异常。

（2）非活动性HBsAg携带者：血清HBsAg阳性、HBeAg阴性、抗HBe阳性或阴性，HBV-DNA检测不到（PCR法）或低于最低检测限，1年内连续随访3次以上，ALT均在正常范围。肝组织学检查显示：Knodell肝炎活动指数（HAI）<4或其他的半定量计分系统病变轻微。

八、鉴别诊断

（一）其他原因引起的黄疸

1. **溶血性黄疸** 常有药物或感染等诱因，表现为贫血、腰痛、发热、血红蛋白尿、网织红细胞升高，黄疸大多较轻，主要为间接胆红素升高。治疗后（如应用肾上腺皮质激素）黄疸消退快。

2. **肝外梗阻性黄疸** 常见病因有胆囊炎、胆石症、胰头癌、壶腹周围癌、肝癌、胆管癌、阿米巴脓肿等。有原发病症状、体征，肝功能损害轻，以直接胆红素为主。肝内外胆管扩张。

（二）其他原因引起的肝炎

1. **其他病毒所致的肝炎** 巨细胞病毒感染、EB病毒等均可引起肝脏炎症损害。可根据原发病的临床特点和病原学、血清学检查结果进行鉴别。

2. 感染中毒性肝炎 如流行性出血热、恙虫病、伤寒、钩端螺旋体病、阿米巴肝病、急性血吸虫病、华支睾吸虫病等。主要根据原发病的临床特点和实验室检查加以鉴别。

3. 药物性肝损害 有使用肝损害药物的病史，停药后肝功能可逐渐恢复。如为中毒性药物，肝损害与药物剂量或使用时间有关；如为变态反应性药物，可伴有发热、皮疹、关节疼痛等表现。

4. 酒精性肝病 有长期大量饮酒的病史，可根据个人史和血清学检查综合判断。

5. 自身免疫性肝病 主要有原发性胆汁性肝硬化（PBC）和自身免疫性肝炎（AIH）。鉴别诊断主要依靠自身抗体的检测和病理组织检查。

6. 肝豆状核变性（Wilson 病） 先天性铜代谢障碍性疾病。血清铜及铜蓝蛋白降低，眼角膜边沿可发现凯 – 弗环（Kayser – Fleischer rlng）。

九、预后

（一）急性肝炎

多数患者在 3 个月内临床康复。成人急性乙型肝炎 60% ~ 90% 可完全康复，10% ~ 40% 转为慢性或病毒携带。

（二）慢性肝炎

慢性肝炎患者一般预后良好，小部分慢性肝炎发展成肝硬化和 HCC。

（三）肝衰竭

预后不良，病死率 50% ~ 70%。年龄较小、治疗及时、无并发症者病死率较低。急性重型肝炎（肝衰竭）存活者，远期预后较好，多不发展为慢性肝炎和肝硬化；亚急性重型肝炎（肝衰竭）存活者多数转为慢性肝炎或肝炎后肝硬化；慢性重型肝炎（肝衰竭）病死率最高，可达 80% 以上，存活者病情可多次反复。

（四）瘀胆型肝炎

急性者预后较好，一般都能康复。慢性者预后较差，容易发展成胆汁性肝硬化。

（五）肝炎肝硬化

静止性肝硬化可较长时间维持生命。乙型肝炎活动性肝硬化者一旦发生肝功能失代偿，5 年生存率低于 20%。

十、治疗

（一）急性肝炎

急性乙型肝炎一般为自限性，多可完全康复。以一般对症支持治疗为主，急性期症状明显及有黄疸者应卧床休息，恢复期可逐渐增加活动量，但要避免过劳。饮食宜清淡易消化，适当补充维生素，热量不足者应静脉补充葡萄糖。避免饮酒和应用损害肝脏药物，辅以药物对症及恢复肝功能，药物不宜太多，以免加重肝脏负担。急性乙型肝炎一般不采用抗病毒治疗，但症状重或病程迁延者可考虑给予核苷（酸）类抗病毒治疗。

（二）慢性乙型肝炎

根据患者具体情况采用综合性治疗方案，包括合理的休息和营养，心理疏导，改善和恢复肝功能，系统有效的抗病毒治疗是慢性乙型肝炎的重要治疗手段。

1. 一般治疗　包括适当休息（活动量已不感疲劳为度）、合理饮食（适当的高蛋白、高热量、高维生素）及心理疏导（耐心、信心，切勿乱投医）。

2. 常规护肝药物治疗

（1）抗炎保肝治疗只是综合治疗的一部分，并不能取代抗病毒治疗。对于 ALT 明显升高者或肝组织学有明显炎症坏死者，在抗病毒治疗的基础上可适当选用抗炎保肝药物。但不宜同时应用多种抗炎保肝药物，以免加重肝脏负担及因药物间相互作用而引起不良反应。

（2）甘草酸制剂、水飞蓟宾制剂、多不饱和卵磷脂制剂及还原型谷胱甘肽：他们有不同程度的抗炎、抗氧化、保护肝细胞膜及细胞器等作用，临床应用这些制剂可改善肝脏生化学指标。联苯双酯和双环醇等也可降低血清氨基转移酶的水平。

（3）腺苷蛋氨酸注射液、茵栀黄口服液：有一定的利胆退黄作用，对于胆红素明显升高者可酌情应用。对于肝内胆汁淤积明显者亦可口服熊去氧胆酸制剂。

3. 抗病毒治疗　对于慢性乙型肝炎，抗病毒治疗是目前最重要的治疗手段。目的是抑制病毒复制改善肝功能；减轻肝组织病变；提高生活质量；减少或延缓肝硬化、肝衰竭和 HCC 的发生，延长存活时间。符合适应证者应尽可能积极进行抗病毒治疗。

抗病毒治疗的一般适应证包括：①HBV – DNA ≥ 10^5 拷贝/mL（HBeAg 阴性肝炎者为 ≥ 10^4 拷贝/mL）；②ALT ≥ 2 × ULN；③如 ALT < 2 × ULN，则需肝组织学显示有明显炎症坏死或纤维化。

（1）普通 α – 干扰素（IFN – α）和聚乙二醇化干扰素：它通过诱导宿主产生细胞因子，在多个环节抑制病毒复制。以下预测其疗效较好的因素：ALT 升高、病程短、女性、HBV – DNA 滴度较低、肝组织活动性炎症等。

有下列情况者不宜用 IFN – α：①血清胆红素 > 正常值上限 2 倍；②失代偿性肝硬化；③有自身免疫性疾病；④有重要器官病变（严重心、肾疾患、糖尿病、甲状腺功能亢进或低下以及神经精神异常等）。

IFN – α 治疗慢性乙型肝炎：普通干扰素 α 推荐剂量为每次 5MU，每周 3 次，皮下或肌内注射，对于 HBeAg 阳性者疗程 6 个月至 1 年，对于 HBeAg 阴性慢性乙肝疗程至少 1 年。聚乙二醇化干扰素 α 每周 1 次，HBeAg 阳性者疗程 1 年，对于 HBeAg 阴性慢性乙肝疗程至少 1 年；多数认为其抗病毒效果优于普通干扰素。

干扰素者治疗过程中应监测：①使用开始治疗后的第 1 个月，应每 1～2 周检查 1 次血常规，以后每月检查 1 次，直至治疗结束；②生化学指标，包括 ALT、AST 等，治疗开始后每月检测 1 次，连续 3 次，以后随病情改善可每 3 个月 1 次；③病毒学标志，治疗开始后每 3 个月检测 1 次 HBsAg、HBeAg、抗 – HBe 和 HBV – DNA；④其他，如 3 个月检测 1 次甲状腺功能、血糖和尿常规等指标，如治疗前就已存在甲状腺功能异常，则应每月检查甲状腺功能；⑤定期评估精神状态，尤其是对有明显抑郁症和有自杀倾向的患者，应立即停药并密切监护。

IFN – α 的不良反应与处理：①流感样综合征，通常在注射后 2～4h 发生，可给予解热镇痛剂等对症处理，不必停药。②骨髓抑制，表现为粒细胞及血小板计数减少，一般停药后可自行恢复。当白细胞计数 $< 3.0 \times 10^9/L$ 或中性粒细胞 $< 1.5 \times 10^9/L$，或血小板 $< 40 \times 10^9/L$ 时，应停药。血象恢复后可重新恢复治疗，但须密切观察。③神经精神症状，如焦虑、抑郁、兴奋、易怒、精神病。出现抑郁及精神症状应停药。④失眠、轻度皮疹、脱发，视情况可不停药。出现少见的不良反应如癫痫、肾病综合征、间质性肺炎和心律失常等时，应停药观察。⑤诱发自身免疫性疾病，如甲状腺炎、血小板减少性紫癜、溶血性贫血、风湿性关节炎、1 型糖尿病等，亦应停药。

（2）核苷（酸）类似物：核苷（酸）类似物作用于 HBV 的聚合酶区，抑制病毒复制。本类药物口服方便、抗病毒活性较强、直接毒副作用很少，但是治疗过程可产生耐药及停药后复发。

1）拉米夫定（lamivudine）：剂量为每日 100mg，顿服。其抗病毒作用较强，耐受性良好。随着其广泛使用，近年来耐药现象逐渐增多。

2）阿德福韦酯（adefovir dipivoxil）：剂量为每日 10mg，顿服。在较大剂量时有一定肾毒性，应定期监测血清肌酐和血磷。本药对初治和已发生拉米夫定、恩替卡韦、替比夫定耐药变异者均有效。目前主张对已发生拉米夫定、恩替卡韦、替比夫定耐药变异者加用阿德福韦酯联合治疗；反之，对于已发生阿德福韦酯耐药变异者，加用另外的三种药物之一治疗仍有效。

3）恩替卡韦（entecavir）：初治患者每日口服 0.5mg 能迅速降低患者 HBV 病毒载量。其耐药发生率很低。本药须空腹服用。

4）替比夫定（telbivudine）：为 600mg，每天 1 次口服。抗病毒活性很强，耐药性较低。

5）替诺福韦（tenofovir）对初治和拉米夫定耐药变异的 HBV 均有效。在美国和欧洲国家已上市。

核苷（酸）类似物的疗程：HBeAg 阳性慢性肝炎患者使用口服抗病毒药治疗时，如 HBV - DNA 和 ALT 复常，直至 HBeAg 血清学转换后至少再继续用药 6 ~ 12 个月，经监测 2 次（每次至少间隔 6 个月）证实 HBeAg 血清学转换且 HBV - DNA（PCR 法）仍为阴性时可以停药，最短疗程不少于 2 年。

对于 HBeAg 阴性慢性肝炎患者如 HBV - DNA（定量 PCR 法）检测不出，肝功能正常，经连续监测 3 次（每次至少间隔 6 个月），最短疗程不少于 3 年可以停药观察。

核苷（酸）类似物治疗过程中的监测：一般每 3 个月测定一次 HBV - DNA、肝功能（如用阿德福韦酯还应测定肾功能），根据具体情况每 3 ~ 6 个月测定一次乙肝 HBsAg、HBeAg/抗 HBe。

治疗结束后的监测：不论有无应答，停药后 6 个月内每 2 个月检测 1 次，以后每 3 ~ 6 个月检测 1 次 ALT、AST、HBV 血清标志和 HBV - DNA。如随访中有病情变化，应缩短检测间隔。

（3）抗肝纤维化：有研究表明，经 IFN - α 或核苷（酸）类似物抗病毒治疗后，肝组织病理学可见纤维化甚至肝硬化有所减轻，因此，抗病毒治疗是抗纤维化治疗的基础。

根据中医学理论和临床经验，肝纤维化和肝硬化属正虚血瘀证范畴，因此，对慢性乙型肝炎肝纤维化及早期肝硬化的治疗，多以益气养阴、活血化瘀为主，兼以养血柔肝或滋补肝肾。据报道，国内多家单位所拟定的多个抗肝纤维化中药方剂均有一定疗效。今后应根据循证医学原理，按照新药临床研究管理规范（GCP）进行大样本、随机、双盲临床试验，并重视肝组织学检查结果，以进一步验证各种中药方剂的抗肝纤维化疗效。

十一、预防

（一）对患者和携带者的管理

对于慢性乙肝患者、慢性 HBV 携带者及 HBsAg 携带者，应注意避免其血液、月经、精液及皮肤黏膜伤口污染别人及其他物品。这些人除不能献血及从事有可能发生血液暴露的特殊职业外，在身体条件允许的情况下，可照常工作和学习，但要加强随访。

（二）注射乙型肝炎疫苗

接种乙型肝炎疫苗是预防 HBV 感染的最有效方法。乙型肝炎疫苗的接种对象主要是新生儿，其次为婴幼儿和高危人群。乙型肝炎疫苗全程接种共 3 针，按照 0、1、6 个月程序，即接种第 1 针疫苗后，间隔 1 及 6 个月注射第 2 及第 3 针疫苗。新生儿接种乙型肝炎疫苗越早越好，要求在出生后 24h 内接种。接种部位新生儿为大腿前部外侧肌肉内，儿童和成人为上臂三角肌中部肌内注射。

对 HBsAg 阳性母亲的新生儿，应在出生后 24h 内尽早注射乙型肝炎免疫球蛋白（HBIG），最好在出生后 12h 内，剂量应 ≥100IU，同时在不同部位接种 10μg 重组酵母乙型肝炎疫苗，可显著提高阻断母婴传播的效果。新生儿在出生 12h 内注射 HBIG 和乙型肝炎疫苗后，可接受 HBsAg 阳性母亲的哺乳。

（三）切断传播途径

大力推广安全注射（包括针刺的针具），对牙科器械、内镜等医疗器具应严格消毒。医务人员应按照医院感染管理中标准预防的原则，在接触人的血液、体液、分泌物、排泄物时，均应戴手套，严格防止医源性传播。服务行业中的理发、刮脸、修脚、穿刺和纹身等用具也应严格消毒。注意个人卫生，不共用剃须刀和牙具等用品。

（李　烨）

第三节　丙型病毒性肝炎

丙型病毒性肝炎（丙型肝炎）是一种主要经血液传播的由丙型肝炎病毒（hepatitis C vl-rus，HCV）感染引起的急、慢性肝脏疾病。急性丙型肝炎部分患者可痊愈，但转变为慢性丙型肝炎的比例相当高。HCV 感染除可引起肝炎、肝硬化、肝细胞癌等肝脏疾病之外，还可能产生一系列的肝脏外病变。聚乙二醇化干扰素（PEG – IFN）联合利巴韦林是目前治疗慢性丙型肝炎的标准方案。未来的发展趋势是，在此基础上与小分子蛋白酶和 RNA 聚合酶抑制剂的联合应用，有望进一步提高慢性丙型肝炎的抗病毒疗效，使得大部分患者临床治愈。

一、丙型肝炎的病原学

（一）HCV 的特点

HCV 属于黄病毒科（flaviviridae），其基因组为单股正链 RNA，易变异。目前国际广泛采用的 Simmonds 基因分型系统，将 HCV 分为 6 个基因型及不同亚型，以阿拉伯数字表示基因型，以小写英文字母表示基因亚型（如1a、2b、3c等）。HCV基因型和疗效有密切关系。基因1型呈全球性分布，占所有HCV感染的70%以上，对干扰素疗效较差。

（二）HCV基因组结构

HCV基因组含有一个开放读码框（ORF），长度约10kb，编码一种多聚蛋白，然后在其蛋白酶和宿主细胞信号肽酶的作用下，水解成为10余种结构和非结构（NS）蛋白。非结构蛋白NS3是一种多功能蛋白，其氨基端具有蛋白酶活性，羧基端具有螺旋酶/三磷酸核苷酶活性；NS5B蛋白是RNA依赖的RNA聚合酶。针对NS3的丝氨酸蛋白酶、针对RNA依赖性RNA聚合酶的小分子抑制剂，目前已进入新药三期临床的研究阶段。

（三）HCV的灭活方法

HCV对一般化学消毒剂敏感，100℃ 5min或60℃10h、高压蒸汽和甲醛熏蒸等均可灭活HCV病毒。

二、丙型肝炎的流行病学

（一）世界丙型肝炎流行状况

丙型肝炎呈全球性流行，在欧美及日本等乙型肝炎流行率较低的国家，它是终末期肝病以及肝移植的最主要原因。据世界卫生组织统计，全球HCV的感染率约为3%，估计约1.7亿人感染HCV，每年新发丙型肝炎病例约3.5万例。

（二）我国丙型肝炎流行状况

1992—1995年全国病毒性肝炎血清流行病学调查结果显示，我国一般人群抗－HCV阳性率为3.2%。各地抗－HCV阳性率有一定差异，以长江为界，北方（3.6%）高于南方（2.9%）。普通人群中抗－HCV阳性率随年龄增长而逐渐上升，男女间无明显差异。近年的小样本调查显示目前我国的HCV感染率可能低于上述数字，但全国丙型肝炎血清流行病学测定尚未完成。

HCV 1b基因型在我国最为常见，约占80%以上，是难治的基因型。某些地区有1a、2b和3b型报道；6型主要见于香港和澳门地区，在南方边境省份也可见到此基因型。

（三）丙型肝炎传播途径

1. 血液传播　主要有：①经输血和血制品传播。我国自1993年开始对献血员筛查抗－HCV后，该途径得到了有效控制。但由于抗－HCV存在窗口期及检测试剂的质量问题及少数感染者不产生抗－HCV的原因，目前尚无法完全筛除HCV－RNA阳性者，大量输血和血液透析仍有可能感染HCV。②经破损的皮肤和黏膜传播。这是目前最主要的传播方式，在某些地区，因静脉注射毒品导致的HCV传播占60%~90%。使用非一次性注射器和针头、未经严格消毒的牙科器械、内镜、侵袭性操作和针刺等也是经皮肤和黏膜传播的重要途径。一些可能导致皮肤破损和血液暴露的传统医疗方法也与HCV传播有关；共用剃须刀、牙刷、文身和穿耳环孔等也是HCV潜在的经血传播方式。

2. 性传播　性伴侣为HCV感染者及多个性伙伴者发生HCV感染的危险性较高。同时伴有其他性传播疾病者，特别是感染人类免疫缺陷病毒（HIV）者，感染HCV的危险性更高。

3. 母婴传播　抗－HCV 阳性母亲将 HCV 传播给新生儿的危险性为 2%，若母亲在分娩时 HCV－RNA 阳性，则传播的危险性可达 4%～7%；合并 HIV 感染时，传播的危险性增至 20%。母体血液中 HCV 病毒水平高也会增加 HCV 传播的危险性。

4. 其他　部分 HCV 感染者的传播途径不明。接吻、拥抱、喷嚏、咳嗽、食物、饮水、共用餐具和水杯、无皮肤破损及其他无血液暴露的接触一般不会传播 HCV。

（四）HCV 传播的预防

因目前尚无可预防丙型肝炎的有效疫苗，主要靠严格筛选献血人员、医院、诊所、美容机构等场所严格按照标准防护（standard precaution）的规定进行消毒、灭菌和无菌操作，通过宣传教育避免共用剃须刀、牙刷及注射针具，减少性伙伴和不安全性活动。

三、丙型肝炎的自然史

暴露于 HCV 感染后 1～3 周，在外周血可检测到 HCV RNA。但在急性 HCV 感染者出现临床症状时，仅 50%～70% 患者抗－HCV 阳性，3 个月后约 90% 患者抗－HCV 阳转。

感染 HCV 后，病毒血症持续 6 个月仍未清除者为慢性感染，丙型肝炎慢性转化率为 50%～85%。40 岁以下人群及女性感染 HCV 后自发清除病毒率较高；感染 HCV 时年龄在 40 岁以上、男性及合并感染 HIV 并导致免疫功能低下者可促进疾病的进展。合并 HBV 感染、嗜酒（50g/d 以上）、非酒精性脂肪肝（NASH）、肝脏铁含量高、血吸虫感染、肝毒性药物和环境污染所致的有毒物质等，均可促进疾病进展。

儿童和年轻女性感染 HCV 后 20 年，肝硬化发生率为 2%～4%；中年因输血感染者 20 年后肝硬化发生率为 20%～30%；一般人群为 10%～15%。

HCV 相关的 HCC 发生率在感染 30 年后为 1%～3%，主要见于肝硬化和进展性肝纤维化患者；一旦发展成为肝硬化，HCC 的年发生率为 1%～7%。上述促进丙型肝炎进展的因素以及糖尿病等均可促进 HCC 的发生。

发生肝硬化和 HCC 患者的生活质量均有所下降，也是慢性丙型肝炎患者的主要死因，其中失代偿期肝硬化最为主要。有报道，代偿期肝硬化患者的 10 年生存率约为 80%，而失代偿期肝硬化患者的 10 年生存率仅为 25%。

四、丙型肝炎的实验诊断

（一）血清生化学检测

急性丙型肝炎患者的 ALT 和 AST 水平一般较低，但也有较高者。发生血清白蛋白、凝血酶原活动度和胆碱酯酶活性降低者较少，但在病程较长的慢性肝炎、肝硬化或重型肝炎时可明显降低，其降低程度与疾病的严重程度成正比。

慢性丙型肝炎患者中，约 30% 的患者 ALT 水平正常，约 40% 的患者 ALT 水平低于 2 倍正常值上限（ULN）。虽然大多数此类患者只有轻度肝损伤，但部分患者可发展为肝硬化。

（二）抗－HCV 检测

用第三代 ELSIA 法检测丙型肝炎患者，其敏感度和特异度可达 99%。抗－HCV 不是保护性抗体，也不代表病毒血症，其阳性只说明人体感染了 HCV；一些血液透析、免疫功能缺陷或自身免疫性疾病患者可出现抗－HCV 假阴性或假阳性。

（三）HCV RNA 检测

在 HCV 急性感染期，血浆或血清中的病毒基因组水平可达到 $10^5 \sim 10^7$ 拷贝/mL（实时荧光定量 PCR 检测技术）。最新的 TaqMan 技术可以检测到更低水平的 HCV RNA 的复制。临床上决定是否应该抗病毒治疗及评价抗病毒治疗的疗效，都依赖于 HCV RNA 病毒载量的检测结果。

五、丙型肝炎的病理学

急性丙型肝炎可有与甲型和乙型肝炎相似的小叶内炎症及汇管区各种病变。但也有其特点：①汇管区大量淋巴细胞浸润、甚至有淋巴滤泡形成；胆管损伤伴叶间胆管数量减少，类似于自身免疫性肝炎。②常见以淋巴细胞浸润为主的界面性炎症。③肝细胞大泡性脂肪变性。④单核细胞增多症样病变，即单个核细胞浸润于肝窦中呈串珠状；病理组织学检查对丙型肝炎的诊断、衡量炎症和纤维化程度、评估药物疗效以及预后判断等方面至关重要。

六、丙型肝炎的临床诊断

（一）急性丙型肝炎的诊断

急性丙型肝炎可参考流行病学史、临床表现、实验室检查，特别是病原学检查结果进行诊断。

1. 流行病学史　有输血史、应用血液制品或有明确的 HCV 暴露史。输血后急性丙型肝炎的潜伏期为 2 ~ 16 周（平均 7 周），散发性急性丙型肝炎的潜伏期目前缺乏可靠的研究数据，尚待研究。

2. 临床表现　可有全身乏力、食欲减退、恶心和右季肋部疼痛等，少数伴低热，轻度肝大，部分患者可出现脾大，少数患者可出现黄疸。部分患者无明显症状，表现为隐匿性感染。

3. 实验室检查　ALT 多呈轻度和中度升高，抗 – HCV 和 HCV RNA 阳性。HCV RNA 常在 ALT 恢复正常前转阴，但也有 ALT 恢复正常而 HCV RNA 持续阳性者。

（二）慢性丙型肝炎的诊断

1. 诊断依据　HCV 感染超过 6 个月，或发病日期不明、无肝炎史，但肝脏组织病理学检查符合慢性肝炎，或根据症状、体征、实验室及影像学检查结果综合分析，亦可诊断。

2. 重型肝炎　HCV 单独感染极少引起重型肝炎，HCV 重叠 HBV、HIV 等病毒感染、过量饮酒或应用肝毒性药物时，可发展为重型肝炎。HCV 感染所致重型肝炎的临床表现与其他嗜肝病毒所致重型肝炎基本相同，可表现为急性、亚急性病程。

3. 肝外表现　肝外临床表现或综合征可能是机体异常免疫反应所致，包括类风湿关节炎、眼口干燥综合征（Sjogren's syndrome）、扁平苔藓、肾小球肾炎、混合型冷球蛋白血症、B 细胞淋巴瘤和迟发性皮肤卟啉症等。

4. 混合感染　HCV 与其他病毒的重叠、合并感染统称为混合感染。我国 HCV 与 HBV 或 HIV 混合感染较为多见。

5. 肝硬化与 HCC　慢性 HCV 感染的最严重结果是进行性肝纤维化所致的肝硬化和 HCC。

6. 肝脏移植后 HCV 感染的复发　丙型肝炎常在肝移植后复发，且其病程的进展速度明显快于免疫功能正常的丙型肝炎患者。一旦移植的肝脏发生肝硬化，出现并发症的危险性将高于免疫功能正常的肝硬化患者。肝移植后丙型肝炎复发与移植时 HCV RNA 水平与移植后免疫抑制程度有关。

七、丙型肝炎的抗病毒治疗

（一）抗病毒治疗的目的

抗病毒治疗的目的是清除或持续抑制体内的 HCV 复制，以改善或减轻肝损害，阻止进展为肝硬化、肝功能衰竭或 HCC，并提高患者的生活质量，延长生存期。

（二）抗病毒治疗的适应证

只有确诊为血清 HCV RNA 阳性的丙型肝炎患者才需要抗病毒治疗。单纯抗 - HCV 阳性而 HCV RNA 阴性者，可判断为既往 HCV 感染者，不需要抗病毒治疗。

（三）干扰素抗病毒治疗方案

1. 急性丙型肝炎　急性丙型肝炎患者是否需要进行积极的抗病毒治疗，目前尚存在争议。有研究表明，IFN - α 治疗能显著降低急性丙型肝炎的慢性转化率，因此，如检测到 HCV RNA 阳性，即应开始抗病毒治疗。目前对急性丙型肝炎治疗尚无统一方案，建议给予普通 IFN - α 3MU，隔日 1 次肌内或皮下注射，疗程为 24 周，应同时服用利巴韦林 800 ~ 1 000mg/d。也可考虑使用 PEG - IFN 联合利巴韦林的治疗方案。

2. 慢性丙型肝炎　①ALT 或 AST 持续或反复升高，或肝组织学有明显炎症坏死（G≥2）或中度以上纤维化（S≥2）者，应给予积极治疗。②ALT 持续正常者大多数肝脏病变较轻，应根据肝活检病理学结果决定是否治疗。对已有明显肝纤维化（S_2、S_3）者，无论炎症坏死程度如何，均应给予抗病毒治疗；对轻微炎症坏死且无明显肝纤维化（S_0、S_1）者，可暂不治疗，但每隔 3 ~ 6 个月应检测肝功能。③ALT 水平并不是预测患者对 IFNα 应答的重要指标。最近有研究发现，用 PEG - IFNα 与利巴韦林联合治疗 ALT 正常的丙型肝炎患者，其病毒学应答率与 ALT 升高的丙型肝炎患者相似。因此，对于 ALT 正常或轻度升高的丙型肝炎患者，只要 HCV RNA 阳性，也可进行治疗。

3. 丙型肝炎肝硬化　①代偿期肝硬化（Child - Pugh A 级）患者，尽管对治疗的耐受性和效果有所降低，但为使病情稳定、延缓或阻止肝功能衰竭和 HCC 等并发症的发生，目前有干扰素以外的治疗方案，建议在严密观察下，从小剂量的 IFN 开始，给予抗病毒治疗。②失代偿期肝硬化患者，多难以耐受 IFNα 治疗的不良反应，使用 IFN 的抗病毒治疗部分患者导致肝衰竭等使病情加重，应该慎用，有条件者应考虑行肝脏移植术。

4. 肝移植后丙型肝炎复发　HCV 相关的肝硬化或 HCC 患者经肝移植后，HCV 感染复发率很高。IFNα 治疗对此类患者有一定效果，但有促进对移植肝排斥反应的可能，可在有经验的专科医生指导和严密观察下进行抗病毒治疗。

（四）直接抗病毒药物治疗方案

2015 年 6 月 30 日美国肝病研究学会和美国感染病学会发布成人丙型肝炎（丙肝）诊治指南，为临床规范合理使用直接抗病毒药物（direct - acting antiviral agents，DAAs）提供了依据。DAAs 以病毒学应答率高和不良反应少成为治疗慢性丙肝（chronichepatitis C，CHC）

的首选，2011年第一代蛋白酶抑制剂（telaprevir和boceprevir）开启了丙肝抗病毒治疗新篇章。针对第一代药物的不足，研发出了安全性高、效果好的新一代DAAs（simeprevir、ledipasvir和sofosbuvir等）。基于目前的临床研究数据，对于初治及经治CHC患者根据HCV基因分型提供多种治疗方案，相对2014年12月—2015年4月在线更新的数版DAAs推荐治疗方案，该指南提出了DAAs相关耐药位点筛选等问题，以进一步优化治疗。

1. CHC初治患者

（1）基因1型：推荐3种治疗方案：①复方单片harvoni（ledipasvir 90mg/d + sofosbuvir400mg/d），疗程12周。该方案于2014年10月被美国食品药品监督管理局批准用于基因1型患者，临床试验结果显示持续病毒学应答（sustained virological response，SVR）率为93%~100%。该方案同时也用于基因4、5、6型，其中sofosbuvir耐药屏障高，对多种基因型都具有较强的抗病毒活性。②片剂组合viekirapak（paritaprevir150mg/d + ritonavir100mg/d + ombitavir25mg/d + dasabuvir500mg/d，PROD）联合利巴韦林（RBV），无肝硬化患者疗程12周，肝硬化患者延长至24周。该合剂于2014年12月被批准使用，最新研究显示在基因1a型中viekira pak + RBV组效果优于不加RBV组，但在基因1b型中2组疗效无显著差异。③sofosbuvir（400mg/d）+ simeprevir（150mg/d），无肝硬化患者疗程12周，肝硬化患者延长至24周。最近研究显示非结构蛋白酶3区（NS3）的Q80K多态性在基因1型中较常见，对simeprevir耐药，继而产生低应答率，因此对于基因1a型肝硬化并伴Q80K阳性的患者建议选择以上其他治疗方案，治疗前筛查预存耐药位点具有一定的临床意义。

（2）基因2型：治疗方案无明显变化，为sofosbuvir（400mg/d）+ RBV治疗12周，肝硬化患者延长治疗至16周。最新成果显示sofosbuvir + RBV治疗中炎症细胞因子及趋化因子水平可能对SVR产生一定的影响，获得SVR的患者体内IP-10及巨噬细胞炎性蛋白（MIP）-1β水平明显升高，logistic回归分析提示基线高水平MIP-1β与SVR存在显著相关性，更多影响抗病毒疗效的因素有待进一步研究。

（3）基因3型：目前数据显示单用DAAs组的SVR率低于联合聚乙二醇干扰素（pegylated interferon，Peg-IFN）治疗组，所以IFN耐受患者首推sofosbuvir（400mg/d）联合RBV及Peg-IFN治疗12周，SVR率为90%。若与基因2型方案相同，仅使用sofosbuvir + RBV治疗，疗程须增至24周。部分患者存在RBV禁忌证，如白细胞减少、贫血、转氨酶及胆红素升高等，可加用daclatasvir（60mg/d），但目前临床数据较少，有待进一步临床研究证实。

（4）基因4型：该亚型与基因1型同为难治型，治疗方案为：①复方单片harvoni，疗程12周，合并肝硬化的患者疗程增至24周；②复方单片PRO（paritaprevir/ritonavir/ombitavir）+ RBV治疗12周，肝硬化患者疗程须增至24周，可提高SVR率；③sofosbuvir + RBV疗程24周，也可选择加用simeprevir，疗程可缩至12周，同时部分IFN耐受患者可加用Peg-IFN（sofosbuvir + Peg-IFN + RBV），疗程12周。

（5）基因5、6型：目前相关临床数据相对较少，最新指南建议使用harvoni方案，疗程12周；部分IFN耐受患者也可选用sofosbuvir（400mg/d）联合RBV及Peg-IFN治疗12周。

2. CHC经治患者　Peg-IFN联合RBV在小分子化合物上市之前作为CHC治疗的标准方案，部分患者由该方案治疗后效果不佳或复发、新发感染，第一代蛋白酶抑制剂虽提高了CHC患者的SVR率，但同时治疗失败的患者也出现了耐药。新上市的DAAs有较高耐药屏障，经治患者依据之前治疗方案的不同优化选择合适的治疗措施，同时延长治疗时间，实现病毒学治愈。

（1）基因1型：未使用过任何DAAs治疗的非肝硬化经治患者推荐3种方案：①复方单片harvoni（ledipasvir90mg/d + sofosbuvir400mg/d），疗程12周；②PROD + RBV，基因1a型患者疗程12周，基因1b型患者不加用RBV治疗12周；③sofosbuvir（400mg/d）+ simeprevir（150mg/d），疗程12周。对于合并肝硬化患者以上方案在用药及疗程上须做出相应调整，方案①中harvoni方案疗程增至24周，若联合RBV时疗程为12周；方案②中基因1a型患者viekira pak联合RBV疗程24周，基因1b型患者疗程12周；方案③中sofosbuvir + simeprevir疗程增至24周，同样须筛查NS3区的Q80K多态性位点。

对于经Peg-IFN + RBV联合第一代DAAs（telaprevir/boceprevir）治疗失败的患者，建议harvoni方案（ledipasvir90mg/d + sofosbuvir400mg/d），疗程12周，合并肝硬化患者延长至24周，可降低复发率，或加用RBV维持12周。经sofosbuvir方案治疗失败的临床数据较少，同时因该药物上市时间短且耐药屏障高，因此建议无迫切治疗需求的患者推迟治疗继续观察；如迫切需要治疗者，仍选用harvoni + RBV方案，疗程12周，合并肝硬化患者延长至24周。对于经ledipasvir/sofosbuvir/viekira pak方案治疗失败患者应根据其治疗需求程度慎重选择方案，同时筛查非结构蛋白酶SA区（NS5A）是否存在耐药位点，因为研究显示若不存在该耐药位点，可继续用harvoni + RBV方案，疗程延长至24周；若存在NS5A耐药位点但未检测到NS3耐药位点，可用sofosbuvir + simeprevir。随着DAAs逐渐展开广泛的应用，临床上须规范合理的使用及早期监测以防止耐药的发生。

（2）其他基因型：未服用过小分子化合物抗病毒治疗的经治患者治疗方案同上推荐，服用过小分子化合物治疗失败的患者目前临床上尚无较多相关数据。

3. 丙肝肝硬化失代偿期治疗方案　肝硬化失代偿期患者会出现门脉高压、脾大、腹水等一系列肝硬化晚期症状表现，这部分患者存在IFN治疗绝对禁忌证，治疗需求更迫切。基因1、4型肝硬化失代偿期推荐harvoni + RBV，研究显示SVR12及SVR24相似。而给予经sofosbuvir治疗失败的患者同样方案（harvoni + RBV），治疗时间延长至24周。对于基因2、3型肝硬化失代偿期患者推荐sofosbuvir + RBV，疗程48周。治疗后患者的终末期肝病模型评分显著改善，不仅延缓疾病进展，也为肝移植做好准备，有效降低了移植后丙肝的复发率。

（五）特殊丙型肝炎患者的治疗

1. 儿童和老年人　有关儿童慢性丙型肝炎的治疗经验尚不充分。初步临床研究结果显示，IFNα单一治疗的SVR率似高于成人，对药物的耐受性也较好。65～70岁以上的老年患者原则上也应进行抗病毒治疗，但一般对治疗的耐受性较差。因此，应根据患者的年龄、对药物的耐受性、并发症（如高血压、冠心病等）及患者的意愿等因素全面衡量，以决定是否给予抗病毒治疗。

2. 酗酒及吸毒者　慢性酒精中毒及吸毒可能促进HCV复制，加剧肝损害，从而加速发展为肝硬化甚至HCC的进程。由于酗酒及吸毒患者对于抗病毒治疗的依从性、耐受性和SVR率均较低，因此，治疗丙型肝炎必须同时戒酒及戒毒。

3. 合并HBV或HIV感染者　合并HBV感染会加速慢性丙型肝炎向肝硬化或HCC的进展。对于HCV-RNA阳性、HBV-DNA阴性者，先给予抗-HCV治疗；对于两种病毒均呈活动性复制者，建议首先以 IFNα 加利巴韦林清除 HCV，对于治疗后 HBV – DNA 仍持续阳性者可再给予抗 – HBV 治疗。

合并 HIV 感染也可加速慢性丙型肝炎的进展，抗 – HCV 治疗主要取决于患者的 CD4$^+$ 细胞计数和肝组织的纤维化分期。免疫功能正常、尚无立即进行高活性抗逆转录病毒治疗（HAART）指征者，应首先治疗 HCV 感染；正在接受 HAART 治疗、肝纤维化呈 S2 或 S3 的患者，需同时给予抗 – HCV 治疗；但要特别注意观察利巴韦林与抗 – HIV 核苷类似物相互作用的可能性，包括乳酸酸中毒等。对于严重免疫抑制者（CD4$^+$ 淋巴细胞 $< 2 \times 10^8/L$），应首先给予抗 – HIV 治疗，待免疫功能重建后，再考虑抗 – HCV 治疗。

4. 慢性肾衰竭　对于慢性丙型肝炎伴有肾衰竭且未接受透析者，不应进行抗病毒治疗。已接受透析且组织病理学上尚无肝硬化的患者（特别是准备行肾移植的患者），可单用 IFNα 治疗（应注意在透析后给药）。由于肾功能不全的患者可发生严重溶血，因此，一般不应用利巴韦林联合治疗。

（六）抗病毒治疗应答预测及个体化治疗方案的调整

抗病毒治疗过程中，在不同时间点上的 HCV RNA 检测结果对于最终的持续病毒性应答（即停药后 24 周时的应答，SVR）具有很好的预测价值。慢性丙型肝炎抗病毒治疗第 4 周 HCV RNA 低于检测限，称之为快速病毒学应答（RVR）。抗病毒治疗第 12 周 HCV RNA 低于检测限，称之为完全早期病毒学应答（cEVR）；如果 HCV RNA 下降 2log10 以上但仍然阳性，称之为部分早期病毒学应答（pEVR）；如果 HCV RNA 下降不足 2log10，则称之为无早期病毒学应答（nEVR）。

获得 RVR 或 cEVR 的患者，完成整个疗程后其疗效较好，取得较高的 SVR；但对于只获得 pEVR 的患者，需要提高用药剂量或延长抗病毒治疗的疗程方能提高 SVR。对于 nEVR 的患者，即使完成全部疗程，获得 SVR 的概率一般不超过 3%，因此，为避免承受不必要的副作用和经济花费，应及时停止治疗。

（七）对于治疗后复发或无应答患者的治疗

对于初次单用 IFNα 治疗后复发的患者，采用 PEG – IFNα 或普通 IFNα 联合利巴韦林再次治疗，可获得较高 SVR 率（47%，60%）；对于初次单用 IFNα 无应答者，采用普通 IFNα 或 PEG – IFNα 联合利巴韦林再次治疗，其 SVR 率仍较低（分别为 12% ～ 15% 和 34% ～ 40%）。对于初次应用普通 IFNα 和利巴韦林联合疗法无应答或复发的患者，可试用 PEG – IFNα 与利巴韦林联合疗法。

八、丙型肝炎患者的监测和随访

对接受抗病毒治疗患者的随访监测

1. 治疗前监测项目　治疗前应检测肝肾功能、血常规、甲状腺功能、血糖及尿常规。开始治疗后的第 1 个月应每周检查 1 次血常规，以后每个月检查 1 次直至 6 个月，然后每 3 个月检查 1 次。

2. 生化学检测　治疗期间每个月检查 ALT，治疗结束后 6 个月内每 2 个月检测 1 次。即使患者 HCV 未能清除，也应定期复查 ALT。

3. 病毒学检查　治疗 3 个月时测定 HCV – RNA；在治疗结束时及结束后 6 个月也应检

测 HCV - RNA。

4. 不良反应的监测 所有患者在治疗过程中每 6 个月、治疗结束后每 3~6 个月检测甲状腺功能，如治疗前就已存在甲状腺功能异常，则应每月检查甲状腺功能。对于老年患者，治疗前应做心电图检查和心功能判断。应定期评估精神状态，尤其是对有明显抑郁症和有自杀倾向的患者，应停药并密切防护。

5. 提高丙型肝炎患者对治疗的依从性 患者的依从性是影响疗效的一个重要因素。医生应在治疗开始前向患者详细解释本病的自然病程，并说明抗病毒治疗的必要性、现有抗病毒治疗的疗程、疗效及所需的费用等。还应向患者详细介绍药物的不良反应及其预防和减轻的方法，以及定期来医院检查的重要性，并多给患者关心、安慰和鼓励，以取得患者的积极配合，从而提高疗效。

（李　烨）

第四节　丁型病毒性肝炎

一、病原学

1977 年 Rezzetto 在 HBsAg 阳性肝组织标本中发现 δ 因子，它呈球形，直径 35~37nm，1983 年命名为丁型肝炎病毒（hepatitis D virus，HDV）。HDV 是一种缺陷病毒，在血液中由 HBsAg 包被，其复制、抗原表达及引起肝损害须有 HBV 辅佐；但细胞核内的 HDV RNA 无需 HBV 的辅助即可自行复制。HDV 基因组为单股环状闭合负链 RNA，长 1 679bp，其二级结构具有核酶（ribozyme）活性，能进行自身切割和连接。黑猩猩和美洲土拨鼠为易感动物。HDV 可与 HBV 同时感染人体，但大部分情况下是在 HBV 感染的基础上引起重叠感染。当 HBV 感染结束时，HDV 感染亦随之结束。

二、流行病学

丁型肝炎在世界范围内均有流行，丁型肝炎人群流行率约 1%。急、慢性丁型肝炎患者和 HDV 携带者是主要的传染源。

其传播途径与乙型肝炎相似。HDV 可与 HBV 以重叠感染或同时感染形式存在，以前者为主。

人类对 HDV 普遍易感，抗 HDV 不是保护性抗体。HBV 感染者，包括无症状慢性 HBsAg 携带者是 HDV 感染的高危人群；另外，多次输血者、静脉药瘾者、同性恋者发生 HDV 感染的机会亦较高。

我国由于 HBsAg 携带率较高，故有引起 HDV 感染传播的基础。我国西南地区感染率较高，在 HBsAg 阳性人群中超过 3%；但 HDV 感染也存在于中原及北方地区。

三、发病机制

同乙型病毒性肝炎一样，丁型肝炎的发病机制还未完全阐明。目前的研究认为 HDV 的复制对肝细胞有直接的致病作用。体外实验表明，高水平表达的 HDAg 对体外培养中的肝癌细胞有直接的细胞毒作用。且 HDV 与 HBV 重叠感染时，使得肝细胞损害加重，并向慢性化发展，免疫抑制剂对丁型肝炎肝细胞病变并无明显缓解作用。但最近研究提示，免疫应答可能也是 HDV 导致肝细胞损害的重要原因。因此，在丁型肝炎的发病机制中可能既有 HDV 的直接致病作用，又有宿主免疫应答介导的损伤。

四、临床表现

丁型肝炎的潜伏期 4～20 周。急性丁型肝炎可与 HBV 感染同时发生（同时感染，concurrent infection）或继发于 HBV 感染（重叠感染，superinfection），这两种感染形式的临床表现有所不同。临床上，乙型及丁型肝炎均可转化为慢性肝炎。

同时感染者临床表现与急性乙型肝炎相似，大多数表现为黄疸型，有时可见双峰型 ALT 升高，分别代表 HBV 和 HDV 感染所致的肝损害，一般预后良好，极少数可发展为重型肝炎。

重叠感染者可发生与慢性乙肝患者或无症状 HBsAg 携带者，其病情常较重，ALT 升高可达数月之久，部分可进展为急性重型肝炎（急性肝衰竭），此种类型大多会向慢性化转化。

五、实验室检查

HDV 的血清学标记如下。

1. HDVAg　是 HDV 唯一的抗原成分，因此 HDV 仅有一个血清型。HDVAg 最早出现，然后分别是抗 HDV‑IgM 和抗 HDV‑IgG，一般三者不会同时存在。抗‑HDV 不是保护性抗体。

2. HDV‑RNA　血清或肝组织中 HDV‑RNA 是诊断 HDV 感染最直接的依据。

（1）HDVAg、抗 HDV‑IgM 及抗 HDV‑IgG：HDVAg 是 HDV 的唯一抗原成分，HDVAg 阳性是诊断急性 HDV 感染的直接证据。抗 HDV‑IgM 阳性也是现症感染的标志，当感染处于 HDVAg 和 HDV‑IgG 之间的窗口期时，可仅有抗 HDV‑IgM 阳性。在慢性 HDV 感染中，由于有高滴度的抗 HDV，故 HDVAg 多为阴性。抗 HDV‑IgG 不是保护性抗体，高滴度抗 HDV‑IgG 提示感染的持续存在，低滴度提示感染静止或终止。

（2）HDV‑RNA：血清或肝组织中 HDV‑RNA 是诊断 HDV 感染最直接的依据。可采用分子杂交和定量 RT‑PCR 方法检测。

六、诊断

病毒性肝炎的诊断主要依靠临床表现和实验室检查，流行病学资料具有参考意义。

（一）流行病学资料

输血、不洁注射史，有与 HDV 感染者接触史，家庭成员有 HDV 感染者以及我国西南地区感染率较高。

（二）临床诊断

包括急性和慢性丁型肝炎，临床诊断同乙型病毒性肝炎。

（三）病原学诊断

在现症 HBV 感染者，如果血清抗 HDVAg 或抗 HDV‑IgM 阳性，或高滴度抗 HDV‑IgG 或 HDV‑RNA 阳性，或肝内 HDVAg 或 HDV‑RNA 阳性，可诊断为丁型肝炎。低滴度抗 HDV‑IgG 有可能为过去感染。对于不具备临床表现、仅血清 HBsAg 和 HDV 血清标记物阳性时，可诊断为无症状 HDV 携带者。

七、鉴别诊断

同乙型病毒性肝炎。

八、预后

（一）急性肝炎

多数患者在 3 个月内临床康复。急性丁型肝炎重叠 HBV 感染时约 70% 转为慢性。

（二）慢性肝炎

慢性肝炎患者一般预后良好，小部分发展成肝硬化和 HCC。

九、治疗

（一）急性肝炎

急性肝炎一般为自限性，多可完全康复。以一般治疗及对症支持治疗为主，急性期应进行隔离，症状明显及有黄疸者应卧床休息，恢复期可逐渐增加活动量，但要避免过劳。饮食宜清淡易消化，适当补充维生素，热量不足者应静脉补充葡萄糖。避免饮酒和应用肝脏损害药物，辅以药物对症及恢复肝功能，药物不宜太多，以免加重肝脏负担。急性肝炎一般不采用抗病毒治疗。

（二）慢性肝炎

同乙型病毒性肝炎，对于慢性丁型肝炎，目前无特殊专门针对 HDV 的抗病毒药物。

十、预防

（一）控制传染源

急性患者应隔离至病毒消失。慢性患者和携带者可根据病毒复制指标评估传染性大小。现症感染者不能从事有可能导致血液暴露从而传播本病的工作。应对献血人员进行严格筛选HBsAg，不合格者不得献血。

（二）切断传播途径

在医院内应严格执行标准防护（standard precaution）措施。提倡使用一次性注射用具，各种医疗器械及用具实行一用一消毒措施；对被血液及体液污染的物品应按规定严格消毒处理。加强血制品管理，每一个献血人员和每一个单元血液都要经过最敏感方法检测 HBsAg。

（三）保护易感人群

对丁型肝炎尚缺乏特异性免疫预防措施，目前只能通过乙肝疫苗接种来预防 HBV 感染从而预防 HDV 感染。

（李　烨）

第五节 戊型病毒性肝炎

一、概述

戊型病毒性肝炎（viral hepatitis E，戊型肝炎），是由戊型肝炎病毒（hepatitis E virus，HEV）引起的急性消化道传染病，既往称为肠道传播的非甲非乙型肝炎。本病主要经粪－口途径传播，可因粪便污染水源或食物引起暴发流行，多发生于青壮年，儿童多为亚临床型；主要发生在亚洲、非洲和中美洲等发展中国家。临床表现为急性起病，可有发热、食欲减退、恶心、疲乏、肝大及肝生化检查异常，部分病例可出现黄疸，孕妇患病常病情较重，病死率高。

二、流行病学

1. 传染源　主要是潜伏期末期和急性期早期的患者，其粪便排病毒主要出现在起病后 3 周内。最近文献报道，从猪、羊和大鼠等动物血清中也检测到 HEV，因此这些动物有可能作为戊型肝炎的传染源。

2. 传播途径　本病主要是经过消化道传播，包括水、食物和日常接触传播；有报道静脉应用毒品者，抗 HEV 阳性率明显增高，提示可能存在血液传播。水源传播常常是暴发流行的原因，如 1986 年 9 月至 1988 年 4 月我国新疆南部发生的粪便污染水源导致的大流行，总计发病近 12 万例，死亡 700 人。食物传播可以造成小规模的暴发。

3. 人群易感性　人群普遍易感，但以青壮年发病率高，儿童和老年人发病率较低。儿童感染 HEV 后，多表现为亚临床型感染，成人则多为临床型感染。孕妇感染 HEV 后病情较重，病死率较高。我国一般人群的抗 HEV 阳性率为 18%。戊型肝炎流行多发生在农村人群。

4. 流行特征　本病主要发生在亚洲、非洲和中美洲等一些发展中国家，其中印度、尼泊尔、孟加拉国、巴基斯坦和缅甸等国为高流行区，我国和印度尼西亚等为中流行区。我国各省市自治区均有本病发生，其中吉林、辽宁、河北、山东、内蒙古、新疆和北京曾有本病暴发或流行。本病发生有季节性，流行多见于雨季或洪水后。男性发病率一般高于女性，男女发病率之比为 1.3：1 ~ 3：1。

三、病原学

1989 年在日本东京举行的国际非甲非乙型肝炎学术会议上，正式将其命名为戊型肝炎（hepatitisE）和戊型肝炎病毒（hepatitis E virus，HEV），确定戊型肝炎是 HEV 通过消化道传播引起的急性肠道传染病。

戊型肝炎病毒（HEV）属于嵌杯病毒科，为 RNA 病毒，呈圆球状颗粒，直径 27 ~ 38nm，平均 33 ~ 34nm，无包膜。HEV 抵抗力弱，4℃保存易裂解，对高盐、氯化铯、氯仿敏感，其在碱性环境中较稳定，在镁或锰离子存在下可保持其完整性。HEV 基因组为单股正链 RNA，全长 7.2 ~ 7.6kb，编码 2 400 ~ 2 533 个氨基酸，由 3 个开放读码框架（ORF）组成。HEV 有 8 个基因型，1 型分布于我国及东南亚和非洲，2 型见于墨西哥，3 型见于美国，4 型见于我国和越南，6~8 型分别见于意大利、希腊和阿根廷。

四、发病机制

和甲型肝炎相似，HEV 感染所导致的细胞免疫是引起肝细胞损伤的主要原因。HEV 病毒血症持续时间在不同个体差异较大，可以是一过性感染，也可持续至发病后 100 天。HEV 可引起急性肝炎、重型肝炎和瘀胆型肝炎，其具体发病机制尚不完全清楚。

五、病理学

急性戊型肝炎的组织病理学改变有其特点，主要表现为汇管区炎症、库普弗细胞增生，肝细胞气球样变、形成双核，常有毛细胆管内胆汁瘀积。可有灶状或小片状肝细胞坏死，重者甚至大面积坏死，尤以门脉周围区严重。

六、临床表现

(一) 潜伏期

本病的潜伏期为 10~60d，平均 40d。我国曾对 3 次同源性戊型肝炎流行进行调查，结果潜伏期为 19~75d，平均 42d。

(二) 临床类型

人感染 HEV 后，可表现为临床型或亚临床型感染。临床戊型肝炎可表现为急性肝炎、重型肝炎（肝衰竭）和瘀胆型肝炎，无慢性肝炎发生。

1. 急性肝炎

（1）急性黄疸型肝炎：总病程 2~4 个月，可分为三期。黄疸前期：持续 1~21d，平均 5~7d；起病较急，有畏寒、发热和头痛等上呼吸道感染的症状，伴有全身乏力、食欲减退、恶心、呕吐、厌油、腹胀、肝区痛、尿色加深等。黄疸期：持续 2~6 周；发热消退，自觉症状好转，但尿黄加深，出现眼黄和皮肤黄疸，肝脏肿大，可有压痛和叩击痛，部分患者可有脾大。部分患者可有一过性灰白色大便、皮肤瘙痒等梗阻性黄疸表现。恢复期：本期持续 2 周至 4 个月，平均 1 个月；表现为症状逐渐消失，黄疸消退。

（2）急性无黄疸型肝炎：除无黄疸外，其他临床表现与黄疸型相似，但较黄疸型轻，恢复较快，病程大多在 3 个月内。部分患者无临床症状，呈亚临床型，易被忽视。

2. 重型肝炎（肝衰竭）　在急性黄疸型基础上发生，多见于孕妇和既往有 HBV 感染者，以及老年患者等。孕妇感染 HEV 后易发展成急性或亚急性重型肝炎（肝衰竭），尤其是妊娠晚期的孕妇，其病死率可达 20%。其他诱因如过度疲劳、精神刺激、饮酒、应用肝损药物、合并细菌感染等。具体可参见"乙型肝炎"部分。

3. 急性瘀胆型肝炎　曾称为"毛细胆管肝炎"、"胆汁瘀积性肝炎"。起病类似急性黄疸型肝炎，但自觉症状较轻。黄疸较深，持续 3 周以上，甚至持续数月或更长。有皮肤瘙痒，大便颜色变浅，肝大。肝生化检查血清胆红素明显升高，以直接胆红素为主，常伴 γ-谷氨酰转肽酶（GGT）、碱性磷酸酶（ALP）、总胆汁酸及胆固醇等升高，而自觉症状常相对较轻。血清转氨酶常轻度至中度增高。大多数患者可恢复。

七、实验室检查

1. 肝生化检查　主要表现为丙氨酸氨基转移酶（ALT）和天冬氨酸氨基转移酶（AST）明显升高；重型肝炎时常表现为酶胆分离；瘀胆型肝炎时则表现为肝内胆汁瘀积，即除 ALT 和 AST 升高外，可伴有 GGT 和 ALP 明显升高。在重型肝炎时常有血清白蛋白明显下降、凝血酶原时间延长和凝血酶原活动度下降至 40% 以下。

2. 病原学检查

（1）抗 HEV - IgM 和抗 HEV - IgG：抗 HEV - IgM 阳性是近期 HEV 感染的标志。急性肝炎患者抗 HEV - IgM 阳性，可诊断为戊型肝炎。抗 HEV - IgG 在急性期滴度较高，恢复期则明显下降。如果抗 HEV - IgG 滴度较高，或由阴性转为阳性，或由低滴度升为高滴度，或由高滴度降至低滴度甚至阴转，亦可诊断为 HEV 感染。少数戊型肝炎患者始终不产生抗 HEV - IgM 和抗 HEV - IgG，故两者均阴性时不能完全排除戊型肝炎，需结合详细的流行病学暴露史进行诊断。

（2）HEV - RNA：采用 RT - PCR 法在粪便和血液标本中检测到 HEV - RNA，可明确诊断。但本方法尚未作为临床常规检测手段应用。

八、诊断

应根据患者的流行病学史、临床表现、实验室检测和病原学检查综合诊断。

1. 流行病学史　HEV 主要经粪 - 口途径传播，戊型肝炎患者多有饮生水史、进食海鲜史、生食史、外出用餐史、接触戊型肝炎患者史、或到戊型肝炎地方性流行地区出差及旅游史。

2. 临床表现　戊型肝炎为自限性疾病，一般仅根据临床表现很难与其他型肝炎区分，尤其是甲型肝炎。但一般而言，急性黄疸型戊型肝炎的黄疸前期持续时间较长，病情较重，黄疸较深；孕妇常发生重型肝炎，在中、轻度黄疸期即可出现肝性脑病，常发生流产和死胎，产后可导致大出血，出血后常使病情恶化并导致多脏器功能衰竭而死亡。

3. 实验室诊断　急性戊型肝炎患者血清抗 - HEV 阳转阴或滴度由低到高，或抗 HEV 阳性滴度 >1：20，或逆转录聚合酶链反应法（RT - PCR）检测血清和（或）粪便 HEV - RNA 阳性。

九、鉴别诊断

需要和其他肝炎病毒所导致的肝炎及药物等其他原因所致的肝损害相鉴别，请参见甲型肝炎。

十、治疗

戊型病毒性肝炎目前无特效治疗方法，主要是休息、支持和对症治疗，以及抗炎、抗氧化等保肝治疗，可以参考甲型肝炎的治疗。

十一、预防

本病的主要预防策略是以切断传播途径为主的综合性预防措施，包括保护水源，防止水源被粪便污染，保证安全用水；加强食品卫生和个人卫生；改善卫生设施，提高环境卫生水平。

目前尚无批准的戊型肝炎疫苗可用于预防。

十二、预后

戊型肝炎为自限性疾病，一般预后良好，总的病死率为 1%~2%。

（舒治娥）

第六节 淤胆型病毒性肝炎

一、病因

目前甲至戊型肝炎病毒均有报道可致淤胆型肝炎。急性淤胆型肝炎中，急性甲型肝炎病毒有 2.7%~4.59% 发展为淤胆型肝炎；虽然急性乙型肝炎淤胆型并不比其他型病毒性肝炎常见，但在中国为乙型肝炎高发区，病毒性肝炎肝内胆汁淤积中 HBsAg 阳性者占 36.5%；丙型肝炎病毒目前尚无报道；急性戊型肝炎 20% 发展为淤胆型肝炎，尤其老年患者更常见。慢性淤胆型肝炎较急性淤胆型肝炎常见，资料显示 32% 慢性肝炎，43% 肝炎后肝硬化的可发生胆汁淤积。患者中男性明显多于女性，男：女为 2：1~4：1，中年多见。乙型肝炎病毒感染占 80%~87%，丙型病毒感染占 6%，乙型和丙型肝炎病毒混合感染占 10.8%~15%。

二、发病机制

淤胆型肝炎发生肝内胆汁淤积的机制尚不明确，可能与毛细胆管微绒毛原发性损伤有关，或者由于肝细胞的损伤，致使肝细胞合成、分泌和排泄胆汁的功能障碍。肝炎病毒感染时，肝细胞的细胞结构发生明显改变，包括微管的断裂、中间丝的增加和毛细胆管周围紊乱的肌动蛋白微丝蓄积。这些改变可使毛细胆管微绒毛卷缩、数量减少，甚至消失，小胆管膜的收缩性减少，毛细胆管管腔扩大，造成胆汁淤积；也可使肝细胞间的紧密连接处出现漏孔，细胞旁渗透性降低，从而发生胆汁淤积。肝炎病毒可使肝细胞内胆汁代谢的主要细胞器－内质网肥大，功能减退，使胆红素转换机制障碍以及形成的结合胆红素不能顺利通过囊泡转运的小胆管而发生胆汁淤积。此外肝细胞炎症、水肿、变性、坏死及毛细胆管破裂致使毛细胆管与血窦相通，当毛细胆管内压增高时更易与 Disse 腔交通而引起胆汁淤积。

近年来，分子水平研究证明，在炎症性胆汁淤积的患者中，钠离子－牛磺胆酸共转运蛋白（Na^+/taurocholate cotransporting polypeptide，NTCP）和 OATP2 mRNA 和 NTCP 蛋白表达显著减少，且与血清胆盐水平呈负相关。BSEPmRNA 也有中等度降低，且 BSEP 阳性小胆管的数目减少。表明肝细胞和毛细胆管上皮细胞的这些转运泵表达减少与炎症性胆汁淤积密切相关。

另外，有人提出用抗原刺激肝炎患者的末梢血淋巴细胞时，产生一种淋巴因子。该因子能诱发实验动物的急性肝内胆汁淤积，因而称为胆汁淤积因子（cholestatic factor，CF）。这种因子主要是抑制毛细胆管胆汁的排出而引起胆汁淤积，也有认为胆汁淤积因子可能引起微丝功能丧失或微丝损害而造成胆汁淤积。

三、临床特征

（一）急性淤胆型肝炎

患者起病多较急，初为急性黄疸型肝炎，可有畏寒、发热、食欲减退、恶心、呕吐、厌油腻食物，全身乏力、腹胀、肝区痛、尿黄、皮肤巩膜黄染。随着病程延长，尿色加深似浓茶，皮肤巩膜黄染加深，而消化道症状反而减轻，皮肤瘙痒，皮肤有抓痕，甚至可达到难以忍受的程度，以夜间为主，部分患者影响睡眠。这种瘙痒感通常被认为是由于血中胆汁酸增加并刺激皮肤感觉神经所致。大便呈淡黄或灰白色似白陶土样。肝大，一般在右锁骨中线肋缘下2~3cm，少数可达6cm以上，质地中等，边缘钝，表面光滑，部分病例可有轻度触痛和叩击痛，少数病例可有脾大，质呈中等硬度。一般黄疸持续1~4个月，部分病例可达1年以上。

（二）慢性淤胆型肝炎

患者消化道症状及周身疲乏等症状相对较慢性肝炎轻，且肝外脏器损害表现也较之少见。除急性淤胆型肝炎的一些表现，由于黄疸持续时间过长，可使皮肤变厚，并可有色素沉着。患者的面色晦暗，可有肝掌、蜘蛛痣和面部等处的毛细血管扩张，有时可于眼睑、面颊、躯干及腹股沟皮肤皱褶处出现黄色瘤（xanthoma）。部分患者出现腹泻，腹泻多与黄疸程度一致，可分为脂肪性腹泻和胆汁性腹泻。脂肪性腹泻是由于流入十二指肠胆汁不足，食物中的脂质乳化不充分，小肠中脂肪和脂溶性维生素（维生素 A、维生素 D、维生素 K 和维生素 E）的吸收不良。粪便溏烂、色浅、量多而有异臭。胆汁性腹泻是由于结肠中的胆酸过多。胆汁酸正常时进行肝肠循环，当其受阻时进入结肠的浓度增高，以 Ca^{2+} 和 cAMP 依赖的机制引起 Cl^- 分泌，从而引起腹泻。整个肝均匀增大，表面多光滑，中等硬度，无压痛。脾大也较多见，尤其是肝硬化伴有淤胆的病例。

四、诊断与鉴别诊断

（一）诊断

1. 病史　与病毒性肝炎患者有密切接触史或输血史、不洁饮食史、在外就餐史等。

2. 临床表现　起病类似急性黄疸型肝炎，可有畏寒、发热、食欲缺乏、恶心呕吐、厌油腹胀和全身乏力等。但随着症状的减轻，黄疸逐渐加深，出现皮肤瘙痒，大便灰白。肝内梗阻性黄疸持续 3 周以上，并除外其他肝内外梗阻性黄疸者。黄疸具有"三分离"特征，即黄疸深而消化道症状轻；黄疸深而 ALT 上升的幅度低；黄疸深而凝血酶原活动度下降不明显。常有明显肝大，表面光滑，有触痛和肝区叩击痛，部分患者可有脾大。

3. 实验室检查　血清总胆红素升高，以直接胆红素为主，占胆红素总量的 60% 以上。血清 ALT 和 AST 早期升高，当黄疸加深时反而下降甚至降至正常，而肝外梗阻性疾病，早期轻度升高，后期肝细胞受损时则明显升高。γ 谷氨酰转肽酶（γ - GT 或 GGT）、碱性磷酸酶（ALP 或 AKP）、总胆汁酸（TBA）、胆固醇（CHO）、β - 脂蛋白、三酰甘油（甘油三酯）和脂蛋白 - X 可升高。腺苷脱氨酶（ADA）在肝细胞有损害时，其表现与 ALT 相似。凝血酶原时间（PT）正常或轻度延长，凝血酶原活动度（PTA）一般在 60% 以上（要在补充维生素 K 后再检测）。可检出某型肝炎病毒标志物。

4. 影像学检查　可做 B 超、CT、MRI、MRCP 和 ERCP 等检查，无胆管扩张、胆结石或肿瘤等引起梗阻性黄疸的证据。

（二）鉴别诊断

1. 急性性黄疸型肝炎　由于细胞的肿胀、坏死，毛细胆管内胆汁反流，在黄疸期可出现短暂的肝内胆汁淤积，皮肤瘙痒，大便呈灰白色，多数在数日内消退。老年人肝细胞生理功能减退，肝内胆汁淤积时间可延长，故应予以注意，并应结合有关化验进行分析，通过临床治疗观察来加以判断。

2. 药物性肝内胆汁淤积

3. 妊娠期肝内胆汁淤积　又称妊娠复发性良性肝内胆汁淤积，多发生于妊娠中、晚期，占 88.1%，也有早至妊娠 8 周。

4. 原发性胆汁性肝硬化

5. 原发性硬化性胆管炎

6. 先天性家族性非溶血性黄疸　此类黄疸是由于肝细胞在摄取、结合和排泄胆红素的功能有先天性缺陷，自幼年起慢性间歇性黄疸，可呈隐性，随年龄增长而消退。常见的有三类，为间接胆红素增高型、直接胆红素增高 I 型和直接胆红素增高 II 型。黄疸多在疲劳、饮酒、饥饿、手术和感染等情况下首次发生。多无明显的消化道症状，偶有乏力、食欲缺乏、肝区不适等症状，多无皮肤瘙痒。患者常有家族史，多为轻中度黄疸，胆红素升高在 41.04 ~ 331.74μmol/L，血清 ALP、ALT 正常。本病易被误诊为淤胆型肝炎，故应仔细鉴别。

7. 其他伴肝内胆汁淤积的疾病　手术后良性肝内胆汁淤积，有麻醉手术创伤、低血压休克、感染史等。大约 25% 慢性酒精性肝病合并肝内胆汁淤积，此病有长期大量饮酒史，且往往提示预后不良。

此外，还应与肝外胆汁淤积鉴别，常见的引起肝外胆汁淤积的疾病有胰头癌、壶腹周围癌、肝外胆管癌、肝癌、肝门部或总胆管周围淋巴结肿大（各种转移癌和结核等）、总胆管囊肿或狭窄、总胆管结石等。在鉴别中 B 超检查有很大意义，只要能肯定肝外和（或）肝内胆管有扩张（如胆总管扩张，胆囊胀大，脂餐后不缩小，常提示梗阻在胆总管下端，如只有肝内胆管明显扩张常提示肝门部有梗阻）表明为肝外梗阻性黄疸。另外，B 超还可以发现肝内肝外、胰腺等处的占位性病变。必要时可做 MRCP 或 ERCP，常可肯定梗阻的部位。对于占位性病变较小，B 超不能肯定时亦可应用 CT、MRI 等检查以免误诊。

五、治疗

（一）一般治疗

患者早期应卧床休息，进食流质、易消化的饮食，禁饮酒，避免应用对肝有损害的药物。给予一般护肝药，如还原型谷胱甘肽、多烯磷脂酰胆碱、甘草酸类制剂、葡醛内酯肝泰乐等。补充维生素如施尔康、复合维生素 B、维生素 C 等，黄疸深者可加用维生素 K_1 10 ~ 20mg 肌内注射，每日 1 ~ 2 次，疗程根据病情而定。

（二）退黄治疗

1. 药物治疗

（1）腺苷蛋氨酸（思美泰）：腺苷蛋氨酸通过甲基转移作用，活化细胞膜磷脂的生物转移反应，保障细胞膜的流动性和 $Na^+ - K^+ - ATP$ 酶的活性。肝细胞浆膜保持良好的流动性和 $Na^+ - K^+ - ATP$ 酶的活性有利于肝细胞摄取和分泌胆红素。腺苷蛋氨酸还通过转硫基作用，合成半胱氨酸、谷胱甘肽、牛磺酸等化合物，有利于肝细胞的解毒功能。腺苷蛋氨酸对急、慢性肝炎合并肝内胆汁淤积有较好疗效，且对皮肤瘙痒症状也有较好疗效。初始治疗每日 1 000 ~ 2 000mg，加入 5% 葡萄糖液 250mL 中静脉滴注，治疗 2 周黄疸无下降者可停止治疗，有效者可延长疗程或改为维持治疗，疗程视黄疸消退情况而定，急性肝炎 2 ~ 4 周，慢性肝炎为 4 ~ 6 周。维持治疗每日 500 ~ 1 000mg，口服，连用 1 ~ 2 个月，该药未见严重不良反应。

（2）熊去氧胆酸：新近研究认为，熊去氧胆酸可增加毛细胆管碳酸盐的分泌，从而促进胆汁分泌，增加胆汁流量。用法为 8 ~ 10mg/（kg·d），分 2 次，早晚进餐时口服。疗程视病情而定，一般用 2 ~ 4 周或更长时间。不良反应较少见，有腹泻便秘、过敏反应、瘙痒、头痛、头晕、胃痛、心动过缓等。本药对肝毒性小，严重肝功能减退者禁用。

（3）苯巴比妥：临床上此药只适用于治疗血清胆红素水平较低的淤胆型肝炎，因其对肝有一定的损害，对肝功能损害较严重或胆红素水平较高的淤胆型肝炎不用此药治疗。成人每次 30 ~ 60mg，每日 2 ~ 3 次，口服，小儿每日每千克体重 1 ~ 2mg，分 3 次服。一般用药 5 ~ 7d黄疸开始下降，待黄疸消退约 50%（2 周左右）可适当减量，总疗程 4 ~ 8 周，黄疸深者可用至 4 个月。该药治疗淤胆型肝炎，多属个例报道，实际疗效尚需进一步观察。

（4）门冬氨酸钾镁：门冬氨酸是草酰乙酸的前体，能促进三羧酸循环，并参与鸟氨酸循环，促进氨与二氧化碳生成尿素。钾离子既是细胞生存所必需，也是高能磷酸化合物合成与分解的催化剂。可用于治疗急、慢性病毒性肝炎伴有高胆红素血症者，无明显不良反应，忌用于高钾血症者。用法为门冬氨酸钾镁 20mL 加入 5% ~ 10% 葡萄糖液 250 ~ 500mL 缓慢静脉滴注（每分钟 30 滴），每习 1 次，2 ~ 3 周为 1 个疗程。

（5）低分子右旋糖酐与肝素：低分子右旋糖酐加小剂量肝素，能改善胆汁黏稠度，加快胆汁流量，有利于胆栓的溶解，从而有利于胆红素的清除。可用低分子右旋糖酐 500mL 加肝素 50mg 静脉滴注，每日 1 次，1 个疗程为 3 ~ 4 周。据报道，用药 2 周左右黄疸下降。有出血倾向时禁用。

（6）酚妥拉明：酚妥拉明具有扩张门静脉，特别是肝微小血管的扩张，改善肝细胞的营养和血供，降低门脉压力，增加肾血流量等作用。据报道该药单独应用或联合丹参治疗淤胆型肝炎，联合当归素治疗重度黄疸型慢性乙型肝炎，联合强力宁治疗黄疸持续不退的慢性重型肝炎高度胆汁淤积均获得疗效。成人每日 10 ~ 20mg 溶于 500mL 液体中静脉滴注，每分钟 20 ~ 25 滴。疗程视病情而定，有报道疗程 1 个月。酚妥拉明常见的不良反应为低血压，血容量不足者禁用。

（7）胰高血糖素 - 胰岛素（GI）疗法：胰高糖素是胰岛 A 细胞分泌的由 29 个氨基酸组成的多肽激素，主要位于肝细胞膜上，具有环状腺嘌呤酶的功能，使 cAMP 形成 ATP，促进肝细胞生长，减少线粒体及肝内转化性囊泡的膨胀，使之功能恢复，通过 $Na^+ - K^+ - ATP$ 酶活力增强，使 Na^+ 的主动传递作用增强，使不依赖和依赖胆汁酸的胆汁流均增加，胆红素排出也相应增加。肝细胞和毛细胆管上皮均表达胰岛素受体。胰岛素对胆汁分泌有调节作用。此疗法主要用于重型肝炎，但治疗淤胆型肝炎，有人认为疗效较差。实际疗效尚需进一步观察。

（8）前列地尔：对肝细胞具有保护作用，直接作用于血管平滑肌，可使肝、胆囊血管扩张，改善肝胆微循环，增加血流量，并可促进肝细胞再生，调节肝代谢促进肝细胞的修复，减轻炎症及水肿，阻止肝细胞坏死，促进蛋白质合成，阻止胆红素升高，具有利胆、抑制和清除免疫复合物的作用。

（9）肾上腺皮质激素：毛细胆管上皮细胞的主要功能之一是通过 $H^+ - HCO_3^-$ 转运过程和 $Cl^- - HCO_3^-$ 交换泵的协调作用分泌 HCO_3^- 进入胆汁中，毛细胆管上皮细胞表达糖皮质激素受体（GcR），毛细胆管增殖时 GcR 上调。实验证明投药 2d 后皮质激素通过毛细胆管上皮受体表达和转运过程活性增加胆汁流和 HCO_3^- 分泌入胆汁中，另外皮质激素还能减轻毛细胆管非特异性炎症，降低毛细胆管的通透性，减轻水肿，以利于胆汁排泄，皮质激素治疗淤胆型肝炎有效率约为 60%，常用制剂为泼尼松龙每日 30～60mg，早上顿服或分2～3次口服，若 7d 后胆红素下降 50% 以上者认为有效，可继续减量使用，否则即应停药。有人主张短疗程（12d）较好，收效快，不良反应少，反跳率低。因长期使用激素可促使肝细胞对非结合胆红素的摄取，当肝细胞微粒体催化酶葡萄糖醛酸转移酶活力下降时，大量非结合胆红素进入肝细胞会加重肝细胞变性、水肿甚至坏死。激素还能抑制微粒体呼吸链中的电子转移，ATP 相应减少，胆汁排泌障碍。另外长期应用激素可引起较严重的不良反应，如诱发感染、消化性溃疡及溃疡病出血、糖尿病、精神障碍和骨质疏松等。基于上述原因，目前大多不主张皮质激素作为首选药。

其适应证：①急性淤胆型肝炎黄疸上升难以用其他疗法控制时。②自身免疫性肝炎胆汁淤积。慢性淤胆型肝炎很少有效，尽量不用。激素作为鉴别肝内、外梗阻性黄疸的诊断性治疗，假阳性和假阴性机会较多，如有 10% 的肝外梗阻性黄疸下降 50%，而部分肝内胆汁淤积不降或上升，故应予以注意，用激素治疗应严格掌握适应证，注意不良反应的发生。

（10）中药治疗：在西医治疗效果不佳时，针对不同患者具体表现进行中药辨证治疗。若早期中阳偏盛，湿从热化，湿热为患，则按阳黄辨证；晚期中阳不足，湿从寒化，寒湿为患，则按阴黄辨证，治疗原则根据病期不同而有差异，在黄疸早期以"理肝健脾，清热利湿，佐以活血化瘀，疏肝利胆"为原则，以茵陈蒿汤为主方，加用赤芍、丹参、郁金、金钱草等中药，具有活血化瘀，疏肝利胆之功效。中药基本方如下。醋柴胡、郁金各12g，炒枳实、生白术、鸡内金、瓜蒌皮各15g，金钱草、丹参、茵陈各30g，大黄10g，广木香9g，每天 1 剂，每次 150mL，每天 3 次。一些中成药物如丹参、川芎嗪联合其他西药治疗淤胆型肝炎也取得不错的效果。

2. 高压氧治疗　能提高肝细胞含氧量，促进肝组织毛细血管增生，改善肝组织微循环，加强线粒体内以细胞色素 P - 450 为重要成分加单氧酶的功能，增强肝细胞解毒和胆色素的运输和排泄功能，对慢性淤胆型肝炎可明显改善症状，减轻肝细胞和毛细胆管胆汁淤积。纯氧单舱治疗，每日 1 次，每次 2h，10d 为 1 个疗程，间隔 2d 后进行下一疗程，共 6 个疗程。

3. 物理方法治疗　对高胆红素血症经药物治疗下降不明显的，采用人工肝支持系统（包括血浆置换法和胆红素吸附法）或血液透析治疗尽早降低胆红素阻止肝进一步损伤。能去除致病抗原、抗体或抗原抗体复合物，可部分清除血浆中的白三烯、胆红素、胆酸、内毒素等循环毒性物质，减轻其对肝及其他脏器的毒性作用。血浆置换一般每次置换血浆 2 000～3 000mL，间隔 3～5d 治疗 3～5 次。血浆置换和血液透析患者发生 HIV、HBV、HCV、TTV 感染的危险性增加。

4. 肝移植 慢性肝内胆汁淤积致终末期肝硬化和肝衰竭者需行肝移植。

（舒治娥）

第七节 老年人病毒性肝炎

一、病原体及流行病学特点

（一）病原分类

老年人肝炎的病原国外以丙型和戊型肝炎病毒占绝大多数，而国内老年人肝炎病原的感染率各家报道不一，对各型病毒的敏感性、不同临床类型的病原分型差异、检测的方法，所用试剂不统一等诸因素有关。据老年病毒性肝炎病因学分析，前3位的依次是乙型肝炎、丙型肝炎和戊型肝炎，分别占55.47%、16.45%和6.42%。近年老年人慢性肝炎中仍以乙型肝炎为主，占50.3%；在肝炎肝硬化者中，HBV感染发生率可达94.9%。老年人丙型肝炎发生率高于中青年人。

（二）流行病学特点

1. 流行率 老年人急性肝炎占全年龄组的10.5%左右，约占老年人肝炎的1/3。对老年人肝炎发病是否逐年增多，目前尚无数据资料分析。

2. 性别 发病男性多于女性，2：1~3：1。

3. 季节 一般急性肝炎发病率有春季高峰和秋季小高峰，7、8月份处于发病低峰，老年人急性肝炎发病季节以冬春略多于夏秋季，前者约占58%，1、5月份发病较多。老年人慢性肝炎及肝炎肝硬化的复发以夏秋季略多于冬春季，约占60%。

二、临床特征

老年肝炎发病多隐匿，发热者不多见，消化道症状不典型，自觉症状与病变程度不一致，多数慢性肝炎病例缺乏明确的急性肝炎病史。在部分老年急性肝炎中，少数病例清蛋白降低，γ球蛋白升高，提示有隐匿性慢性肝病存在可能。

老年人急性肝炎有以下特点：

（1）黄疸发生率高（>80%），且多在中度以上，高度黄疸者占30%左右。

（2）淤胆型肝炎发生率高，出现皮肤瘙痒、粪便颜色变浅等淤胆表现，黄疸消退较慢，持续时间长。

（3）易发生肝衰竭，可达10%~15%，以亚急性和慢加急性肝衰竭为主，易出现出血、感染、肝性脑病、电解质紊乱、肝肾综合征等并发症，病死率高。

（4）合并症和并发症多且复杂，40%~70%的患者有心血管、呼吸系统疾病及糖尿病、消化性溃疡病、胆道疾病、血吸虫肝病、酒精性肝病等；并发症的发生率为20%~30%，而肝衰竭者并发症达到100%。老年患者肾实质萎缩，肾小动脉硬化，肾储备能力下降，在肝衰竭、出血、感染、电解质紊乱时易发生肝肾综合征，其他并发症如消化道出血、感染、电解质紊乱、肝性脑病也很常见，并发症之间互相影响，互为因果而促使病情加重。老年人感染症状不典型易致延误病情并促使其他并发症出现。

（5）要注意是否同时存在药物性肝损害，老年人存在糖尿病、高血压病、关节病、感染等，使用降压、降糖、中草药等药物会加重肝损害。

（6）在老年慢性肝炎中，重叠病毒感染多见，约占 17.5%，而慢性肝病基础又以乙肝多见，丙肝少见。重叠感染以乙肝病毒基础上重叠戊肝病毒多见，其病情重，病死率高。

（7）老年病毒性肝炎中，据报道在有手术或输血史的，其丙型肝炎达 86.5%，而乙肝表面抗原在老年病毒性肝炎中检出率低于 5%，处于 HBV 感染的低感染和高免疫状态，老年人 HBV 引起的慢性肝炎，其血清学表现不典型，病毒较多出现变异。

三、实验室特点

除血清胆红素升高外，ALT 增加和 PT 延长的幅度较非老年组轻，但持续时间较长。AKP 异常者占 50%，高于非老年组。此外，常有血清清蛋白降低，血清免疫球蛋白 IgA 和 IgG 的升高，还有肾功能和电解质紊乱，细胞免疫功能减弱，可有多种自身免疫抗体形成等。在肝组织内检测乙、丙、丁型肝炎表面抗原阳性率老年组明显高于非老年组，与老年人机体免疫功能减退，免疫应答能力下降，清除病毒抗原的作用减弱相关。

四、诊断与鉴别诊断

（一）诊断要点

（1）由于老年人的记忆力减退，回答问题的真实性较差。另外，老年人不容易发现自己的疾病，有时患重病也毫无感觉，加之有视力、听力障碍更增加采集病史的困难，故对老年人应耐心、细致地询问病史，进行全面仔细的查体。

（2）老年人常患有多系统疾病，即使患有肝炎，有时可被其他症状所掩盖，故在诊断时应特别警惕。

（3）老年人黄疸常见且严重，多有肝脾肿大，发热少见，易误诊为阻塞性黄疸或其他疾病。

（4）老年人肝、胆肿瘤及其他原因所致的阻塞性黄疸多见，即使诊断为病毒性肝炎，也要尽量使用其他必要手段（如 B 超、CT、MRCP、ERCP 等）进行全面检查，排除易与肝炎混淆的疾病。

（5）老年人易出现消化道症状，意识障碍及继发感染，注意不要把其他疾病引起的上述症状误诊为肝炎、肝性脑病；反之，也不应把肝炎引起的并发症误诊为其他系统的疾病。

（二）鉴别诊断

1. 黄疸　老年肝炎以黄疸多见且深，持续时间长，故需其他疾病所致的黄疸加以鉴别。高龄者肝外梗阻性黄疸常见的原因有胆道结石，肝和胆道肿瘤，胰腺炎或肿瘤。肝内阻塞性黄疸常见原因有药物性胆汁淤积、胆管炎、原发性或继发性胆汁性肝硬化等。此外，尚应与其他疾病引起的肝细胞性黄疸作鉴别诊断，如门脉性肝硬化、原发性或转移性肝癌、心源性肝硬化和药物性肝炎等。

2. 意识障碍　由于中枢神经系统老化，储备能力降低，易于引起老年人一过性或长时间的意识障碍。引起老年意识障碍有各种原因，最多者为脑血管疾病如脑出血、脑栓塞等，此外，感染、阿-斯综合征、病窦综合征、心力衰竭、高血压脑病、肺栓塞、肺性脑病、糖尿病或低血糖、胃肠出血、急慢性肾衰竭、电解质紊乱、脱水、药物中毒、过度疲劳或精神损伤等均可引起意识障碍。故诊断肝性脑病时，应与这些鉴别。

五、治疗

（一）一般治疗

老年肝炎饮食宜低脂肪、低糖，以免诱发老年性疾病，老年性肝炎易发生低蛋白血症，故主张高蛋白饮食，以植物蛋白为主，如肝衰竭患者应控制动物蛋白的摄入。如口服困难者，可静脉补充复方氨基酸、水解肝素、血浆或清蛋白等。另外需补充足够的维生素和纤维素，有助于病情恢复。根据临床类型和病情轻重，适当安排卧床休息或动静结合。随着年龄的增加体内的水分含量显著减少，减少的主要为细胞内液及其所含的钾、镁、磷等。故老年人易发生细胞内脱水和低血钾，一旦发生应及时给予纠正。

（二）护肝药物治疗

适当使用还原型谷胱甘肽、多烯磷脂酰胆碱、维生素等保护肝细胞药。对黄疸上升速度快，凝血酶原时间延长的要尽早按肝衰竭处理，在治疗肝衰竭的同时，应积极预防并及时处理各并发症，以防多脏器功能衰竭发生，注意防治水及电解质的紊乱，及时纠正酸碱失衡。老年患者肝血供差，可使用一些活血化瘀改善微循环的药，如丹参、川芎嗪、前列地尔等。

（三）合并症的治疗

1. 保护其他重要脏器的功能　老年人的脑、心、肺、肾等重要脏器在结构和功能上减退，或伴有这些脏器的疾病，肝炎时使这些器官的损害加重，或出现某些治疗矛盾，治疗中要权衡利弊，以防加重其他脏器的损害。

2. 控制感染　老年人免疫功能减退，并发感染时应积极治疗。抗生素应选择对肝无毒或毒性小者。老年人用药剂量偏小。此外，输血或血浆、免疫调节药等支持疗法，对老年肝炎更为必要。

（舒治娥）

第八节　病毒性肝炎重叠感染

一、重叠感染组合形式

重叠感染的常见组合形式有：①在乙型肝炎病毒（HBV）感染的基础上，再感染 HAV、HCV、HDV、HEV 等中的一种或多种；②在丙型肝炎病毒（HCV）基础上再次感染 HBV、HEV 等中的一种或多种；③在 HBV 和 HDV 的基础上再次感染 HAV、HCV、HEV 中的一种或多种。

二、流行病学

（一）HBV 和 HAV

1988 年，上海甲型肝炎流行期间，约 10% 为 HBsAg 慢性携带者重叠感染 HAV，而谭顺对重庆地区散发的甲型肝炎分析发现，其 HBsAg 携带率达 52.3%。随着甲肝疫苗的接种其流行率明显下降。

（二）HBV 和 HCV

由于有相同的感染途径，HBV 和 HCV 混合感染机会多，其形式有以下 3 种：①同时急性感染，二者同时感染发生肝衰竭的既可使病情加重，HCV 也可抑制 HBV 复制。②慢性 HBV 基础重叠 HCV 感染，在西方国家比较常见，为 10% ~ 15%。③慢性 HCV 基础重叠 HBV 感染，这种模式较少。

（三）HBV 和 HDV

在我国和东南亚一些国家中，HBV 携带率甚高，但 HDV 感染率却为低水平，其原因尚不明确，可能与当地流行的病毒基因型别和种族不同有关。我国 HBV 感染者中 HDV 流行率在 0% ~10%，西南地区、内蒙古和新疆发病较多。其传播途径类似于 HBV，在地方性流行区主要通过日常生活接触传播；在非地方性流行区则主要经血或血制品及静脉内注射毒品传播，HDV 也可经性接触和母婴传播，在卫生条件差的农村边远地区，HDV 传播更加迅速，家庭聚集现象更加明显。

（四）HBV 和 HEV

世界范围内的 HBV 重叠 HEV 感染流行率尚不清楚，为 5% ~60%。对慢性 HBV 感染者 HEV 的感染率是否高于正常人群，报道不一，多数研究认为慢性肝病组抗 – HEV 流行率高于正常组，有研究认为，我国 HBV 基因型 C 型比 B 型更易重叠 HEV 感染。引起 HBV/HEV 重叠感染的危险因素和 HBV、HEV 单一感染的危险因素类似。年龄 >50 岁和终末期肝病为重叠感染的主要危险因素，可能与这部分人群免疫力较弱有关。

（五）HBV 和 HGV

国内外均有报道在慢性乙肝基础上重叠感染庚型肝炎病毒（HGV），其感染率为 5% ~ 17%。HGV 在慢性肝炎、HBsAg 携带者中感染率与健康人无差异，而在 HBV 合并 HDV 和或 HCV 患者中比率明显增高，可能与它们的传播途径相似有关。

（六）HCV 和 HEV

国外的一项研究在慢性丙肝人群中抗 – HEVIgG 阳性率达 54%，而无肝病组为 15.7%，国内也报道在多次输血、长期血透的者体内有 HCV/HEV 重叠感染，可能与 HCV 和 HEV 有相同的传播途径相关。重叠感染组 ALT 及血清胆红素与单一感染组无明显差异。

三、临床特征

病毒性肝炎的重叠感染或同时感染所引起的临床表现，一般与单纯型肝炎病毒感染的急性或慢性肝炎相似，但可能更复杂、更严重。

1. HBV 和 HAV　HBV 和 HAV 重叠感染者的 ALT 峰值及肝功能异常较单纯型甲型肝炎者更明显，持续的时间更长，HBV 和 HAV 重叠感染的预后取决于原有肝疾病的严重程度，一般预后良好，少数病情进展至肝衰竭或死亡的病例多见于原有慢性活动性肝病、肝坏死或肝硬化基础。

2. HBV 和 HCV　HBV 和 HCV 重叠感染病情较单纯型乙型肝炎或丙型肝炎重，容易反复，肝功能呈持续异常，容易慢性化和重症化。其机制可能与肿瘤坏死因子及白介素 –6 活性显著升高，活化了巨噬细胞及所产生的单核细胞，而引起肝细胞坏死有关。HBV/HCV 重叠感染不一定使肝炎症和坏死程度加重，但慢性化程度较二者单一感染时更高，组织学改变两组也无明显差异。HCV 可能是疾病持续的主要原因，HCV 可能取代 HBV 而引起持续性慢性肝炎的主要因子。在重叠感染组，其 HBeAg 和 HBV DNA 阳性率低于单一感染组，可能HCV 对 HBV 复制有一定的干扰作用，而国内一些学者认为重叠感染并无明显干扰现象。

3. HBV 和 HDV　HBV 和 HDV 混合感染可分为重叠感染与同时感染，两者的临床转归、血清和肝内病毒标志存在状况等均有明显差别。HBV/HDV 重叠感染者一般病情较重，预后较差，多伴有黄疸和肝功能损害，70% ~90% 发展为慢性肝炎或肝硬化，也有导致暴发性肝衰竭。

典型 HBV/HDV 重叠感染的血清学经过一般有以下几个特点：①当血清中出现 HDAg 时HBsAg 滴度可有所下降；②血清中一般可持续检测到 HDAg 和 HDV RNA；③高滴度抗 -HDVIgM 和 IgG 可长期持续存在。同时感染者多表现为自限性过程，临床上常出现双相型转氨酶高峰，两次转氨酶高峰分别表示 HBV 感染和 HDV 感染，其间隔时间一般不超过 6 周。同时，HBV 血症十分短暂，从而限制了 HDV 的致病作用。典型的血清学过程是在潜伏期末或疾病早期血清 HBsAg 出现阳性，肝内 HBeAg 阳性，2 周后血清和肝内 HDAg 阳性，随即HBV 复制减少。血清 HDAg 存在时间短暂，6d 内可消失，间隔 2 ~8 周后抗 HDIgM 阳性，随后抗 HD 升高，但常为低滴度。这一类型的 64% ~92% 患者痊愈，2% ~20% 发展为暴发性肝炎，约 5% 转为慢性肝炎。

4. HBV 和 HEV　单纯型 HEV 感染大多呈急性自限性经过，当重叠 HEV 感染后其临床症状、体征、肝组织学、血清学和病程预后均发生变化，其病死率达 28.4%。HBV/HEV 重叠感染者相对于单一感染者，其初期的发热、黄疸、消化道症状重，其血清生化指标 ALT、AST、胆红素明显升高，而人血清蛋白和凝血酶原活动度显著降低。其临床进展至肝衰竭的比例高，并发症和病死率明显增加。可能与慢性 HBV 感染者机体免疫功能较弱，导致患者长期不能清除体内病毒，在此基础上，患者很容易重叠感染 HEV。慢性乙肝患者重叠感染HEV 后，HEV 可能通过病毒直接破坏及诱发免疫反应，造成肝细胞的损伤，使胆红素不能脂化和分泌障碍加重，肝内毛细胆管损害加剧，引起胆红素排泄严重障碍，使原有的肝损害进一步加重，诱发慢加急性肝衰竭的发生。

5. HBV 和 HGV　慢性 HBV 感染重叠 HGV 并不影响乙肝的临床表现和肝病的严重性，ALT、AST 水平和肝组织损伤与无 HGV 感染者类似。另外此种情况也见于 HCV 重叠 HGV感染患者。

四、重叠感染对原有病毒标志的影响

一般来说，两种或两种以上的病毒感染同一细胞或机体时，常常发生一种病毒抑制另一种病毒复制的现象。目前对于 HBV 和 HEV 重叠感染时究竟有无病毒间相互干扰现象，尚无定论。

（舒治娥）

第九章 肝感染性疾病

第一节 细菌性肝脓肿

细菌性肝脓肿是细菌所致的肝化脓性疾病，近年来，由于诊断技术的进步、有效抗生素品种增多及创伤性较小的经皮穿刺脓肿置管引流术的应用，治愈率有显著提高，预后也大有改观。

一、感染途径

1. 胆道感染　胆道逆行感染是细菌性肝脓肿的主要病因。如肝内、外胆管结石，化脓性胆管炎，肝内胆囊炎，急性胰腺炎。其中20%与总胆管、胰腺管、壶腹部恶性肿瘤，胆囊癌等疾病有关。多系分布于肝两叶的多发性脓肿。

2. 直接蔓延或感染　由胃、十二指肠溃疡或胃癌性溃疡穿透至肝，膈下脓肿、胆囊积脓直接蔓延至肝而发病。经肝动脉插管灌注化疗药物引起肝动脉内壁或肝组织损伤、坏死等也可引起。

3. 门静脉血源性感染　20世纪30年代以前，细菌性肝脓肿最主要原因是化脓性阑尾炎，细菌沿门静脉血流到达肝而引起，由此所致的肝脓肿现已少见。此外，多发性结肠憩室炎、Crohn病、肠瘘也可经门脉导致肝脓肿发生，但国内少见。

4. 肝动脉血源性感染　体内任何器官或部位的化脓性病灶、菌血症如金黄色葡萄球菌败血症都有可能经肝动脉而致细菌性肝脓肿。此种肝脓肿常被原发病掩盖而漏诊。

5. 转移性肝癌　胰腺癌、胆道癌、前列腺癌出现坏死时，经血道也可引起细菌性肝脓肿。

6. 腹部创伤　除肝直接受刀、枪弹伤外，肝区挫伤也可引致发病。既往腹部手术史。

7. 隐源性　据估计，约有15%的细菌性肝脓肿的起因为隐源性。

8. 其他因素　近年发现老年人细菌性肝脓肿有所增多，这可能与糖尿病、心血管疾病、肿瘤、胰腺炎等在老年人发病率高有关。

二、致病菌

从胆系和门静脉入侵多为大肠埃希菌、肺炎克雷白或其他革兰阴性杆菌；从肝动脉入侵多为革兰阳性球菌，如链球菌、金黄色葡萄球菌等；厌氧菌如微需氧性链球菌、脆弱杆菌、梭状芽孢菌也有发现。在长期应用激素治疗免疫功能减退患者时，经化学治疗的肝转移癌患者中，也有霉菌引起的霉菌性肝脓肿。多数细菌性肝脓肿由单种细菌感染，20%由两种细菌甚至多种细菌混合感染。

三、临床表现与诊断

临床表现轻重不一，与脓肿的数量、体积、肝受累的范围、是否有并发疾病有关。发热、寒战最常见，体温多在 38.0℃ 以上。呈稽留型、弛张型或不规则热，伴大汗。右上腹、肝区或右下胸部疼痛。多为持续性钝痛，可放射至右侧腰背部，于咳嗽或深呼吸时加剧。有恶心、呕吐、腹泻、食欲缺乏、消瘦、乏力、全身衰弱等脓毒症表现。多发性肝脓肿易出现黄疸。

肝增大，有叩击痛。有时似可触及非实性包块。胸部听诊偶可发现胸膜或心包摩擦音、肺部湿啰音或胸腔积液征象。部分伴有轻度脾增大。

贫血常见，白细胞增高，多 $>10 \times 10^9/L$，中性粒细胞明显升高。50% 患者转氨酶增高，可有总胆红素增高，90% 患者碱性磷酸酶升高。不少患者清蛋白 $<30g/L$，球蛋白增高。

胸部 X 线检查可见患侧膈肌抬高，运动受限，少量胸腔积液等。腹部超声可了解病变部位、大小、性质等。CT、能发现 2cm 以上的病灶，为低密度不均匀，形态多样化，单发或多发边界较清楚的圆形病灶。MRI 能发现 1cm 以上的病灶，多微小脓肿可获早期诊断。对于不典型的肝脓肿进行肝穿刺活检，可提供重要的诊断线索。

四、治疗

（一）抗菌治疗

利用脓肿穿刺尽可能获得病原学结果。对穿刺标本进行常规及厌氧菌培养，细菌革兰染色涂片，还应依据临床加做真菌培养。根据菌种和药敏结果，选用抗生素。革兰阴性杆菌感染常用药物为碳青霉烯类、第三代头孢 + 酶抑制药；厌氧菌感染可选用替硝唑、哌拉西林等；肠球菌感染常用万古霉素、替考拉宁等；对致病菌尚未明确时，可针对革兰阴性杆菌及革兰阳性球菌进行联合治疗。

（二）经皮穿刺排脓或置管引流

穿刺排脓可以帮助确定诊断，并为置管引流做准备。先超声定位穿刺点，避开血管、胆道和重要器官，患者屏住呼吸，穿刺针在超声引导下进入脓肿内，置入导引钢丝，再在钢丝外套入猪尾巴导管，导管先端位于脓肿的最低部位后固定好导管。先抽脓后做闭式持续引流。脓液过黏稠时用盐水或含抗生素液间断冲洗。脓腔过大、脓液过多影响排脓时换用管腔较大的导管，或在原引流导管附近再放置一导管。以后观察脓腔大小的改变直至闭合为止。对多发性脓肿可同时 1 次多处穿刺引流排脓治疗。

穿刺置管引流术的侵袭性小，较安全，在有效的抗菌治疗配合下，治愈率高。置管引流失败的原因有引流导管放置位置欠佳，引流不畅；脓液黏稠，堵塞导管或脓液过多，此时需换用较粗引流管进行排脓；脓腔多发，深部脓腔未能引流；或脓腔壁纤维化增厚以致脓腔不能塌陷闭合。

（三）手术切开引流

20 世纪 60 年代前，细菌性肝脓肿主要采用手术切开引流，病死率高，可达 40%。近年来认为对胆道有病变而直接种植引起的或已经置管引流而脓腔久治不愈合者，可考虑手术切开引流。切开引流术前应了解脓肿的数目及部位，并进行详细的超声检查以确定肝内、外胆道系统有无病变。无论采用前方或侧腹部切口，经腹膜腔或腹膜外途径，都应充分显露肝叶的前面及后面，才不致将深部小脓肿遗漏。对置管或切开引流效果较差的慢性厚壁性脓肿，或有出血危险的左叶脓肿，可做部分肝切除术。

（舒治娥）

第二节　阿米巴肝脓肿

人感染溶组织内阿米巴包囊后，阿米巴原虫侵入肠黏膜下层，随之进入黏膜下小血管和淋巴管，再随血流和淋巴液迁徙到肝形成肝脓肿。

阿米巴肝脓肿可仅数毫米至数厘米大，若治疗延迟脓肿体积可扩大，直径可达 10cm 以上。脓肿中心为果酱色混浊黏稠液体，由液化溶解的肝细胞等组成，一般无气味。继发感染后，呈黄色脓样，有臭味。液体的周围为残存的肝基质。外层为脓肿壁及其周围的正常肝组织，可发现有阿米巴虫体侵蚀其间。多数脓肿位于右叶，左叶仅占 15% 左右。

一、临床表现

多见于青壮年男性农民。发病缓慢，多数无典型肠阿米巴病史，甚至无腹泻病史。

肝区疼痛或不适是最常见症状，多为钝痛，肝顶部脓肿疼痛可放射至右肩背部，呼吸、咳嗽时加重。肝增大，有压痛及叩击痛。右叶包膜下肝脓肿常致邻近肋间隙饱满，微隆起，肋间隙增宽，表面皮肤水肿，隆起最高处常压痛最明显。畏寒、发热，很少有寒战发作。热型多不规则，可呈弛张热，少数无发热或仅轻微体温升高。呼吸道症状可有刺激性咳嗽，咳白色黏痰；检查可见右下胸膜炎，右下肺呼吸音减低等。其他如恶心、食欲下降、腹胀、乏力等常见，黄疸少见，贫血和下肢水肿可见于重症患者。

实验室检查有白细胞及中性粒细胞增高，与细菌性肝脓肿相似，阿米巴肝脓肿继发细菌性感染时更高。肝功能试验大致正常，脓肿巨大时，人血清蛋白可明显降低。

二、病原学检查

1. 粪便检查　收集粪样的容器要洁净，应选择有黏液、脓、血的粪便取样送检，粪便检到溶组织内阿米巴包囊或滋养体时，只能作为带虫者或肠阿米巴病患者诊断依据，不能直接诊断为阿米巴肝脓肿。

2. 血清学检查　可用间接血凝试验、间接荧光抗体试验、酶联免疫吸附试验等。血清学检查阴性临床意义大，可排除阿米巴肝脓肿或现症阿米巴肠病感染，而阳性只能为阿米巴肝脓肿的诊断提供线索。

三、诊断

胸部 X 线检查可见右膈抬高，肝影增大，膈肌运动受限，其征象与细菌性肝脓肿不易区分。B 超检查与细菌性肝脓肿超声图像也不易区分。脓液积聚时，阿米巴肝脓肿的脓腔中心为无回声区或低回声区。中心液体周围为一圈异常组织反应区，呈现边界不清晰不规则低回声区。脓腔壁毛糙不规则，并有不同程度后方增强。在 B 超引导下定位穿刺抽脓可确定诊断。典型脓液呈巧克力或果酱色，混浊液体，一般为无菌。显微镜下所见为细胞碎片或无定形物，不含或少含脓细胞。脓肿穿刺液标本中，较容易发现阿米巴滋养体。

四、治疗

1. 抗阿米巴治疗　甲硝唑是治疗阿米巴肝脓肿最安全而有效的药物。剂量是甲硝唑，0.4~0.6g，每日3次。可连续服用3~4周，根据脓肿体积消长调整剂量。

2. 肝穿刺排脓　国外报道阿米巴肝脓肿无需经皮肝穿刺置管引流，而只用药物治疗即可痊愈，国内多认为肝穿刺排脓有加速愈合、缩短住院治疗天数的作用。但反复穿刺必须注意无菌操作，避免继发感染。对于巨大的肝脓肿，位于肝表浅的脓肿或有穿破先兆者，应行肝穿刺排脓，以预防严重并发症发生。

3. 手术　手术适应证为内科治疗无效，左叶脓肿，或脓肿破裂而诊断不能确定者。

（舒治娥）

第三节　肝结核

肺外结核病例中，肝结核实非少见，由于临床表现轻重程度相差很大，无特异征象，如无肺结核同时存在则临床诊断非常困难。国内尸检资料显示慢性结核病患者中肝结核的发生率为50%~80%，必须引起重视。

肝结核的基本病理变化为肉芽肿，分粟粒型和孤立型。粟粒型结节小，但分布广，可累及包膜；孤立型为小结节融合形成，结节大，中央往往有干酪样坏死，有时形成脓肿。

一、临床表现

（一）症状与体征

肝结核可能没有任何症状，已经确诊的病例，其症状与体征并无特异性。发热者为80%~98%，多为低热和弛张热，少数为稽留热，畏寒，少有寒战。可见消瘦，食欲缺乏，上腹胀痛，肝区痛，恶心、呕吐，盗汗等。10%~35%出现黄疸，黄疸高低与肝脏受损的严重程度相关，可发生阻塞性黄疸，个别病例还出现黄色瘤。无黄疸的病例自觉症状很少，而且较轻。肝大者76%~100%，多属轻度增大，个别病例肝大平脐，有的病例增大的肝可触到结节，多数病例增大的肝有触痛，1/4~1/2的病例脾大，其中有的并有触痛。还可出现门静脉高压，并因食管静脉曲张出血而死亡，以及脾功能亢进、出血倾向或昏迷。

（二）实验室检查

常有轻度贫血，白细胞计数多数正常或偏低，少数病例可能增高，个别病例出现类白血病反应。血沉多数加快，清蛋白减少，丙种球蛋白增多，絮状试验阳性，转氨酶升高，ICG潴留量增加，胆红素升高，淤胆患者血清ALP及γ-GT升高，胆固醇升高，约1/4的患者凝血试验异常。约9%的病例肝活检组织中可能发现结核菌，肝穿刺所抽吸的内容物培养可提高阳性率，或动物接种则可能引起典型的结核病变。

结核菌素试验（PPD）为结核患者体液免疫检测，肝结核患者结核菌素试验一般为强阳性，但阴性结果不能排除结核，因为重症病例、并发糖尿病、酒精中毒、营养不良及老年人均可出现假阴性，60岁以上的老年结核患者阳性率约80%，每增加10岁阳性率下降10%。

如果原来阴性的病例以后转为阳性，则具有重要的诊断价值。

（三）影像学检查

胸部 X 线平片可发现大部分不同程度的肺结核现象，但有 1/4～1/3 的病例胸片正常，对胸片未见结核者应定期复查，在以后的胸片中可能发现肺结核。腹部平片可能发现肝内钙化灶。腹部 CT 或 MRI 联合应用可为诊断各型肝结核提供更准确的诊断依据。B 超检查可确定肝大小，发现较大的结节、钙化灶和脓肿。胆道阻塞时，可发现阻塞的部位及其上游的胆管扩张。它还可以引导穿刺的部位和方向。

（四）腹腔镜检查

通过腹腔镜可见到肝表面有大小不等的结核结节呈乳酪色或白垩样白色，有时可见到突起的块物。通过腹腔镜还可收集腹水标本，进行肝穿刺活检。

（五）细胞免疫检测

如特异性结核抗原刺激 T 细胞分泌 γ 干扰素试验，包括 γ 干扰素释放分析试验（IGRA）、释放 γ 干扰素的特异性 T 细胞检测（T 细胞斑点试验，T－SPOT）等。IGRA 和 T－SPOT 在鉴别结核分枝杆菌感染和卡介苗接种影响及非结核分枝杆菌感染方面比 PPD 皮试更有意义。体液免疫检测与细胞免疫检测结果可以互相补充，但不能互相替代。

二、诊断

肝结核的诊断很难，如无肺结核或其他肺外结核存在，诊断就更困难，特别是老年患者。因而误诊率很高，常误诊为肝炎、肝硬化、肿瘤、胆石症、胆囊炎、肺炎、败血症、白血病、伤寒、肝脓肿或结缔组织病等。以下情况为肝结核确诊提供了重要线索：①原因不明的发热，伴有消瘦、乏力、食欲缺乏、上腹部胀痛及盗汗；②肝大并有压痛，肝功能异常；③中等贫血，白细胞计数正常或稍低，血沉加快；④肺结核或其他肺外结核的检测中，结核菌素试验（PPD）为结核患者体液免疫检测，肝结核患者结核菌素试验一般为强阳性，但阴性结果不能排除结核；⑤结核菌素试验强阳性或由阴性转为阳性者；⑥细胞免疫检测结果阳性；⑦试验性抗结核治疗后，症状与体征有改善者。

最可靠的诊断依据是活检获得病理诊断，肝穿刺有禁忌证者，可经肝静脉途径活检，寻找组织学特征性变化，穿刺抽吸到的内容可能是干酪样坏死物质或脓液，干酪化本身为结核的特点，将抽吸到的内容物进行结核菌培养，或动物接种引起典型的结核病变，均支持结核的诊断。

三、治疗

（一）基础治疗

主要包括休息、增加营养、保护肝脏、避免加重肝损伤的因素，密切观察病情演变，防治并发症以及对症治疗。

（二）抗结核治疗

根据药物的作用分 3 级。

一级：为强有力的杀菌药（包括细胞内细菌），如异烟肼、利福平。

二级：虽有杀菌作用，但受细胞内、外菌群和血清药物浓度等的限制，影响疗效，如乙胺丁醇、链霉素、卡那霉素、卷曲霉素、吡嗪酰胺、乙硫异烟胺和环丝氨酸等。

三级：仅有抑菌作用而无杀菌作用，如对氨柳酸钠、氨硫脲等。

选用药物时，应当兼顾结核菌对药物的敏感性和患者的耐受性，以减少药物的不良反应。表9-1列举了抗结核药的用法、用量和主要的不良反应。

表9-1　抗结核药的用法用量和主要的不良反应举例

药品	用法与用量	主要不良反应
异烟肼	300mg/d，顿服或分次服	神经炎、肝炎
链霉素	0.75~1g，每日或隔日肌内注射	听神经、前庭损伤，肾损伤
利福平	450~600mg/d，分次服	肝炎
乙胺丁醇	前3个月25mg/（kg·d），以后15mg/kg	视神经炎
吡嗪酰胺	1.5~2g/d，1次或分3次服	肝炎，高尿酸血症
卡那霉素	1g/d，1次或分2次肌肉注射	听神经及肾损伤
卷曲霉素	0.75~1g/d，分2次肌肉注射	听神经及前庭神经损伤
乙硫异烟胺、丙硫异烟胺	0.5~1g/d，分4次服	胃肠症状，肝损伤
紫霉素	0.5~1g/d，肌肉注射	听神经及肾损伤
结核胺	100~150mg/d，1次或分次服	胃肠症状，肝损伤，皮疹
环丝氨酸	15mg/（kg·d），分3~4次服	中枢神经毒性反应
对氨柳酸钠	8~12g/d，分次服	胃肠刺激、肝炎、皮炎和肾损伤

治疗用药最好是选择作用机制不同的两种以上的药物联用，可提高疗效，减少耐药。因为，大多数耐药菌只耐受一种药，同时两种以上药物耐药者少见。对肝结核以联合用3种药为宜，治疗1~2个月后病情好转，可考虑减少1种，继续用2种药，总疗程不宜少于18个月。治疗中应注意药物性肝损伤，严密观察病情，反复检查肝功能，如治疗中症状加重或出现黄疸，转氨酶超过200U/L，则应停药；联合用药应当注意药物之间的相互关系，例如利福平具有广谱抗菌作用，还是诱导药，能促进药物代谢，与异烟肼同用可能增加对肝的毒性，利福平还进入肠肝循环，停药后还继续发挥作用。

（三）手术治疗

肝结核一般不需手术，具有下列情况之一者，可考虑手术：①肝结核瘤，即结核结节融合形成较大的干酪性脓肿，药物治疗不能消除或向胆系穿破引起胆道出血者；②并发门静脉高压食管静脉曲张出血，或有脾结核与脾功能亢进者；③肝门部淋巴结结核阻塞胆管者；④肠结核并发穿孔者；⑤诊断不明，必须剖腹探查时。

（四）其他治疗措施

1. 中医药　传统中医并无肝结核一词，但发热、黄疸、腹水及肺结核等辨证方法可以借鉴。近代发现有些中草药具有抗结核作用，如酒花素、石吊兰素、百部、狼毒、星秀花、白花蛇舌草、卷柏、黄连、柴胡、防风、连翘、萑草、蒺藜等，可作为选方择药的参考。

2. 糖皮质激素　有报道加用糖皮质激素治疗肝结核取得较好效果，如患者毒血症状明显又无较严重的禁忌，可在有力的抗结核治疗的基础上慎重进行短程治疗。

3. 增强免疫力　结核患者细胞免疫功能降低，特别是老年患者可应用转移因子、胸腺素及维生素 C 等。实验证明白细胞介素 - 2、异丙肌苷（isoprinosine）及左旋咪唑（levamisole）等均有提高免疫功能的作用。中药黄芪、党参、灵芝等不仅有增强单核巨噬细胞系统的吞噬作用，而且能增强异烟肼、利福平等的作用。

（舒治娥）

第四节　肝肉芽肿病

肉芽肿病是由多种原因引起的一种增生性炎症反应病变，可发生于体内任何器官或组织，具有相似的病理改变。肝肉芽肿是肝组织的一种非特异性的病理反应。

一、病因

肝活检标本中肝肉芽肿发生率为 3% ~ 10.5%，据报道引起肉芽肿的病因达 60 余种（表 9 - 2）。其中以结核和结节病是最为重要的病因，占全部肉芽肿病例的 50% ~ 70%。

表 9 - 2　肝肉芽肿病因

一、感染	
细菌	结核、麻风、布鲁菌病、沙门菌感染、兔热病（土拉伦菌病）、腹肌沟肉芽肿、类鼻疽、李斯特菌病、惠特摩尔病
病毒	病毒性肝炎、单核细胞增多症、巨细胞病毒感染、性病性淋巴肉芽肿、鹦鹉热、猫抓热、流行性感冒、水痘
真菌	组织胞浆菌病、球孢子菌病、芽生菌病、奴卡（放射）菌病、隐球菌病、念珠菌病、放线菌病、酵母菌病、曲菌病、土壤丝菌病、囊球菌病
寄生虫	血吸虫病、弓形体病、蛔虫病、舌虫病、类圆线虫病、阿尔巴病、华支睾吸虫病、贾第虫病
立克次体	Q 热
螺旋体	梅毒（Ⅱ、Ⅲ期）
二、系统性疾病	
结节病、霍奇金病、克罗恩病、溃疡性结肠炎、淋巴瘤、风湿性多发性肌病、系统性红斑狼疮、Wegener 肉芽肿、结节性动脉周围炎、嗜伊红细胞性胃肠炎、结节性红斑、过敏性肉芽肿	
三、药物与外来物质	
氟乙烷、青霉素、磺胺、别嘌醇、保泰松、氯丙嗪、奎尼丁、甲基多、肼苯达嗪、头孢菌素、苯妥英、普鲁卡因酰胺、避孕药、奎尼、妥卡因、卡巴西平、铍、锆、硅、金	
四、肝胆疾病	
慢性肝炎、坏死后肝硬化、门脉性肝硬化、原发性胆汁性肝硬化、自身免疫性肝炎	
五、其他	
空回肠搭桥、低 γ - 球蛋白血症、各种癌、肉瘤	

不同疾病引起的肉芽肿常有地区性的变化，在美国结节病和结核是最重要的病因。麻风在墨西哥属地方病，因此成为肝肉芽肿的主要病因。亚太地区和东南亚诸国，包括我国在内是病毒性肝炎的高发流行区，由于肝炎患者多，病毒性肝炎成为肝肉芽肿的主要病因。

二、临床表现

肝肉芽肿可发生于任何年龄、性别的患者，临床表现无特异性，患者的表现取决于基础疾病。

1. 发热　为最常见的症状，见于结核病、结节病和其他感染性疾病引起的肉芽肿。热型依病因不同而异，结核病多为午后低热，霍奇金病常为持续高热，有的呈自限性发热，时间可长达 10 余年，也可短至数周不等。伴随发热的非特异性症状有夜间盗汗、乏力、体重减轻、肢痛和非特异性消化道症状，如恶心、食欲减退、腹胀等。

2. 肝、脾大　多数肉芽肿可扪及肝脾，肝质地韧或硬，有肝大者占77%，23%病例有脾大，肝脾均有增大者约22%。一般为轻至中度增大。患者可有肝区隐痛症状。

3. 淋巴结肿大　亦常见。多见于结节病、结核病、霍奇金病和梅毒。多为原发病表现之一。霍奇金病及癌肿时淋巴经常增大，扪之硬而有压痛。

4. 其他表现　结核病、结节病、麻风和梅毒可引起皮肤的结节性红斑。肝肉芽肿病黄疸不常见，出现黄疸提示结核或结节病，偶尔结节病患者有中至重度黄疸，与原发性胆汁性肝硬化所引起的黄疸难以鉴别。少数患者引起门静脉高压，出现脾大、腹水、食管静脉曲张等，此种情况仅在慢性结节病、原发性胆汁性肝硬化、日本血吸虫病、酒精性肝病和结核病联合发生时出现。儿童慢性肉芽肿时腹水少见。

三、实验室检查和特殊检查

肝肉芽肿时有非特异性肝功能试验异常。最多见为血清碱性磷酸酶呈中至显著增高，血清转氨酶轻度增高（为正常的 2~8 倍），也常见有轻度的血清总胆红素和直接胆红素增高，但前者很少超过 51μmol/L，除原发性胆汁性肝硬化和有些结节病外，常有 BSP 潴留试验异常。肝合成功能常能保持正常，凝血酶原和清蛋白水平改变常不明显。结节病性肝肉芽肿时 γ-球蛋白增高，但其他肉芽肿很少增高。

血常规可有贫血，白细胞减少，血沉加快，嗜酸性粒细胞增高，常见于结节病、药物过敏、霍奇金病或寄生虫感染。系统性红斑性狼疮、克罗恩病、结节病和一些感染性疾病时血清免疫球蛋白增高。

B 超可出现肝内实质性占位病变。核素扫描显示肝、脾大或核素分布有融合性充盈缺损。CT 显示境界较清楚，为低密度的占位性病变，不易与原发性肝癌鉴别。腹腔镜检查可直接窥视肉芽肿表面并取组织检查，它和经皮穿刺肝活检可确诊。

四、组织和实验室诊断

（一）组织学诊断

首先应分清上皮样肉芽肿和非上皮样肉芽肿坏死。结核、结节病、麻风、慢性组织胞浆菌病、球孢子菌病和慢性布鲁杆菌病多为上皮样肉芽肿，而 Q 热、急性布鲁杆菌病、感染性单核细胞增多症、巨细胞病毒感染、伤寒、土拉伦菌病和药物所致肉芽肿多为非上皮样肉芽肿坏死。其他疾病如原发性胆汁性肝硬化和霍奇金病可伴有上皮样或上皮样肉芽肿坏死。

结节病为多叶肉芽肿。结核肉芽肿常在肝门静脉周围发现，小静脉周围少见。麻风肉芽肿含有大量泡沫组织细胞，如同上皮样细胞，且肉芽肿的大小和部位可有改变。结核、结节病、组织胞浆菌病和球孢子菌病肉芽肿可伴有干酪性坏死。

许多疾病肝活检可见成群的组织细胞或淋巴细胞，这种损害称为肉芽肿坏死，应与上皮样肉芽肿鉴别。见于单核细胞增多症、巨细胞病毒感染、病毒性肝炎、伤寒、沙门菌病和土拉伦菌病。结核病、结节病、Q 热、布鲁杆菌病可见典型的肉芽肿组织学改变。

（二）特殊组织学诊断

结核性肉芽肿干酪化后，用抗酸染色或荧光金丝雀黄染色可查到结核杆菌。在非干酪化上皮样麻风瘤样肉芽肿中常可发现大量的麻风分枝杆菌，也可通过抗酸染色或荧光金丝雀黄染色确认。组织胞浆菌病和球孢子菌病可用苏木精嗜酸性染色证实。Ⅱ 期梅毒即梅毒性肝炎用 Levaditi 染色法或其他染色可确定肝螺旋体。

（三）皮肤试验

结核病精制结核菌素（PPD）皮肤试验常为阳性，而结节病阴性。一个新近的研究报道，结节病患者 <50% 对 100U 结核菌素呈阴性反应，少数结节病患者对结核菌素有高度的敏感。此外皮肤试验可估计细胞免疫功能。Kveim 试验是对结节病脾提取液，在注射部位产生延迟肉芽肿反应。结节病时有少数病例呈假阴性，这可能是由于抗原物质不足、疾病处于缓解期、缺乏淋巴结受累或用类固醇治疗所致。克罗恩病时此试验也可出现假阳性。

（四）血清学试验

血清凝集试验和补体结合试验用于布鲁杆菌病、Q 热、单核细胞增多症、巨细胞病毒感染、球孢子菌病、组织胞浆菌病和芽生菌病的诊断。试验是否阳性取决于疾病持续的时间，为了解有无滴度增高可于 2~4 周后复查。梅毒血清学假阳性结果可用荧光密螺旋体抗体吸收（fluore - sent treponemdl 抗体吸收，FTA - ABS）试验加以排除。日本血吸虫病也可用血清学试验诊断，活动性血吸虫病也可从粪便取样做诊断。

（五）辅助试验

大部分活动性结节病患者血清中血管紧张素转换酶水平升高，眼底镜和裂隙灯检查可发现结节病或结核病累及眼的表现。少数结节病患者血钙水平升高，其发生率报道悬殊，为 2%~60%。高钙血症的发生与肠钙吸收增加、骨溶解增加及患者对维生素 D 敏感有关。结节病时血循环中 α_2 和 β 球蛋白增加，使蛋白结合钙增加，也可引起高钙血症。

五、治疗

（一）一般治疗

一般治疗对于改善患者的全身状况和提高病因治疗有重要作用。应重视饮食和休息，给予足够的热量，高糖、高蛋白、低脂饮食，同时注意各种维生素的补充和维持水、电解质的平衡。

（二）对症治疗

对于高热患者可给予物理或药物降温。不能进食者应加强支持疗法，一日液体量不能少于 2 500~3 000mL，以等渗晶体液为主，也可适当加用高渗葡萄糖液静脉滴注，必要时补充复方氨基酸、血浆等，重症患者亦可采用静脉高营养疗法。低蛋白血症时给予静脉补充清蛋白。

（三）保肝治疗

肝功能损害时可用异甘草酸镁 150mg（或甘草酸二胺 150mg）、多烯磷脂酰胆碱 20mL 或门冬氨酸钾镁（potassium - magnesium aspartatis）20mL 加 10% 葡萄糖 250mL 液体中静脉滴注。黄疸升高患者可加用还原型谷胱甘肽 1 200 ~ 2 400mg，静脉滴注，每日 1 次，退黄药物还可选用前列腺素 E₁、腺苷蛋氨酸。病情较重者可加用维生素 K₁ 20 ~ 40mg 和促肝细胞生长素（hepatocyte growthpromoting factor，pHGF）120 ~ 200mg 加 10% 葡萄糖 100mL 静脉滴注，以上药物均为每日 1 次。

（四）激素治疗

糖皮质激素对肉芽肿治疗有显著疗效。其治疗作用有：①抑制成纤维细胞的活力，减少透明质酸酶和硫酸软骨素的合成，使组织中可溶性胶原成分和组织己糖胺减少，故能阻止肉芽组织和结缔组织的形成，促进间质组织炎症的消退。②减轻炎症，消除水肿。通过其抗蛋白合成作用，抑制受损细胞产生炎症促进因子，使炎症反应减轻；通过降低毛细血管和细胞膜的通透性，抑制组胺、5 - 羟色胺等致敏物质的释放，减少渗出，使水肿消退。③提高血浆蛋白，改善肝功能，提高糖原在肝中的储存，增强肝解毒能力。④降黄作用。肝肉芽肿引起的黄疸为肝内胆汁淤积型黄疸，故用激素治疗有效。由于肝肉芽肿多呈慢性经过，放在用激素治疗时也主张长程用药，即 15 ~ 30mg/d，持续应用半年以上。

（五）中医治疗

本病主要特征为长期发热、肝脾大等，可给清利湿热、调补气血，或舒肝理气、活血化瘀等方剂。

1. 桃红四物汤　当归 9g，赤芍 9g，生地黄 15g，川芎 3 ~ 9g，桃仁 6 ~ 9g，红花 3 ~ 9g。
2. 膈下逐瘀汤　五灵脂 9g，当归 9g，川芎 6g，桃仁 9g，牡丹皮 6g，赤芍 6g，乌药 6g，延胡索 3g，甘草 9g，香附 4.5g，红花 9g，枳壳 4.5g。

（舒治娥）

第五节　自身免疫性肝炎

AIH 是一种累及肝实质的慢性特发性炎症性疾病。AIH 可以发生在所有的种族及地域，在西欧和北美国家的人群中，AIH 的患病率为（0.1 ~ 1.2）/10 万人，在日本为（0.015 ~ 0.08）/10 万人，我国尚未见有流行病学调查数据报道。AIH 多见于女性，男女比为 1 : 3.6。AIH 可见于任何年龄的人群，但青少年相对多见，大约 50% 的患者年龄可介于 10 ~ 20 岁之间。

一、病因及发病机制

1. 自身免疫反应的改变　AIH 患者血清中可以检测出多种自身抗体，血清中多克隆 γ - 球蛋白水平显著增高，这些自身免疫现象提示 AIH 的发生与自身免疫功能障碍有密切关系。当机体免疫耐受性出现障碍，体内的抑制性 T 细胞对 B 细胞失去调控作用，则 B 细胞就对肝细胞核的多种成分、细胞支架、肝去唾液酸糖蛋白受体（ASGPR）、细胞色素 P450 酶、可溶性肝抗原等自身组织成分产生抗体，这些自身抗体直接对多种肝的靶组织发生免疫反应，从而导致肝的损伤。另外由于免疫耐受的破坏，激活的 CD₄⁺ T 细胞（包括 Th1 和 Th2）通过 T - B 细胞膜的直接接触以及释放细胞因子刺激 B 细胞产生针对自身抗体，此外细胞因子还通过激活 CD₈⁺ T 细胞介导 ADCC 效应杀伤肝细胞，激活 TNF 或 Fas 系统介导肝细胞凋亡，激活星状细胞促进肝纤维化的发生。

2. 遗传易感性　已知 AIH 的易感性与 MHC 编码 HLA 的基因有比较密切的关系。HLA - B8，HLA - DR3 以及 HLA - DR4 是 AIH 的危险因子。在英国和美国的白种人 AIH 患者中，HLA - DR3 或 HLA - DR4 患者占 84%。在日本患者中，HLA - DR4 的相关危险性最高。AIH 患者伴有抑制性 T 淋巴细胞功能的缺陷，研究发现这种抑制性 T 淋巴细胞功能的缺陷与 MHC 基因位点也有连锁关系，即与 HLA - A1、B8、DR3 单体型有明显的相关性。

3. 潜在的激发因素　AIH 的发生必须有抗原的激活，病毒（如 HBV、HCV、EB 病毒、麻疹病毒等）在激发免疫反应方面比较肯定。病毒抗原表位通过"分子模拟"（molecular mimicry）和某些肝抗原具有相同的决定簇而导致交叉反应，导致自身免疫性肝病。如 HCV 感染的部分患者血清中可检测到多种非特异性自身抗体，据推测很可能 HCV 的感染刺激了肝细胞膜表面的某些分子表达，改变了肝细胞膜上的蛋白质成分所致。生物、物理或化学因素也能激发自身抗原的改变。有些药物作为一种半抗原，进入人体后与体内组织中的某种蛋白质结合而形成复合物，后者即可成为抗原，与自身组织产生相应的自身抗体而发生自身免疫反应，诱发组织的损伤。药物甲基多巴、呋喃妥因、双氯芬酸、米诺环素、干扰素、卡马西平等可以诱发自身免疫性肝损害，其肝组织病理改变类似于慢性活动性肝炎。

二、临床表现

1. 起病和病程　AIH 常呈慢性迁延性病程，多数患者起病比较缓慢，随着病情的进展，晚期可出现肝硬化和门静脉高压，部分患者亦可急性起病，大约有 25% 的患者发病时类似急性药物性肝炎如发热、黄疸等，反复发作时才被诊断。多数起病时无特异性症状，易误诊为其他疾病，等到出现持续性黄疸，并经肝功能和血清自身抗体的检测后，才诊断本病。

2. 主要症状和体征　AIH 患者症状与慢性肝炎相似，常见的症状有乏力、食欲减退、恶心、厌油腻食物、腹胀等，有时可伴间断发热、上腹或肝区疼痛、关节痛、肌痛，女性患者月经不调或闭经者比较常见。黄疸在 AIH 病程中比较常见，约 1/3 患者以急性黄疸性肝炎为表现，偶以暴发性肝衰竭为表现，黄疸多为轻度或中度，重度黄疸比较少见，约有 20% 的患者可以不出现黄疸。患者可伴有肝脾大、蜘蛛痣和肝掌，进展到肝硬化时，还可出现腹水和下肢水肿等。

3. 肝外表现　AIH 患者常伴有肝外的临床表现，这是与病毒性慢性肝炎的不同之处。AIH 患者的肝外表现有以下几方面。①关节疼痛：受累关节多为对称性、游走性，可反复发作，但无关节畸形。②皮肤损害：可有皮疹、皮下出血点或瘀斑，亦可出现毛细血管炎。③血液学改变：常有轻度贫血，亦可有白细胞和血小板减少，其原因可能与脾功能亢进或产生抗白细胞和血小板的自身抗体有关。有些患者可能出现 Coombs 试验阳性的溶血性贫血，但并不多见。少数患者还可伴有嗜酸性粒细胞增多。④胸部病变：可出现胸膜炎、肺不张、肺间质纤维化或纤维性肺泡炎，亦出现肺动、静脉瘘或肺动脉高压。⑤肾病变：可出现肾小球肾炎和肾小管酸中毒。肾活检组织学检查时，除了显示有轻度肾小球肾炎外，在肾小球内还可见有免疫球蛋白复合物沉积，复合物中含有核糖核蛋白和 IgG。⑥内分泌失调：患者可有类似 Cushing 病体征，如皮肤紫纹、满月脸、痤疮、多毛等。亦可出现桥本甲状腺炎、黏液性水肿或甲状腺功能亢进。还可伴有糖尿病。男性患者可以出现乳房增大，女性患者则常有月经失调。⑦风湿性疾病：AIH 患者伴有风湿病者并不少见，如干燥综合征、系统性红斑狼疮、类风湿关节炎等。⑧部分患者可伴有溃疡性结肠炎。

三、分型

1. AIH1 型 AIH1 型为经典型 AIH,此型在 AIH 中最为多见,占全部 AIH 的 70% 左右。70% 患者为女性,发病年龄高峰为 16～30 岁,但是 30 岁以上的患者仍占 50% 左右。约 48% 的此型患者伴有其他与自身免疫有一定关系的疾病,如自身免疫性甲状腺炎、滑膜炎、溃疡性结肠炎等。血清中的自身抗体主要为抗核抗体(ANA)和(或)抗平滑肌抗体(SMA),同时可能伴有抗中性粒细胞胞浆抗体(pANCA)。AIH1 型起病常较缓慢,急性发病者很少见,大约有 25% 的此型患者在确诊时已发展到肝硬化阶段。

2. AIH2 型 此型比较少见,在西欧的 AIH 患者中此型约占 20%,在美国 AIH 患者中大约只占 4%。亦以女性患者为主,起病年龄较小,多见于 10 岁左右的儿童。常伴有糖尿病、白斑病、自身免疫性甲状腺炎、特发性血小板减少性紫癜、溃疡性结肠炎等肝外病变。自身抗体主要为抗肝肾微粒体抗体(LKM－1)和抗肝细胞溶质蛋白抗体(LC－1)。病情发展较快,暴发性肝炎比较多见,发展为肝硬化危险性高。

3. AIH3 型 此型的患病率低于 AIH2 型,大约只有 10%。患者亦以女性为主,约占 90%。起病年龄常介于 20～40 岁之间。此型血清中的自身抗体主要为抗可溶性肝细胞抗体(SLA)和抗肝胰抗体(LP),目前认为抗 SLA 抗体和抗 LP 抗体可能是同一种自身抗体,称之为抗 SLA/LP 抗体。

在上述 3 种亚型中,AIH1 型和 2 型之间的区别比较显著,除了标记性抗体明显不同、互相很少重叠外,2 型患者的发病年龄小,病情进展快,发展成肝衰竭及肝硬化的机会大,对肾上腺皮质激素的治疗反应不如 1 型明显。对于 AIH3 型的争议较多,其主要原因是此型的临床表现、血清中检出的自身抗体谱以及对药物治疗的效果均与 AIH1 型基本相同,因此不少学者认为 AIH3 型可归属于 AIH1 型。

四、实验室检查和辅助检查

1. 血生化检查 转氨酶水平持续或反复增高,常为正常值的 3～10 倍以上,急性期多为 ALT 水平高于 AST,慢性期多为 AST 水平高于 ALT。清蛋白水平正常或降低,γ-球蛋白水平增高更为突出,以 IgG 水平增高最为明显,其次为 IgM 和 IgA,血清胆红素水平常升高,多呈轻度或中度。碱性磷酸酶和 γ-谷氨酰转肽酶水平可轻度升高,肝合成功能严重受损时则表现为低蛋白血症和凝血酶原时间延长。

2. 免疫血清学检查 大多数患者有高丙种球蛋白血症,血清 IgG 水平明显升高。多种自身抗体阳性为本病特征。①ANA 阳性,见于 60%～80% 的 AIH 患者,而且抗体滴度较高,成人常常大于 1：160,儿童大于 1：80,但 ANA 对 AIH 的特异性不高,它也常可以出现于其他自身免疫性肝病(如 PBC)和其他结缔组织病(如系统性红斑狼疮)。②抗 SMA 阳性:SMA 被认为是 AIH1 型的标记性抗体,对临床诊断有较大的意义,如果患者 ANA 和 SMA 阳性,而且滴度较高,同时伴有肝功能试验异常,则对 AIH1 型的诊断十分有利。与 ANA 一样,当免疫抑制药治疗而病情缓解后,SMA 滴度也常常随之降低,甚至消失。少数 PBC、病毒性肝炎、风湿病以及传染性单核细胞增多症患者亦可以出现低滴度的 SMA。③LKM(肝－肾微粒体)抗体:95%～100% 的 AIH_2 型患者 LKM－1 抗体阳性。④LC－1

（肝细胞溶质-1）抗体：被认为是 AIH2 型的另一种标记性自身抗体。在 LKM-1 抗体阳性的 AIH$_2$ 型患者中，LC-1 抗体的阳性率约为 50%。在 LC-1 抗体阳性的患者中，70% 左右的患者可以检出 LKM-1 抗体，显示 LC-1 和 LKM-1 抗体之间有密切的关系。LC-1 抗体多出现在年轻患者，患者的血清转氨酶水平往往较高，丙型肝炎病毒感染与 LKM-1 抗体有一定关系，但与 LC-1 抗体无关，因此对诊断 AIH，抗 LC-1 抗体的特异性优于 LKM-1 抗体。⑤SLA/LP（肝-胰自身抗体）：抗 SLA/LP 抗体被认为是 AIH3 型的标记抗体。用 ELISA 法检测大约 75% 的抗 SLA/LP 抗体阳性的患者中，同时伴有 SMA 和 AMA 抗体，但不伴有 ANA 和 LKM-1 抗体。⑥ANCA（抗嗜中性细胞浆抗体）：从 AIH1 型患者中检测的 pANCA 的靶抗原主要为组织蛋白酶 G，少数是乳铁蛋白。除 AIH 外，在韦格纳肉芽肿、PSC、系统性血管炎、溃疡性结肠炎等患者的血清中也可以检出 ANCA，所以，这一自身抗体对 AIH 并不特异。有人认为 pANCA 主要见于 AIH1 型患者，虽然在 AIH 患者可以伴有高滴度的 pANCA，但后者与患者血清转氨酶和 γ 球蛋白水平并不平行。还有人认为 ANCA 阳性的 AIH 患者，其病情往往较重。

3. 影像学检查　超声检查是最常用于检查 AIH 的影像学方法，其优点是简便无创、费用相对便宜，可动态观察肝的变化。AIH 发生肝纤维化时，肝呈弥漫性病变、肝包膜欠光滑、肝内血管显示不清晰、肝体积缩小、肝右叶斜径小于 110mm、门静脉压升高、肝门静脉内径 ≥13mm、脾可增大，胆管系统也常受累，胆囊壁可增厚、模糊，回声增强，胆囊腔内可见息肉或结石。

五、诊断

1999 年国际 AIH 小组（international auto-immunehepatitis group，IAIHG）对 AIH 诊断的描述性标准和诊断评分系统进行了修订，以更好地指导科研和临床工作。2008 IAIHG 推出了 AIH 简化的评分系统，此方法简便可行，主要用于临床工作，对伴有免疫学改变的 AIH 患者特异性高，对自身抗体阴性的患者容易漏诊。2010 年美国肝病研究协会（AASLD）制定了关于 AIH 描述性的诊断标准。明确诊断如下。①肝组织学：中度或重度的界板炎症，伴或不伴小叶性肝炎，中央汇管区桥接坏死，同时不伴有胆管病变、肉芽肿或提示其他病因的主要变化；②血清生化学：转氨酶异常，尤其在 ALP 轻微升高时，血清 α_1-抗胰蛋白酶、铜蓝蛋白正常；③血清免疫学方面：球蛋白、γ-球蛋白或 IgG 大于正常上限的 1.5 倍；④血清自身抗体：ANA 或 SMA 或 LKM-1 滴度大于 1∶80，较低滴度也许在儿童患者中有意义；⑤病毒标志物：HAV、HBV、HCV 现症感染的标志物阴性；⑥与其他病因相关的因素：每日饮酒量 <25g/L、近期未使用肝毒药物。

可能诊断如下：①肝组织学同上；②血清生化学与确诊诊断的描述性诊断相同，但是包括血清铜及铜蓝蛋白异常的患者，其条件是 Wilson 病通过其他检查排除；③血清免疫学：任何程度的球蛋白、γ-球蛋白或免疫球蛋白升高；④血清自身抗体：ANA 或 SMA 或抗 LKM-1 滴度大于 1∶40（成人）或其他自身抗体阳性；⑤病毒标志物：与确诊诊断的描述相同；⑥与其他病因相关的因素：每日饮酒 <50g/L，近期未使用肝毒性药物。每日饮酒 >50g/L，或近期使用过潜在肝毒性药物的患者，若戒酒后或停用肝损害药物后，仍有持续性肝损害时，仍需考虑 AIH。对于临床、实验室、血清学或组织学表现较少或不典型的病例诊断困难，可以应用 AIH 诊断评分系统进行评估。

六、治疗

研究发现，未治疗的 AIH 患者 5 年、10 年的生存率分别为 50%、10%，不论有无典型的临床症状，治疗都必须早期给予。

1. 治疗指征　AIH 治疗的绝对指征为：①血清的 AST ≥ 5ULN，同时 γ - 球蛋白 ≥ 2ULN；②持续的血清 AST ≥ 10ULN；③组织学表现为桥接样坏死或多腺泡坏死。相对治疗指征：不同程度临床表现、血清生化学异常（转氨酶或球蛋白水平升高）及肝组织炎症坏死（界面炎），但未达到绝对治疗指征者。

2. 治疗药物　免疫抑制药是目前首选治疗 AIH 的药物，最常见的免疫抑制药为糖皮质激素，泼尼松或泼尼松龙治疗是 AIH 一种有效的治疗，主要作用机制为抑制细胞因子和黏附分子的产生而抑制淋巴细胞活性。可单独应用或联合硫唑嘌呤联合应用。80% 的 AIH 患者治疗 3 年内可获得临床、实验室、组织学的缓解，10 年和 20 年预期生存期延长超过 80%。79% 的患者肝纤维化程度减轻或肝纤维化进程被阻止，低于 5% 的 AIH 患者最终发展为静脉曲张、肝衰竭等终末期肝病需进行肝移植。但是 13% 的患者发生与治疗药物相关的严重不良反应，9% 的患者治疗失败，13% 的患者无完全应答，50% ~ 86% 患者停药后复发。当标准化的治疗失败或产生药物耐受，可尝试采用替代性的治疗药物，包括新型的免疫抑制药，如环孢霉素 - A［3 ~ 5mg/（kg·d）］、他克莫司（3mg，每日 2 次）、霉酚酸酯（1g，每日 2 次）、FK - 506、环磷酰胺及第二代糖皮质激素 - 布地奈德（3mg，每日 3 次），但这些药物长期服用安全性和有效性需要进一步验证。

3. 治疗方案　初始标准治疗方案：单独应用口服泼尼松（或等剂量泼尼松龙），第 1 周剂量为 60mg/d，第 2 周为 40mg/d，第 3、4 周均为 30mg/d，第 5 周到病情缓解治疗终点采用 20mg/d 的剂量维持。联合硫唑嘌呤，硫唑嘌呤 50mg/d，口服，泼尼松剂量为单独应用时的一半，即第 1 周剂量为 30mg/d，第 2 周为 20mg/d，第 3、4 周均为 15mg/d。白细胞减少、孕妇、恶性肿瘤、硫唑嘌呤甲基转移酶缺乏的患者适合单独应用泼尼松治疗。老年人、孕妇、骨质疏松、脆性糖尿病、肥胖、痤疮、情绪不稳定、高血压、精神病患者适合联合硫唑嘌呤治疗以最大限度减少泼尼松用量，减少激素的不良反应。

4. 治疗转归　①持续应答：停药后肝功及肝组织学指标维持正常。大约 21% 的初治患者和 28% 停药后复发再次治疗的患者能获得持续应答。②病情缓解：包括组织学在内的所有炎症参数恢复正常。65% ~ 70% 在治疗 24 周后病情缓解，这些患者可以采用硫唑嘌呤（2mg/d）维持治疗以减少泼尼松的不良反应，但观察发现仍有关节痛（53%）、肌肉痛（14%）、白细胞减少（57%）和骨髓抑制（6%）发生。③治疗失败：在治疗过程中临床症状加重，血清生化学及肝组织学参数恶化。大约 10% 的患者对治疗无应答，对于这些患者首先要再次除外其他原因导致的慢性肝炎。此类患者可尝试性地选用替代药物治疗，若病情严重者最好早期行肝移植。④病情复发：50% 的患者在治疗结束 6 个月内复发，80% 患者在停药后 3 年复发。

（舒治娥）

第六节 原发性硬化性胆管炎

原发性硬化性胆管炎（PSC）是一种慢性胆汁瘀积性肝病，其特征是肝内外胆管炎症和纤维化，导致多灶性胆管狭窄，最终发展为肝硬化、门脉高压。目前针对 PSC 的治疗，除肝移植外尚无确切有效的治疗方法。

目前尚无确切的发病率和患病率统计。美国、挪威等西方国家，其研究显示 PSC 的发病率为（0.9～1.3）/10 万，患病率为（8.6～13.6）/10 万。约 70% 的 PSC 患者为男性，多于 25～45 岁发病，平均发病年龄约为 39 岁，50%～70% 的 PSC 患者伴有 IBD 尤其是 UC。我国尚缺乏 PSC 的流行病学资料。

一、病因及发病机制

1. 感染因素　PSC 病因至今未明，感染因素是较早观点之一。PSC 常伴发 IBD，其中以溃疡性结肠炎（ulcerative colitis，UC）最多见，认为细菌及其毒素通过炎性病变肠壁经门静脉至胆管周围而发病。然亦有不支持细菌假说的证据。从未观察到 PSC 有典型的细菌性门静脉炎表现；肝门管区少见中性白细胞浸润；未发现细菌性肝脓肿等。

2. 肠毒素吸收　PSC 和 IBD 密切相关，IBD 作为潜在致病因素早已引起注意。推测炎症肠黏膜屏障通透性增高，细菌内毒素、毒性胆酸吸收增多，激活肝内库普弗细胞使 TNF 产生增多，导致类似 PSC 病理变化的胆管破坏和增生。新近有学者提出参与免疫反应的部分淋巴细胞有记忆功能，早期激活后静止下来，以后再遇刺激时启动疾病发生。上述观点虽可解释两者关系的部分矛盾现象，尚无直接证据证明 IBD 是 PSC 直接病因。

3. 遗传因素　PSC 在家族成员集中发病现象与 HLA 密切相关的事实提示遗传因素在 PSC 发病中的重要作用。与 PSC 有关的 HLA 等位基因较多，它们在 PSC 发生、发展中可能起着不同作用。HLA - B8 见于 60%～80% 的 PSC 患者，HLA - DRBI 和 DRw52a 可能决定了 PSC 的遗传易感性，而 DR4 的存在是病情迅速恶化的标志。有报道 PSC 与 TNF - α 受体基因的多态性有关，TNF - α 基因第 308 位上的碱基 G 取代 A 与 PSC 易感性明显相关。基质金属蛋白酶（MMP - 3）的多态性可能同时影响本病的易感性和疾病的发展。另有文献显示 MICA - 002 碱基能明显降低发生 PSC 的危险性而 MICA - 008 能增加发生 PSC 的危险性。

4. 免疫因素　目前更看重免疫机制，在细胞免疫方面发现肝门管区及胆管周围浸润的炎性细胞均以 T 淋巴细胞为主，汇管区多数是具有免疫辅助诱导功能的 T 淋巴细胞亚型 CD4，胆管周围主要聚集有抑制免疫和细胞毒性的另一亚型 CD8 细胞。正常人的胆管上皮皆由 HLA - Ⅰ类抗原表达，研究发现 PSC 患者的胆管上皮由 HLA - Ⅱ类抗原 - DR 表达，但胆管上皮的 HLA - DR 颗粒与 PSC 发病关系尚不清楚。体液免疫方面的证据多为非特异性：PSC 患者血中各种免疫球蛋白水平不同程度升高；抗细胞核因子及抗平滑肌抗体阳性；血液和胆汁中的免疫复合物水平增高及廓清受损。

二、临床表现

PSC 患者临床表现多样，可起病隐匿，15%～55% 的患者诊断时无症状，仅在体检时因发现 ALP 升高而诊断，或因 IBD 进行肝功能筛查时诊断；出现慢性胆汁瘀积者其病情已进展至相当程度，大多数已有胆管狭窄或肝硬化，常有乏力、体重减轻、瘙痒和黄疸。黄疸呈波动性、反复发作，伴有低热、高热及寒战，且可伴有反复发作的右上腹痛，酷似胆石症和胆管感染，有人认为可能与自限性反复发作的细菌性胆管炎有关。在诊断 PSC 时可发现 1 种或 1 种以上的异常体征：肝大、黄疸、脾大、色素沉着、黄色瘤等。PSC 患者与 PBC 一样可出现慢性胆汁瘀积的并发症如脂肪泻、骨质疏松及脂溶性维生素缺乏症。少数 PSC 患者病程中可出现不典型的临床表现，包括生化、免疫学、组织学检查均类似 AIH。

三、实验室检查和辅助检查

1. 实验室检查　PSC 患者最常见亦是最典型的生化异常是血清 ALP 升高，通常为正常水平的 3~5 倍，但仍有约 6% 的患者 ALP 正常，因此 ALP 正常并不能除外 PSC。大部分患者可伴有血清转氨酶 2~3 倍升高。胆红素水平通常呈波动性，结合胆红素占总胆红素 70% 以上，部分患者诊断时胆红素正常；血清胆汁酸浓度可明显升高。30% 的患者可出现高球蛋白血症，约 60% 的患者血清 IgG 水平呈中度升高。PSC 患者血清中可检测出多种自身抗体，包括 pANCA、ANA、SMA、抗内皮细胞抗体、抗磷脂抗体等，但一般为低滴度阳性，对 PSC 均无诊断价值。

2. 影像学检查　传统认为，内镜下逆行性胆管造影术（ERCP）是诊断 PSC 的金标准。但 ERCP 为侵入性检查，有可能导致严重并发症的发生，如注射性胰腺炎、细菌性胆管炎等。文献报道接受 ERCP 检查的 PSC 患者中约 10% 因操作相关并发症如出血、穿孔等。磁共振胆管造影（MRCP）因属于非侵入性检查，且诊断 PSC 的准确性与 ERCP 相当，目前已成为诊断 PSC 的首选影像学检查方法，其对 PSC 的诊断敏感性 ≥80%，特异性 ≥87%。PSC 典型的影像学表现为胆管串珠样改变，即胆管多发性、短节段性、环状狭窄伴其间胆管正常或轻度扩张表现，进展期患者可显示长段狭窄和胆管囊状或憩室样扩张，当肝内胆管广泛受累时可表现为枯树枝样改变。约 75% 的 PSC 患者同时有肝内和肝外胆管受累，15%~20% 患者仅有肝内胆管病变。腹部 CT 对 PSC 的诊断缺乏特异性，但其可显示胆管壁增厚强化、肝内胆管囊性扩张、脾大、腹水、淋巴结肿大、静脉曲张、肝内及胆管占位性病变等表现，有助于疾病的分期和鉴别诊断。

四、诊断与鉴别诊断

PSC 的诊断尚无统一标准，目前美国及欧洲指南认为：有胆汁瘀积生化特征的患者，胆管造影检查包括 MRCP、ERCP、经皮经肝穿刺胆管造影（PTC）等显示具有典型的多灶性胆管狭窄和节段性扩张的胆管改变，并除外继发性硬化性胆管炎，则可以诊断为 PSC；当胆管影像学检查正常，但临床、生化和组织学改变符合 PSC 者，可诊断为小胆管 PSC。既往认为 ERCP 是诊断 PSC 的金标准，能够很好地显示大胆管的病变，更有助于判断肝外胆管梗阻及严重程度，但 ERCP 为有创性检查，近年研究发现，无创性检查 MRCP 与 ERCP 诊断 PSC 的准确性相似，故最新 AASLD 指南和 EASL 指南均建议对怀疑 PSC 的患者首先行 MRCP，如不能确诊再考虑行 ERCP。

诊断时需排除其他原因引起的继发性硬化性胆管炎或胆管狭窄及阻塞，如胆管肿瘤、胆管手术创伤、胆总管结石、先天性胆管异常、缺血性胆管狭窄等。

需与其他胆汁瘀积性疾病鉴别，如 PBC、AIH、药物性瘀胆、慢性活动性肝炎、酒精性肝病等。特别是有些不典型的 PSC，血清 ALP 仅轻度升高，而 ALT 或 AST 却明显升高，易误诊为 AIH。

五、治疗

PSC 的治疗包括慢性胆汁瘀积相关症状的治疗、UDCA 及免疫抑制药等药物治疗、内镜下及手术治疗，终末期宜进行肝移植。

（一）对症及药物治疗

1. 瘙痒　胆汁酸结合树脂考来烯胺对继发于胆汁瘀积的瘙痒可能有效，且不良反应少，应被列为治疗的一线用药。阿片类拮抗药能阻止瘀胆时过多的内源性阿片类激动药的作用，对瘀胆相关性瘙痒有效。所有阿片类拮抗药（纳美芬、纳洛酮、纳曲酮）在首次使用时都会出现戒断反应，但通常会在持续给药 2 ~ 3d 后消失。昂丹司琼（5 - 羟色胺受体拮抗药）可显著改善瘙痒分值（视觉模拟评分法），但有待临床实践的评估。利福平是缓解瘀胆性肝病瘙痒症状的有效药物。

2. 骨质疏松　PSC 患者存在各种骨质疏松的危险因素：肝硬化、胆汁瘀积以及皮质激素的使用等。研究者建议应给以下慢性肝病患者进行骨密度测定：临床或组织学证明的肝硬化；胆红素大于正常上限 3 倍并持续 6 个月。同时应纠正患者的一般生活习惯，如限制饮酒、定期进行负重练习、戒烟、合理饮食避免低体重指数，补充钙与维生素 D 等。另外，如果髋部或脊柱的 T2 < 2.5，对绝经后妇女应行激素替代治疗，对性腺功能减退症的男性应考虑经皮使用睾酮。双磷酸盐可与激素替代治疗同时应用，也可作为无性腺功能减退的患者的用药选择。这些方法只是用于治疗 PBC 的经验的外推，尚无循证支持。

3. 脂溶性维生素缺乏　脂溶性维生素缺乏在瘀胆性肝病中备受关注，但其临床重要性仍存在争论。MayoClinic 对 PSC 患者进行评估，发现维生素 A、维生素 D、维生素 E 缺乏者分别占 40%、14%、2%。因此应重视 PSC 患者脂溶性维生素的缺乏，并予以适量补充。

4. UDCA　是一种有效治疗 PBC 的药物，治疗后患者出现生化改善，部分患者有组织学改善。对于 UDCA 是否适用于 PSC 患者，AASLD 给出的意见为：成年 PSC 患者，不推荐使用 UDCA 作为药物治疗；EASL 的建议为：由于数据有限，目前无法对 UDCA 用于 PSC 给予具体推荐意见。

5. 免疫抑制药及其他药物　皮质激素和其他免疫抑制药是否能改善 PSC 的疾病活动度或预后仍存有争议。Angulo 等对 30 例 PSC 患者应用水飞蓟素 140mg 每天 3 次，疗程 1 年，结果显示肝酶有改善，但血清胆红素、清蛋白和 Mayo 评分无改善。诸如泼尼松龙、硫唑嘌呤、环孢菌素 A、甲氨蝶呤、霉酚酸酯等，具有对抗 TNF - α 作用的因子如依那西普、己酮可可碱和抗 TNF 单克隆抗体，及抗纤维化因子如秋水仙碱、青霉胺、甲苯吡啶酮等药物也曾被用于 PSC 的治疗研究当中，但仍旧缺乏强有力证据去支持这些药物的疗效，因而没有一个被推荐用于治疗 PSC。这些药物可能对 PSC - AIH 重叠综合征有作用，因为儿童和有 PSC - AIH 重叠综合征的患者更倾向于免疫抑制治疗有应答。

（二）ERCP 和内镜治疗

当胆管炎症狭窄引发胆管炎、黄疸、瘙痒、右上腹痛或血生化指标显著异常时，即可考虑行内镜介入治疗，目的是引流胆汁，使胆管减压，以减轻肝损害。常用方法包括 Oddi 括约肌切开、探条或气囊扩张胆管狭窄处、狭窄处放置支架等。"显著狭窄"定义为：胆总管直径≤1.5mm或肝胆管直径≤1.0mm。目前仍缺乏临床随机对照研究评估内镜治疗的疗效，有多项回顾性研究间接表明内镜介入治疗可改善PSC患者的临床症状、延长生存期，但最佳的治疗策略仍存在争议。EASL建议有主要胆管狭窄伴有明显胆汁瘀积者，可行胆管扩张治疗，只有对于经扩张治疗和胆汁引流效果欠佳患者才考虑胆管支架置入术；AASLD建议对胆管显著狭窄的PSC患者建议内镜扩张治疗为初始治疗，可同时放置或不放置支架。需要注意的是，PSC患者胆管癌和结肠癌的发生率较正常人明显升高，因此治疗过程中需加强对肿瘤的监测，动态监测肿瘤标记物，必要时行内镜检查；在对显著胆管狭窄行内镜治疗时，首先行细胞学刷检或活检以除外胆管癌。

（三）外科治疗

外科治疗的在手术探查胆管时，须做胆管壁和肝活检，并做术中胆管造影和胆汁的需氧及厌氧菌培养。对局限性狭窄者可行狭窄处扩张，放入T形管、导尿管或塑料管支撑引流，引流管可自胆管切口或肝面引出。引流管最好留置1年以上，也有人主张长期留置，甚至终身保留。有时肝外胆管管腔太细，置管引流也会发生困难和失败。一般认为如患者经内科药物治疗后好转或已发展有胆汁性肝硬化者，不宜做手术治疗。也有认为如患者伴有活动性UC炎时，做结肠切除术可能对稳定PSC的病情有一定的帮助。

外科手术常常采用胆管切开取石、扩探及T形管或U形管引流术，狭窄切除或未切除的胆肠吻合术，缓解门脉高压的各种式型等。手术疗法仍是缓解主要胆管梗阻和感染及制止门脉高压所致消化道出血的有力举措。但弊端较多：①难于解除肝胆管广泛高位狭窄及其感染并发症；②术后感染等并发症较未手术者高，尤其在胆肠吻合和U形管引流术后，复发性胆管炎更常见；③手术还将影响肝移植手术操作及术后疗效，患者经受常规性手术愈复杂或次数愈多，肝移植手术愈困难及疗效愈差。Martin等报道PSC178例，共经受233例次常规性手术，术后多数患（75%）的症状缓解，但并发症率及病死率较高，103例死亡者中75例（73%）死于肝衰竭、出血或感染，其中门-体分流术后死亡14例，13例死因均与手术并发症相关。做肝移植术16例，死亡8例，其中多数之前接受过广泛手术治疗。故目前多主张采用内镜治疗胆管梗阻和感染，尽可能避免手术，为肝移植术创造有利条件。

（四）肝移植

肝移植是目前治疗PSC最有效的方法，也是终末期PSC的唯一治疗方法。在有经验的医学中心，近期的肝移植后1年和10年生存率分别高达90%和80%。肝移植后PSC复发率不同的文献报道不一，有20%~25%的患者在术后5~10年内复发。在不同的队列研究中，PSC复发与皮质激素抵抗排异、使用OKT3、储存损害、ABO不相容、巨细胞病毒感染等多因素相关。

六、预后

PSC呈慢性进展性过程，自诊断之日起其存活时间为10~15年。20%的PSC患者可发生胆管癌，行肝移植术以预防此并发症的最佳时机尚不清楚，也有学者认为此症最终都将发展成胆管癌。PSC最终多数死于肝衰竭、肝性脑病，但死于食管静脉曲张破裂大出血者并不多见。

（舒治娥）

第七节 重叠综合征

一、临床表现

重叠综合征患者常会兼有多种自身免疫性肝病的临床表现，最为常见的 AIH - PBC 重叠综合征会兼有 AIH 和 PBC 的临床表现如乏力或疲劳、食欲缺乏及黄疸，国外报道其主要发病高峰于 40 ~ 45 岁，年龄要显著低于单纯 PBC 患者，在血清生化学及免疫学指标上也兼具了二者的特点。肝细胞酶系及胆汁瘀积酶系均升高，IgG 与 IgM 升高，ANA 和（或）SMA 及 AMA 均呈阳性。多数研究表明，AIH - PBC 重叠综合征患者的 ALT、AST 升高水平高于单纯 PBC 患者，而 ALP、GGT 水平又显著高于单纯 AIH 患者，免疫球蛋白水平也可兼有两者特征，胆固醇水平可升高，提示脂质排泄与转运同 PBC 一样会受到影响。在自身抗体的出现上，重叠综合征的 ANA、SMA 阳性率远高于单纯 PBC 组，较单纯的自身免疫性肝病也更易伴发其他自身免疫性疾病。

二、诊断

虽对于典型的 AIH 及 PBC 各指南均有明确的诊断系统，但对于 AIH - PBC 重叠综合征诊断的界定却一直颇有纷争。欧洲学者在 2009 年胆汁瘀积性肝病诊治指南中为之界定了诊断标准：既要符合 PBC 诊断指标中的 2 或 3 条（①ALP > 2ULN 或 GGT > 5ULN；②AMA 阳性；③病理组织学为特征性胆管损害），同时又要符合 AIH 的 2 或 3 条（①ALT > 5ULN；②IgG > 2ULN 或 SMA 阳性；③组织学改变见汇管区淋巴浆细胞浸润及中重度界面性肝炎）。此诊断标准对肝酶及免疫球蛋白水平要求过于严格，且要求有肝组织活检结果协助诊断，对于包括我国患者在内的多数自身免疫性肝病患者难以满足，临床实践中较难广泛采纳。而国际 AIH 小组推荐的 AIH 积分系统对于诊断 AIH 具有较高敏感性和特异性，但因评分中需扣除 AMA 阳性及肝组织中存在胆管损害的分值，故在存在重叠的患者中想达到 15 分（治疗前）或 17 分（治疗后）以上的积分实属不易，因此有学者提出，根据 1999 年国际 AIH 评分系统，治疗前分值达 10 分以上，加上 AMA 抗体阳性且合并胆管炎的组织学证据即可诊断 AIH - PBC 重叠综合征。最近 Mayo 研究组对 IAHG 积分系统再次进行了修订，希望应用新积分系统更有效地将 AIH - PBC 重叠综合征从单纯 PBC 或 AIH 中鉴别出来。

三、治疗

1. 肾上腺皮质激素及免疫抑制药 对维持及缓解 AIH 患者病变进展有肯定作用，但对于 AIH - PBC 重叠综合征的治疗是否有效仍存在争议。重叠综合征对免疫抑制药（泼尼松龙或联合硫唑嘌呤）治疗的完全应答率显著低于 AIH 患者，无应答率高于 AIH 患者。多数学者认为以治疗 AIH 为出发点时，应用糖皮质激素可有效改善患者血清生化指标、肝组织学病变及预后等。结合 AIH 的治疗经验，对于激素治疗无应答或抵抗，可考虑加用其他免疫抑制药如硫唑嘌呤、环孢素 A、6 - 巯基嘌呤、环磷酰胺等，国人对硫唑嘌呤的反应可能优于西方人群。2002 年 AASLD 推荐的糖皮质激素和（或）硫唑嘌呤治疗 AIH - PBC 重叠综合征的方案如下。①单用泼尼松疗法：第 1 周用泼尼松 60mg/d，第 2 周 40mg/d，第 3 周和第 4 周 30mg/d，第 5 周以后，20mg/d 维持治疗；②泼尼松和硫唑嘌呤联合疗法：将上述泼尼松剂量减半，同时每日服硫唑嘌呤 50mg，一般开始治疗数日至数周后，血液生化指标即开始有明显改善，但肝组织学改善要晚 3~6 个月。即使经过 2 年的激素治疗达到缓解（包括组织学恢复正常），在停药后仍有较多患者复发，因此建议不宜过早停药。

2. UDCA　尽管 UDCA 是治疗 PBC 的基石，经随机双盲临床试验证实可以有效改善 PBC 患者胆汁瘀积，延长生存期及延缓门脉高压发生，但能否有效地降低肝酶异常、减轻肝细胞坏死炎症及延缓 AIH - PBC 重叠综合征患者疾病的进展仍不甚明了。有临床报道单用 UDCA 治疗 AIH - PBC 重叠综合征患者的存活率与典型的 PBC 相似。

3. 激素联合 UDCA　目前多数学者主张根据重叠综合征中占优势的病变来确定治疗方案：ALT 明显增高，ALP 增高 <2ULN，肝组织主要为中、重度界面性肝炎，AIH 评分 >10 分的患者，以肝炎表现更为突出，通常对糖皮质激素及免疫抑制药产生应答；而 ALP 增高 >2ULN，有明显胆管损害时，建议 UDCA 和激素联合治疗。2009 年 EASL 指南中还建议，可先应用 UDCA 治疗 3 个月，生化学应答不佳时加用激素或免疫抑制药联合治疗。但无论是免疫抑制治疗还是 UDCA 治疗，均在疾病早期阶段疗效明显，到了肝硬化阶段，不仅疗效欠佳且不良反应也会加重，最终需考虑肝移植治疗。

4. 肝移植　对于晚期 AIH - PBC 重叠综合征患者，肝移植仍是首选治疗方法，移植术后 1 年生存率可达 90%，5 年的存活率为 80% 以上，10 年仍可达 75%。当患者出现顽固性瘙痒、持续高胆红素血症、门脉高压并发症或急进性肝衰竭时，仍应建议患者进行肝移植治疗。

（舒治娥）

第十章 肝功能衰竭

肝功能衰竭（liver failure）是临床常见的严重肝病状态，病死率极高。多年来，各国学者对肝功能衰竭的定义、分类、诊断和治疗进行不断的探索，但迄今尚无一致意见。目前国内较为广泛接受的定义是：肝功能衰竭是多种因素引起的严重肝脏损害，导致其合成、解毒、排泄和生物转化等功能发生严重障碍或失代偿，出现以凝血机制障碍和黄疸、肝性脑病、腹水等为主要表现的一组临床综合征，常可发生多器官功能衰竭、脑水肿、继发感染、出血、肾衰竭、血流动力学以及各种代谢紊乱等并发症。其预后不良，病死率甚高（可达50%~90%），严重威胁人类健康，也是临床医师最具挑战的疾病之一。本章主要讨论重症医学中常见的急性肝功能衰竭（acute liver failure，ALF）。

第一节 急性肝功能衰竭（ALF）定义

ALF 一般是指原来肝病者肝脏受损后短时间内发生的严重临床综合征。1946 年 Lucke 和 Mallory 首次将重型肝炎列入急性肝炎的 2 类，将其分为暴发型（fulminant form）和亚急性型（subacute form）。早在 1970 年，Trey 等提出暴发性肝功能衰竭（fulminant hepatic failure，FHF）这一名称，是指严重肝损害后发生一种有潜在可逆性的综合征。患者在首发症状 8 周内发生肝性脑病，既往无肝脏病史。其后有人提出迟发性或亚暴发性肝功能衰竭（late onset or subfulminant hepatic failure）的概念，是指症状开始后 8~12 周内发生肝性脑病。1986 年英国 Gimson 等提出，以急性肝功能衰竭取代 FHF 命名，并填补了起病 8~24 周内发生肝性脑病者，称之为迟发性肝功能衰竭（LO-HF）。同年法国学者 Bernuau 和 Benhamou 建议把黄疸出现后 2 周发生肝性脑病的急性肝功能衰竭称为暴发性肝功能衰竭，而把黄疸出现后 2~12 周内出现肝性脑病者称为亚暴发性肝功能衰竭。1993 年，O'Gradv 等主张 ALF 分为三个亚型：①超急性肝功能衰竭型：是指出现黄疸 7 日内发生急性肝功能衰竭。尽管脑水肿发生率高（69%），但存活率高（36%），多数（78.3%）是对乙酰氨基酚过量所致；②急性肝功能衰竭型：是指出现黄疸 8~28d 内发生肝性脑病，脑水肿发生率也高（56%），但存活率低（7%），病因不尽相同，但以病毒感染为主；③亚急性肝功能衰竭型：是指出现黄疸 29~72d 内发生肝性脑病。尽管脑水肿发生率低（14%），但存活率低（14%），83% 由非 A 非 B 型肝炎所致。2005 年美国肝病学会发布的急性肝功能衰竭处理建议中采用了被最大范围所采纳的 AHF 定义：指原来没有肝硬化的患者，在发病 26 周内出现凝血障碍（INR≥1.5）和不同程度神志障碍（肝性脑病）。肝豆状核变性、垂直获得性 HBV 或自身免疫性肝炎患者可能已存在肝硬化，如发病 <26 周，仍可纳入 ALF 的范畴。2006 年 9 月《肝衰竭诊疗指南》正式采纳了分类二，即将肝功能衰竭分为 4 类：急性、亚急性、慢加急性（亚急性）和慢性肝功能衰竭，其中将在慢性肝病基础上出现的急性肝功能失代偿归为慢加急性（亚急性）肝功能衰竭（ACLF）。因此，急性肝功能衰竭的定义和

分类尚在不断完善之中。

（舒治娥）

第二节　病因、病理及发病机制

一、病因

所有亲肝病毒都能引起 ALF。急性病毒性肝炎是 ALF 最常见的病因，占所有病例的 72%。但急性病毒性肝炎发生 ALF 者少于 1%。在我国引起肝功能衰竭的主要病因是肝炎病毒（主要是乙型肝炎病毒），其次是药物及肝毒性物质（如乙醇、化学制剂等）。在欧美国家，药物是引起急性、亚急性肝功能衰竭的主要原因；乙醇性肝损害常导致慢性肝功能衰竭。儿童肝功能衰竭还可见于遗传代谢性疾病（表 10 - 1）。

表 10 - 1　肝功能衰竭原因

常见或较常见原因	少见或罕见原因
肝炎病毒	代谢异常
甲型、乙型、丙型、丁型（同时或重叠乙型）、戊型	肝豆状核变性、遗传性糖代谢障碍等
其他病毒	缺血缺氧
巨细胞病毒（CMV）、EB 病毒（EBV）、肠道病毒、疱疹病毒	休克、心力衰竭
药物及肝毒性物质	肝移植、部分肝切除、肝脏肿瘤
异烟肼、利福平、对乙酰氨基酚	先天性胆管闭锁
抗代谢药物、化疗药物	其他
急性中毒	创伤、辐射等
乙醇、毒蕈、黄曲霉素、磷	
细菌及寄生虫等病原体感染	
妊娠急性脂肪肝	
自身免疫性肝病	

二、病理

由肝炎病毒、药物中毒、毒蕈中毒所致 ALF，其肝病理特点为广泛肝细胞变性坏死，肝细胞大块或弥漫性坏死，肝细胞消失，肝脏体积缩小。一般无肝细胞再生，多有网状支架塌陷，残留肝细胞肿胀、气球样变性、胞质嗜酸性小体形成，汇管区炎性细胞浸润。极少数可表现为多发局灶性肝细胞坏死。

妊娠急性脂肪肝、Reye 综合征等肝病理特点为肝细胞内微泡状脂肪浸润，线粒体严重损害，而致代谢功能失常，肝小叶至中带细胞增大，胞质中充满脂肪空泡，呈蜂窝状，无大块肝细胞坏死。肝缩小不如急性重型肝炎显著。

三、发病机制

不同病因引起的 ALF 的机制不同。缺血缺氧可以引起肝细胞的广泛坏死。在病毒引起的 ALF 中，病毒固然可以引起肝细胞的损伤，但免疫机制的参与可能更加重要。既往认为 ALF 的发病主要是原发性免疫损伤，并继发肝微循环功能障碍，随着细胞因子（cytokine）对血管内皮细胞作用研究的深入和对肝微循环功能障碍在发病中作用的研究，认为 Schwartz 反应与 FHF 发病有关。细胞因子是一组具有生物活性的蛋白质介质，是继淋巴因子研究而衍生出来的，如肿瘤坏死因子（TNF）、白细胞介素 1（IL-1）及淋巴毒素（LT）等。其中 TNF 是内毒素刺激单核巨噬细胞的产物，并能作用于血管内皮细胞及肝细胞，可导致 Schwartz 反应，因而认为 TNF 是 ALF 的主要发病机制之一。此外，内毒素血症可加重肝细胞坏死和导致内脏损伤（如肾衰竭），也是一个重要致病因素。脂质过氧化在肝细胞的损伤中亦起着重要的作用。

药物对肝细胞的损害机制很复杂。主要分为三种类型：代谢产物导致肝细胞损害、胆汁瘀积导致肝细胞损害和免疫介导的肝细胞损害。①代谢产物导致肝细胞损害：肝脏对某些药物具有代谢作用，形成的代谢物。药物在肝内经细胞色素 P450 氧化或还原后，产生一些毒性代谢产物，如亲电子基，自由基和氧基，与大分子物质共价结合或造成脂质过氧化，破坏细胞膜的完整性和膜的 Ca^{2+}-ATP 酶系，使细胞内外环境 Ca^{2+} 的稳态破坏，最终造成肝细胞死亡。此外，其代谢产物也可与肝细胞的蛋白质结合，形成新抗原，可诱导免疫反应，如对乙酰氨基酚、氟烷、呋喃妥因。②胆汁瘀积导致肝细胞损害：肝细胞对胆汁的排泄包括胆盐依赖和钠离子依赖，某些药物或某些代谢产物可导致这两个机制的一系列步骤发生障碍，包括胞膜转运胆盐的受体，细胞内转运过程，Na^+-K^+-ATP 酶，离子交换，细胞骨架和细胞膜脂膜结构完整性的改变，如氯丙嗪、环类抗抑郁药、甲基同化激素等。③免疫介导的肝细胞损害：某些药物或其代谢产物与肝特异蛋白质结合成为抗原，经巨噬细胞加工后，被免疫活性细胞识别，导致变态反应，肝细胞的损害可能由于 T 杀伤细胞或抗体依赖 K 细胞（ADCC 反应）攻击所致，如有多量免疫复合物沉着可能造成重型肝炎。如氟烷类麻醉剂和排尿酸利尿剂替尼酸。

（舒治娥）

第三节 临床表现

在急性肝功能衰竭发展过程中，机体有多系统受累，临床表现复杂，但以神经精神症状最为突出。

（一）肝性脑病

这是 ALF 最突出并具有诊断意义的早期临床表现，通常于起病 10d 内迅速出现精神神经症状。特点为进行性精神神经变化。最早出现为多性格的改变，如情绪激动、精神错乱、嗜睡等，以后可有扑翼样震颤、阵发性抽搐、逐渐进入昏迷，最后各种反射消失。癫痫发作，肌痉挛在急性肝功能衰竭脑病中多于慢性肝性脑病。肝性脑病的发病机制很复杂，多年来提出了若干学说，且各有据，但均不能全面解释临床和实验研究中的问题。但其中蛋白质代谢障碍可能是核心因素。已知氨中毒是氨性或外源性肝性脑病的重要原因，对血氨不增高的肝性脑病患者，经研究证实多数有红细胞内氨量增高，所以氨在导致脑病中作用值得重视。近年对血中氨基酸检测研究，发现色氨酸增高可致脑病，同时有蛋氨酸、苯丙氨酸和酪氨酸增高。检测色氨酸不仅有助于肝性脑病的诊断，还可作为急性肝炎向重症转化及判断预后的指标。支链氨基酸（BCAA）却表现正常或减低。FHF 时支/芳比值可由正常的 3~3.5 下降至 1.0 以下。近年有人认为氨基酸的变化可能与血氨增高有关，提出血氨与氨基酸的统一学说。假性神经递质（酰胺）致肝性脑病，经重复试验未能证实，只有同时合并有氨基酸代谢失平衡时，芳香族氨基酸通过血脑屏障，使 5-羟色胺等抑制性神经递质增加并致去甲肾上腺素和多巴胺减少，而抑制大脑，出现意识障碍。经实验表明在脑内递质浓度无变化时，通过神经递质受体的变化也可致脑病，因而又提出神经递质受体功能紊乱学说。总之，肝性脑病的发生，是由多种毒性物质联合协同作用，多种致病因素致神经传导结构及功能失常，是多因素连锁反应综合作用的结果，引起临床上的综合征。

（二）黄疸

绝大多数患者有黄疸，并呈进行性加重，极少数患者黄疸较轻甚至完全缺失，后者往往见于Ⅱ型暴发性肝功能衰竭。其黄疸具有 3 个特点：①黄疸出现后在短期内迅速加深，如总胆红素 >171μmol/L，同时具有肝功能严重损害的其他表现，如出血倾向、凝血酶原时间延长、ALT 升高等。若只有较深黄疸，无其他严重肝功能异常，示为肝内瘀胆。②黄疸持续时间长，一般黄疸消长规律为加深、持续、消退 3 个阶段，若经 2~3 周黄疸仍不退，提示病情严重。③黄疸出现后病情无好转，一般急性黄疸型肝炎，当黄疸出现后，食欲逐渐好转，恶心呕吐减轻。如黄疸出现后 1 周症状无好转，需警惕为重型肝炎。

（三）凝血功能障碍和出血

50%~80% 暴发性肝功能衰竭会发生出血，出血部位以皮肤、齿龈、鼻黏膜、球结膜及胃黏膜等常见，颅内出血也可以发生，往往后果严重。引起出血的原因是多方面的，主要有：

1. 凝血因子合成障碍　血浆内所有凝血因子均降低，而Ⅶ因子在肝外合成，反而增高，凝血酶原时间明显延长。

2. 血小板质与量异常　ALF 时血小板较正常小，电镜可见空泡、伪足、浆膜模糊。无肝性脑病时血小板正常。因骨髓抑制、脾功能亢进、被血管内凝血所消耗，可致血小板减少。

3. DIC 伴局部继发性纤溶　血浆内血浆素和其激活物质均降低，而纤维蛋白/纤维蛋白原降解产物增加。

4. 弥散性血管内凝血等　胃肠道黏膜糜烂可加重出血。

（四）肾功能不全

暴发性肝功能衰竭时，肾功能异常者达 50%~80%，其中肾功能不全占 40%，半数为功能性肾衰竭，半数为急性肾小管坏死。有高尿钠、等渗尿及肾小管坏死。急性肾小管坏死与肝细胞坏死、内毒素血症、利尿剂应用不当、胃肠出血致低血容量及低血压等因素有关。功能性肾衰竭多与血管紧张素水平升高及前列腺素减少，引起肾血管收缩，肾小球滤过率降低有关。有报告肾衰竭在 ALF 死因中占首位，值得注意。暴发性肝功能衰竭因尿素氮合成降低，血尿素氮常不高，因此唯有血清肌酐水平高低才能反映肾衰竭的严重程度。

（五）感染

暴发性肝功能衰竭患者常伴有各种感染，常见感染部位为呼吸道、泌尿道、胆管及腹腔。这主要是由于患者细胞免疫及体液免疫功能下降，也与患者昏迷及肠管屏障功能下降有关。

（六）其他

急性肝功能衰竭的患者易发生电解质及酸碱平衡紊乱，以呼吸性酸中毒和低钾血症最常见。另外，低血压、低血糖、心肺并发症等也较为常见。

（舒治娥）

第四节　实验室检查

1. 血清胆红素测定　常呈进行性增高。

2. 血清转氨酶　谷丙转氨酶和谷草转氨酶常明显升高，尤以后者升高明显。谷草转氨酶/谷丙转氨酶比值对估计预后有意义，存活者比值位于 0.31～2.26 之间，平均为 1.73。当血清胆红素明显上升而转氨酶下降，这就是所谓的胆酶分离现象，对暴发性肝功能衰竭的诊断及预后有重要意义。

3. 血清胆固醇与胆固醇脂　胆固醇与胆固醇脂主要在肝细胞内合成，合成过程需多次酶促反应。正常血清胆固醇浓度为 2.83～6.00mmol/L，如低于 2.6mmol/L 则提示预后不良，暴发性肝功能衰竭时胆固醇脂也常明显下降。

4. 血清胆碱酯酶活力　胆碱酯酶有两种：乙酰胆碱酯酶和丁酰胆碱酯酶。后者在肝细胞内合成，暴发性肝功能衰竭时此酶活力常明显下降。

5. 血清白蛋白　最初可在正常范围内，如白蛋白逐渐下降则预后不良。

6. 凝血酶原时间及凝血酶原活动度　暴发性肝功能衰竭时，发病数天内即可凝血酶原时间延长及凝血酶原活动度降低。凝血酶原时间测定是目前最常见的估价肝细胞功能指标之一，但需排除因维生素 K 缺乏所致的凝血酶原时间延长。

7. 凝血因子测定　Ⅱ、Ⅴ、Ⅶ、Ⅸ、Ⅹ等因子明显减少。

8. 其他检查　肝炎病毒标志物包括甲、乙、丙、戊及其他病毒抗体的检查有助于病因的诊断。血氨、血浆氨基酸测定有助于肝性脑诊断及处理。细菌学检查及鲎试验有利于确定感染的存在。电解质检查对监测患者病情极为重要。

（舒治娥）

第五节　分类及诊断

一、分类

根据中华医学会感染病学分会和中华医学会肝病学分会组织国内有关专家，2006 年制订的我国第一部《肝衰竭诊疗指南》，按照肝功能衰竭病理组织学特征和病情发展速度，肝功能衰竭可被分为四类：急性肝功能衰竭（acute liver failure，ALF）、亚急性肝功能衰竭（subacuteliver failure，SALF）、慢性肝功能衰竭急性发作（acute – on – chronic liver failure，ACLF）和慢性肝功能衰竭（chronicliver failure，CLF）。

急性肝功能衰竭的特征是起病急，发病 2 周内出现以Ⅱ度以上肝性脑病为特征的肝功能衰竭综合征；

亚急性肝功能衰竭起病较急，发病 15d 至 26 周内出现肝功能衰竭综合征；

慢性肝功能衰竭急性发作是在慢性肝病基础上出现的急性肝功能失代偿；慢性肝功能衰竭是在肝硬化基础上，肝功能进行性减退导致的以腹水或门静脉高压、凝血功能障碍和肝性脑病等为主要表现的慢性肝功能失代偿。

二、分期

根据临床表现的严重程度，肝功能衰竭可分为早期、中期和晚期。

1. 早期

（1）极度乏力，并有明显畏食、呕吐和腹胀等严重消化道症状。

（2）黄疸进行性加深（血清总胆红素≥171μmol/L 或每日上升≥17.1μmol/L）。

（3）有出血倾向，凝血酶原活动度（prothrombin activity，PTA）为 30%~40%。

（4）未出现肝性脑病或明显腹水。

2. 中期　在肝功能衰竭早期表现基础上，病情进一步发展，出现以下两条之一者：

（1）出现Ⅱ度以下肝性脑病和（或）明显腹水。

（2）出血倾向明显（瘀点或瘀斑），且 PTA 为 20%~30%。

3. 晚期　在肝功能衰竭中期表现基础上，病情进一步加重，出现以下三条之一者：

（1）有难治性并发症，例如肝肾综合征、上消化道大出血、严重感染和难以纠正的电解质紊乱等。

（2）出现Ⅲ度以上肝性脑病。

（3）有严重出血倾向（注射部位瘀斑等），PTA≤20%。

三、诊断

1. 临床诊断　肝功能衰竭的临床诊断需要依据病史、临床表现和辅助检查等综合分析而确定。

（1）急性肝功能衰竭：急性起病，2 周内出现Ⅱ度及以上肝性脑病并有以下表现者：①极度乏力，并有明显畏食、腹胀、恶心、呕吐等严重消化道症状；②短期内黄疸进行性加深；③出血倾向明显，PTA≤40%，且排除其他原因；④肝脏进行性缩小。

（2）亚急性肝功能衰竭：起病较急，15d 至 26 周出现以下表现者：①极度乏力，有明显的消化道症状；②黄疸迅速加深，血清总胆红素大于正常值上限 10 倍或每日上升≥17.1μmol/L；③凝血酶原时间明显延长，PTA≤40%并排除其他原因者。

（3）慢性肝功能衰竭急性发作：在慢性肝病基础上，短期内发生急性肝功能失代偿的主要临床表现。

（4）慢性肝功能衰竭：在肝硬化基础上，肝功能进行性减退和失代偿。诊断要点为：①有腹水或其他门静脉高压表现；②可有肝性脑病；③血清总胆红素升高，白蛋白明显降低；④有凝血功能障碍，PTA≤40%。

2. 组织病理学表现　组织病理学检查在肝功能衰竭的诊断、分类及预后判定上具有重要价值，但由于肝功能衰竭患者的凝血功能严重降低，实施肝穿刺具有一定的风险，在临床工作中应特别注意。肝功能衰竭时（慢性肝功能衰竭除外），肝脏组织学可观察到广泛的肝细胞坏死，坏死的部位和范围因病因和病程不同而不同。按照坏死的范围及程度，可分为大块坏死（坏死范围超过肝实质的 2/3），亚大块坏死（约占肝实质的 1/2~2/3），融合性坏死（相邻成片的肝细胞坏死）及桥接坏死（较广泛的融合性坏死并破坏肝实质结构）。在不同病程肝功能衰竭肝组织中，可观察到一次性或多次性的新旧不一肝细胞坏死的病变情况。目前，肝功能衰竭的病因、分类和分期与肝组织学改变的关联性尚未取得共识。鉴于在我国以乙型肝炎病毒（HBV）感染所致的肝功能衰竭最为多见，因此该《指南》是以 HBV 感染所致的肝功能衰竭为例，介绍各类肝功能衰竭的典型病理表现。

（1）急性肝功能衰竭：肝细胞呈一次性坏死，坏死面积 ≥ 肝实质的 2/3；或亚大块坏死，或桥接坏死，伴存活肝细胞严重变性，肝窦网状支架不塌陷或非完全性塌陷。

（2）亚急性肝功能衰竭：肝组织呈新旧不等的亚大块坏死或桥接坏死；较陈旧的坏死区网状纤维塌陷，或有胶原纤维沉积；残留肝细胞有程度不等的再生，并可见细、小胆管增生和胆汁瘀积。

（3）慢加急性（亚急性）肝功能衰竭：在慢性肝病病理损害的基础上，发生新的程度不等的肝细胞坏死性病变。

（4）慢性肝功能衰竭：主要为弥漫性肝脏纤维化以及异常结节形成，可伴有分布不均的肝细胞坏死。

3. 肝功能衰竭诊断格式　肝功能衰竭不是一个独立的临床诊断，而是一种功能判断。在临床实际应用中，完整的诊断应包括病因、临床类型及分期，建议按照以下格式书写，例如：

（1）药物性肝炎

急性肝功能衰竭

（2）病毒性肝炎，急性，戊型

亚急性肝功能衰竭（中期）

（3）病毒性肝炎，慢性，乙型

病毒性肝炎，急性，戊型

慢加急性（亚急性）肝功能衰竭（早期）

（4）肝硬化，血吸虫性

慢性肝功能衰竭

（5）亚急性肝功能衰竭（早期）

原因待查（入院诊断）

原因未明（出院诊断）（对可疑原因写出并打问号）

（舒治娥）

第六节　肝功能衰竭的治疗

一、综合治疗

目前肝功能衰竭的内科治疗尚缺乏特效药物和手段。原则上强调早期诊断、早期治疗，针对不同病因采取相应的综合治疗措施，并积极防治各种并发症。

1. 一般支持治疗　安静休息，减少体力消耗，减轻肝脏负担，避免外界刺激，积极寻找病因。测定血糖、血对乙酰氨基酚浓度、血浆铜蓝蛋白（50 岁以下）、PT。行血清肝炎病毒标志物检查和毒物筛选实验。加强病情监护，密切观察患者精神状态、血压、尿量。常

规给予 H_2 受体拮抗剂预防应激性溃疡。通常需要停留尿管以测定每小时尿量，静脉导管插管监测中心静脉压，动脉插管连续检测血压和采集血标本。病情进一步恶化需要通气者常需要更进一步的血流动力学监测，并进行颅内压检测和颈静脉插管。高碳水化合物、低脂、适量蛋白质饮食；进食不足者，每日静脉补给足够的液体和维生素，保证每日 1 500kcal 以上总热量。积极纠正低蛋白血症，补充白蛋白或新鲜血浆，并酌情补充凝血因子。注意纠正水电解质及酸碱平衡紊乱，特别要注意纠正低钠、低氯、低钾血症和碱中毒。糖皮质激素、肝素、胰岛素、胰高血糖素治疗无效。注意消毒隔离，加强口腔护理，预防医院内感染发生。抗病毒药未被用于治疗 ALF。

2. 针对病因和发病机制的治疗

（1）针对病因治疗或特异性治疗：针对不同病因采取不同措施。在对病毒性肝炎相关肝功能衰竭患者是否应用抗病毒药物治疗争议颇多。对于甲型、丙型、丁型和戊型肝炎所致肝功能衰竭，目前多不推荐抗病毒治疗。对于 HBV 复制活跃的病毒性肝炎肝功能衰竭患者，目前多主张在早期采用有效的抗病毒治疗，以阻止 HBV 复制，继而阻止免疫病理损伤。干扰素在肝功能衰竭时一般不宜使用；拉米夫定、阿德福韦、恩替卡韦等核苷类似物的应用近年有增多趋势。但此类药物是否能真正改善乙型病毒性肝炎肝功能衰竭患者的预后，有待多中心、前瞻性、大样本的临床研究。中华医学会感染病学分会和中华医学会肝病学分会《肝衰竭诊疗指南》（2006 年版）推荐：①对 HBV DNA 阳性的肝功能衰竭患者，在知情同意的基础上可尽早酌情使用核苷类似物如拉米夫定、阿德福韦酯、恩替卡韦等，但应注意后续治疗中病毒变异和停药后病情加重的可能。②对于药物性肝功能衰竭，应首先停用可能导致肝损害的药物；对乙酰氨基酚中毒所致者，给予 N－乙酰半胱氨酸（NAC）治疗，最好在肝功能衰竭出现前即用口服活性炭加 NAC 静脉滴注。③毒蕈中毒根据欧美的临床经验可应用水飞蓟素或青霉素。

（2）免疫调节治疗：目前对于肾上腺皮质激素在肝功能衰竭治疗中的应用尚存在不同意见。非病毒感染性肝功能衰竭，如自身免疫性肝病及急性乙醇中毒（严重乙醇性肝炎）等是其适应证。其他原因所致的肝功能衰竭早期，若病情发展迅速且无严重感染、出血等并发症者，可酌情使用。为调节肝功能衰竭患者机体的免疫功能、减少感染等并发症，可酌情使用胸腺素 α_1 等免疫调节剂，它对 T 淋巴细胞功能可能有双向调整作用，同时可增强抑制肝炎病毒的复制。静脉用免疫球蛋白，具有免疫替代和免疫调节的双重治疗作用，对于预防和控制肝功能衰竭患者发生各类感染及减少炎症反应具有重要作用，目前多推荐使用。近来有人采用环孢素和 FK 506 治疗急性肝功能衰竭，通过强烈抑制机体免疫反应减轻肝细胞坏死，但剂量、疗效均有待进一步确定。

（3）促肝细胞生长治疗：为减少肝细胞坏死，促进肝细胞再生，可酌情使用促肝细胞生长素和前列腺素 E_1 脂质体等药物，但疗效尚需进一步确认。

（4）其他治疗：可应用肠管微生态调节剂、乳果糖或拉克替醇，以减少肠道细菌易位或内毒素血症；酌情选用改善微循环药物及抗氧化剂，如 NAC 和还原型谷胱甘肽等治疗。抗内毒素治疗，目前尚缺乏疗效满意的药物。可间歇应用广谱抗生素、口服乳果糖或拉克替醇、抗内毒素单克隆抗体和抗 TNF－α 单克隆抗体等。

3. 防治并发症

（1）肝性脑病：ALF 肝性脑病常急骤起病，偶有发生在黄疸之前。常有激动、妄想、运动过度，迅速转为昏迷。有报道苯二氮䓬、受体拮抗剂氟马西尼（flumazenil）至少暂时减轻昏迷程度。治疗上应：①去除诱因，如严重感染、出血及电解质紊乱等；②限制蛋白质饮食；③应用乳果糖或拉克替醇，口服或高位灌肠，可酸化肠道，促进氨的排出，减少肠源性毒素吸收；④视患者的电解质和酸碱平衡情况酌情选择精氨酸、鸟氨酸－门冬氨酸等降氨药物；⑤酌情使用支链氨基酸或支链氨基酸、精氨酸混合制剂以纠正氨基酸失衡；⑥人工肝支持治疗。

（2）脑水肿：75%～80% 4 型肝性脑病的 ALF 患者发生脑水肿，是 ALF 的主要死因。提示颅内压增高的临床征兆有：①收缩期高血压（持续性或阵发性）；②心动过缓；③肌张力增高，角弓反张；④去脑样姿势瞳孔异常（对光反射迟钝或消失）；⑤脑干型呼吸，呼吸暂停。治疗上：①应用甘露醇是治疗脑水肿的主要方法，但肝肾综合征患者慎用；②袢利尿剂，一般选用呋塞米，可与渗透性脱水剂交替使用；③全身适度降温疗法（32～34℃）；④N－乙酰半胱氨酸（NAC）：最近英国对 12 例有 4 级肝性脑病暴发性肝功能衰竭用 NAC 治疗，发现治疗组颅内压明显降低，脑血流增加，并且脑细胞缺氧缓解；⑤益生物制剂包括益生元和益生物，其在肝性脑病中的作用目前颇受重视，但有待进一步的实验和临床研究；⑥人工肝支持治疗。

（3）肝肾综合征：①肝肾综合征重在预防。②药物治疗：药物主要包括内脏血管收缩药和扩张肾动脉的药物，但扩张肾动脉的药物如多巴胺及前列腺素类似物等效果不佳，已不再推荐使用。内脏血管收缩药主要包括 3 类：垂体后叶素类似物（鸟氨酸加压素、特利加压素）；生长抑素类似物（奥曲肽）；α肾上腺素受体激动药物（米多君，去甲肾上腺素）。目前应用最多的是特利加压素，与白蛋白联合应用可明显改善Ⅰ型肝肾综合征患者的肾小球滤过率，增加肌酐清除率。但急性肝功能衰竭患者应慎用特利加压素，以免因脑血流量增加而加重脑水肿。③人工肝支持治疗，如血液透析和 MARS 治疗。目前认为血浆滤过疗效优于传统的透析疗法。④经颈静脉肝内门体分流术（TIPS），有研究显示，TIPS 可以改善肾功能和肾小球滤过率，但与内脏血管收缩药比较，疗效较差。2005 年美国肝病学会的诊疗指南不推荐使用。⑤肝移植。⑥人工肝支持治疗。

（4）感染：肝功能衰竭患者容易合并感染，常见原因是机体免疫功能低下、肠道微生态失衡、肠黏膜屏障作用降低及侵袭性操作较多等。肝功能衰竭患者常见感染包括自发性腹膜炎、肺部感染和败血症等。感染常见病原体为大肠埃希菌等革兰阴性杆菌、葡萄球菌、肺炎链球菌、厌氧菌、肠球菌等细菌以及假丝酵母菌等真菌。一旦出现感染，应首先根据经验用药，选用强效抗生素或联合应用抗生素，同时可加服微生态调节剂。尽可能在应用抗生素前进行病原体分离及药敏试验，并根据药敏实验结果调整用药。同时注意防治二重感染。

（5）出血：对门静脉高压性出血患者，为降低门静脉压力，首选生长抑素类似物，也可使用垂体后叶素（或联合应用硝酸酯类药物）；可用三腔管压迫止血；或行内镜下硬化剂注射或套扎治疗止血。内科保守治疗无效时，可急诊手术治疗。

对弥散性血管内凝血患者，可给予新鲜血浆、凝血因子复合物和纤维蛋白原等补充凝血因子，血小板显著减少者可输注血小板，应维持血小板 $50 \times 10^9/L$ 以上，并可酌情给予小剂量低分子量肝素或普通肝素，对有纤溶亢进证据者可应用氨甲环酸或氨甲苯酸（止血芳酸）等抗纤溶药物。

二、人工肝支持治疗

人工肝是指通过体外的机械、物理、化学或生物装置，清除各种有害物质，补充必需物质，改善内环境，暂时替代衰竭肝脏部分功能的治疗方法，能为肝细胞再生及肝功能恢复创造条件或等待机会进行肝移植。人工肝支持系统分为非生物型、生物型和组合型三种。非生物型人工肝已在临床广泛应用并被证明确有一定疗效。目前应用的非生物型人工肝方法包括血浆置换（plasma exchange，PE）、血液灌流（hemoperfusion，HP）、血浆胆红素吸附（plasma bilirubin absorption，PBA）、血液滤过（hemofiltration，HF）、血液透析（hemodialysis，HD）、白蛋白透析（albumin dialysis，AD）、血浆滤过透析（plasma diafiltration，PDF）和持续性血液净化疗法（continuous blood purification，CBP）等。由于各种人工肝的原理不同，因此应根据患者的具体情况选择不同方法单独或联合使用：伴有脑水肿或肾衰竭时，可选用 PE 联合 CBP、HF 或 PDF；伴有高胆红素血症时，可选用 PBA 或 PE；伴有水电解质紊乱时，可选用 HD 或 AD。应注意人工肝治疗操作的规范化。

生物型及组合生物型人工肝不仅具有解毒功能，而且还具备部分合成和代谢功能，是人工肝发展的方向，现正处于临床研究阶段。

三、肝移植

肝移植是目前已成为治疗肝功能衰竭切实有效的手段。主要适用于各种原因所致的中晚期肝功能衰竭，经积极内科和人工肝治疗疗效欠佳者及各种类型的终末期肝硬化。

（舒治娥）

第十一章 感染相关性肾损害

第一节 乙型肝炎相关性肾小球肾炎

乙型肝炎相关性肾小球肾炎（hepaitis B virusassociated glomerulonephritis，HBV – GN）简称乙肝相关性肾炎（HBV 相关性肾炎），是指乙型肝炎病毒（HBV）感染人体后，通过免疫反应形成免疫复合物损伤肾小球，或乙型肝炎病毒直接侵袭肾组织而引起的肾小球肾炎。

一、流行病学

我国是乙肝感染的高发区，HBV – GN 是 HBV 感染的肝外表现之一，也是我国继发性肾脏病的重要病因。目前对于乙肝患者中 HBV – GN 的发病率以及肾脏疾病中 HBV – GN 的患病率无大规模的流行病学调查资料，根据解放军总医院 1995—2008 年的资料显示，HBV – GN 占同期肾活检 5.6%。

二、病因及发病机制

目前 HBV – GN 的发病机制尚未明确，以往观点大多认为其发病的主要原因是抗原抗体复合物沉积于肾小球造成损伤，目前有学者提出其发病是由免疫介导的，并且是病毒、宿主、环境因素相互作用的结果。总结目前研究的进展，HBV – GN 的发病机制有以下几点。

（一）HBV 抗原与抗体复合物的沉积

1. 循环免疫复合物　人在感染 HBV 后产生抗体，就可能与抗原在血清中形成免疫复合物，沉积于肾小球毛细血管襻，并可激活补体造成免疫损伤。目前发现沉积于肾脏的 HBV 抗原有 HBsAg、HBeAg 及 HBcAg。HBeAg 被认为在 HBV 所致的膜性肾病的发病中起重要作用。HBeAg 分子量小 [（3.0~9.0）×10^4]，其所形成的复合物分子量也较小（2.5×10^5），HBeAg 虽亦带负电荷，抗 HBe 却带有强大的正电荷，所形成的复合物可以通过基底膜沉积于上皮下，引起膜性肾病。HBVMN 患者的血清 HBeAg 阳性率较高，HBV – MGN 的临床缓解往往伴随 HBeAg 转阴，这些均支持免疫复合物沉积在 HBV – GN 发病中作用。

2. 原位免疫复合物　有不同观点认为，HBe – Ab 先定位于上皮下，然后吸引 HBeAg 穿过基底膜与之结合。同时，国内外许多学者通过原位杂交的方法在肾小球系膜细胞、上皮细胞及肾小管上皮细胞均发现 HBV DNA 及 HBV RNA，国内学者研究表明在膜性肾炎患者肾小球毛细血管襻、肾小管、间质可检出 HBsAg、HBcAg 沉积，因 HBcAg 不出现于血循环而仅存在于细胞内，表明 HBV 感染肾组织后增殖复制并原位表达其蛋白产物的可能，并可与抗体结合形成免疫复合物致病。

（二）病毒直接感染肾脏细胞

通过 Southern 印迹技术、原位 PCR 和 PCR 后位杂交技术等方法，许多学者在 HBV – GN 患者肾组织中检测到 HBV DNA，阳性率在 73% ~ 85% 。有的还检测出病毒复制中间体甚至 RNA。肾组织中 HBV DNA 的存在提示 HBV 直接感染肾脏细胞致病的可能性。HBV DNA 主要分布于肾小管上皮细胞中，呈胞质型、浆核混合型，以胞质型为主；也存在于肾小球上皮细胞和系膜细胞的细胞质及细胞核内，一些病例的肾间质中也同时存在。目前，部分观点认为 HBV 通过原位复制，并在肾组织中表达 HBV 抗原，进而引起持续的免疫损伤及病理改变。但 HBV DNA 具体的直接致病机制仍不明确。

（三）机体免疫系统功能异常

慢性 HBV 病毒携带者发生 HBV – GN 有可能不仅是病毒直接效应所致。肾脏病的发生可能是潜在的免疫系统异常的最终结果，或者是遗传因素增加了某些慢性 HBV 携带者发展至 HBV – GN 的可能性。HBV 在肝细胞中复制，可能改变自身抗原成分且随肝细胞破坏释放入血，导致自身免疫。有研究显示 HBVMN 的患者与 HBV 病毒携带者相比，杀伤性 T 细胞的活性是降低的，并且 HB – VMN 患者由 Th1 细胞分泌的 IL – 2、IFN – γ 也明显减少。而 HBVMN 患者 Th2 细胞分泌的 IL – 10 与 HBeAg + /HBsAg + 不患有 HBV – GN 的人群相比增多。这些 T 辅助细胞及细胞因子的变化可以导致机体特异性抗体产生不足，进而不能清除游离的 HBV。

（四）遗传因素

HBV – GN 的发病是多因素导致的，遗传因素也参与其中。Bhimma 等通过对 30 例患有 HB – VMN 的黑种人儿童与统一人群的健康献血者的 HLA – Ⅰ 及 HLA – Ⅱ 检测，发现 HLA – DQBl*0603 在前者中的表达较后者明显增加且差别具有显著性，提示其可能是发生 HBV 相关膜性肾病的遗传因素。

三、临床表现及肾脏病理

HBV – GN 的临床表现多样，患者发病常隐匿，多数患者表现为肾病综合征，有的可表现为蛋白尿、血尿，并可伴有高血压及肾功能不全。水肿为常见的主诉。几乎所有患者均可出现镜下血尿或蛋白尿。HBV – GN 患者与慢性活动性肝炎患者相比，其肝功能常可表现为正常，部分可合并慢性迁延性肝炎、慢性活动性肝炎、肝硬化甚至重型肝炎。同时对 HB-VGN 患者进行肝脏、肾脏活检显示，其抗原存在类型及多少有差别，可见 HBV 感染所致肝肾损害存在不一致性。

HBV – GN 的病理类型多种多样，膜性肾病是 HBV – GN 常见的病理类型，其他病理类型包括系膜增生性肾炎、膜增生性肾炎、IgA 肾病、微小病变、新月体肾炎及 FSGS 均可出现于 HBV – GN 的患者。HBV – GN 与同类型的原发肾小球疾病病理表现存在不同，常见免疫复合物多部位沉积。HBV – GN 免疫荧光检查可见多种免疫球蛋白、补体、纤维蛋白原沉积，不仅沉积于系膜区，也有沉积于肾小球毛细血管壁。电镜检查时可发现病毒样颗粒，并可见管状网状包涵体，肾小球毛细血管壁和系膜区的不同部位出现体积和密度均不相同的电子致密物，这种致密物的位置、体积和密度均较原发性肾小球疾病复杂。肾组织中 HBV 抗原 HBsAg、HBcAg、HBeAg 一个或多个阳性。

四、辅助检查

对怀疑 HBV - GN 的患者应行 HBV 标志物及 HBV DNA 定量的检测，同时应评估肝病的情况。没有肾活检禁忌证的患者应行肾活检明确病理类型。其他检查与原发性肾小球肾炎的相同。

五、诊断及鉴别诊断

目前国际上仍无统一的对于 HBV - GN 的诊断标准。我国主要依据 1989 年乙型肝炎病毒相关性肾炎座谈会拟定的诊断标准：①血清 HBV 抗原阳性；②患肾小球肾炎，并可除外狼疮性肾炎等继发性肾小球疾病；③肾切片中找到 HBV 抗原。其中，第 3 条最为基本，缺此不可诊断。这与美国制订的诊断标准很相近，其诊断标准为：①血清学 HBV 抗原或 HBV 抗体阳性；②免疫复合物型肾小球肾炎，病理证实肾小球内有至少一种 HBV 抗原存在；③可以获得的话，存在相关的临床病史。

临床诊断中另一个需要注意的是假阳性与假阴性的问题：检测肾切片上 HBV 抗原常采用直、间接免疫荧光检查，但也有应用免疫组化及免疫电镜检查，进行这些检查时抗体一定要纯，且最好用单克隆抗体，以防止假阳性的出现。另外为了让避免肾组织中有抗球蛋白活性的 IgM 与试剂抗体分子的 Fc 段结合造成假阳性可先用醋酸洗脱术洗掉切片上的抗体，最理想的方法是将试剂改为抗 F（ab）$_2$ 片段的抗体。假阴性在排除检验错误的因素后应注意：当肾切片上 HBV 抗原位点完全被抗体中和时也可出现假阴性，所以当确定患者感染 HBV 且血清中 HBV 抗体滴度高，怀疑 HBV - GN 而肾脏 HBV 标志物检查阴性时，应将肾切片上抗体洗脱再查 HBV 抗原，以排除假阴性的影响。

HBV - GN 与原发性肾小球疾病的鉴别主要依靠肾脏病理检查，对血清 HBV 标志物阳性的患者，要考虑 HBV - GN 的可能，确诊需要依靠肾组织中 HBV 抗原的检查。

六、治疗

HBV - GN 为慢性继发性肾小球疾病，虽可根据一般继发性肾小球疾病的诊疗原则，但目前对于 HBV - GN 尚无统一、明确的治疗方案，应用于临床治疗的药物主要有以下几种。

1. 干扰素 - α INF - α 可抑制 HBV 复制，减少 HBeAg 在肾小球的沉积，减轻其所形成的免疫复合物导致的损伤，从而达到治疗 HBV - GN 的目的。INF - α 的治疗效果与病理类型、病毒复制数量、HBV 抗原沉积的类型、病程长短及机体免疫力等因素密切相关。

2. 核苷类药物 核苷类药物作用于乙肝病毒的 DNA 多聚酶，从而抑制 DNA 合成和病毒复制。目前治疗 HBV - GN 临床较常应用的药物为拉米夫定、阿德福韦酯、恩替卡韦等。应用核苷类药物可以降低 HBV 病毒复制，降低尿蛋白，但随用药时间的延长患者发生病毒耐药变异的比例增高。因此在应用核苷类似物治疗 HBV - GN 患者时应每 3 ~ 6 个月检测 1 次 HBV DNA，判定其是否已出现耐药。要注意，阿德福韦通过肾脏排泄，且近端小管存在有机离子转运体可重吸收使其在肾小管上皮细胞内聚集，引起肾小管损伤。

3. 糖皮质激素 激素可延缓宿主对病毒的清除能力，加速病毒复制，使 HBV 感染持续，导致肝炎的复发，甚至加重肾小球硬化。目前多不主张单独应用激素治疗 HBV - GN，尤其是 HBV 复制且肝炎活动时应积极抗病毒和保肝治疗。如果 HBV 无复制且肝功能正常，可谨慎试用糖皮质激素，但仍需密切观察 HBV 复制和肝功能的变化。

4. 免疫抑制药 一般不提倡使用免疫抑制药，有研究报道激素联合免疫抑制药可减轻 HBV–GN 患者的蛋白尿，延缓肾功能恶化，但对于疗程、疗效、停药后是否复发及长期应用中安全性等问题还有待进一步研究。

5. 中医药治疗 中医早在几年前就有"肝肾同源，乙癸同源"的说法，HBV–GN 为肝肾两脏器同时病变，"子病及母"。在抗病毒治疗的基础上根据患者的中医症型加用护肝活血排毒益肾汤、肝肾饮子、茵陈蒿汤合、柴胡疏肝散、真武汤、合五苓散等可促进疾病的缓解。

七、预后

HBV–GN 的预后与病理类型有关，HBV 相关性膜性肾病有自发缓解的倾向，当血中 HBeAg 转阴，HBV DNA 复制下降时，蛋白尿及肝功能异常也相继改善。HBV–GN 是一种慢性进展性疾病，尤其是 HBV 相关膜性增生性肾小球肾炎，可逐渐发展为肾功能不全，最终导致肾衰竭。

（李国涛）

第二节 丙型肝炎相关性肾小球肾炎

丙型肝炎相关性肾小球肾炎（Hepatitis C virus associated glomerulonephritis，HCV–GN），简称 HCV 相关性肾炎，是指丙型肝炎病毒感染人体后，通过免疫反应形成免疫复合物损伤肾小球，常伴有冷球蛋白血症。目前对于 HCV 感染患者中 HCV–GN 的发病率尚无流行病学资料。

一、临床表现

肾脏的表现可见血尿、蛋白尿和高血压，小部分患者表现为肾病综合征和肾功能减退。肾外表现约一半的患者有混合冷球蛋白血症的症状，如关节痛、紫癜、末梢神经病等。实验室检查可见抗 HCV–IgG 阳性，血 HCV RNA 阳性，血清转氨酶可以升高或正常，肝活检常示慢性活动性肝炎。可由类风湿因子阳性、冷球蛋白血症。低补体血症，主要是 C4 水平降低。

HCV–GN 常见的病理类型为膜增生性肾炎（HCV–MPGN），其他病理类型包括膜性肾病（HCV–MN）、毛细血管内肾小球肾炎、IgA 肾病等。在冷球蛋白血症性 HCV 相关膜增生性肾炎中，除膜增生性肾炎的特点外，电镜下还可见肾组织中有环状、细纤维、圆柱状的以及免疫触须样结构。HCV–MN 为不典型膜性肾病，常伴系膜增生。

二、诊断

血清 HCV 抗体和（或）HCV RNA 阳性为必要条件，由于目前在患者肾小球中找到 HCV 抗原或 HCV RNA 还非常困难，HCV–GN 的确诊须依据典型肾脏病理的光镜、免疫荧光及电镜检查。

三、治疗

对于 HCV – GN 的治疗尚无统一的观点，针对 HCV 感染的治疗，如 α – 干扰素、利巴韦林等对 HCV – GN 的疗效尚不确切。对于严重肾病综合征、肾功能减退及病理上细胞性新月体形成的患者，可试用糖皮质激素和免疫抑制药的方法，但要检测慢性丙型肝炎的病情变化。

（李国涛）

第三节　流行性出血热

流行性出血热（epidemic hemorrhagic fever，EHF）是由汉坦病毒（Hantavirus，HV）引起的、经鼠传播的自然疫源性疾病，临床上以发热、出血、低血压、肾损害为主要表现。1982 年世界卫生组织（WHO）将具有发热、出血、肾损害为特征的病毒性疾病统称为肾综合征出血热（hemorrhagic feverwith renal syndromes，HFRS）。该病以多宿主、多传播途径、多器官组织受损为特点，广泛流行于亚欧许多国家，我国是流行最严重的国家，每年发病数占世界汉坦病毒感染病例的 90% 以上。

一、流行病学

（一）传染源

鼠类是主要的传染源，黑线姬鼠是亚洲地区的主要传染源，在我国农村的主要传染源是黑线姬鼠和褐家鼠，城市的主要传染源是褐家鼠，宠物鼠也可能是传染途径之一。此外，近年已在猫、狗、兔等动物中分离出本病毒或其抗原，提示本病毒的宿主动物范围较广。

（二）传播途径

动物源传播是本病主要的传播方式，人类通过接触带病毒的宿主动物或其分泌物致病，此外，病毒也可通过虫媒传播、垂直传播致病。

（三）易感人群

人群普遍易感，但主要以青壮年、农民多见。

（四）流行特征

四季均可发病，但有明显季节性。黑线姬鼠型以 11 月至次年 1 月为高峰，5 ~ 7 月份为小高峰；家鼠型以 3 ~ 5 月份为高峰；在混合型疫区，高发季节为冬春季。我国除青海未发现病例外，其余省（区、市）均曾有过病例报道。

二、病因及发病机制

（一）病因

HV 为有包膜、单股负链 RNA 病毒，其基因 RNA 可分为大、中、小 3 个片段，即 L、M 和 S，分别编码 RNA 多聚酶、包膜糖蛋白 G1 和 G2，及核衣壳蛋白。

（二）发病机制

HV 感染人体后以毛细血管和小血管的内皮细胞为主要靶细胞，HFRS 的主要病理基础为血管内皮屏障功能的破坏及病毒直接损害和免疫反应介导的毛细血管通透性增加，然而迄今血管内皮损伤的具体机制仍未明确。现有研究表明，β_3 整合素在其中起着重要作用。HV 是以 CD55 和 β_3 整合素为受体进入细胞的，而 β_3 整合素不仅在 HV 进入细胞时起作用，而且其在调节血管通透性与止血方面也有作用。β_3 整合素通过与 VEGF（血管内皮生长因子）受体形成功能复合体而影响内皮细胞的通透性，HV 与 β_3 整合素的相互作用破坏了功能复合体从而导致内皮细胞通透性增加，而封闭功能复合体可以降低内皮细胞的通透性。β_3 整合素也是血小板上分布最丰富的受体，HV 通过与 β_3 整合素的作用影响血小板的功能，导致血小板的减少。此外，内皮细胞间紧密连接的破坏、上皮细胞钙黏蛋白的分解、机体继发免疫应答及多种细胞因子和炎症介质的释放也在本病中起着重要作用。而本病导致肾损伤的机制主要包括：①血容量减少导致的肾脏血供障碍；②肾脏免疫损伤；③血浆外渗引起的肾脏间质水肿和出血；④低血压和 DIC 导致的肾缺血坏死；⑤肾素血管紧张素系统的过度激活；⑥肾小管管腔堵塞。

三、病理

HFRS 基本病变是小血管（包括小动脉、小静脉和毛细血管）的广泛损害。肾脏肉眼可见双肾增大，肾脂肪囊水肿、出血；肾皮质苍白、肾髓质极度充血和出血。肾脏病理多为急性肾小管坏死，主要以肾小管间质和血管损害为主，而小球病变较轻微。光镜下小血管内皮细胞肿胀，管壁纤维素样坏死，管腔内微血栓形成。血管周围单核细胞浸润。肾髓质间质水肿、出血及炎症细胞浸润，小管上皮细胞不同程度变性，严重者出现广泛肾小管坏死，其管腔内较多红细胞和管型。

四、临床表现

潜伏期为 4~46d，一般为 2 周。典型病例的病程包括发热期、低血压休克期、少尿期、多尿期和恢复期 5 期，突出表现是发热、出血和肾损害。非典型和轻型病例可以出现越期现象，可仅有发热期和多尿期，重症患者可以出现 2 期或 3 期的交叉重叠。

（一）发热期

起病多急骤，发热常在 39~40℃，以稽留热和弛张热多见，常持续 3~7d。主要表现有全身中毒症状、毛细血管损伤、肾损害。特征性的全身中毒症状表现为"三痛"：头痛、眼眶痛、腰背痛；毛细血管损伤主要表现为"三红"：颜面、颈部、上胸部处皮肤显著充血、潮红，状如日晒，压之可褪色，似酒醉貌。出血表现为软腭、口腔黏膜、眼结膜以及皮肤出血点。腋下、前胸及后背皮肤，呈条索样、鞭击样、挠抓样或串珠样瘀点或瘀斑。肾损害多在病后 3~5d 出现，主要表现为蛋白尿，可伴镜下血尿，有时可出现大量蛋白尿（>3g/d）。开始出现肾小球滤过功能和肾小管功能受损。

（二）低血压休克期

发生于病程的第 4~6 天，也可出现于发热期。轻者血压略有波动，持续时间短，重症患者可发生休克及 DIC。临床表现为心率加快，肢端发凉，尿量减少，烦躁不安，意识不清，口唇及四肢末端发绀，呼吸短促，出血加重。患者出现少尿、BUN 升高，其中 BUN 升高可发生在休克和低血压出现之前，尿检可见大量蛋白、管型、红细胞及白细胞，病情严重者可见由血浆及细胞碎屑凝聚而成的膜状物，是本病的特征性表现。一般持续 1~3d。

（三）少尿期

发生于病程的第 5~7 天，患者出现少尿（尿量 <400mL/24h）或无尿（尿量 <100mL/24h）。此期胃肠道症状、精神神经症状、出血症状最为严重，少数患者可有颅内及其他内脏出血，此期病死率最高，一半以上的患者死亡于该期。少尿的程度与疾病的严重程度相关，主要表现为 BUN、Cr 急剧上升，酸中毒，电解质紊乱（包括高钾、高磷血症、低钙血症等）。患者由于尿量减少和渗出血管外的体液大量回流，血容量增加，血压升高。患者可表现为典型的高分解型急性肾衰竭、充血性心力衰竭、抽搐、脑及肺水肿或急性呼吸功能衰竭。本期可持续 1~4d，重者可达 1 周。

（四）多尿期

一般出现在病程的第 9~14 天，持续几天至几周。随着尿量的增多，大多数患者病情逐步改善，根据尿量和氮质血症情况可分为 3 期。

1. 移行期　每日尿量 500~2 000mL，但血尿素氮和肌酐上升，症状加重。

2. 多尿早期　每日尿量 >2 000mL，氮质血症仍未改善，症状仍重。

3. 多尿后期　每日尿量 3 000mL，并逐日增加，甚至可达 10 000mL，氮质血症逐步减轻，尿蛋白逐渐减少。

此期并发症为各种水、电解质紊乱和感染，特别是低钾血症，少数患者由于大量利尿可导致液体负平衡和低血压。若发生继发感染、大出血、严重水电解质失衡可诱发第 2 次肾衰竭，显著提高患者死亡率。

（五）恢复期

一般持续 2~3 个月，患者尿量恢复至 2 000mL 以内。除尿浓缩功能减退外，患者还可伴有肌无力和震颤。多数患者可恢复尿液浓缩功能，少数患者遗留轻度小管功能异常，多见于重症患者或老年患者。

（六）临床分型

按病情轻重可分为 4 型。

1. 轻型　①体温39℃以下，全身中毒症状轻；②血压基本正常；③出血现象少；④肾损害较轻，尿蛋白在"+~++"，无明显少尿期。

2. 中型　①体温在 39~40℃，中毒症状较重，外渗现象明显；②收缩压低于 12.0kPa（90mmHg），或脉压 <3.5kPa（26mmHg）；③皮肤、黏膜出血现象明显；④肾损明显，尿蛋白可达"+++"，有明显少尿期。

3. 重型　①体温 ≥40℃，全身中毒症状及外渗现象严重，或出现中毒性精神症状；②收缩压低于 9.3kPa（70mmHg）或脉压小于 3.5kPa（26mmHg）；③皮肤、黏膜出血现象较重。如皮肤瘀斑、腔道出血；④肾损严重，少尿期持续在 5d 以内或无尿 2d 以内。

4. 危重型　在重型基础上，出现以下任何严重症候群者。①难治性休克；②出血现象严重，有重要脏器出血；③肾损极为严重，少尿超过 5d 以上，或无尿 2d 以上；④心力衰竭、肺水肿；⑤中枢神经系统合并症；⑥严重继发感染。

为了更有效地管理患者，更好地早期识别危重患者，有必要对病情严重程度进行预测。在临床指标方面，较低的血小板计数往往与严重的肾脏损害相关。此外，血清炎症因子和细胞因子水平越高病情越重。与轻症患者相比，重症患者的白细胞介素 – 6（IL – 6）、白细胞介素 – 10（IL – 10）、肿瘤坏死因子 – α（TNF – α）水平明显升高。此外，补体水平（C5b – 9 的升高和 C3 的下降）与临床和实验室的改善呈负相关。

五、辅助检查

1. 血常规　早期白细胞总数正常或偏低，病程第 3 ~ 4 天后明显增高，中性粒细胞在早期开始增多，重症患者可出现类白血病反应。可出现较多异型淋巴细胞。红细胞和血红蛋白在发热和低血压休克期明显增高，血小板计数明显减少，黏附和聚集功能降低，并可见异型血小板。

2. 尿常规　可见蛋白、红细胞、白细胞及管型。最早在病程第 2 天可出现蛋白尿，蛋白含量及持续时间与肾脏损害的程度呈正相关。部分患者尿中可出现膜状物，尿沉渣中可发现巨大的融合细胞，此细胞中能检出病毒抗原。多尿期和恢复期可出现尿比重降低。

3. 血液生化　血尿素氮和肌酐升高，可伴有 C 反应蛋白、ALT 和 AST 升高，多数患者在休克期及少尿期以代谢性酸中毒为主，血钠、氯、钙在本病各期中多降低，而血钾在发热期和休克期处于低水平，少尿期升高，多尿期又降低。肾小管功能检查示尿 β_2 – MG、溶菌酶和 N 乙酰 – β – D 氨基葡萄糖甘酶（NAG）升高。

4. 凝血功能　凝血功能检查发现高凝期 PT 缩短，血纤维蛋白原升高，纤维蛋白降解产物可升高，消耗性低凝期则出现纤维蛋白原降低，PT 和 APTT 延长。

5. 血清学和病毒核酸检测　患者血中特异性抗体和病毒抗原的检测对本病有确诊的作用。ELISA 法检测早期患者特异性 IgM 抗体阳性（1：20 阳性）或 IgG 双份血清（间隔1 周以上采集）滴度 4 倍以上增高有诊断意义，IgM 抗体检测是一种急性感染诊断的重要方法，尤其是对于二次感染的检测。另外，采用 RT – PCR（反转录 PCR）等分子生物学方法检测患者血或尿中病毒核酸，具有特异性强、敏感性高等特点，有助于疾病的早期诊断。但是汉坦病毒 RNA 在患者体内存在时间短，甚至在一些患者体内检测不到，所以此方法只能作为血清检测的补充。总之，实验室测试中联合使用 ELISA 法检测 IgM 抗体和 RT – PCR 法检测病毒核酸既敏感又特异，RT – PCR 可在患者仍处于潜伏期或疾病早期时检测结果阳性，而此时 IgM 抗体往往为阴性，从而早期确诊该病，这对重症患者尤其重要。

6. 其他检查　患者心电图可出现传导阻滞、心肌损害等表现，高血钾时可出现 T 波高尖，脑水肿时可见视盘水肿，B 超可见两个肾大（100%），肝脾大（50%），胸腔积液（14.3%）和腹水（28.6%），膀胱壁增厚（14.3%），胆囊肿大（7%），与胰腺水肿（7%）。

六、诊断及鉴别诊断

（一）HFRS 的诊断

根据流行病学资料、临床表现和辅助检查一般可做出诊断。

1. 流行病学　在本病流行季节、流行地区发病，或于发病前 2 个月内曾到疫区居住或逗留过；与本病宿主动物及其排泄物直接或间接接触史，或有接触实验动物史者。

2. 临床表现　有发热、出血、肾损害的表现；临床表现有"三红"和"三痛"；临床经过表现为"5 期"。

3. 辅助检查　外周血白细胞总数及分类的变化，血小板减少，尿检及肾功异常。血中特异性抗体和病毒抗原的检测阳性对本病有确诊的作用。

典型的肾综合征出血热依靠临床表现诊断并不困难，任何不明原因的急性肾功能不全，均应考虑到本病，尤其是合并特异性皮肤改变、血小板减少和发热者。若上述患者来自本病高发区或近期有密切接触史，应尽快安排病毒学检查。不同患者的临床经过差异甚大，但均存在肾损害，从一过性蛋白尿、肌酐升高到典型的高分解型急性肾衰竭均可存在。本病患者热退后症状反而加重，是与其他感染性疾病不同的特点，有助于诊断。

（二）鉴别诊断

许多患者的临床表现不典型，主要需要与合并急性肾损伤的疾病相鉴别。

1. ANCA 相关性血管炎　可有发热、急性肾损伤、结膜充血、多系统受累，但一般无血小板减少，且血清 ANCA 阳性、肾活检为寡免疫型新月体肾炎。

2. 狼疮性肾炎　多系统受累，可表现为发热、血小板减少、急性肾损伤。但急性肾损伤时肾活检免疫荧光为"满堂亮"，光镜可表现为弥漫增生性狼疮性肾炎，也可合并新月体。血清抗核抗体等多种自身抗体阳性有助于鉴别。

3. 急性肾间质小管病　特发性者又称肾小管间质性肾炎 - 眼葡萄膜炎（TINU）综合征，可表现为结膜充血、急性肾损伤，眼裂隙灯检查为眼色素膜炎；药物相关者多有相关用药史。上述患者可有低血钾和肾性糖尿等小管受累证据，有皮疹、外周血嗜酸性细胞增高和非感染性白细胞尿，肾活检可见包括嗜酸性细胞在内的炎细胞浸润。

4. 急性发热传染性疾病　本病早期应与上呼吸道感染、败血症、伤寒、钩端螺旋体病相区别。依靠本病典型的临床表现和独特的病期经过，以及血清学检测，均有助于诊断。

5. 血液系统疾病　需与血小板减少性紫癜、过敏性紫癜、急性白血病相鉴别。

6. 其他　合并黄疸和肝功异常者需注意与其他病毒性肝炎相鉴别，但后者早期无休克表现，尿检及血白细胞正常。

七、治疗

本病治疗上以对症支持及综合治疗为主，主要包括水/电解质管理、血压支持、呼吸支持以及必要时的肾脏替代治疗。其基本原则是早发现、早休息、早治疗和就近治疗。肾损害本身就是流行性出血热的组成部分，通过对本病的积极治疗，如疾病早期的抗病毒治疗，对出血、休克、DIC 的积极防治，本身就可以减轻肾损害，减少急性肾损害的发生。

（一）发热期

1. 一般治疗　早期卧床休息，给高热量、高维生素的易消化饮食。早期成人一般补液量为 2 500mL 左右，呕吐、腹泻者可酌情增加，尽量口服。发热后期（病程第 3～4 日）多有血液浓缩，应给予静脉补液。补液量参照体温、血液浓缩程度及血压情况，以平衡盐液为主兼顾热量补充。部分患者发热后期酸中毒症状重，有恶心、呕吐，应依照病情调整酸碱平衡，以维持内环境相对稳定。

2. 抗病毒药物　利巴韦林在体外试验中对 HV 有效，但是并不一定在体内同样有效。我国的研究资料表明在起病后 1 周内使用利巴韦林可以减轻疾病严重程度和死亡率，其作用机制并不完全清楚，可能是通过使 HV 的 RNA 变异产生无功能的基因组，从而阻止病毒核酸复制。另外还可试用干扰素治疗，但证据不多。在中国和俄罗斯用于治疗流行性感冒的阿比朵尔可以抑制 HV 融合和诱导干扰素产生。此外，一些以病毒复制各个阶段为治疗靶点的小分子和肽类药物正在研制中，这些药物可能阻止汉坦病毒对血管内皮通透性的损害。

3. 糖皮质激素　由于免疫损伤在 HFRS 发病中的作用，而激素具有抗炎和保护血管壁的作用，并能稳定溶酶体膜、降低体温中枢对内源性致热原的敏感性等，因此可以考虑使用。目前缺乏支持其使用的证据，一项 1990 年的包含 100 例患者的随机双盲前瞻性研究未发现激素治疗的益处，一项 2013 年在智利的 60 例汉坦病毒肺综合征患者中进行的随机双盲前瞻性研究中同样未能证实大剂量甲泼松龙治疗的益处，而近来的一些病例报告显示使用激素有助于使血小板上升并改善呼吸功能，因此需要进一步的研究。高热、中毒症状重者可选用氢化可的松，每日 100～200mg，疗程 3～5d。

（二）低血压期

以积极补充血容量为主，调节血浆胶体渗透压，纠正酸中毒，改善血管舒缩功能。

1. 补充血容量　早期、快速、适量补充血容量是治疗低血压休克的关键性措施。由于 HFRS 时血浆蛋白大量外渗，故补充适量胶体液尤其重要。常用溶液为 10% 低分子右旋糖酐，有扩充血容量、提高血浆渗透压、抗血浆外渗、减少红细胞与血小板间的聚集、疏通微循环、改善组织灌注和渗透性利尿等作用。每日补液量不宜多于 2 500～3 000mL。

2. 调整酸碱平衡　有酸中毒时可选用 5% 碳酸氢钠溶液。

3. 调节血浆胶体渗透压　由于休克时胶体渗透压明显降低，大量液体外渗，单纯补充晶体液容易使胶体渗透压进一步下降，大量液体快速渗出血管外，造成血压不稳和内脏、浆膜腔进行性水肿的恶性循环，诱发肺水肿。故可使用白蛋白或血浆以提高胶渗压。

4. 血管活性药物的应用　经上述处理血压回升不满意者，可根据休克类型来选用血管活性药物如去甲肾上腺素、间羟胺、多巴胺等。

（三）少尿期

旨在稳定机体内环境，做好水平衡，防治急性肾小管坏死，促进肾功能恢复。应区别是肾前性抑或肾性少尿，确定系肾性少尿后，严格控制入量，可按急性肾衰竭处理。

1. 矫正水、电解质及酸碱平衡紊乱　但本病少尿期补液有其特殊性，发热期和低血压期外渗的液体在少尿期已经返回血管内，此时应严格限水。同时可给予呋塞米利尿治疗。

2. 肾脏替代治疗　本病透析指征较一般急性肾衰竭并无不同，但应适当放宽。凡进入少尿期后病情进展迅速、早期出现严重意识障碍、持续呕吐、肌酐上升速度快（每日超过 176μmol/L）者，可不拘于少尿天数及血液生化指标，宜尽早透析。可选择血液透析或腹膜透析。CRRT 具有溶质清除率高、血流动力学稳定、能滤过和吸附某些炎症因子的特点，能更好地维持水、电解质和酸碱平衡，更适合伴有多脏器功能障碍和 ARDS 的重症患者。在透析过程中要注意缓慢超滤，本病患者有明显的出血倾向，需视情况调整肝素用量，使用低分子肝素、枸橼酸透析或无肝素透析。无条件血液透析者或颅内出血者可行腹膜透析。

（四）多尿期

调节水、电解质平衡，防治感染，加强支持疗法。适量补液，多尿开始后（尿量增至每日 3 000mL）补液量可为每日尿量的 2/3，以免延长多尿期。同时注意维持电解质平衡。补液以口服为主，必要时可缓慢静脉滴入，同时注意钾、钠、钙等电解质补充。鼓励患者食用营养丰富、易消化、含钾量较高的饮食。

八、并发症

(一) 继发感染

密切观察体温、脉搏、血压、呼吸变化，及时检查血象，以便早期发现感染病灶。有证据表明预防性应用抗生素可能加重 HFRS 患者的病情，因此，除非有明确感染否则不使用抗生素。首选青霉素、头孢菌素等对肾功能损害小的药物。如果已经合并感染，尽量根据药敏结果选择抗生素。

(二) 出血

少尿期出血最为常见，因出血倾向贯穿 HFRS 病程始终，应密切监测出凝血指标、血小板，准确判断，有区别地处理。一旦合并大出血，应鉴别出血原因有针对性地治疗。消化道出血可选用质子泵抑制药或 H_2 受体拮抗药，凝血酶或去甲肾上腺素稀释后口服，生长抑素持续静脉滴注等。有明显出血者应输血，因血小板数减少出血者，应输注血小板。如为 DIC 引起大出血则按所处 DIC 不同阶段给予相应处理，可输入新鲜冷冻血浆和其他凝血因子。在凝血异常纠正前 NSAID 药物和抗凝治疗都是禁忌。

(三) 急性左心衰竭、肺水肿

是急诊血液透析的指征，效果较好。

(四) 急性呼吸窘迫综合征

除常规氧疗和机械通气外，既往经验认为使用体外膜氧合 (extracorporeal membrane oxygenation，ECMO) 治疗死亡率 100% 的重症患者取得成功，38 例患者中 23 例生存。因此，对于这些患者应该预留 ECMO 的静脉置管位置。

(五) 抽搐

常见原因是尿毒症和中枢神经系统并发症，除对因治疗外，可静脉缓慢推注地西泮 5～10mg 后维持，要注意呼吸抑制。

九、预后

如能早期诊断，按"三早一就"（即早发现、早休息、早治疗和就近治疗）原则进行综合治疗，大多数 HFRS 患者可以痊愈，对重症及老年患者尤其要强调门诊追踪复查。

（李国涛）

第十二章 神经系统感染性疾病

第一节 淋巴细胞脉络丛脑膜炎

淋巴细胞脉络丛脑膜炎（lymphocytic choriomeningitis，LCM）是由淋巴细胞脉络丛脑膜炎病毒（lymphocytic choriomeningitis virus，LCMV）引起的急性传染病。临床典型表现为急性无菌性脑膜炎，轻者表现为流感样症状，重者可出现脑膜脑炎，偶可表现为脑膜脑脊髓炎，本病为动物疫源性疾病，具有自限性，预后良好。

一、病原学

LCMV 为 RNA 病毒，属沙粒病毒属，呈圆球形或多形性，病毒在细胞质内繁殖，通过胞膜出芽而成熟，能在鸡胚或鼠纤维母细胞组织培养中生长。对人和鼠、豚鼠、兔等动物均有致病性。病毒对热、乙醚、甲醛、紫外线等敏感，20℃室温放置 3h 失去传染力，在 56℃ 1h 即可灭活。但在 50%甘油中 4℃下可存活 6 个月，−70℃可长期保存。

二、流行病学

1. 感染源 鼠类。
2. 传播途径 主要通过接触传播和飞沫传播。
3. 人群易感性 人类普遍易感，病后可获得持久免疫力。年长儿童及青壮年发病率较高，实验室工作人员和动物饲养者患病机会较多。
4. 流行特点 呈世界性分布，一般为散发，以秋冬季为主，实验室感染可造成本病暴发流行。

三、发病机制

发病机制尚未完全阐明。一般认为，病毒经呼吸道，也可经消化道、眼结膜或皮肤破损处侵入人体，在呼吸道黏膜上皮细胞内大量繁殖，表现为上呼吸道感染或"流感样"症状。病毒侵入血液循环，导致病毒血症，到达全身网状内皮细胞内生长繁殖，并通过血 – 脑屏障进入中枢神经系统引起脑膜炎或脑膜脑炎。

动物和人感染大多表现为隐性感染或慢性带毒状态。LCMV 发病机制与细胞免疫有关，同时体液免疫损伤在引发 LCM 方面起重要作用。

四、临床表现

潜伏期数日至数周，短至 3d，长至 23d，一般为 6~12d。病程长短不一，病情轻重差异也大，临床表现多种多样。主要可分以下几种临床类型。

1. 流感样型　大多急性起病，高热，体温有时达40℃，常伴头痛、背痛和全身肌肉酸痛。鼻塞、流涕、咳嗽等上呼吸道症状，酷似重型流感。少部分患者有恶心、呕吐、腹泻、咽痛、畏光、皮疹、淋巴结肿痛。

2. 脑膜炎型　在流感样症状后（常有短暂缓解期），或直接以脑膜炎症状开始。表现为发热、头痛、恶心呕吐、嗜睡、脑膜刺激征阳性。脑脊液呈无菌性脑膜炎改变，病程2周左右，预后良好。

3. 脑膜脑炎型和脑脊髓炎型　临床罕见，表现为剧烈头痛、谵妄、嗜睡等。重症者有频繁抽搐，昏迷、瘫痪、精神失常等。脑膜刺激征不明显。部分患者有神经系统后遗症，如失语、失聪、共济失调、复视、斜视等不同程度语言和运动障碍。

4. 慢性感染型　临床表现类似结核性脑膜炎。有不规律长期发热、头痛、恶心、呕吐等症状或脑膜刺激征阳性。病程可长达1~2年。一般可痊愈。

本病偶可并发睾丸炎、腮腺炎、肺炎、关节炎、妊娠流产、先天性视力丧失等。

五、实验室检查

1. 血象和脑脊液　外周血白细胞正常或减少，淋巴细胞相对增多，没有异常淋巴细胞出现。脑脊液外观透明或微浑，压力正常或稍高，细胞数呈中度增加。糖和氯化物正常。

2. 病毒分离　早期患者鼻咽分泌物、血液、脑脊液等接种于小白鼠或豚鼠脑内或腹腔内，也可接种于猴肾、鸡胚或人胚成纤维细胞进行病毒培养分离，阳性可确诊。

3. 血清学检查　有免疫荧光试验、补体结合试验、中和试验检测血清抗体。

六、诊断

根据患者与鼠类有接触史，有流感样症状，出现过脑膜炎症状，脑膜刺激征阳性，可考虑本病。确诊依靠病毒分离和血清中特异性抗体测定。

七、治疗

本病目前尚无特殊治疗措施。主要为支持疗法和对症治疗。急性期卧床休息，注意营养与热量供应，维持水和电解质平衡。高热者物理降温或退热剂处理，头痛剧烈时给予镇痛药。颅压升高者可采用甘露醇等脱水药治疗。重症患者应防治呼吸衰竭。

八、护理

1. 隔离　本病为接触传播和飞沫传播，接触患者时应戴口罩、帽子和手套。

2. 休息与环境　患者应卧床休息，减少活动，多饮水。保持环境安静，光线柔和。有计划安排各种治疗、检查、护理操作等，减少对患者的刺激。

3. 保持营养供给　给予高热量、高蛋白、高维生素易消化的半流饮食，保证机体对能量的需求，病情轻者给予流食或半流食，少量多餐，昏迷或者吞咽困难者给予鼻饲或者静脉输液补充营养和热量。

4. 病情观察　密切观察患者的意识状态，有无嗜睡、谵忘、疼痛、呼吸困难、脑膜刺激征等。如有异常及时报告医生。

九、预防

鼠为本病主要感染源，预防应以防鼠灭鼠为主。注意个人卫生，避免进食可能被鼠类污染的饮食。实验室工作人员和动物饲养员应加强个人防护措施。目前尚无疫苗免疫预防。

（李国涛）

第二节　西尼罗病毒脑炎

西尼罗热（west nile fever，WNF）是由西尼罗病毒（west nile virus，WNV）感染引起的一种急性传染病，又称西尼罗病毒病，在我国亦称西奈热。主要临床表现有发热、皮疹、淋巴结肿大，如侵犯中枢神经系统，则产生脑炎症状。我国虽然尚未发现西尼罗热病例，但是从该病的流行势态分析，已构成对我国的威胁。因此，必须采取有效的预防与控制措施，防止西尼罗热传入我国。

一、病原学

西尼罗病毒属黄病毒科黄病毒属的西尼罗病毒株，是传播最广泛的黄病毒，是单股RNA病毒，该病毒1937年从非洲乌干达西尼罗省一名发热女子的血液标本中首次分离并命名。WNV对低温和干燥的抵抗力较强，但在室温条件下不稳定，易被乙醚、去氧胆酸钠或甲醛灭活。

二、流行病学

1. 感染源　由于WNV主要寄生于鸟类，鸟类是WNV的主要储存宿主和感染源，包括麻雀、乌鸦、海鸥、知更鸟等。感染源还包括处于病毒血症期的患者、哺乳动物，如马和猪。

2. 传播途径　人的感染是通过带毒蚊叮咬而发病。库蚊、伊蚊、曼蚊等亲鸟类蚊子是WNV的主要传播媒介，病毒通过鸟－蚊－鸟或人（动物）的方式传播。当蚊虫叮咬带病毒的鸟时，WNV进入蚊体内繁殖并储存于唾液腺中，当再次叮咬人或动物时导致其感染。一般来讲，WNV在鸟和蚊子之间形成循环链，偶尔感染人或动物。目前尚无人传染人、人传染鸟、动物传染人的证据，有极少数病例可通过输血、宫内、哺乳、器官移植途径感染WNV。

3. 易感人群　总体来说，人群对WNV普遍易感，但感染WNV以后绝大多数人为隐性感染，机体迅速清除WNV，并建立持久的特异性免疫。初次进入流行区的人易感性强，但发病多集中在老人、儿童和免疫力较差的人群。

4. 流行特征　西尼罗热主要分布于非洲、中东、法国南部、罗马尼亚南部、意大利、俄罗斯南部、印度、印度尼西亚、北美洲等国家和地区。该病有明显的季节性，流行高峰一般在一年的最热季节，在热带地区一年四季均可发病。气温26～30℃时，病毒在蚊虫体内繁殖最快。

三、发病机制

WNV感染蚊后，病毒在蚊体内经10～14d发育成熟，成熟的病毒聚集于蚊的唾液腺内，当蚊叮咬人后病毒进入人体，可通过血-脑屏障进入脑实质，引起发热或脑炎等症状。目前对该病的发病机制尚不完全明了，研究表明该病毒对机体既有直接的病理损伤作用，也有间接的作用。免疫组化染色显示，脑组织坏死区内、神经元内、神经突触部均可检测到病毒抗原，而在其他重要脏器内，如肝、肺、脾、肾中未能检测出该病毒抗原。

四、临床表现

本病的潜伏期为 1~6d，也可能长至 2 周，为自限性疾病，人感染 WNV 多数表现为隐性感染，少数为显性感染。根据有无神经系统症状，临床可分为发热型和脑炎型。

1. 发热型 突起发热，多数为双波热，高热使颜面潮红，结膜充血，患者有头痛、眼痛、恶心、呕吐、肌肉疼痛，可伴有腹痛、腹泻等。腋下和腹股沟淋巴结肿大，但无明显压痛。在发热期或发热期末，约 50% 患者躯干及四肢出现淡红色玫瑰疹或斑丘疹，持续时间可达 1 周。轻型患者症状较轻，仅有类似感冒的症状和过程，多数 3~5d 可自愈。

2. 脑炎型 多见于老年人，患者体温骤升，持续不降，热程可达 2 周，剧烈头痛，恶心、频繁呕吐，嗜睡。重者出现颈项强直、感觉迟钝、神经错乱、痉挛、肌肉无力、弛缓性瘫痪、惊厥、昏迷、甚至呼吸衰竭、循环衰竭直至死亡。偶有皮肤水疱、心肌炎、胰腺炎、肝炎、急性脊髓灰质炎、睾丸炎发生。

五、实验室检查

1. 一般实验室检查 白细胞计数和血小板计数降低。脑炎型者脑脊液中蛋白增多，细胞数轻至中度升高，以淋巴细胞为主。

2. 免疫学检查 利用 ELISA 方法，检测患者急性期和恢复期双份血清特异性 IgG 抗体 4 倍升高为阳性。近年来应用较多的是检测脑脊液中的 WNV 特异性 IgM 抗体，WNV 特异性 IgM 抗体在发病 4~5d 即可出现，并可持续存在约 2 个月，常用方法为捕获式酶联免疫吸附法。

3. 病原学检查 人感染 WNV 后病毒血症时间较长，自潜伏末期至发病后 5d，采集血液或脑脊液分离病毒阳性率相对较高。

4. 分子生物学检测 采用 RT-PCR 方法，具有特异性诊断价值。

六、诊断

在流行季节、流行地区出现发热、头痛、皮疹、淋巴结肿大、恶心、呕吐的患者，特别是出现脑炎症状的患者，即要考虑该病的可能。对患者进行双份血清特异性抗体 IgG 和 IgM 测定，还可进行病毒分离或采用 RT-PCR 方法检测 WNV，有助于本病的确诊。

七、治疗

对于西尼罗病毒感染引起的西尼罗热和西尼罗型脑炎目前均无特效药物治疗，只能进行对症治疗，增强机体的抵抗能力和防止继发感染。症状轻微的发热型患者，数天后即可自愈。对重症特别是脑炎患者治疗包括降温、镇静、脱水、给氧，出现呼吸困难者予呼吸兴奋药，必要时需气管插管或切开，应用呼吸机等。另外还可考虑用抗病毒疗法及激素疗法，抗病毒疗法主要是早期应用大剂量利巴韦林，激素疗法主要是应用肾上腺皮质激素，可能有助于降低病死率、减少后遗症的发生，但这两种疗法均不成熟。

八、护理

1. 隔离 在标准预防的基础上，还应采用接触传播的隔离与预防。

2. 患者住单间，防蚊虫，重症患者绝对卧床休息 给予高热量、高蛋白、高维生素、易消化的流质或半流质饮食。鼓励患者少量、多次饮水，保证入量2 000～3 000mL/d。频繁呕吐不能进食及意识障碍者应按医嘱输液，注意维持水、电解质平衡。

3. 密切观察病情 ①观察生命体征，如体温、脉搏、呼吸频率、节律、幅度，以及有无发绀等缺氧症状、体征和指尖血氧饱和度等；②观察并记录患者神志、意识、肌力及头痛、恶心、呕吐情况等。

4. 对症护理

（1）降温：高热时应首先采取物理降温方法，如冰敷、温水擦浴、乙醇擦浴等，以免化学药物退热时大量出汗，引起虚脱或血压下降；必要时进行药物降温，降温过程中密切观察患者病情变化，注意保暖，及时为患者更换衣裤。

（2）镇静：发生惊厥时，予地西泮静推或巴比妥肌内注射，如频繁发作，可行亚冬眠治疗，使体温降至36℃左右。

（3）改善通气不良：缺氧时给予氧疗，发生中枢性呼吸衰竭时，予以吸痰，保持呼吸道通畅，按医嘱给予洛贝林、尼可刹米等中枢兴奋药，并根据情况考虑行气管插管或气管切开，安置呼吸器，进行间歇正压辅助呼吸。

（4）降低颅内压：对突发剧烈头痛、频繁呕吐及意识障碍加深者，应迅速给予脱水治疗，快速输入20%甘露醇。如症状加重，可交替加用50%葡萄糖静脉推注，直到颅内高压症状好转。发生谵妄、意识障碍或抽搐时，加床挡保护，必要时束缚四肢，加舌垫并保持呼吸道通畅。

九、预防

虽然我国至今尚未发现西尼罗热病例，但随着交通工具（船、车和飞机）的发展，各国以及各大洲之间距离大大缩短的同时，虫媒病感染也大大增加，既危及了旅行者自身的健康和生命，感染者更可能把虫媒病带入或带出国境，成为当地的感染源。同时，我国有着WNV流行的生态条件，存在着WNV传播的主要载体——库蚊，亦有丰富的野生鸟类资源，自然环境气候等也与美国等一些国家相似，因此传入我国的可能性很大，应该及早采取必要的预防措施。

消灭蚊虫、减少皮肤直接暴露和户外活动、应用防蚊驱蚊药物，以防止被蚊虫叮咬是目前最简单有效的方法。同时应该加强海关的防蚊灭蚊措施和鸟类等动物检疫或禁止入境，对来自疫区的可疑患者，应及时隔离并送往传染病医院治疗。另外，加强对公众的宣传教育、医疗专业人员的培训、开展对WNV的检测以早期诊断治疗对防止本病的大规模流行也能起到重要作用。

（李国涛）

第三节　森林脑炎

森林脑炎（forest encephalitis）是森林地区的自然疫源性疾病，系由森林脑炎病毒所引起的急性中枢神经系统传染病，临床上以急起高热、意识障碍、瘫痪、脑膜刺激征为主要特征。

一、病学原

森林脑炎病毒（forest encephalitis virus）属黄病毒科黄病毒属蜱传染脑炎病毒中的一型，具有嗜神经性。病毒对热与消毒剂敏感，经煮沸或加热至60℃10min即可灭活。30%过氧化氢溶液、3%甲酚皂溶液对病毒有杀灭作用。用甲醛灭活的病毒仍保留其抗原性。本病毒对乙醚、氯仿均敏感，在50%甘油中2～4℃至少可保存5～12个月，在低温下可保存更久。

二、流行病学

1. 感染源　多种林区野生齿类动物均为本病的感染源。
2. 传播途径　硬蜱为唯一的传播媒介，经蜱叮咬是本病的主要传播途径。
3. 易感人群　人群对本病普遍易感，感染后可获得持久免疫力。
4. 流行特征　本病具有严格的地区性、季节性与职业性。主要见于我国东北及西北原始森林地区。流行于春、夏季。

三、发病机制

病毒经不同途径侵入人体，首先在局部淋巴结、肝、脾及其他单核－巨噬细胞系统进行复制，经3～7d后，病毒侵入血液形成病毒血症，随后病毒随血液进入中枢神经系统，引起脑实质广泛性炎症改变，而出现为脑炎症状与体征。

四、临床表现

潜伏期为7～21d，一般为10～14d。

急性起病有发热、头痛、乏力、全身不适和四肢酸痛等前驱症状。发热于2～3d达高峰，体温可达40℃或以上，高温可伴有明显全身中毒症状，如头痛、无力及全身肌肉疼痛等。发热后2～3d后出现神经症状与体征，如剧烈头痛、呕吐、脑膜刺激征。弛缓性瘫痪是本病的特征性表现，以颈、肩及上肢瘫痪最多见，由于颈肌和肩胛肌瘫痪而出现特有的头部下垂表现，经2～3周后，体温下降，肢体瘫痪逐步恢复，各种症状消失而康复。

根据神经系统损害不同表现，本病可分为以下几型：①脑膜炎型，主要表现为头痛、呕吐和脑膜刺激征，而无瘫痪和意识障碍。②脑膜脑炎型，有不同程度的意识障碍，常伴有惊厥及脑膜刺激征，或有锥体或锥体外系症状。③脑脊髓型，除脑膜脑炎症状、体征外，出现颈、肩肌及肢体弛缓性瘫痪等脊髓性神经受损的表现。④脊髓型，主要出现肢体瘫痪，以上肢为主。

五、实验室检查

1. 血象　发热急性期白细胞计数有中度增加，为（10～20）×10⁹/L，分类中性粒细胞比例上升，嗜伊红细胞增多而淋巴细胞减少。血沉加快。

2. 脑脊液　清澄而透明，压力偏高，细胞数增多，为（50～500）×10^6/L，以单核细胞为主，蛋白含量稍高，糖与氯化物均正常。

3. 血清学检查　补体结合试验、血凝抑制试验及中和试验检测血清抗体，恢复期血清抗体滴度较发病初期增长 4 倍以上有诊断意义；检测单份血清时，补体结合抗体效价达 1：16 以上，而血凝抑制试验的抗体效价则需 1：320 以上才有诊断意义。

4. 病毒分离　取患者血液、脑脊液或脑组织标本制备成悬液，以 0.03mL 接种给易感的实验动物脑内可分离病毒。

六、诊断

本病发生在有流行的疫区或在多发季节与自然疫源保持经常接触的特定职业人群中，参考患者被蜱叮咬史或饮生奶史和本病多发季节，不难作出流行病学诊断；根据临床所见和实验室特异性强的检查方法所获阳性结果，则可确诊。

七、治疗

目前尚无特效治疗，主要为支持及对症治疗，包括补充营养、维生素及液体，维持水、电解质平衡。对发病 3d 内的早期患者，可采用恢复期患者或林区居住多年人员的血清，每日 20～40mL 肌内注射，用至体温降至 38℃ 以下停用。高效价免疫球蛋白，每日 6～9mL，肌内注射，亦有效。

八、护理

1. 隔离　在标准预防的基础上，还应采用生物媒介传播的隔离与预防。

2. 加强休息、保证营养　重症患者绝对卧床休息，给予高热量、高蛋白、高维生素、易消化的流质或半流质饮食。鼓励患者少量、多次饮水，保证入量 2 000～3 000mL/d。频繁呕吐不能进食及意识障碍者应按医嘱输液，注意维持水、电解质平衡。

3. 严密观察病情　①密切观察生命体征，如体温、脉搏、呼吸频率、节律、幅度，以及有无发绀等缺氧症状、体征和指尖血氧饱和度等；②观察并记录患者神志、意识、肌力及头痛、恶心、呕吐等，及时评价意识障碍情况。

4. 对症护理

（1）降温：高热时应首先采取物理降温方法，如冰敷、温水擦浴、乙醇擦浴等，以免化学药物退热时大量出汗引起虚脱或血压下降；必要时进行药物降温，降温过程中密切观察患者病情变化，注意保暖，及时为患者更换衣裤。

（2）维持和提高颈、肩肌及上肢肌肉功能：①卧床休息；②体位应自然、舒适、稳定，全身放松以减少全身肌肉和关节的紧张；③病情许可时应经常变换体位、被动活动或下床活动，以保持肌肉和关节的功能，防止关节挛缩变形。

（3）避免意外事故发生：加床挡、放置扶手、运用拐杖、步行器、轮椅等辅助移动和行走。

（4）其他症状参见"流行性乙型脑炎"护理。

九、预防

本病具有严格的地区性，凡进入森林地区工作人员，必须做好预防工作。在疫区野外活动时，应做好个人防护，穿用五紧防护服，头戴防虫罩，防蜱叮咬。森林地区住地及工作场所应做好环境卫生，加强灭鼠、灭蜱工作。准备进入疫区工作的所有人员均应接种森林脑炎疫苗。未经疫苗免疫者被蜱叮咬后，可肌内注射高价免疫丙种球蛋白6~9mL，以防发病。

（李国涛）

第四节　其他病毒性脑炎

引起脑炎的虫媒病毒，属披膜病毒科A组（亦称甲病毒属alphavlrus A），可引起东方马脑炎、西方马脑炎、委内瑞拉马脑炎等10余种疾病；黄病毒科B组虫媒病毒引起流行性乙型脑炎、圣路易脑炎、墨累河山谷脑炎、西尼罗河脑炎、森林脑炎等39种疾病。除流行性乙型脑炎和森林脑炎外，其余脑炎在我国较为少见或尚未发现。随着改革开放，这些有明显地区性和季节性的虫媒病毒传染病侵袭我国已成为可能。临床上主要有高热、脑炎脑膜炎等表现，护理主要针对高热、癫痫、惊厥、昏迷和脑水肿、呼吸衰竭等进行有效处理。

一、东方马脑炎

东方马脑炎（eastern equine encephalitis, EEE）是由东方马脑炎病毒引起、吸血蚊虫为媒介传播的人畜共患病毒性疾病。主要侵犯马和人的中枢神经系统，临床表现为高热和中枢神经系统症状，病死率高。

（一）病原学

东方马脑炎属甲病毒属的一种，对乙醚、甲醛、紫外线、脱氧胆酸敏感，对胰酶不敏感。60℃加热10min即可灭活，能耐受低温，冷冻干燥后真空保存活力5~10年以上，-70℃可长期保存。对酸敏感，病毒在pH5.1~5.7不稳定，pH7~8时比较稳定。

（二）流行病学

1. 感染源　鸟类为本病主要感染源和贮存宿主。在自然条件下本病毒在多种小野鸟和库蚊中自然循环和传播。人和马是偶然受害者。

2. 传播途径　蚊虫叮咬是本病主要传播途径。黑尾脉毛蚊专吸鸟血，很少吸人血，是鸟类主要传播媒介，其他水中滋生的蚊种如伊蚊属、骚扰曼蚊等可能是EEE病毒传给人、马的主要媒介。偶可由人吸入含病毒的气溶胶经呼吸道传播。

3. 易感人群　人对本病普遍易感，且大多呈不显性感染，2%~10%呈显性感染。人感染后可产生持久免疫力，但对其他病毒感染无交叉免疫力。

4. 流行特征　本病有严格季节性，多在7~10月，以8月份为高峰，11月中旬以后停止。流行暴发与蚊密度有明显的平行关系。在人间流行前几周，常先在家畜、家禽之间流行。15岁以下儿童和50岁以上老年人感染后病情严重。本病主要分布在美国东部、东北部与南方几个州，我国一些地区，尤其是西北牧区，人和畜群中亦存在EEE病毒的感染。

（三）临床表现

本病潜伏期 7～10d，临床经过可分为初热期、极期和恢复期。起病急，常先出现寒战、高热，伴头痛、恶心、呕吐，继而数日内出现意识模糊、嗜睡、甚至昏迷。患者可出现局部或全身性癫痫或抽搐发作，其发生率与患者年龄大小呈负相关。常伴有脑膜刺激征，反射亢进或消失，颈项强直。死亡率 50%～70%，多发生在病后 2 周内。EEE 的神经系统后遗症在虫媒病毒脑炎患者中最为严重，包括智力迟钝、行为改变、抽搐和瘫痪。

（四）实验室检查

外周血常有白细胞计数增加，中性粒细胞 0.9 以上，脑脊液压力稍高，蛋白量升高，细胞数增多，以淋巴细胞为主。

（五）诊断

本病主要靠血清学检查和流行病学资料作出诊断。必须取急性期和恢复期双份血清中和抗体或凝血抑制试验抗体 4 倍升高才可确认。恢复期患者可出现高滴度的补体结合抗体和 IgM 抗体。在脑脊液和血清中检测特异性 IgM 抗体常有助于早期诊断。

（六）治疗

本病尚无特效治疗方法，仍以支持疗法和对症处理为主。如对高热、癫痫、惊厥、昏迷和脑水肿、呼吸衰竭等进行有效处理。因病变可累及下丘脑区，应密切监控血糖水平和电解质平衡。如能及时处理，多数患者可顺利度过极期而恢复。

（七）预防

预防重点是防蚊和灭蚊。在暴发流行期间，易感人群应尽量避免暴露在蚊虫叮咬下，至少在蚊虫活动最频繁时间避免户外活动。

二、西方马脑炎

西方马脑炎（western equine encephalitis，WEE）是由西方马脑炎病毒引起，经蚊虫传播的人畜共患的急性传染病。主要临床表现与东方马脑炎相似，但要比东方马脑炎轻，病死率亦低。

（一）病原学

西方马脑炎病毒属甲病毒属，为 RNA 病毒。在 pH6.5～8.5 时最稳定，在 pH 低于 6.5 或更酸性液中，其感染力迅速消失。60～70℃ 10min 灭活，对乙醚、甲醛、紫外线等敏感，室温下不稳定，可置 -70℃ 长期保存。

（二）流行病学

本病的流行特征与 EEE 病毒相似，呈蚊-鸟传播方式，野鸟是 WEE 病毒的主要贮存宿主，跗斑库蚊是 WEE 病毒的主要传播媒介。本病有严格季节性，主要发生在夏秋季，流行期为 6～10 月。患者主要为乡村居民及野外工作者。患者中半数为 10 岁以下儿童。

（三）临床表现

本病潜伏期一般为 5～10d。起病急，临床上可分为全身症状期和脑炎期。被感染后的第 1 天可能出现发热，病毒血症在 1～5d 出现，但病毒滴度不足以感染蚊虫。全身症状有发热、头痛、呕吐、眩晕、肌痛、嗜睡、颈背强直等，大多数患者的病情不再发展，数日内可完全恢复，仅少数患者病情继续发展进入脑炎期，其临床表现及实验室检查与东部马脑炎相似，病死率为 3% ~ 4%。

（四）实验室检查

1. 血象　病初白细胞减少，极期后白细胞总数增加，中性粒细胞 0.8 以上，随后转为淋巴细胞为主。

2. 脑脊液　脑脊液中蛋白定量升高，细胞计数在（50 ~ 500）× 10^6/L，以淋巴细胞为主。

（五）诊断

诊断主要靠流行病学资料和血清学检查。确诊主要依靠双份血清补体结合试验或血凝抑制试验是否 4 倍升高。近年来多采用酶联免疫法检测血清特异性 IgM 抗体，病后 1d 即可测得该抗体，且持续 3 个月，此法常用作早期快速诊断。

（六）治疗和预防

本病无特效抗病毒疗法。多采用支持疗法和对症处理，方法同东部马脑炎。预防主要措施是防蚊灭蚊和预防接种。对婴幼儿和孕妇防蚊格外重要。

三、尼帕病毒脑炎

尼帕病毒脑炎是近年来发现的一种尼帕病毒引起的严重危害猪和人类健康的急性高度致死性传染病，发病率高，主要为神经症状和呼吸道症状。1998 年在马来西亚大规模暴发流行中，有 105 人死亡，已成为又一引起世界各国广泛关注的人－兽共患病。

（一）病原学

尼帕病毒是 RNA 病毒，属于副黏病毒科。该病毒体外相当不稳定，对热和消毒药物抵抗力不强，加热 56℃，30min 即被破坏，用肥皂等清洁剂和一般消毒剂很容易灭活。

（二）流行病学

1. 感染源　尼帕病毒人虽可通过果蝠传染给多种家畜，但猪是仍是其主要的感染源。最近也有报告显示，可通过被污染的食物及人－人直接传播。

2. 传播途径　在动物间及动物与人之间的传播方式尚不明确。在尼帕病毒感染人的途径中，猪起了关键的作用。患者主要是通过伤口与感染猪的分泌液、排泄物及呼出气体等接触而感染。虽然亦能够在人和人之间传播，但不是主要传播途径。

3. 易感人群　人的尼帕病毒感染与密切接触患病猪有关，因此猪场的兽医、饲养人员、污物处理人员及屠宰场工人为高危人群。

（三）发病机制

尼帕病毒的毒力强，具有嗜神经性和嗜细胞性。病毒进入体内直接侵入内皮细胞并快速复制，随后细胞发生坏死破裂，病毒被释放出来后侵害大脑神经元、中枢神经系统、呼吸道上皮细胞及淋巴细胞，损害脑、心、肾和肺，表现为脑膜脑炎，肺、心脏和肾充血，甚至广泛性的出血和大面积的坏死以及小动脉、静脉、毛细血管内皮损伤，甚至血管壁坏死、出血和血栓形成。

（四）临床表现

人感染后，潜伏期为 1～3 周。临床表现最初类似流感症状，但其主要特征很快就会发展成为脑炎的临床症状。一般先经过几天的发热和头痛期，然后出现嗜睡、全身性肌痛以及明显的脑炎和（或）脑膜炎的症状和体征，而后即可进一步发展至昏迷。少数患者也可伴有呼吸道症状，部分患者还可伴有高血压和心动过速，重症患者病情可迅速恶化并导致不可逆性低血压而死亡。轻症患者可无临床症状，仅血清学检测为阳性。

（五）实验室检查

外周血液淋巴细胞计数减少、血小板计数减少、血钠下降和 ALT、AST 升高。脑脊液蛋白含量升高，糖含量正常或升高，细胞学检查以淋巴细胞为主的白细胞计数升高。

（六）诊断

尼帕病毒脑炎需结合流行病学史诊断，如患者来自疫区，发病前 2 周曾与猪或尼帕病毒感染者有密切接触，或曾食用可能被果蝠污染的食物等。患者临床表现有发热、头痛、眩晕、呕吐、不同程度的意识模糊和明显的脑干功能失调。免疫学检查可检测到尼帕病毒的特异性 IgM、IgG 抗体或 RT–PCR 扩增发现病毒 RNA 及脑部出现特征性 MRI 表现等，可明确诊断。

（七）治疗

目前尚未发现特异的抗病毒药，治疗均为对症支持治疗、防治并发症。可试用广谱抗生素和阿昔洛韦等抗病毒药。抗病毒药利巴韦林可减少发热时间，缓解症状，降低急性脑炎死亡率，其衍生物 EICAR、6–氮尿苷、吡唑呋喃菌素在体外试验中对尼帕病毒显示出很强的抑制作用；干扰素诱生药在动物模型中具有抵抗尼帕病毒致死性攻击的作用，而利巴韦林和 6–氮尿苷都没有这种作用。

四、圣路易脑炎

圣路易脑炎是蚊媒病毒性脑炎，病原体是圣路易脑炎病毒，属披盖病毒科黄病毒，其抗原与日本病毒脑炎病毒、墨莱河谷脑炎病毒及西尼罗病毒相近。

（一）流行病学

感染源主要是野鸟和家禽，城市中的鸽子和麻雀在病毒的自然界繁殖中起重要作用。主要传播媒介是库蚊，基本环节是蚊–鸟–蚊传播环。本病流行限于北美洲，美国是圣路易脑炎最主要的流行国家。人群普遍易感，各年龄组均可发病，但儿童发病者相对较少。

（二）临床表现

潜伏期 4～21d，大多是隐形感染，发病者病程经过大多较轻。临床表现主要有全身症状、无菌性脑膜炎和脑炎 3 种，多数患者以发热、头痛、肌痛、咽痛起病，持续数日后完全恢复，仅部分患者出现脑膜炎和脑炎症状，如昏睡、谵妄、间歇的神志模糊及震颤，手脚不灵活和共济失调，多数患者不发展为深度昏迷。脑干和脑神经损害比较明显，约 1/4 患者出现面神经或其他脑神经麻痹。

（三）诊断

诊断主要靠血清学检查和病毒分离。

（四）治疗

无特殊抗病毒药物，主要应给予对症处理和支持疗法。

（五）预防

目前尚无疫苗应用。预防主要在于控制媒介蚊虫的滋生、防蚊和灭蚊。

五、辛德比斯脑炎

辛德比斯脑炎是由辛德比斯病毒引起的虫媒病毒性脑炎。临床上以发热、关节痛和皮疹为特征。儿童偶有出现脑炎症状。辛德比斯病毒基因组与甲病毒属相似，为单链 RNA。

（一）流行病学

辛德比病呈世界性分布，病毒以鸟蚊循环而传播，感染源主要是野鸟和家禽，传播媒介包括库蚊属、脉毛蚊属及伊蚊属。人感染一般发生在夏季，易感人群主要为林区工作或度假的成年人。

（二）临床表现

潜伏期 3～6d，主要引起人的辛德比斯热，表现为发热、关节痛和皮疹，极少引起人的脑炎。发热可高达 40℃，关节痛多发生于小关节或受过伤的关节，可能持续 1 周至数月，且常伴肌痛。皮疹发病当日即可出现，可进展为斑丘疹或斑疹，顺序为躯干、四肢、面部、手掌和足底部皮肤。儿童患者偶出现中枢神经系统症状，包括癫痫发作和抽搐。

（三）诊断

患者近期旅居史和户外活动情况及当地流行史等流行病学资料有助于本病的诊断，确诊主要靠血清学检查和病毒分离。

（四）治疗

本病尚无特效治疗，多为自限性，一般采用支持疗法和对症处理。

（五）预防

目前尚无疫苗应用。预防主要在于控制媒介蚊虫的滋生、防蚊和灭蚊。

六、亨得拉病毒感染

亨得拉病毒感染是由亨得拉病毒引起的人畜共患的严重病毒性传染病，虽目前只发生在澳大利亚，而且只报道了 3 例患者，但是近年新发现的致死性感染病之一，已引起各国高度重视。

（一）病原学

亨得拉病毒属副黏病毒科，是一类单股、负链具有包膜的 RNA 病毒，其抗原性与尼帕病毒有交叉反应，基因组序列与尼帕病毒的同源性最高。亨得拉病毒最初称马麻疹病毒。亨得拉病毒对理化因素抵抗力不强，离开动物体后不久即死亡。一般消毒剂和高温容易将其灭活。

（二）流行病学

1. 感染源 澳大利亚本地的 4 种果蝠是亨得拉病毒的自然宿主，也是亨得拉病毒的主要感染源。马是唯一能被自然感染的家畜，也是重要的感染源。

2. 传播途径　最可能的传播途径是马采食了被携带病毒的果蝠、狐蝠胎儿组织或胎水污染的牧草所致，病毒在马群中的传播是通过感染的尿液或鼻腔分泌物，人由于与病马或病马的分泌物和排泄物接触而感染。目前尚未发现人与人之间的传播。

3. 易感人群　凡与马有密切接触的人是高危人群。

（三）临床表现

潜伏期 7~14d，已知的 3 例患者中，两例先出现流感样症状，随后出现严重致死性呼吸系统症状包括咳嗽、呼吸困难、肺水肿等表现，也可发生脑炎或脑膜炎症状。

（四）实验室检查

1. 血常规及生化检查　血象检查白细胞及中性粒细胞多正常，淋巴细胞及血小板减少，低血钠及 ALT 升高。

2. 免疫学检查　应用 IFA、ELISA 等方法可在血清或脑脊液中找到亨得拉病毒的特异性 IgM、IgG 抗体。RT - PCR 能检出脑脊液、血清、血浆和脑组织中的病毒 RNA。

3. 电镜检查　可观察感染细胞中病毒颗粒。

（五）诊断

在流行区，发病前与果蝠或病马有密切接触史，早期出现流感样症状，随后有肺炎或脑炎症状和体征即考虑本病发生。确诊主要靠血清学检查和病毒分离。

（六）治疗

目前尚无特异抗病毒药，患者应及早卧床休息和住院治疗，重点是对症治疗及预防并发症。实验证实利巴韦林对亨得拉病毒有一定作用，但尚未经临床验证。

（七）预防

预防重点是防止与明确感染的马接触，必须与其或其分泌物接触时，应加强防护。

七、其他病毒性脑炎护理

1. 隔离　本组脑炎应采用生物媒介传播、空气传播及接触传播的隔离与预防。避免接触患病动物的排泄物、分泌物，接触患者时应戴口罩、帽子、手套、隔离衣，对患者的排泄物、污染物品及场所均应严格消毒。

2. 休息　提供安静、舒适的休养环境，重症患者需绝对卧床休息。

3. 保证营养供给　给予清淡、易消化的高热量、高蛋白的流质或半流质饮食。频繁呕吐不能进食及意识障碍者应予静脉营养，注意维持水、电解质平衡。鼓励多饮水，每天 1 500~2 000mL 或选择患者喜欢喝的饮料。低钠血症和脑水肿者应严格限制入水量。

4. 密切观察病情

（1）定时监测体温、脉搏、血压、呼吸、动脉血气分析值、血氧饱和度、血糖等，以早期发现循环衰竭及呼吸衰竭。

（2）观察瞳孔、肌力、意识状态，评估意识障碍的程度。

（3）有皮疹者观察皮疹位置、形态、是否继续增加、融合等。

5. 对症护理

（1）降温：体温高于 38.5℃ 时，给予温水擦浴、乙醇擦浴或冰敷。必要时药物降温，每 30min 测体温 1 次，直至体温正常。在大量出汗或退热时，应注意有无虚脱现象。出汗后及时更换被褥、衣服，及时擦洗身体，并注意保暖及病房通风。如频繁发生惊厥，可行亚冬眠治疗，使体温降至 36℃ 左右。

（2）预防缺氧：给予吸氧，及时清除呼吸道分泌物，保持呼吸道通畅；发生中枢性呼吸衰竭时，按医嘱使用呼吸兴奋药，并根据情况考虑行气管插管或气管切开，安置呼吸器，进行间歇正压辅助呼吸。切忌压胸做人工呼吸，以免增加颅内压。

（3）减少并发症：发生昏迷时，防止肺部感染、泌尿系感染，按时翻身防止压疮发生，加强基础护理，保持口腔及皮肤清洁，眼睑闭合不全者每 4h 滴氯霉素眼药水或涂四环素软膏，盖凡士林油纱以保护角膜。

（4）维护安全：发生谵妄或抽搐时，加床挡保护，必要时束缚四肢，加舌垫并保持呼吸道通畅。

（5）减轻疼痛：本组疾病常引起头痛、肌痛及关节痛，轻度疼痛时，可进行局部按摩等方法缓解，不能缓解的疼痛可遵医嘱给予镇痛药物。

6. 预防惊厥发生　保持环境安静，集中护理操作，减少刺激，床旁备好抢救物品，如开口器、牙垫等。发生惊厥时遵医嘱给予地西泮静脉缓注或巴比妥肌内注射，10% 水合氯醛稀释后灌肠或鼻饲。

7. 降低高颅压及脑水肿　对突发剧烈头痛、频繁呕吐及意识障碍加深者，应迅速给予脱水治疗，快速输入 20% 甘露醇。如症状加重，可交替加用 50% 葡萄糖静脉推注，直到颅内高压症状好转。同时防止液体外渗、空气栓塞、心力衰竭等意外。

（李国涛）

第十三章 皮肤黏膜病

第一节 麻疹

一、概述

麻疹（measles）是麻疹病毒引起的急性呼吸道传染病。临床以发热、咳嗽、流涕、眼结膜充血、皮肤出现丘疹及口腔黏膜 Koplik's 斑为其特征。

1. 病原体简介　麻疹病毒属于副黏病毒科，直径 100~150nm。病毒核心为 RNA 病毒和 3 种核衣壳蛋白（L、P、N 蛋白）组成的核壳体，外层为脂质双层包膜，表面有细小糖蛋白突起。外膜中的蛋白成分主要有膜蛋白（M）、血凝素（H）和融合蛋白（F）。麻疹病毒只有一个血清型。分离麻疹病毒的最好方法是组织培养。

麻疹病毒在外界生活力不强，对阳光及一般消毒剂很敏感。紫外线能快速灭活病毒。随飞沫排出的病毒在室内可存活 3~4 小时，但流通的空气中或阳光下半小时即失去活力。病毒耐寒、耐干燥，−15~−17℃可保存数月至数年。

2. 流行特征　麻疹患者是唯一的传染源，发病前 2 天至出疹后 5 天具有传染性，眼结膜分泌物、鼻、口咽及气管分泌物中都有病毒。恢复期不带病毒。麻疹病毒主要通过飞沫传播，有衣物、玩具等间接传播者很少。大多在冬春季发病，但全年均可有病例发生。人群普遍易感，易感者接触后 90% 以上发病。病后有持久免疫力。发病年龄以 6 个月至 5 岁小儿发病率最高。近年，因长期疫苗免疫的结果，麻疹流行强度减弱，平均发病年龄后移。流动人口或免疫空白点造成城镇局部易感人群累积，导致局部或点状麻疹暴发流行。2005 年，上海地区 1 月至 6 月儿童麻疹发病数明显高于往年，发病者绝大部分未接种过麻疹疫苗，其中外来儿童占 60.6%，高发年龄为小于 9 月龄婴儿，占 59.8%。

婴儿可从胎盘得到母亲抗体，生后 4~6 月内有被动免疫力，以后逐渐消失；虽然绝大部分婴儿在 9 个月时血内的母亲抗体已经测不出，但有些小儿仍可持续存在，甚至长达 15 个月，会影响疫苗接种。易感母亲所生的婴儿对麻疹无免疫力，可在分娩前、后得病。

3. 临床特点

（1）潜伏期：6~18 天，平均约 10 天。曾接受被动或者主动免疫者可延至 3~4 周。

（2）前驱期：主要表现为：①发热，一般逐渐升高，小儿可骤发高热伴惊厥。②上呼吸道分泌性症状，咳嗽、喷嚏、流涕、咽部充血等。③眼结膜充血、畏光、流泪、眼睑水肿。④Koplik 斑，具有早期诊断价值，可见于 90% 以上患者，发生在病程 2~3 天，出现双侧近第一白齿颊黏膜上，0.5~1mm 针尖大小白点，周有红晕，逐步增多融合，2~3 天内消失。

（3）出疹期：于发热第 3~4 天开始出现皮疹，持续 3~5 天。开始于耳后、发际、逐渐累积额、面、颈，自上而下蔓延至胸、背、腹及四肢，最后至手掌和足底，2~5天出齐。皮疹为淡红色斑丘疹，大小不等，压之褪色，开始时稀疏、色淡，随后逐渐融合成暗红色，少数可呈出血性，疹间皮肤正常。出疹高峰时全身毒血症状加重，高热达40℃，所谓"疹出热盛"。可伴有嗜睡，重者谵妄、抽搐，咳嗽频繁。全身浅表淋巴结及肝脾可轻度肿大。并持续几周。肠系膜淋巴结肿大可引起腹痛、腹泻及呕吐。阑尾黏膜的麻疹病变可引起阑尾炎症状。肺部可有湿性啰音，X线胸片可有轻重不等的弥漫性肺部浸润改变或肺纹理增多。

（4）恢复期：出疹3~5天后发热开始减退，全身症状明显减退，皮疹按出疹先后顺序消退，有浅褐色色素斑遗留，伴糠麸样脱屑，历时1~2周。

无并发症者，病程10~14天。成人麻疹较小儿重，但并发症较少。

其他非典型类型的临床类型有：轻型麻疹、重型麻疹（中毒性麻疹和休克型麻疹）、无疹型麻疹、异型麻疹等。

（5）轻型麻疹：多见于在潜伏期接受过丙种球蛋白者，或月龄<8个月的体内尚有母体抗体的婴儿。发热低，上呼吸道症状较轻，麻疹黏膜斑不明显，皮疹稀疏，病程约1周，无并发症。

（6）重型麻疹：发热高达40℃以上，中毒症状重，伴惊厥，昏迷。皮疹融合呈紫蓝色者，常有黏膜出血，如鼻出血、呕血、咯血、血尿、血小板计数减少等，称为黑麻疹，可能是弥散性血管内凝血（DIC）的一种形式；若皮疹少，色暗淡，常为循环不良的表现。此型患儿死亡率高。

（7）无疹型麻疹：注射过麻疹减毒活疫苗者可无典型麻疹黏膜斑和皮疹，甚至整个病程中无皮疹出现。此型诊断不易，只有依赖前驱期症状和血清中麻疹抗体滴度增高才能诊断。

（8）异型麻疹：为接种灭活疫苗后引起。表现为高热、头痛、肌痛，无口腔黏膜斑；皮疹从四肢远端开始延及躯干、面部，呈多形性；常伴水肿及肺炎。国内不用麻疹灭活疫苗，故此型少见。

（9）成人麻疹：由于麻疹疫苗的应用，成人麻疹发病率逐渐增加，与儿童麻疹不同处为：肝损发生率高；胃肠道症状多见，如恶心、呕吐、腹泻腹痛；骨骼肌痛，包括关节和背部痛；麻疹黏膜斑存在时间长，可达7天，眼部疼痛多见，但畏光少见。

4. 一般实验室检查特点

（1）血象：表现为白细胞计数总数减低，淋巴细胞相对增高。

（2）病原学检查：前驱期或出疹初期患者眼、鼻分泌物，血和尿接种原代人胚肾或羊膜细胞，分离麻疹病毒；上述标本涂片查多核巨细胞内外包涵体中的麻疹病毒颗粒；间接免疫荧光法检测涂片中细胞内麻疹病毒抗原；核酸杂交法测定细胞内麻疹病毒RNA。

（3）血清学检测：病程早期及恢复期双份标本特异性抗体效价4倍以上增高。出疹后3天IgM抗体多阳性，2周时达高峰，约7.9%成人麻疹IgM抗体始终阴性。

5. 诊断要点　有麻疹患者接触史，出现急起发热，伴上呼吸道分泌症状，眼结膜充血畏光，早期口腔Koplik斑可以诊断。出现典型皮疹和退疹等表现后可以确诊。非典型患者可通过分离病毒、测定抗原或特异性抗体来诊断。

二、治疗原则和目标

1. 治疗原则　予对症支持治疗，加强护理，防治并发症。

2. 治疗目标　大多数为自限性经过，但可出现并发症。如支气管肺炎、心肌炎、喉炎、脑炎及亚急性硬化性全脑炎，重者可以致死。麻疹的治疗目标是减轻患者病情和促进患者恢复。

三、常规治疗方案

1. 一般治疗　卧床休息，保持眼、鼻、口腔清洁，多饮水，给予易消化及营养丰富饮食。做好消毒隔离工作。需隔离至出疹后 5 天，伴呼吸道并发症者延长至出疹后 10 天。对接触麻疹的易感者隔离检疫 3 周，曾接受被动免疫者延长至 4 周。补充维生素 A 能降低病死率，尤其是对于婴幼儿。世界卫生组织推荐，缺乏维生素 A 的地区的麻疹患儿应补充维生素 A，年龄 <1 岁者每日 10 万 U，年长儿 20 万 U，共 2 日，有维生素缺乏眼症状者，1～4 周后应重复补充。

2. 对症治疗　高热酌情使用小剂量退热剂，注意避免急骤退热致虚脱。咳嗽予祛痰止咳药物。烦躁可适当给予苯巴比妥等镇静剂。继发感染可使用抗生素。体弱病重患儿可早期予丙种球蛋白肌注。

中药在前驱期以辛凉解表为主，可用宣毒发表汤或升麻葛根汤加减，以辛凉透表，驱邪外出，外用透疹药（生麻黄、莞荽子、西河柳、紫浮萍各 15g）放入布袋中煮沸后在床旁蒸熏，或稍凉后以药汁擦面部、四肢，以助出疹。出疹期宜清热解毒透疹，用清热透表汤，重病用三黄石膏汤或犀角地黄汤。虚弱肢冷者用人参败毒饮或补中益氯汤。恢复期宜养阴清热，可用消参麦冬汤或竹叶石膏汤出疹期以清热解毒为主。

3. 抗病毒治疗　抗病毒治疗不作为常规，在重症患者或有免疫缺陷的患者可酌情使用。

四、并发症治疗方案

1. 支气管肺炎　常发生在出疹期 1 周内，多见于年龄 <5 岁小儿，占麻疹患儿死因的 90% 以上。2005 年上海地区 1 月至 6 月儿童麻疹资料显示，肺炎仍是婴儿麻疹的常见并发症，占 54.4%。主要为继发性感染，常见病原体有金黄色葡萄球菌、肺炎球菌、流感杆菌、腺病毒等。通常选用青霉素，每日 3 万～5 万 U/kg，肌注或静脉滴注，再根据痰培养药敏选用敏感抗生素。高热中毒症状严重可予氢化可的松。每日 5～10mg/kg，2～3 天后停用。

2. 心肌炎　多见于年龄 <2 岁重型麻疹或者并发肺炎和营养不良的小儿。有心衰者，及早静注毒毛花苷 K 或毛花苷丙（西地兰）。重症者肾上腺皮质激素保护心肌。有循环衰竭者按照休克处理，注意补液量和电解质平衡。

3. 脑炎　麻疹脑炎多发生于出疹后 2～6 天，也可发生于出疹后 3 周内，临床表现与其他病毒性脑炎相似。处理参照流行性乙型脑炎。重点在于对症治疗（如吸氧、止痉、降低颅内压、保护脑细胞等）。高热者降温，惊厥者使用止惊药，使用脱水剂，防止脑疝、中枢性呼吸衰竭发生昏迷者加强护理。亚急性硬化性全脑炎是麻疹病毒所致远期并发症，主要病理变化为脑组织退行性变，约半数在麻疹后 5～8 年发病。麻疹疫苗和抗病毒药物均无疗效，大剂量激素治疗对少数病例病情缓解可能有一定作用，曾报道异丙肌苷（isonrlnoside）和鞘内注射 α-干扰素能缓解本病，但其效果仍有争议。一般讲，只能作对症治疗。

4. 急性喉炎　2～3 岁小儿多见，极易造成喉梗阻。尽量使患儿安静，稀释痰液，选用抗生素，重症患者使用肾上腺皮质激素如氢化可的松或地塞米松以缓解喉部水肿。出现喉梗阻者及早行气管切开或气管插管。

五、特殊治疗方案

接触了麻疹患者的所有艾滋病毒感染的儿童，应予丙种球蛋白被动免疫。

六、青霉素不良反应的处理

（1）过敏反应：发生率占用药人数的 0.7% ~ 10%，是各种药物过敏反应中的第 1 位，过敏性休克的发生率也最高。过敏反应的发生无一定规律，与剂量无关。可发生于有过敏史、过敏体质或经常接触本品者，也可发生于从未接触本品者。有人开始用药时不过敏，用一阶段后却突然过敏。也可开始时似有轻微过敏，过几天却耐受良好。有人反应严重，即使低微浓度也产生严重反应，甚至休克死亡。

过敏反应的表现有 3 种：①立即反应：出现在给药 30 分钟内，轻者为掌腋或全身发痒、荨麻疹、皮肤发红、咳嗽、喷嚏、呕吐、不安。严重的可有全身反应：突然发热、呕吐、腹泻、严重腹痛；广泛的血管神经性水肿、口、舌、咽喉水肿、呼吸困难、喉痉挛、支气管痉挛；低血压、休克；心律不齐。②快速反应：发生于注射后 1 ~ 72 小时内。可有全身不适、发热、荨麻疹、皮肤潮红、血管性水肿、喉头水肿、哮喘等。③迟发反应：发生于给药 72 小时以后。有血清病样反应、面及四肢血管性水肿、神经炎、皮肤过敏（从荨麻疹到剥脱性皮炎）、肾炎等表现。

处理：立即皮下或静脉注射 0.1% 肾上腺素 0.5 ~ 1mL。采用针灸疗法，针刺人中、内关等穴位。根据病情，十几分钟后，可再注入 0.1% 肾上腺素 0.3 ~ 0.5mL。有条件者，应作静脉输液，输入 5% 葡萄糖或葡萄生理盐水，液体中可加氢化可的松 100 ~ 200mg，对血压急剧下降者，输液中加入升压药物如间羟胺（阿拉明）或去甲肾上腺素。有条件者可予氧气吸入。使用脱敏药物如注射非那根（异丙嗪）25mg，以及采用其他方法对症处理。

当现场无输液条件者，可予静脉注射 25% 葡萄糖 60 ~ 80mL，静脉注射升压药物，但推药速度应缓慢，如无静注条件，亦可肌注间羟胺。青霉素过敏的发生虽然来势急骤，但只要处理得当，患者的恢复和预后都较良好，而这些急救措施（主要的如肌注肾上腺素），在农村基层医疗单位也都能采用。如遇严重过敏休克患者，急转送医院，当时不作处理，往往会在途中即出现各种险情。

对于一般的过敏反应，如荨麻疹等，可使用脱敏药物，如苯海拉明，每次口服 25mg，3 次/天，或应用氯苯那敏（扑尔敏），每次口服 4mg，3 次/天。

预防过敏，主要是用药前，必须了解患者既往有无青霉素过敏史，如有，则决不能使用，如无过敏史，则此次注射应按照规定剂量作皮肤试验（常用的青霉素皮试液每毫升内含药 100 ~ 1 000U，用 0.1mg 作皮内试验，即皮内注入 10 ~ 100U 青霉素），20 分钟后，如局部出现红肿并有伪足，肿块直径 > 1cm 时为阳性反应，即不应注射。如阴性，则可予注射。

当注射完毕后，患者不应立即离开，观察十几分钟无反应后再走。连续用后停药，当再需注射时，如中断已达 5 天应做试验。

（2）毒性反应：引起中枢神经系统症状，如幻觉、惊厥、昏迷、小便失禁等中枢毒性反应。

（3）凝血功能障碍：出血和凝血时间延长，并引起出血。

（4）电解质紊乱：大剂量应用钠盐有可能发生低血钾、代谢性碱中毒和高钠血症。大剂量静滴钾盐，则可发生高血钾，甚至影响心肌兴奋性，有心脏停搏的危险。

（5）注射部位疼痛，钾盐尤甚。

（6）治疗过程中有时发生二重感染。

七、国内外治疗的最新进展——复方甘草酸苷（SNMC）

是以甘草中的活性物质甘草甜素为主要成分，并以 0.2% 甘草酸苷、0.1% L - 半胱氨酸和 2% 甘氨酸而制成的复方制剂。它具有抗炎、免疫调节及抗病毒作用。

（1）SNMC 构象与类固醇相似（人体甘草酸分子结构中 D/E 环为反式构型，与泼尼松相似），在体内能直接与类固醇激素的靶细胞受体结合，显示类固醇样抗炎抗变态反应的生理作用，抑制肥大细胞脱颗粒，抑制毛细血管通透性的亢进，稳定细胞膜，对组织细胞充血、水肿及血浆外渗的缓解和消退具有良好的效果。

（2）SNMC 具有诱生免疫活性较高的 γ - 干扰素、提高自然杀伤细胞（NK 细胞）活性及增强巨噬细胞功能，有助于机体迅速清除麻疹病毒，促进宿主康复。

（3）SNMC 还具诱使感染细胞产生一氧化二氮，从而阻断分子通道起到直接抑制麻疹病毒复制的作用。

复方甘草酸苷（SNMC）注射液 40 ~ 60mL，加入 5% 葡萄糖注射液 250mL，静脉滴注，1 次/天，疗程为 3 ~ 6 天。

八、出院后建议

大多数麻疹患者病程为自限性，症状消失，皮疹消退，体温正常 3 天以上，血象恢复正常，可予治愈出院。有并发症者应待并发症基本治愈，方可出院，出院后须随访复查相关并发症的恢复和治疗情况。

九、预后和随访

麻疹的预后与患者免疫力强弱关系甚为密切。年幼体弱，患营养不良、佝偻病或其他疾病者，特别是细胞免疫功能低下者病情较重，常迁延不愈，易有并发症。单纯典型麻疹或轻型麻疹预后良好，护理不当、治疗不及时也常加重病情，而早期诊断，及早采用自动免疫或被动免疫，有助于减轻病情。

随访建议：随访复查相关并发症的恢复和治疗情况。

（王　典）

第二节　风疹

一、概述

风疹（rubella）又称德国麻疹（German measles），是由风疹病毒引起的一种急性传染病。以发热、全身皮疹为特征，常伴有耳后、枕部淋巴结肿大。全身症状轻，病程短而自限。儿童、成人均可发病，孕妇风疹可严重影响胎儿发育。血清流行病学调查显示我国18岁以上的人群风疹感染率在95%左右。

1. 病原体简介　风疹病毒属于披膜病毒科（togavirus）风疹病毒属，仅限于人类感染。病毒直径50～70nm，表面有囊膜，电镜下多呈球形。基因组为单链正链RNA，长16kb，有感染性，编码3个重要的结构蛋白E_1、E_2和C蛋白，糖蛋白E_1和E_2位于包膜，E_1与风疹的血凝有关，又具有中和抗原作用，C是一种非糖化蛋白位于壳体。风疹病毒的抗原结构相当稳定，只有一个血清型，未发现与其他披膜病毒抗原交叉。

2. 流行特征　患者和亚临床感染者是唯一传染源，亚临床感染者是易被忽略的重要传染源。传染期在发病前5～7天和发病后3～5天，起病当天和前一天传染性最强。患者口、鼻、咽部分泌物以及血液、大小便等中均可分离出病毒。飞沫传播是主要传播方式，其次是接触传播。先天性风疹，排病毒可达数周、数月甚至1年以上，可造成家庭内和医院内传播。一次患病后大多获得持久免疫。6个月以下婴儿因来自母体的被动免疫而很少患病。多见于5～9岁的儿童，流行期中青年、成人和老人中发病也不少见。

世界各地抗体情况不一致。我国自20世纪80年代后期至今有多处地方流行。近年用血凝抑制抗体检测法测风疹抗体，小儿和成人中抗体阳性率为98%，21岁以上女性100%；上海市育龄妇女中为97.5%，北京市为99.28%。风疹较多见于冬春季，近年来春夏发病较多，可在幼儿园、学校、军队中流行。20世纪80年代以来，日本、美国、印度、墨西哥、澳大利亚等均有较大的流行。英国1978—1979年流行高峰时孕妇流产也最多，对该次流行中分娩的婴儿较长期随访，发现有些症状于生后2～3年时才表现出来。

3. 临床特点　根据感染方式的不同，可分为获得性风疹及先天性风疹。

（1）获得性风疹：又称自然感染性风疹，潜伏期平均为18天（14～21天），常为隐性感染，皮疹可有，也可缺如。其传染性不如麻疹，症状也比麻疹轻。

前驱期较短暂，1～2天，症状亦较轻微。低热或中度发热、头痛、食欲减退、疲倦、乏力及咳嗽、喷嚏、流涕、咽痛、结合膜充血等轻微上呼吸道炎症，偶伴呕吐、腹泻、鼻出血、齿龈肿胀等。部分患者软腭及咽部可见玫瑰色或出血性斑疹，但颊黏膜光滑，无充血及黏膜斑。一般来说，婴幼儿患者前驱期症状常较轻微，或无前驱期症状。而年长儿及成人患者则较显著，并可持续5～6天。

出疹期通常于发热1～2天后出现皮疹，皮疹初见于面颈部，迅速向下蔓延，1天内布满躯干和四肢，但手掌、足底大多无疹。皮疹初起呈细点状淡红色斑疹、斑丘疹或丘疹，直径2～3mm。面部、四肢远端皮疹较稀疏，部分融合类似麻疹。躯干尤其背部皮疹密集，融合成片，又类似猩红热。皮疹一般持续3天（1～4天）消退，亦有人将其称为"三日麻疹"。面部有疹为风疹之特征，少数患者出疹呈出血性，同时全身伴出血倾向，出疹期常伴低热，轻度上呼吸道炎，脾肿大及全身浅表淋巴结肿大，其中尤以耳后、枕部、颈后淋巴结肿大最为明显，肿大淋巴结轻度压痛，不融合，不化脓。皮疹消退后一般不会留色素沉着，亦不脱屑。仅少数重症患者可有细小糠麸样脱屑，大块脱皮则极少见。

无皮疹性风疹可以只有发热、上呼吸道炎、淋巴结肿痛，而不出皮疹。也可以在感染风疹病毒后没有任何症状、体征，血清学检查风疹抗体阳性，即所谓的隐性感染或亚临床型患者。在不同地区的流行病调查中发现显性感染患者和无皮疹的或隐性感染患者的比例为1：6～1：9。

（2）先天性风疹：胎儿被感染后，重者可导致死胎、流产、早产。轻者可导致胎儿发育迟缓、出生体重、身长、头围、胸围等均比正常新生儿低。此类患婴易有多种畸形，有报道新生儿先天畸形中有 5% 以上是由于先天性风疹所致。先天畸形或疾病中常见者有白内障、视网膜病、青光眼、虹膜睫状体炎、神经性耳聋、前庭损伤、中耳炎、先天性心脏病、心肌坏死、高血压、间质肺炎、巨细胞肝炎、肝脾、淋巴结肿大、肾小球硬化、血小板减少性紫癜、溶血性贫血、再生障碍性贫血、脑炎、脑膜炎、小头畸形和智力障碍等。从先天性风疹患者咽部、血、尿、脑积液内可分离出风疹病毒，阳性率以 1 岁内为高。也有报告经先天感染后，风疹病毒于脑组织内持续存在达 12 年，而引起进行性风疹全脑炎。多数先天性风疹患儿于出生时即具有临床症状，也可于生后数月至数年才出现进行性症状和新的畸形。1 岁以后出现的畸形有耳聋、精神动作异常、语言障碍、骨骼畸形等。因此，对有先天性风疹可能的小儿自出生后需随访至 2 ~ 3 年或 4 ~ 5 年。美国有报道在一次风疹大流行期中出生的新生儿经病毒分离或血清学检查证明先天性风疹 >2%，其中 68% 为亚临床型，在新生儿时期无畸形或缺陷症状，但在随后 5 年内的随访中，则陆续出现不同的先天性风疹症状。我国近年也有报道在 835 例早孕妇女中，查出风疹 IgM 抗体阳性率占 1.44%，其中胎儿血风疹 IgM 抗体阳性率占孕妇感染的 62.5%，可见先天性风疹综合征是风疹病毒感染的严重后果，尤其是母亲在怀孕早期特别是头 3 个月感染风疹，造成流产、死产和新生儿先天性风疹综合征。

4. 实验室检查

（1）常规检查：周围血象白细胞计数总数减少，淋巴细胞增多，并出现异形淋巴细胞及浆细胞。

（2）抗原检测：采用直接免疫荧光法查咽拭涂片剥脱细胞中风疹病毒抗原，其诊断价值尚需进一步观察。

（3）病毒分离：一般风疹患者取鼻咽部分泌物，先天性风疹患者取尿、脑脊液、血液、骨髓等培养于 RK - 13、Vero 或 SIRC 等传代细胞，可分离出风疹病毒，再用免疫荧光法鉴定。

（4）抗体检测：红细胞凝集试验、中和试验、补体结合试验和免疫荧光、双份血清抗体效价增高 4 倍以上为阳性，其中以红细胞凝集抑制试验最常用，因其具有快速、简便、可靠的优点。抗体在出疹时即出现，1 ~ 2 周迅速上升，4 ~ 12 月后降至开始时水平，并可维持终生。风疹特异性分泌型 IgA 抗体于鼻咽部可查得，有助诊断。也有用斑点杂交法测风疹病毒的 RNA 以诊断风疹感染。特异性风疹抗体 IgM 有诊断意义。如果在新生儿期考虑先天性风疹时最好同时检测母亲和婴儿的标本，并作动态观察以判断新生儿期的感染指标是来自母体的被动获得性抗体时，风疹抗体随年龄增长逐渐下降，如随访中风疹抗体逐渐升高即为婴儿已被感染，为此最好多观察几项指标。

5. 诊断要点

（1）诊断依据：主要依据流行病学史和临床表现，如前驱期短、上呼吸道炎症、低热、特殊斑丘疹、耳后、枕部淋巴结肿痛等，但在流行期间不典型患者和隐形感染患者远较典型患者为多，对这类患者必须做病毒分离或血清抗体测定，方可以确定诊断。特异性 IgM 抗体有诊断价值。特异性 IgM 抗体于发病 4 ~ 8 周后消失，只留有 IgG 抗体。

妊娠期怀疑感染风疹的妇女所生婴儿，不论有无症状、体征，均应作风疹病毒分离和测定 IgM 抗体，阳性者即可诊断为先天性风疹。先天性风疹时特异性 IgM 抗体与自然感染者不同，胎儿 16 周龄时，即有他自己的特异的 IgM，出生后 6 个月内持续升高，此后渐下降，但 1 岁内均可测得。自母体来的 IgG 抗体生后数月时即下降而婴儿自身的 IgG 风疹抗体同时持续上升。风疹患者视网膜上常出现棕褐或黑褐色的大小不一的点状或斑纹状色素斑点，重症患者除斑点相大外并伴有黄色晶状体，视网膜血管常较正常窄细，故风疹视网膜炎往往为诊断先天性风疹的重要甚至唯一的体征。

（2）诊断标准

1）疑似病例：有完整的流行病学调查资料，有发热、出疹、淋巴结肿大或关节炎/关节痛或结膜炎。

2）确诊病例：疑似风疹病例实验室证实为风疹感染的为确诊病例。

二、治疗原则和治疗目标

1. 治疗原则　还没有特效的药物治疗风疹，临床上主要是对症治疗，防止并发症产生。孕妇怀孕早期感染风疹，明确诊断后应考虑终止妊娠。

2. 治疗目标　一般预后良好，可达到治愈目的，对于老年体弱，尤其伴有并发症的患者，在治疗原发病的同时应积极防治并发症，减少病死率。

三、常规治疗方案

1. 一般治疗　风疹患者一般症状轻微，不需要特殊治疗。风疹流行期间，易感儿不宜去公共场所，避免与风疹患者接触。症状较显著者，应卧床休息，流质或半流质饮食，室内空气保持新鲜。加强护理，注意皮肤清洁卫生，不要让孩子抓搔，可避免继发皮肤感染。隔离至出疹后 5 天。

妊娠 3 个月内的孕妇，勿使接触感染，若有接触，则应于接触患者 5 天内肌注胎盘球蛋白作被动免疫。国外应用单价风疹减毒活疫苗，或风疹-麻疹、风疹-腮腺炎联合疫苗，以降低发病率。但能引起胎儿感染而至畸形，故不宜用于孕妇。

先天性风疹自幼即应有良好的护理和教育，医护人员应与病儿父母、托儿所保育员，学校教师密切配合，共同观察病儿生长发育情况，测听力，矫治畸形，必要时采用手术治疗青光眼、白内障、先天性心脏病等。帮助学习生活知识，培养劳动能力，以便使其克服先天缺陷。

2. 对症治疗　体温 <38℃一般不用退热药，只需多喝开水。体温达 38℃以上可酌情给予退热剂、止咳剂及镇痛剂。喉痛用复方硼砂液漱口，皮肤瘙痒可用炉甘石洗剂或生油涂拭，结膜炎用 0.25% 氯霉素滴眼液或 10% 磺胺醋酰钠液滴眼数日。

3. 抗病毒治疗　目前尚缺乏有效地抗病毒药物。

四、并发症治疗

风疹一般症状多轻，并发症少。仅少数患者可并发中耳炎，咽炎，支气管炎，肺炎或心肌炎，胰腺炎，肝炎，消化道出血，血小板减少性紫癜，溶血性贫血，肾病综合征，急、慢性肾炎等。

1. 脑炎　少见，发病率为 1 : 6 000，主要见于小儿。一般发生于出疹后 1~7 天，病程 5 ~ 21 天。病程比较短，多数患者于 3 ~ 7 天后自愈，及时治疗，大多预后良好，少数可留后遗症；也可有慢性进行性全脑炎。

2. 心肌炎 患者诉胸闷、心悸、头晕、萎靡，心电图及心酶谱均有改变。多于 1 或 2 周内恢复。可与脑炎等其他并发症同时存在。

3. 关节炎和关节痛 主要见于成年人，特别是青年妇女患者，疹退后出现，累及多个大小关节。我国已有儿童风疹性关节炎的报道，发生原理尚未完全明确，多系病毒直接侵袭关节腔或免疫反应所致。出疹期间指关节、腕关节、膝关节等红、肿、痛和关节腔积液内含单核细胞。有时数个关节相继肿痛，类似风湿性多发性关节炎，但多数在 2 ~ 30 天内自行消失。

4. 出血倾向 少见，血小板减少紫癜，由于血小板减少和毛细血管通透性增高所致。常在出疹后突然出血，出现皮肤黏膜瘀点、瘀斑、呕血、便血、血尿，多数在 1 ~ 2 周内自行缓解，少数患者颅内出血可引起死亡。其他可有肝、肾功能异常，出血倾向严重者，可用糖皮质激素治疗，必要时输注血小板。

五、国内外治疗新进展

有报道干扰素 α - 1b 用于风疹早期治疗，能抑制风疹病毒的复制，缩短病毒血症期，并能够阻止病毒侵入各组织器官而引起的继发性病变，治疗组与对照组相比，干扰素 α - 1b 具有皮疹消退快，脏器损伤明显降低的优点，尤其是在减轻心肌损伤方面，但在减轻发热反应及肝功损伤方面无明显差异，且无明显不良反应。

六、预防

(1) 健康教育：风疹显性和隐性感染对怀孕早期胎儿都有危害，重点预防孕妇特别是怀孕头 3 个月内感染。重点查育龄前妇女 IgG 抗体，阴性者给予风疹疫苗预防接种，接种 3 个月（或半年）后 IgG 抗体阳转者再怀孕。无疫苗接种史的孕妇应避免接触风疹患者，如发现孕妇接触风疹应尽快检查 IgG 抗体确定是否感染，如未出疹，4 周后复查 IgG 是否阳转，如 IgG 阴性则在潜伏期后查 IgM 抗体，以明确诊断。

(2) 免疫接种：国际上经过十余年来广泛应用风疹减毒疫苗，均证明为安全有效，接种后抗体阳转率在 95% 以上，接种后仅个别有短期发热、皮疹、淋巴结肿大及关节肿痛等反应，免疫后抗体持久性大多可维持在 7 年以上。但孕妇不宜接受此类活疫苗。目前我国也已制成风疹减毒活疫苗，重点免疫对象中包括婚前育龄妇女。选用减毒风疹活疫苗，疫苗免疫的效果从强度与持久性都不如自然感染，有效免疫持续时间 5 ~ 8 年，疫苗需冷藏运输和储存。

(3) 患者、接触者管理：对风疹患者和先天性风疹，尤以后者要早发现、早诊断、早报告、早隔离、早治疗。风疹通过呼吸道、尿液、鼻咽分泌物排出病毒，出疹前 1 周到出疹后 2 周的上呼吸道分泌物都有传染性，患者隔离至诊后 14 天，先天性风疹综合征（CRS）排毒 1 年左右，应隔离 1 年。对接触者进行观察，必要时隔离，检疫期为 21 天。本病症状轻微，隐性感染者多，故易被忽略，不易做到全部隔离。一般接触者可不进行检疫，但妊娠期、特别妊娠早期的妇女在风疹流行期间应尽量避免接触风疹患者。

(4) 流行期措施：针对传染源传播途径和易感人群 3 个环节，重点措施是应急接种，重点人群为学龄儿童，青春前期妇女，医务人员和入伍新兵。针对传播途径主要是保持公共场所的空气流通，空气消毒。

七、预后

因本病症状多轻，一般预后良好，因此，一般通常不需要特别预防。并发脑膜炎、血小板减少所致颅内出血引起死亡者仅属偶见。但妊娠初 3 个月内的妇女患风疹，其胎儿可发生先天性风疹，引起死产、早产及各种先天性畸形，预后严重，故必须重视孕妇的预防措施。

（王　典）

第三节　水痘

水痘（varicella, chicken pox）是由水痘带状疱疹病毒（VZV）所引起的急性传染病，以较轻的全身症状和皮肤黏膜上分批出现的斑疹、丘疹、水疱和结痂为特征，本病 90% 以上发生于 10 岁以下儿童。热带、亚热带国家成年人患本病的概率较高于气候温和国家。

一、病原学

水痘–带状疱疹病毒属疱疹病毒，为双链的脱氧核糖核酸病毒。该病毒在外界环境中生活力很弱，不耐酸和热，能被乙醚灭活。该病毒在感染的细胞核内增殖，且仅对人有传染性，存在于患者疱疹的疱浆、血液和口腔分泌物中，传染性强，接种于人胚羊膜等组织培养，可产生特异性细胞病变，在细胞核内有嗜酸性包涵体形成。

二、流行病学

1. 传染源　患者是唯一的传染源，自发病前 1~2d 至皮疹干燥结痂为止，均有传染性。易患者在室内环境持续暴露于水痘后，几乎均可受感染。故水痘常常在幼托机构、小学或者其他儿童集中场所形成流行。同时水痘也是儿科诊室发生医院感染的重要疾病之一。发病者在接触水痘后 10~20d 出现症状。水痘传染性极强，而带状疱疹患者传染性相对较小。

2. 传播途径　主要通过空气飞沫传播，直接接触水痘疱疹液或其污染的用具也可传播。此外，处于潜伏期的供血者可通过输血传播，孕妇在分娩前 4d 患水痘可传染给胎儿。

3. 易患性　任何年龄均可感染，婴幼儿和学龄前儿童发病较多，6 个月以下的婴儿较少见，但新生儿亦可患病。孕妇患水痘时，胎儿可被感染甚至形成先天性水痘综合征。偶见成人患者。一次患病后，可获得持久免疫，再次得病者极少。

4. 流行季节　本病全年均可发生，以冬、春两季较多，流行的高峰在 3 月份。

三、发病机制

病毒增殖发生于病毒感染后 2~4d 的上呼吸道淋巴结管部位，随后在病毒感染的 4~6d 初次发生病毒血症；第 2 轮的病毒复制发生于机体的内脏器官，尤其在肝脏和脾脏，随后在病毒感染的 14~16d 再次发生病毒血症。这第 2 轮病毒血症的典型表现为病毒播散入毛细管内皮细胞及上皮。VZV 感染生发层的细胞，引起胞内和胞间水肿，从而导致出现典型的小水疱。病毒糖蛋白共分 5 类（gPⅠ、gPⅡ、gPⅢ、gPⅣ和 gPⅤ），其中 gPⅠ、gPⅡ和 gPⅢ

抗体具有中和病毒作用。近年对其血清型亚型及其糖蛋白Ⅰ、Ⅱ、Ⅲ抗体有进一步的研究，有助于了解其免疫作用。

四、临床表现

1. 潜伏期　10~24d，一般为13~17d。

2. 前驱期　成人于皮疹出现前1~2d可先有发热、头痛、咽痛、四肢酸痛、恶心、呕吐、腹痛等症状。小儿则无前驱期症状，皮疹和全身症状多同时出现。

3. 发疹期　皮疹先见于躯干、头部，逐渐延及面部，最后达四肢。皮疹分布以躯干为多，面部及四肢较少，呈向心性分布。开始为粉红色针帽大的斑疹，数小时内变为丘疹，再经数小时变为水疱，从斑疹→丘疹→水疱→结痂共4个阶段，短者仅6~8h，皮疹发展快是本病特征之一。水疱稍呈椭圆形，2~5mm大小，水疱基部有一圈红晕，疱疹之间皮肤正常，当水疱开始干时红晕亦消退，皮疹往往很痒。水疱初呈清澈水珠状，以后稍浑浊，疱疹壁较薄易破。水痘皮损表浅，按之无坚实感，数日后从水疱中心开始干结，最后成痂，经1~2周脱落。无继发感染者痂脱后不留瘢痕，痂才脱落时留有浅粉色凹陷，而后成为白色。因皮疹分批出现，放在病程中可见各种皮疹同时存在。口腔、咽部或外阴等也常见黏膜疹，早期为红色小丘疹，迅速变为水疱，随之破裂成小溃疡。有时眼结膜、喉部亦有同样皮疹。以上为典型水痘，皮疹不多，全身症状亦轻。重者皮疹密布全身甚至累及内脏（如肺部），全身症状亦重，热度高，热程长。成人水痘常属重型。

4. 不典型水痘　少见，可有以下类型：

（1）出血性、进行性（病程长达2周以上）和播散性水痘：主要见于应用糖皮质激素或其他免疫抑制药物治疗的患者，疱疹内有血性渗出，或正常皮肤上有瘀点、瘀斑。

（2）先天性水痘综合征和新生儿水痘：如母亲于产前4d以内患水痘，新生儿出生后5~10d时发病者，易形成播散性水痘，甚至因此引起死亡。先天性水痘综合征表现为出生体重低、瘢痕性皮肤病变、肢体萎缩、视神经萎缩、白内障、智力低下等，易患继发性细菌性感染。

（3）大疱性水痘：疱疹融合成为大疱。皮疹处皮肤及皮下组织坏死而形成坏疽型水痘。

（4）原发性水痘性肺炎：患者多系成年人，原发性水痘性肺炎出现于病程第1~6d，病情轻重不一，轻者无明显症状；重者可有高热、咳嗽、胸痛、咯血、呼吸困难及发绀等。胸部体征不明显，或者有少量干、湿啰音及哮鸣音，X线胸片可见双肺部弥漫性结节阴影，肺门及肺底处较显著。水痘肺炎的病理过程大体上与皮疹同步，常常随皮疹消退好转；也有少数重症水痘性肺炎患者临床症状消失后，X线胸片阴影仍可持续存在2~3个月方能消散。

（5）水痘性脑炎：较少见，患者在出疹后3~8d出现脑炎的症状，也有少数见于出疹前2周至出疹后3周。一般为5~7岁幼儿，男多于女。临床表现和脑脊液检查特点与其他病毒性脑炎相似。病后可有精神异常、智力迟钝及癫痫发作等后遗症。水痘脑炎病程为1~3周，病死率为5%~25%。

五、实验室检查

1. 血常规　大多数正常，偶有白细胞轻度增加。

2. 病原学检查

（1）取新鲜疱疹内液体做电镜检查，可见到疱疹病毒颗粒。能快速和天花病毒相鉴别。

（2）病毒分离，起病 3d 内，取疱疹内液体接种人胚羊膜组织，病毒分离阳性率较高。

（3）血清学检测，常用补体结合试验。水痘患者于出疹后 1～4d 血清中即出现补体结合抗体，2～6 周达高峰，6～12 个月后逐渐下降。亦可用间接荧光素标记抗体法检测。

（4）PCR 方法检测鼻咽部分泌物、呼吸道上皮细胞和外周血白细胞 VZV – DNA，为敏感和快速的早期诊断手段。

六、诊断依据

依据低热、头痛等前驱症状，皮损分批出现及向心性分布，黏膜亦可受累等特点，诊断即成立。一般病例的临床症状典型，诊断多无困难。必要时可做实验室检查。

七、鉴别诊断

重症患者及并发细菌感染时，需和下列疾病鉴别。

1. 脓疱疮　好发于鼻唇周围或四肢暴露部位，初视为疱疹，继成脓疱，然后结痂，无分批出现的特点，不见于黏膜处，多无全身症状。

2. 丘疹性荨麻疹　系梭形水肿性红色丘疹，如花生米大小，中心有针尖或粟粒大小丘疱疹或水疱，触之较硬，甚痒。分布于四肢或躯干，不累及头部或口腔。

3. 带状疱疹　疱疹沿一定的神经干径路分布，不对称，不超过躯干的中线，局部有显著的灼痛。

4. 天花　天花全身反应重，始即 39～40℃高热，热度下降后发疹，皮损中央有明显的脐凹，皮疹呈离心分布，以头部、四肢等暴露部位为多，身体上部较下部为多，腋下及腰部皮疹稀少或者无疹，愈后遗留凹陷性瘢痕。

八、治疗

主要是对症处理。患者应隔离。患儿应早期隔离，直到全部皮疹结痂为止。与水痘接触过的儿童，应隔离观察 3 周。轻症者一般不需用药，加强护理即可。发热期应卧床休息，给予易消化的饮食和充足的水分。勤换衣被，保持皮肤清洁。

1. 全身治疗　主要是加强护理，预防继发感染和并发症的发生。发热期应卧床休息，给予足够的营养支持与水分的供应。临床对症用药为主。热度高者可给予退热药；瘙痒较著者可口服抗组胺药物，亦可外用炉甘石洗剂止痒。水疱破溃者可涂以 2% 甲紫液，有继发感染时，可外涂 1% 新霉素软膏，或莫匹罗星霜，若有弥漫性脓疱病、疏松结缔组织炎或急性淋巴结炎等并发症时，则需投用广谱抗生素。重症患者，可肌注丙种球蛋白。一般情况下，水痘患者禁用糖皮质激素，以防止水痘泛发和加重；但对水痘所致的重症喉炎、水痘肺炎、水痘脑炎等危重型患者等，可考虑在强效抗病毒药物应用的同时，酌情适量加用。

对免疫低下的播散性水痘患者、新生儿水痘或水痘性肺炎、脑炎等严重病例，应及早采用抗病毒药物治疗。可用 Ara – A 10～15mg/（kg·d），静脉滴注，或 ACV 5～10mg/kg，1 次/8h，静脉注射，疗程 7～10d，或加用 α – 干扰素，100 万～300 万 U 肌注，1 次/d；以抑制病毒复制，防止病毒扩散，促进皮损愈合，加速病情恢复，降低病死率。对新生儿水痘肺炎，应首选 ACV 治疗。

2. 中医中药

（1）银翘散加减：金银花 30g，连翘 30g，桔梗 18g，薄荷 18g，竹叶 12g，荆芥穗 12g，牛蒡子 18g，大青叶 12g，紫花地丁 12g，生甘草 15g。水煎服。

（2）清营汤加减：犀角（代）9g，生地黄 15g，苦参 9g，竹叶心 3g，金银花 9g，连翘 6g，黄连 4.5g，丹参 6g，麦冬 9g，黄芩 12g，苦参 15g，紫花地丁 15g。水煎服。热重者可用羚羊角粉 0.5 ~ 1g 冲服。

（3）龙胆泻肝丸（或汤）：疗效较肯定，成人每次 9g，3 次/d，儿童剂量酌减。

九、预防

1. 隔离　应呼吸道隔离至全部疱疹干燥结痂或出疹后 7d 为止。在集体机构中，对接触患者的易患者应留验 3 周（可自接触后第 11 天起观察）。被患者呼吸道分泌物或皮疹内容物污染的空气、被服和用具，应利用通风、紫外线照射、曝晒、煮沸等方法消毒。

2. 被动免疫　在接触后 72h 内用高效价水痘 - 带状疱疹免疫球蛋白（VZIG）5mL 肌内注射，对水痘有预防效果。

3. 主动免疫　近年来试用水痘 - 带状疱疹灭活疫苗和减毒活疫苗，有一定的预防效果，保护力可持续 10 年以上，主要用于水痘高危易患者。

（王　典）

第四节　带状疱疹

带状疱疹是由水痘 - 带状疱疹病毒引起的疱疹性皮肤病。初次感染表现为水痘或隐伏感染，此后病毒潜伏于脊髓后神经根中，在某些诱发因素或机体免疫力下降的情况下病毒被激活而发病。

一、诊断要点

1. 好发年龄　患者以老年人居多，儿童和青少年少见。部分发生于长期应用糖皮质激素或免疫抑制剂者。

2. 好发部位　主要发生于肋间神经支配区域的皮肤，其次为三叉神经支配区域，发生于腰段、颈段者临床也不少见。

3. 前驱症状　皮疹出现前可有低热、全身不适、食欲不振等症状，局部常有刺痛、灼热、神经痛或皮肤感觉过敏，一般持续 2 ~ 5 天出现皮疹。部分病例尤其是儿童患者在出疹前可无任何自觉症状。

4. 典型损害　皮损发生于身体一侧，沿周围神经分布区排列，不超过或略微超过身体中线。基本损害为红斑基础上群集粟粒至绿豆大中央凹陷的水疱，一簇或多簇，簇间皮肤一般正常，疱壁紧张，疱内容物初期清澈或呈淡黄色，不久即变浑浊，病情严重时疱液可为血性，破溃后形成糜烂面，表面结痂。

由于皮疹可同时或先后发生，在同一患者可同时见到红斑、丘疹、丘疱疹、水疱、糜烂、痂皮等不同时期的损害。最后患处逐渐干燥结痂，痂皮脱落后留暂时性色素沉着而愈，若无继发感染一般不留瘢痕。

5. 特殊类型　临床可见到具有神经痛而无皮损的无疱型带状疱疹、局部组织坏死的坏死型带状疱疹、只有红斑而无水疱的顿挫型带状疱疹、水疱较大的大疱型带状疱疹、水疱为血性的出血型带状疱疹、多神经或双侧发疹的多发型带状疱疹、发生于角膜的眼带状疱疹、带状疱疹性脑膜炎，以及伴有面瘫、耳聋、耳鸣的耳带状疱疹等特殊类型，但均较为少见。

6. 自觉症状　患处有不同程度的疼痛，年龄越大疼痛越为明显，甚至疼痛剧烈难以忍受。疼痛可发生于皮疹出现前或与皮疹同时出现，轻微牵拉或外物刺激即可诱发或加重疼痛。

通常疼痛持续至皮损完全消退，若皮损消退 1 个月后仍有神经痛，称为带状疱疹后遗神经痛，多发生于 50 岁以上年老体弱者。

7. 病程　一般 1 ~ 2 周，偶可复发，复发率小于 0.2%。局部组织坏死严重、泛发型带状疱疹、免疫缺陷及有潜在恶性病的患者，病程可延长，甚至反复发作。带状疱疹后遗神经痛一般 1 ~ 3 月可自行缓解或消失，少数患者的疼痛可持续 1 年以上。

8. 实验室检查　半数患者在发疹后外周血白细胞总数低于 $5.0 \times 10^9/L$，病情好转或痊愈后恢复至发病前水平。部分患者在发疹期血沉可增快。疱液或创面刮取物涂片镜检可查到多核巨细胞，PCR 病毒检出率高达 97%，直接免疫荧光抗体试验阳性检出率（适用于既往感染 HSV 者，不适用于急性感染者）也较高。

二、治疗

1. 一般治疗　发病后注意休息，避免食用辛辣刺激性食品，保持消化道通畅；加强创面保护和护理，避免衣物摩擦和刺激，以防止继发感染和加剧疼痛；发病后及时合理诊治，避免带状疱疹后遗神经痛的发生。

2. 全身治疗

（1）抗病毒药：可给予阿昔洛韦 2 ~ 4g/d、伐昔洛韦 600mg/d 或泛昔洛韦 1.5g/d，分次口服；或阿昔洛韦 5 ~ 10mg/kg，每 8 小时 1 次，静脉滴注；或阿糖胞苷 10mg/kg·d 配成浓度为 0.5mg/mL 的溶液，静脉滴注 12 小时以上，一般疗程 7 ~ 10 天。

（2）干扰素：急性发疹期可给予基因工程干扰素 α - 1b 10 ~ 30μg、基因工程干扰素 - γ100 万 U 或基因干扰素 β - 1a200 万 U，每日 1 次，肌肉注射，连续 5 ~ 7 天。

（3）免疫调节剂：麻疹减毒活疫苗 2mg/次，肌肉注射，可减轻症状。免疫力低下的患者，可酌情给予转移因子 2 ~ 4mL/d、胸腺肽 10 ~ 20mg，2 ~ 3 次/周、静脉注射人免疫球蛋白 200 ~ 400mg/kg·d 等。

（4）糖皮质激素：早期与抗病毒药物联合应用可有效控制炎症反应、减轻神经节的炎症后纤维化、降低后遗神经痛的发生率，适用于病情严重、年老体健、无严重糖皮质激素禁忌者，但免疫功能低下或免疫缺陷者应用后有导致病毒扩散的危险，需慎重。临床一般选用醋酸泼尼松 30 ~ 60mg/d，分次口服，疗程 7 ~ 10 天。

（5）消炎止痛剂：疼痛明显者可给予阿司匹林 0.9 ~ 1.8g/d、萘普生（首剂 0.5g，以后 1 次 0.25g，每 6 ~ 8 小时 1 次）、盐酸曲马朵 200 ~ 400mg/d、布洛芬 1.2 ~ 1.8g/d、卡马西平 0.6 ~ 1.2g/d、吲哚美辛 50 ~ 100mg/d，分次口服。

（6）抗生素：继发细菌感染者可给予罗红霉素 150 ~ 300mg/d、阿奇霉素 500mg/d、阿莫西林2~4g/d、头孢氨苄1~4g/d或阿莫西林-克拉维酸钾0.75g/d（按阿莫西林计算），分次口服。

3. 局部治疗

（1）无继发感染的皮损处可涂搽5%阿昔洛韦霜、3%肽丁胺霜、1%喷昔洛韦软膏、3%膦甲酸钠软膏、0.5%疱疹净软膏、2%龙胆紫、1%达克罗宁马妥氧化锌油膏或泥膏、0.9%利多卡因软膏、0.025%~0.075%辣椒素软膏、炉甘石洗剂或1%樟脑炉甘石洗剂等，每日3~5次。

眼带状疱疹可选用0.1%阿昔洛韦滴眼液、3%阿昔洛韦软膏、0.1%病毒唑滴眼液、0.1%疱疹净滴眼液、0.1%肽丁胺滴眼液或含10μg/mL基因工程干扰素α-1b滴眼液，每日5~7次，直至症状完全消退，可与抗生素滴眼液交替使用防止继发感染。角膜形成溃疡者禁用糖皮质激素外用制剂。

（2）急性发疹期或疱疹破溃初期，可涂搽基因工程干扰素α-1b软膏（25万U/5g），每日3次，直至皮损消退。

（3）有继发感染或渗液较多者，患处可用0.1%依沙吖啶溶液或0.5%新霉素溶液湿敷后，涂搽2%龙胆紫溶液、1%红霉素软膏、黄连素软膏、0.1%新霉素软膏、林可霉素利多卡因凝胶、1%诺氟沙星软膏或2%莫匹罗星软膏，每日3~5次。

4. 封闭治疗 急性期发疹期炎症剧烈者，可选用基因工程干扰素β-1a200万~300万U/次，病灶基底部放射状注射，每日1次，连续5次；若患处疼痛剧烈，在有效抗病毒药物应用前提下，可选用甲泼尼龙醋酸酯混悬液20mg或复方倍他米松混悬液7mg，与1%利多卡因溶液5mL混匀后，行皮下浸润注射或神经节阻滞封闭，一般1次即可。

5. 物理疗法 局部照射紫外光、CO$_2$激光扩束、微波照射、TDP频谱，以及高频电疗、低频电磁、针灸、穴位照射等，均具有较好消炎止痛和缩短病程的作用。

6. 带状疱疹后遗神经痛的治疗

（1）止痛药：可口服可待因60mg/d、布洛芬1.2~1.8g/d或尼美舒利100~200mg/d，分次口服；或盐酸曲马朵50~100mg，4~6小时1次，口服或肌注，可重复使用，累计剂量不超过800mg/d。

（2）抗抑郁药：长期剧烈疼痛影响睡眠者，可给予阿米替林，初始剂量为25mg/d，逐渐递增至150~250mg/d，最大剂量不超过300mg/d，维持剂量为50~150mg/d，分次口服；或多塞平25~75mg/d、去甲替林50mg/d或氯米帕明75mg/d，分次口服。此外，氟奋乃静、齐美定、帕罗西汀等也可酌情选用。

（3）抗惊厥药：能缓解神经痛，尤其是三叉神经痛，可选用卡马西平100mg，每日3次，口服；或苯妥英钠200~400mg/d，分次服用。

（4）局部封闭：2%利多卡因3~5mL，加用或不加用糖皮质激素在皮肤疼痛处浸润注射和行神经阻滞封闭，3天1次。

（王　典）

第五节 传染性软疣

一、概述

传染性软疣（molluscum contagiosum）是由 MCV 引起的表皮良性病毒性传染病，以皮肤出现蜡样光泽的珍珠状小丘疹、顶端凹陷并能挤出乳酪样软疣小体为临床特征。MCV 属痘类病毒，具有亲表皮特性，可通过性接触和非性接触两种途径感染。前者主要见于中青年，故又属性传播疾病，后者可以通过直接接触或借媒介间接传播，近来研究发现 MCV 可通过浴室、游泳池、运动设备或毛巾等传播。到目前为止 MCV 尚未培养成功。

二、诊断思路

根据临床或组织病理学特征，一般诊断不难。

（一）病史特点

（1）发病年龄：多见于儿童和青年，潜伏期 14～50 天。

（2）好发部位：好发于躯干、四肢、阴囊和肛门等处。

（3）皮疹特点：初起皮损为米粒大小丘疹，以后逐渐增大至绿豆或豌豆大小，中心微凹或呈脐凹状，表面有蜡样光泽，可挤出白色乳酪样物质，即软疣小体；皮损数目不等，由数个或数十个，陆续出现，互不融合。

（4）一般无自觉表现。

（二）检查要点

（1）米粒至绿豆或豌豆大小的皮色丘疹。

（2）中央有脐凹，表面有蜡样光泽。

（3）数目不等，互不融合。

（4）可挤出软疣小体。

（三）辅助检查

1. 试验性夹除试验　用止血钳夹住疣体，将之挤出，如可见出软疣小体，即可证实诊断。

2. 电镜检查　可见疣底部细胞核增大，线粒体肿大，嵴不清晰，甚至空泡化，胞质内可见病毒颗粒。

3. 组织病理检查　具有特征性。表现为表皮高度增生而伸入真皮，使真皮结缔组织受压而形成假包膜，并被分成数个梨状小叶；软疣小体最先见于棘层下部，为单个小圆形嗜酸性物质，随病变细胞向上移动而逐渐增大，至表皮中部时，软疣小体胞核位于细胞边缘呈半月形，至颗粒层软疣小体由嗜酸性变为嗜碱性，至角质层大量嗜碱性小体嵌于角质层网眼中，病变中心破裂释放软疣小体形成火山口样空腔。

（四）鉴别诊断

单个较大皮损需与基底细胞癌、角化棘皮瘤等进行鉴别，面部皮损还需与粟丘疹进行鉴别。

三、治疗措施

1. 物理治疗

（1）将皮损的软疣小体用小镊子夹住，完全挤出或挑除，然后外用2%碘酊、浓苯酚或三氯醋酸，并压迫止血。

（2）冷冻、CO_2 激光、电灼等治疗疼痛明显，适用于疣体大，数量少的皮损。

（3）此外，微波或多功能电离子治疗等均有效。

2. 局部治疗

（1）疣体较小且泛发者可用10%碘酊或3%酞丁胺液外用，每日1~2次。

（2）对于小儿传染性软疣，5%的咪喹莫特霜治疗具有较好的疗效和很好的依从性，每日1~2次，连用6~8周。

（3）10%氢氧化钾外用局部外用有效，每日2次，但由于有一定刺激作用，所以面部慎用。

（4）重组人干扰素 α 外用，每天3~4次。

（5）有报告用0.1%维A酸的75%乙醇溶液或环磷酸胺溶液外涂治疗有效。

（6）一些中药制剂外用治疗传染性软疣均有报道。

3. 全身治疗　口服西咪替丁治疗有效，每天30~40mg/kg，连用2个月。西咪替丁对淋巴细胞具有免疫调节作用，能发挥一定的抗病毒作用，口服耐受性好，无明显不良反应。

四、预后

传染性软疣属自限性疾病，一般持续数月至数年。经治疗均可痊愈。病程和皮损数目无关，愈后不留瘢痕。

（王　典）

第六节　手足口病

一、概述

手足口病（hand – foot – mouth disease，HFMD）是由多种肠道病毒引起的常见的急性传染病。以婴幼儿患者为主。大多数患者症状轻微，以发热和手、足、口腔等部位的皮疹或疱疹为主要特征。少数患者可并发无菌性脑膜炎、脑炎、急性弛缓性麻痹、呼吸道感染和心肌炎等，个别重症患儿病情进展快，易发生死亡。少年儿童和成人感染后多不发病，但能够传播病毒。引起手足口病的肠道病毒包括肠病毒71型（EV71）和A组柯萨奇病毒（CoxA）、埃可病毒（Echo）的某些血清型。EV71感染引起重症病例的比例较大。肠道病毒传染性强，易引起爆发或流行。

1. 病原体简介　引起手足口病的主要为小RNA病毒科肠道病毒属的柯萨奇病毒（Coxasckie vlrus）A组16.4、5、7、9、10型，B组2、5、13型；埃可病毒（ECHO viruses）和肠病毒71型（EV71）。其中以EV71及CoxA16型最为常见。

EV71是一种新的肠道病毒，可分为A、B两组，A组24个型，B组6个型。CoxA16和

EV71 的生物学特征有许多相似之处，如对湿度、乙醚、乙醇及多种化学药物都具有一定的抵抗力，对某些实验动物及细胞均表现出致病性。CoxA 16 也可发生抗原变异。有人比较了1963—1975 年自患者中分离得到的 CoxA16 病毒株的抗原结构，大概可分为 CoxA16 原株和 CoxA16 变异株。我国 HFMD 流行的病原主要为 CoxA16 和 EV71 型。据报道 EV71 型引起 HFMD 中相当多患者有中枢系统感染，发病率在 8% ~24%，其中以 1 岁以下小儿为主。

EV71 和 CoxA16 感染的临床表现难于鉴别，但是 EV71 感染与神经系统并发症和病死率有更多的联系。

HFMD 的病原体对 75% 乙醇、5% 甲酚、乙醚和去氯胆酸盐等具有抗性，对紫外线、干燥和 50℃ 敏感，各种氧化剂（高锰酸钾、含氯石灰等）、甲醛和碘酊都能灭活该类病原体。病毒在 4℃ 可存活 1 年，在 -20℃ 可长期保存，在外环境中病毒可长期存活。

2. 流行特征

（1）传染源：健康带毒者和轻型散发病例是流行间歇和流行期的主要传染源。

（2）传播途径：传播途径主要由飞沫经呼吸道传播或通过被污染的玩具及手经口传播。

（3）易感性：人群普遍易感，4 岁以内的小儿占 85% ~95%，2 岁以内的占 80%。本病常于爆发后散发，托幼机构是本病流行的主要场所。家庭可呈散发个例；家庭爆发则为全家发病。本病每隔 2 ~3 年流行一次，主要是非流行期间新生儿易感者积累达到一定数量时，为新的流行提供了先决条件。成人病例很少，但应予以注意。

（4）手足口病流行无明显的地区性：在欧洲、北美洲、大洋洲及多数亚洲国家中广泛流行。近年来，我国厦门、天津、山东、安徽等十几个省市均有流行的报道。一年四季均可发病，以夏秋季多见，冬季的发病较为少见。

该病流行期间，可发生幼儿园和托儿所集体感染和家庭聚集发病现象。肠道病毒传染性强、隐性感染比例大、传播途径复杂、传播速度快，在短时间内可造成较大范围的流行，疫情控制难度大。

3. 临床特点　潜伏期 3 ~7 天，一般没有明显的前驱症状，可伴有发热、头痛、恶心、呕吐、咳嗽、流涕、咽痛和疲乏等症状；以发热和皮疹为主要临床表现：①发热：多发生在皮疹出现之前，体温在 38 ~40℃，热型不规则，热程 2 ~7 天不等；体温高度与热程呈正比，即体温越高，热程越长，病情越重。②皮疹：均有散在皮疹，好发部位为手心、足心、口腔黏膜、肛周，少数患儿四肢及臀部也可见，躯干部极少。口腔黏膜疹出现比较早，起初为粟米样斑丘疹或水疱，周围有红晕，主要位于舌及两颊部，唇齿侧也常发生。手、足等远端部位出现斑丘疹或疱疹，斑丘疹在 5 天左右由红变暗，然后消退；疱疹呈圆形或椭圆形扁平突起，内有浑浊液体，长径与皮纹走向一致，大小如米粒乃至豆粒大小。能自己诉说的小儿有咽痛、下咽困难，重症病例有流涎、拒食现象，水疱破溃后形成小溃疡，疼痛异常，并因此影响哺乳或进食。③并发症：最常见的并发症是脱水。吞咽疼痛导致摄水困难是主要原因。少见而严重的并发症包括中枢神经系统、心脏、肺部病变、循环衰竭等，主要见于肠道病毒 71 型感染。近年来发现 EV71 较 CoxA16 病毒所致 HFMD 有更多的机会发生无菌性脑膜炎。伴有睡眠不安稳的肌阵挛是 EV71 感染并发中枢神经系统并发症最重要的早期指征。

（1）普通病例表现：急性起病，发热，口腔黏膜出现散在疱疹，手、足和臀部出现斑丘疹、疱疹，疱疹周围可有炎性红晕，疱内液体较少。可伴有咳嗽、流涕、厌食等症状。部分病例仅表现为皮疹或疱疹性咽峡炎，预后良好。

（2）重症病例表现：少数病例（尤其是年龄＜3岁者）可出现脑膜炎、脑炎、脑脊髓炎、肺水肿、循环障碍等，病情凶险，可致死亡或留有后遗症。

（3）神经系统：精神差、嗜睡、易惊、头痛、呕吐；肢体肌阵挛、眼震、共济失调、眼球运动障碍；无力或急性弛缓性麻痹；惊厥。体检可见脑膜刺激征、腱反射减弱或消失；危重病例可表现为昏迷、脑水肿、脑疝。

（4）呼吸系统：呼吸浅促、呼吸困难或节律改变，口唇发绀，口吐白色、粉红色或血性泡沫液（痰）；肺部可闻及湿性啰音或痰鸣音。

（5）循环系统：面色苍灰、皮肤发花、四肢发凉，指（趾）发绀；出冷汗；心率增快或减慢，脉搏浅速或减弱甚至消失；血压升高或下降。

根据临床和脑电图的变化能反映主要病变部位，可将HFMD的神经系统并发症分为小脑炎型、无菌性脑膜炎型和脊髓灰质炎型3种类型，其中以无菌性脑膜炎型最常见。合并中枢系统感染者以2岁以内患儿多见，常伴有脑膜刺激症状，脑电图检查可见异常。绝大多数病后3个月内可恢复正常。合并心肌炎的患儿常并有面色苍白、呼吸困难、心率增快，心电图有缺血性改变。无并发症的患儿预后良好，一般5~7天自愈。

重症病例早期识别：具有以下特征，尤其是年龄＜3岁的患者，有可能在短期内发展为危重病例，应密切观察病情变化，进行必要的辅助检查，有针对性地做好救治工作：持续高热不退；精神差、呕吐、肢体肌阵挛，肢体无力、抽搐；呼吸、心率增快；出冷汗、外周循环不良；高血压或低血压；外周血白细胞计数明显增高；高血糖。

4. 一般实验室检查特点　周围血象中白细胞总数一般正常或偏高，分类淋巴细胞较高，中性粒细胞较低。有中枢系统合并症时，脑脊液细胞数可增多，蛋白升高，脑电图异常。确诊需要病毒分离和恢复期患者血清中特异抗体的测定。

5. 诊断要点　根据上述临床特征，发热为首发症状，随着病情的进展出现口腔黏膜疹，手足远端斑丘疹，结合流行病学特点不难作出诊断。

病例可分为"临床诊断病例"及"确诊病例"两组。

（1）临床诊断病例：在流行季节发病，常见于学龄前儿童，婴幼儿多见。

1）普通病例：发热伴手、足、口、臀部皮疹，部分病例可无发热。

2）重症病例：出现神经系统受累、呼吸及循环功能障碍等表现，实验室检查可有外周血白细胞计数增高、脑脊液异常、血糖增高，脑电图、脑脊髓磁共振、X线胸片、超声心动图检查可有异常。

3）极少数重症病例皮疹不典型，临床诊断困难，需结合病原学或血清学检查作出诊断。若无皮疹，临床不宜诊断为手足口病。

（2）确诊病例：临床诊断病例具有下列之一者即可确诊。①肠道病毒（CoxA16、EV71等）核酸检测阳性；②分离出肠道病毒，并鉴定为EV71、CoxA16或其他可引起手足口病的肠道病毒；③急性期与恢复期血清EV71、CoxA16或其他可引起手足口病的肠道病毒和抗体有4倍以上的升高。

但在散发时，须与疱疹性口炎、水痘、口蹄疫等鉴别。①疱疹性口炎病原体为单纯性疱疹病毒，一年四季均可发病，以散在为主，疱疹见于舌、齿龈和颊黏膜，有发热和局部淋巴结肿大，一般无皮疹，偶尔在下腹部可出现疱疹；②水痘病原体为水痘病毒，疱疹可见于口腔任何部位，皮疹呈向心性分布，头皮、阴部黏膜及眼结膜均可累及；③口蹄疫由口蹄疫病毒引起，多发生于畜牧区，成人牧民多见，四季均有，口腔黏膜疹易融合成较大溃疡，手背及指、趾间有疹子，有痒痛感。不典型、散在性 HFMD 很难与出疹发热性疾病鉴别，须做病原学及血清检查。

二、治疗原则

本病为肠道病毒感染，目前尚无特效药物。主要为对症处理。可服用维生素 B、C 及清热解毒中草药或抗病毒药物，在患病期间，应加强患儿护理，做好口腔卫生，进食前后可用生理盐水或温开水漱口，食物应以流质及半流质等无刺激性食品为宜。干扰素为广谱抗病毒药，可选用。中医学认为本病感受时行疫毒而发疹，治疗时宜采用清热解毒、透疹驱邪治则。加强支持疗法，对高热、惊厥者可对症治疗，合并细菌感染者，应加用抗生素。对有脑膜炎及心肌炎表现的患儿，也应对症治疗。因本病发病急，潜伏期短，传播途径广，易引起爆发且无有效预防措施，故如发现首发病例，应立即予以隔离。对托幼机构发生病例者，进行全面消毒，包括厕所、玩具、用具、被褥及居室空气消毒，并经常通风换气保持室内空气新鲜，加强托幼机构中有关人员的传染病防治知识，防患于未然。

三、常规治疗方案

1. 一般治疗　注意隔离，避免交叉感染。适当休息，饮食清淡，做好口腔和皮肤护理。
2. 对症治疗　发热等症状采用中西医结合治疗。
3. 恢复期治疗
（1）避免继发呼吸道等感染。
（2）促进各脏器功能恢复。
（3）功能康复治疗或中西医结合治疗。

四、抗病毒治疗方案

1. 阿昔洛韦　阿昔洛韦是核苷类抗病毒药，是目前治疗疱疹病毒感染的首选药物。该药通过干扰 DNA 聚合酶，从而抑制病毒 DNA 的复制，起到抗病毒作用。阿昔洛韦 10mg/（kg·d）加入 0.9% 氯化钠注射液 100mL，静注，疗程 5 天，可缩短 HFMD 患者的退热及口疱疹治疗时间。

2. 更昔洛韦　更昔洛韦又名丙氧鸟苷（GCV），是继阿昔洛韦之后新开发的一种广谱核苷类抗病毒药物，其特点是高效低毒，选择性高。该药在病毒感染的细胞内浓度高于非感染细胞的 100 倍，是治疗疱疹性疾病的良药。该药主要作用是进入被病毒感染细胞中，迅速被脱氧鸟苷激酶转化为单磷酸化合物，然后被鸟苷激酶和磷酸甘油激酶等转化为活性形式的三磷酸化合物，从而竞争性抑制脱氧鸟苷三磷酸酶与病毒 DNA 多聚酶相结合，抑制病毒 DNA 合成，阻止 DNA 链延伸，并通过三磷酸化合物在病毒感染细胞中的集聚而得到增强，而对正常细胞 DNA 的作用不强。因此，它具有较高的选择性。临床主要广泛用于巨细胞病毒、水痘病毒、单纯疱疹病毒感染，治疗肠道病毒感染性疾病报道较少。郭景涛等使用干扰素 - α、更昔洛韦及利巴韦林等 3 种抗病毒药物对照治疗小儿 HFMD，证实更昔洛韦治疗小儿 HFMD 明显优于干扰素和利巴韦林，而干扰素又优于利巴韦林。

3. 利巴韦林（病毒唑）　是一种广谱抗病毒药物，可在细胞内被腺苷激酶磷酸化，形成利巴韦林三磷酸，干扰肌酸脱氧酶活性，影响鸟苷酸合成，从而阻止DNA病毒复制，起到抗病毒作用。但它对病毒腺苷激酶依赖性太强，极易产生耐药性，故其临床疗效受到限制。

疾病早期（出现口腔溃疡和皮疹的1~2天内）使用阿昔洛韦或更昔洛韦治疗可能有效，但其治疗机制仍需进一步阐明，治疗效果仍需进一步验证。

常用治疗方法：

阿昔洛韦10mg/（kg·d）加入0.9%氯化钠注射液100mL，静注，疗程5天。

或更昔洛韦10mg/（kg·d）加入0.9%氯化钠注射液100mL，静注，疗程5天。

或利巴韦林10mg/（kg·d）加入0.9%氯化钠注射液100mL，静注，疗程5天。

五、免疫增强剂

1. 重组人白细胞介素（rhIL-2-IL-12、IL-18） 据报道，在病毒性心肌炎急性期IL-12、IL-18能通过诱导干扰素IFN的大量产生及增强NK等的细胞毒作用，抑制心肌组织中的病毒复制，减轻心肌损害。李玲等研究发现，IL-18对感染柯萨奇B_3病毒的大鼠心肌细胞具有保护作用。以上有关细胞因子的研究结论尚未见试验于人类，亦未见临床治疗相关报道。

2. 丙种球蛋白（IG） 能有效地抑制炎症的发生，对EV71引起的中枢神经系统感染有一定的疗效。1998年，在中国台湾和2000年澳大利亚的EV71流行中得到广泛应用。

3. 干扰素（IFN） 干扰素作为一种有效的抗病毒制剂，已广泛应用于临床。足量应用IFN能提高机体的细胞免疫力，达到抑制病毒、促进机体康复的目的。干扰素局部皮肤外用能够直接作用于被病毒侵袭的靶细胞，迅速控制皮疹的发展，对疱疹病毒感染具有明显的治疗效果，目前临床常用的是rIFNtα-1b软膏制剂。最新研究表明，rIFNtα-1b壳聚糖涂膜剂对豚鼠皮肤疱疹病毒感染具有较好的治疗效果。Arya尝试用IFN-α治疗EV71引起的中枢神经系统感染，结果表明，早期应用可逆转病毒对神经系统的损伤。胡恭等观察154例HFMD患者，应用rIFNtx-2b联合清热解毒中药小儿清热宁，取得明显治疗效果。干扰素-α制剂：干扰素-α-1b或干扰素-α-2b或干扰素-α-2a 100万U4次/天皮下注射连用5天为1个疗程。

六、不良反应处理

1. 更昔洛韦 主要不良反应：可逆性白细胞减少，停药后1周可恢复正常。

2. 干扰素-α的主要急性不良反应 发热和乏力，多数患者能够耐受，不能耐受的患者可使用退热药物，但有个别患者会出现持续性发热，易引起病儿家属的不理解和不接受，可根据病情和患者耐受程度决定是否减少剂量或停止使用。

七、并发症治疗方案

最常见的并发症是脱水。吞咽疼痛导致摄水困难是主要原因。少见而严重的并发症包括中枢神经系统、心脏、肺部病变和循环衰竭等，主要见于肠道病毒71型感染。

1. 神经系统受累治疗

（1）控制颅内高压：限制摄入量，给予甘露醇0.5~1.0g/（kg·次），每4~8小时一次，20～30分钟静脉注射，根据病情调整给药间隔时间及剂量。必要时加用呋塞米（速尿）。

（2）静脉注射免疫球蛋白，总量2g/kg，分2～5天给予。

（3）酌情应用糖皮质激素治疗，参考剂量：甲泼尼龙1～2mg/（kg·d）；氢化可的松3～5mg/（kg·d）；地塞米松0.2～0.5mg/（kg·d），病情稳定后，尽早减量或停用。个别病例进展快、病情凶险可考虑加大剂量，如在2～3天内给予甲泼尼龙10～20mg/（kg·d）（单次最大剂量不超过1g）或地塞米松0.5～1.0mg/（kg·d）。

（4）其他对症治疗：降温、镇静、止惊。

（5）严密观察病情变化，密切监护。

2. 呼吸、循环衰竭治疗

（1）保持呼吸道通畅，吸氧。

（2）确保两条静脉通道通畅，监测呼吸、心率、血压和血氧饱和度。

（3）呼吸功能障碍时，及时行气管插管使用正压机械通气，建议呼吸机初调参数：吸入氧浓度80%～100%，最大吸气压（PIP）20～30cmH_2O，呼气末正压（PEEP）4～8cmH_2O，呼吸频率20～40次/分，潮气量6～8mL/kg。根据血气、X线胸片结果随时调整呼吸机参数。

（4）在维持血压稳定的情况下，限制液体摄入量（有条件者根据中心静脉压测定调整液量）。

（5）头肩抬高15°～30°，保持中立位；留置胃管、导尿管。

（6）药物应用：根据血压、循环的变化可选用米力农、多巴胺和多巴酚丁胺等药物；酌情应用利尿药物治疗。

（7）保护重要脏器功能，维持内环境的稳定。

（8）监测血糖变化，严重高血糖时可应用胰岛素。

（9）抑制胃酸分泌：可应用西咪替丁、奥美拉唑等。

（10）有效抗生素防治继发肺部细菌感染。

3. 患儿病情突然加重的原因、机制、治疗和预防对策

（1）原因：肠道病毒EV71感染导致神经源性肺水肿。肠道病毒EV71感染导致过多的液体积蓄于肺间质和（或）肺泡内，形成间质性和（或）肺泡性肺水肿的综合征。其临床特点为严重的呼吸困难、呼吸窘迫、咳粉红色泡沫痰、咯血、呼吸循环衰竭。

（2）机制

1）患者颅内压急剧升高，脑血流灌注减少，交感神经兴奋，释放大量儿茶酚胺，使全身血管收缩，血管阻力增加，体循环血量多进入阻力更低的肺循环内，导致左心负荷过重，收缩力减弱，肺毛细血管压力增高，平衡渗透压破坏。

2）肺毛细血管及肺泡损伤：肺血容量急剧增加，肺毛细血管内皮细胞和肺泡上皮细胞受到损伤，同时体内血管活性物质大量释放，使其通透性增高，大量血浆蛋白外渗，加重肺水肿。

4. 治疗

（1）首先应保持呼吸道通畅，高流量吸氧，及时行气管插管或气管切开，早期应用呼吸机辅助通气。

（2）建立2条静脉通道，中心静脉置管，保证有效循环容量，保证脑灌注。

（3）降低颅内压，减轻脑水肿：快速交替应用甘露醇和呋塞米。200mL/L 甘露醇 5mL/（kg·次），4~6 小时 1 次，20~30 分钟静脉推注；呋塞米 1~2mg/（kg·次）。

（4）静脉注射免疫球蛋白 1g/（kg·d），连用 2 天。

（5）合理应用糖皮质激素，激素既可降低肺毛细血管通透性，减轻肺水肿，也可有效防治脑水肿，阻断肺水肿 – 脑水肿的恶性循环。小剂量、中疗程（7 天）：氢化可的松 3~5mg/（kg·d），甲泼尼龙 2~3mg/（kg·d），地塞米松 0.2~0.5mg/（kg·d）；早期、大量、短疗程：甲泼尼龙 15~30mg/（kg·d），1~3 天。

（6）强心剂及血管活性药物，待血压稳定后尽早使用扩血管药物改善微循环。

（7）米力农（磷酸二酯酶抑制剂）：0.25~0.50μg/（kg·min），静脉滴注；多巴酚丁胺：3~5μg/（kg·min），静脉滴注；多巴胺：3~5μg/（kg·min），静脉滴注。不主张将洋地黄类药物用于急性心功能障碍者，更不宜作预防性药物。

（8）心脑赋活剂：磷酸肌酸（里尔统）：1~2g/次，1 次/d，静脉滴注。1，6 – 二磷酸果糖：150~250mg/（kg·d），1 次/天，静脉滴注；神经节苷脂：20mg/d，1 次/天，静脉滴注。

（9）选择性应用抑制交感神经过度兴奋药物及血管扩张剂：酚妥拉明 0.2~0.3mg/（kg·次），静脉滴注；硝酸甘油 0.2~0.5μg/（kg·min），静脉滴注。山莨菪碱 0.2~0.4mg/（kg·次），静脉推注。

（10）纠正水电解质及酸碱平衡紊乱，纠正低钠、低钾、低钙、低镁，保证有效循环量。

（11）保护重要脏器功能。

5. 预防　重症手足口病所致神经源性肺水肿，发病急，病情凶险，进展迅猛，如不及时救治，可危及患儿生命。早发现、早诊断、早救治，是提高重症手足口病的救治成功率、降低病死率的关键。

八、国内外治疗的最新进展

1. 普来可那立（pleconaril）　为近年来首先试用于临床的、仍在研究的可抑制肠道病毒复制的药物。该药口服吸收良好，具有广谱抗微小核糖核酸病毒活性，其主要通过与病毒的蛋白衣壳结合而干扰病毒对宿主细胞的吸附和脱壳，能对 90% 以上的肠道病毒血清型起作用。该药在鼻分泌物及中枢神经系统中的浓度比血清浓度高数倍，因而更适用于肠道病毒呼吸系统感染或中枢神经系统感染的治疗。普来可那立已经被应用于肠道病毒呼吸系统感染、中枢神经系统感染、危及生命的新生儿肠道病毒感染及免疫缺陷者的慢性肠道病毒感染等疾病中，临床显示有减轻症状、缩短病程等效果，不良反应轻微，主要为恶心及腹痛，多可以耐受。该药是一种有应用前景的候选药，对其进一步的研究将有助于肠道病毒感染的特异性治疗。普来可那立在美国已完成Ⅲ期临床研究，作用机制可能通过阻止病毒与宿主细胞受体结合而抑制病毒复制。

2. 蛋白酶抑制剂 AG7088　肠道病毒所属微小核糖核酸病毒属（Picornavirus）病毒的侵染细胞后，其基因组首先转录成 1 个前体蛋白多聚体，而该多聚体需要在病毒 3C 蛋白酶的裂解作用下才能产生其他结构蛋白和蛋白酶，完成整个生命周期。3C 蛋白酶是 Picornaviruss 病毒属病毒复制所必需的特异性蛋白酶之一，同时对其基因组研究发现，编码 3C 蛋白酶的基因序列高度保守。因此，3C 蛋白酶就成为抗小 RNA 病毒药物开发的重要靶标。目前依据 3C 蛋白结构设计出的抗病毒物质有多种，其中 AG7088 是最有希望成为临床药物的物质之一。AG7088 为抗人轮状病毒而设计，在所试验的 48 个血清中均有抑制效果。在细胞培养水平检测 AG7088 抗病毒谱的结果显示，对埃可病毒（EV-11）、肠病毒（ETV-70）、柯萨奇病毒（CVA-21、CVB-3）、巨细胞病毒（HCMV-AD169）和单纯疱疹病毒（HSV-1）均有直接抑制作用，半数致死浓度（EC50）和 90% 致死浓度（EC90）分别为 0.003 ~ 0.081μmol/L 和 0.018 ~ 0.261μmol/L，而其毒性浓度为 > 1 000μmol/L，治疗系数为 12.346 ~ 333.333。在作用时间效果实验中，AG7088 在感染后 6 小时用药仍然具有良好的抗病毒效果。因此，以病毒颗粒结构为基础设计的抗病毒物质普来可那立和 AG7088 及其衍生物是目前最有希望的治疗小 RNA 引发疾病的临床药物。

3. 中医学治疗　国内研究较深入的为苦参、大黄、贯众、高山红景天多糖等。研究表明，苦参总碱可以进入细胞内发挥抗病毒作用，能够抑制病毒蛋白的合成，从而可阻断病毒的复制过程，达到治疗效果。同时苦参总碱还能在小鼠体内证明有抑制病毒血症，抑制病毒在心肌中增殖及抑制心肌炎症发展的作用。孙非等对高山红景天多糖的研究发现，该多糖能明显地抑制体外培养心肌细胞在受到柯萨奇 B_3 病毒感染后导致的心肌酶释放；显著降低病毒在心肌细胞中的增殖量；其半数有效抑制浓度为 150mg/L；有效浓度平均抑制率为 71.3%，表明高山红景天多糖对在 SD 大鼠心肌细胞内增殖的柯萨奇 B_3 病毒具有一定的抑制作用。目前对于中草药抗病毒的研究多集中在粗提物的初步研究，对机制的研究仅仅是从病毒浸染的时间来推断活性成分的可能作用，无法提供确切的作用机制也制约了中药产品走向国际市场的步伐。

九、出院后建议

患儿出院时，家长应带患儿单独搭乘交通工具，避免医源性感染。回家后，家长要听从医务人员指导，做好消毒隔离，隔离时间不少于 7 天。

十、预后和随访

手足口病病程多呈自限性，一般不需用抗生素，预后较好，但是 2008 年国内部分地区出现的 EV71 感染的重症 HFMD 病例，病情进展快，治疗困难，预后差，需早发现、早诊断、早救治，是提高重症手足口病的救治成功率、降低病死率的关键。总体来说，重症 HFMD 患儿一旦发生并发症，尤其发生急性肺水肿/肺出血，治疗效果均不理想，急性期死亡率很高，存活者后期的后遗症非常严重。因此，应当积极预防 HFMD 的流行，积极进行 HFMD 的流行病学研究，尽快开发出适合人类使用的、有效的 EV71 疫苗是预防 HFMD 的最有效方法。

（付晓琳）

第七节 脓疱疮

一、概述

脓疱疮（Impetigo）又称"黄水疮"，是经接触传染的化脓性球菌感染性皮肤病，很常见。主要见于儿童，好发于夏秋季。脓疱疮的致病菌主要是金黄色葡萄球菌、溶血性链球菌，也可以是白色葡萄球菌。脓疱疮主要分为两种。传染性脓疱疮（impetigocontagiosa），又称非大疱性脓疱疮（nonbullousimpetigo），通常由链球菌引起；大疱性脓疱疮（bullous inlpetigo）通常由金黄色葡萄球菌引起。

二、诊断思路

脓疱疮主要发生在暴露部位，如头面部、小儿臀部、四肢伸侧。有三种类型：大疱型脓疱疮、寻常型脓疱疮、新生儿脓疱疮。

（一）病史特点

1. 大疱型脓疱疮 ①皮疹群集，好发于面部、四肢等暴露部位。②初为散在的水疱，常无红色基底，疱液清澈略呈黄色；1～2天后水疱迅速扩大到指头大小或更大，疱液变浑浊。③典型的脓疱疱壁松弛、很薄，浑浊的脓液沉积在疱底，呈半月形袋状的积脓现象。④脓疱常破溃、糜烂、干燥后结痂。⑤痂下积脓时，脓液可向四周溢出，形成新的脓疱，并常排列成为环状。⑥患者常自觉局部瘙痒，一般无全身症状。

2. 寻常型脓疱疮 ①皮疹群集，好发于面部、尤其口角、口鼻周围，四肢等暴露部位。②在红斑基底上发生壁薄的水疱，并迅速转为脓疱，周围有红晕。③典型的皮损是脓疱溃破后脓液干燥结成黄色厚痂，向周围扩展并与周围皮损相互融合。④患者常因瘙痒、搔抓而造成细菌接种到其他部位。⑤重症患者可并发发热等全身症状，或发生淋巴结炎。⑥陈旧的结痂一般经一周左右自动脱落，不留瘢痕。

3. 新生儿脓疱疮 ①多发生在出生后一周左右的新生儿。②起病急骤，面部、躯干、四肢突然发生大疱。③疱液初期澄清，后浑浊，大疱周围绕有红晕。④疱壁很薄而易破溃、糜烂。⑤本病发展迅速，1～2天甚或数小时即可波及全身大部分皮肤，黏膜亦可受累。⑥可有发热等全身症状，严重者病情凶险，可伴发败血症、肺炎、肾炎、脑膜炎等重要脏器感染，甚至死亡。⑦可以在新生儿室、哺乳室等处造成流行，传染性强。

（二）检查要点

1. 大疱型脓疱疮 脓疱呈半月形袋状的积脓现象。
2. 寻常型脓疱疮 黄色厚痂并与周围皮损相互融合。
3. 新生儿脓疱疮 起病急骤，发展迅速，水疱脓疱后全身大面积皮肤受累糜烂及全身症状。

（三）辅助检查

1. 常规检查

（1）疱液涂片革兰染色（Gram stain）：取患者疱液涂片后做革兰染色，可以观察到革兰阳性球菌，是简便易行的常规检查方法，有助于确诊。

（2）血常规检查：一般正常。对于有全身症状的脓疱疮，血常规检查有助于指导用药。对于有全身感染、血常规检查对是否全身给药、如何给药等有参考价值。

2. 特殊检查细菌培养加药物敏感试验

（1）疱液细菌培养：大疱型脓疱疮患者疱液中可以查到金黄色葡萄球菌或白色葡萄球菌，其中部分是产青霉素酶的金黄色葡萄球菌；寻常型脓疱疮患者疱液中可以查到链球菌或金黄色葡萄球菌；新生儿脓疱疮亦可查出前两种细菌，更重要的是注意从医护人员和家长身上分离培养同种细菌以确定传染源及切断传播途径。

（2）血培养：对于疑有败血症等全身受累的重症新生儿脓疱疮患者应同时做血培养及药物敏感试验，以尽快地、准确地控制病情。血培养的阳性结果如果与疱液细菌培养一致应能有助于诊断治疗。

3. 其他　赞克涂片（Zanck's smear）及吉姆萨染色（Giemsa's stain）。

（四）鉴别诊断

1. 丘疹性荨麻疹　红斑、风团样丘疹为主，继发感染时在上述皮损基础上出现脓疱，往往伴有搔痕、结痂，剧痒。

2. 水痘　疹多形性，有红斑、丘疹、水疱、脓疱，呈向心性分布。往往伴发热，多数患者有接触史。

三、治疗措施

（一）局部外用治疗

多患者经局部外用治疗即可痊愈。

1. 局部消毒清洁剂　1∶8 000 高锰酸钾溶液、1% ~ 3% 硼酸溶液、0.5% 碘伏局部清洗有效，也可以用于对痂下积脓者的湿敷去痂。

2. 抗菌药物　包括莫匹罗星软膏、金霉素软膏、呋喃西林软膏、雷氟奴尔氧化锌油、雷氟奴尔炉甘石洗剂、5% 过氧化苯甲酰凝胶、1% 新霉素软膏、0.5% 新霉素溶液。一般去痂时用软膏，湿敷时用溶液，急性糜烂的皮损可用雷氟奴尔氧化锌油。

（二）系统治疗

一般情况下只要外用治疗即可奏效，但对于起病急、受累面积大、发展迅速的病例需要系统治疗。此时选用对细菌敏感的抗菌药物，如青霉素、头孢菌素、喹诺酮类、四环素类抗生素。应用时注意适用年龄和药物在皮肤的分布特点。

四、预后评价

该病一般预后良好，无后遗症。少数患者可有炎症后色素沉着或色素减退，浅表瘢痕。对于病情进展迅速者应警惕金葡菌烫伤样综合征的发生。遇新生儿脓疱疮应警惕并积极治疗，以免全身播散造成败血症。

对患儿所在的公共场所要积极清洗消毒，预防传染。

五、最新进展和展望

国外资料报告脓疱疮可以有链球菌感染后肾小球肾炎，主张治疗更积极些。

（付晓琳）

第八节 丹毒

丹毒（erysipelas）为 B 型溶血性链球菌感染引起的皮肤或皮下组织淋巴管及周围软组织的急性炎症。细菌大多由皮肤或黏膜破伤处侵入。抠鼻孔、掏耳朵致黏膜细小破损或患足癣、足跟皲裂等是导致丹毒发生的常见诱发因素。有时也可以通过污染的器械、敷料或用具间接接触受染。复发性丹毒系细菌潜伏于淋巴管内，当机体抵抗力降低时即可复发。

一、诊断要点

（一）临床特点

皮损出现前患者常有畏寒、发热等全身不适，体温可达 38～40℃ 不等，迅即患部出现大片状水肿性红斑，表面紧张灼热迅速向四周扩大。有时损害上可发生水疱、血疱。发生于皮肤疏松部位（如眼睑、口唇、耳垂等）者，红肿更为明显。皮损部位自觉灼痛。沿引流淋巴管区域可出现大片红斑，局部淋巴结肿大压痛。好发于小腿及面颊部。在原发部位反复发作的称为复发性丹毒；多次复发者因局部淋巴管阻塞，继发淋巴水肿，皮肤革化肥厚，甚至疣状增生，状如象皮，故称象皮肿，以小腿多见。

（二）实验室检查

当体温升高时，血中白细胞总数增高，其中嗜中性粒细胞增高明显。血沉可增快。面部丹毒必要时应拍 X 线片，以排除副鼻窦炎症引起的可能。

二、治疗

治疗原则为积极抗菌，早期、足量有效的抗生素治疗。解除全身症状，控制炎症蔓延，防止复发。

（一）全身治疗

1. 抗生素治疗　首选青霉素800 万～1 200 万 U/d，分 1～2 次静滴，或者阿莫西林钠肌注或静滴；成人每次 0.5～1.0g，3～4 次/日；小儿 50～100mg/（kg·d）分 3～4 次给药。对青霉素过敏者，可给予甲磺酸左氧氟沙星注射液 0.2g，1～2 次/日，静滴，或阿奇霉素注射液 0.2g，1 次/日，静滴；皮损较轻者可用青霉素80 万 U 肌注，2 次/日；林可霉素 0.6g，2 次/日，肌注；或口服克拉维酸甲基阿莫西林片，成人或大于 12 岁以上儿童 1 片，3 次/日，或司帕沙星 0.1～0.3g，1 次/日。治疗要彻底。以免转成慢性复发性丹毒。一般应在皮损消退后再继续用药 1 周左右，巩固疗效。

2. 支持疗法　对高热、全身症状明显者应加强营养，酌情给予各种维生素及对症处理。

（二）局部治疗

（1）下肢损害应抬高患肢，用50% 硫酸镁溶液或 0.1% 依沙吖啶溶液湿敷，或马齿苋溶液冷湿敷；有水疱破溃者用 0.05% 黄连素或 0.02% 呋喃西林溶液湿敷。抗菌素类软膏如环丙沙星软膏、莫匹罗星软膏等。

（2）物理疗法：可用超短波、红外线、音频电疗及氦氖激光照射等。对慢性复发性丹毒可作紫外线照射。

（3）积极治疗局部病灶，如鼻窦炎、足癣等。纠正挖鼻孔等不良习惯。

（三）中医药治疗

本病中医亦称"丹毒"。发于头面者，又称"抱头火丹"?、"大头瘟"，多为风热火炽证。治宜散风清热解毒，方用化斑解毒汤，或普济消毒饮加减。发于下肢者，又称"流炎"，多为湿热下注证，治宜清热利湿解毒，方用草薢渗湿汤合五神汤加减。发于胸腹、腰背、胁肋等处，又名"内发火丹"，多为肝经郁火证，治宜清肝泻火解毒，方用柴胡清肝汤，或龙胆泻肝汤加减。

外治法：金黄散或玉露散冷开水调敷；或用鲜马齿苋、蒲公英、仙人掌等捣烂外敷，干则换之。

三、预防

对面部丹毒患者，若有鼻窦炎应给予相应治疗。嘱患者勿抠鼻孔，勿用锐器掏耳朵。对于下肢丹毒应注意积极治疗足癣、足跟皲裂、小腿湿疹等。

（付晓琳）

第十四章 性病

第一节 淋病

淋病是淋病奈瑟菌（淋球菌）感染黏膜表面引起的炎症。我国目前流行的各种性传播疾病以淋病占首位。

一、病因

淋球菌是一种革兰染色阴性双球菌，无鞭毛，不形成芽孢。急性期多在白细胞内，慢性期则在白细胞外。本菌不耐干热和寒冷，干燥环境1~2小时死亡，在55℃下5分钟即死亡，附着衣裤和被褥上则能生存18~24小时，一般消毒剂易将其杀死。此菌具有高度自溶特性，离开人体环境即迅速死亡。

二、诊断要点

（一）流行病学

常有不洁性交史。新生儿淋球菌感染常经母体产道而传染。青壮年好发。潜伏期2~19天，平均3~5天。

（二）临床表现

1. 男性淋病

（1）泌尿道感染：①尿道脓性分泌物。②尿痛、尿频、尿急。③尿道口红肿，包皮龟头炎，痛性勃起，腹股沟淋巴结红肿、疼痛甚至化脓。④急性症状1周后减轻，1个月后可基本消失。尿道口尚可有黏液。⑤少数（＜5%）男性尿道淋病患者无症状。

（2）肛门直肠感染：由同性恋行为导致。①肛门黏液脓性分泌物。②肛门瘙痒、疼痛、流血和里急后重感。③可并发肛周和坐骨直肠脓肿、肛瘘。④直肠镜检可见直肠或肛门黏膜弥漫性红肿。⑤2/3无感染症状。⑥需排除溃疡性结肠炎，节段性回肠炎，缺血性、放射性或药物性结肠炎，阿米巴直肠炎，贾第鞭毛虫病和性病性淋巴肉芽肿。

（3）口咽部感染：由口交导致。①咽痛或耳部牵涉痛。②体检见轻度咽炎和扁桃体炎，有时见扁桃体上脓性分泌物。③无症状者更常见（约占80%）。

（4）局部合并症：只在极少数患者发生。①系带旁腺（tyson 腺）炎和脓肿：少见（＜1%），系带的一侧或两侧疼痛性肿胀，脓液通过腺管排出。②尿道旁腺炎和脓肿：少见，尿道的一侧或两侧疼痛性肿胀，脓液通过腺管排出。③尿道周围蜂窝织炎和脓肿：罕见，脓肿侧疼痛、肿胀，破裂产生瘘管。体检可扪及有触痛的波动性肿块。常见于舟状窝和球部。④尿道狭窄：少见，因尿道周围蜂窝织炎、脓肿或瘘管形成而致尿道狭窄。出现尿路梗死（排尿无力、困难、淋漓不尽）和尿频、尿滞留等症状。⑤尿道球腺（cowper 腺）炎和脓肿：少见，会阴部跳痛、排便痛、急性尿潴留，直肠指检扪及有触痛的肿块。⑥附睾炎：一侧阴囊红肿，附睾增大触痛。⑦前列腺炎和精囊炎：急性淋菌性前列腺炎和精囊炎罕见。出现耻骨上部痛、血尿、急性尿潴留及全身症状。直肠指检前列腺肿大，有脓肿时触痛及肿大明显。慢性前列腺炎仅有会阴部不适等症状，前列腺按摩液含大量脓细胞。

2. 女性淋病　最常受累的部位为子宫颈内膜（80%~90%），其次为尿道（80%）、直肠（40%）及咽部（10%~20%）。

（1）宫颈内膜炎：①阴道分泌物增多，或呈脓性，或有异味。②阴道异常出血；下腹痛。③体检宫颈红肿，宫颈管口有脓性分泌物。④无症状感染常见（约50%）。

（2）尿道炎：①尿痛，尿急，尿频，排尿困难。②体检尿道口红肿，挤压尿道口有脓性分泌物。③无症状感染常见（约50%）。

（3）直肠和口咽感染：症状与男性相似。女性也可由于生殖道分泌物接种于肛门直肠黏膜而致直肠感染。

（4）局部合并症

1）尿道旁腺炎和脓肿。

2）前庭大腺炎：①多累及单侧。②腺管周围有红肿、脓液渗出。③腺管阻塞可引起前庭大腺脓肿。

3）盆腔炎：包括子宫内膜炎、输卵管炎、输卵管卵巢脓肿和盆腔腹膜炎。①下腹疼痛，阴道分泌物异常，性交痛，阴道异常出血。②全身症状有发热、寒战、头痛、恶心、呕吐。③体检下腹及附件触痛，反跳痛（有盆腔腹膜炎时），子宫颈举痛。④远期合并症有不育和异位妊娠。

3. 男女性播散性淋球菌感染（DGI）

（1）本病罕见（<1%），常见于女性和同性恋男性，原发感染常无症状又未经治疗。

（2）皮肤损害：包括出血性损害（紫癜）和红斑基础上的丘疱疹损害。

（3）脑膜炎、心内膜炎和心包炎。

（4）肝周炎和肝炎。

（5）脓毒性关节炎。

4. 淋菌性眼结膜炎　成人很少发生，为化脓性眼结膜炎，若不治疗，可引起角膜炎和全眼球炎而致失明。

5. 婴儿和青春期前儿童的淋病

（1）新生儿淋菌性眼炎：①生后48小时至1周内发生。②眼睑水肿、发红，有脓性分泌物。③可发生角膜炎、角膜穿孔、失明。

（2）急性外阴阴道炎：①外阴发红、水肿。②阴道黄绿色分泌物。③尿痛、尿频等。

（三）实验室检查

（1）泌尿生殖道标本涂片，革兰染色镜检：见到脓细胞内有革兰阴性双球菌为阳性。对急性期男性患者有诊断价值，不推荐用于诊断女性淋病和口咽部淋病。

（2）淋球菌培养及药敏试验：淋球菌培养是淋病的确诊试验，药敏试验可以协助临床药物治疗，也有助于监测淋球菌耐药的流行情况。

（3）抗原检测方法：已有免疫荧光及酶联免疫技术诊断淋病，但敏感性和特异性都较差。

（4）聚合酶链反应（PCR）和连接酶链反应（LCR）：敏感性和特异性都较高，尚未广泛用于临床诊断。

三、治疗

（一）一般治疗原则

（1）早期诊断，及时治疗。

（2）用药足量、规则，保证血浆及组织中的药物浓度达到有效的杀菌水平。

（3）疗后进行随访及判愈，一般是治疗结束后1周左右随访，作培养检查。

（4）须同时治疗性伴。

（二）推荐方案

目前我国的淋病治疗推荐方案如下。

1. 无合并症肛门、生殖器感染（尿道炎、宫颈炎、直肠炎）　头孢曲松250mg，单剂肌注；或大观霉素2g（女性用4g），单剂肌注；或氧氟沙星400mg，顿服；或环丙沙星500mg，顿服；或头孢噻肟1g，单剂肌注。

2. 淋球菌眼炎　①成人：头孢曲松1g，肌注，每日1次，连续7天；或大观霉素2g，肌注，每日1次，连续7天。②新生儿：头孢曲松25～50mg/kg，肌注或静脉注射，每日1次，连续7天。③局部处理：灭菌生理盐水仔细冲洗患眼，每1小时冲洗1次，直至无分泌物，也可用0.5%红霉素眼膏或1%硝酸银眼液点眼。

3. 有合并症淋病（淋菌性输卵管炎、附睾炎）　头孢曲松250～500mg，肌注，每日1次，连续10天；或大观霉素2g，肌注，每日1次，连续10天；或氧氟沙星300mg，口服，每日2次，连续10天。

注：对输卵管炎尚需加用：甲硝唑400mg，口服，每日2次，连续10天；多西环素100mg，口服，每日2次，连续10天。

4. 播散性淋球菌性感染　头孢曲松1g，肌注或静脉注射，每24小时1次，连续10天以上；或大观霉素2g，肌注，每日2次，连续10天以上。脑膜炎疗程2周。心内膜炎疗程4周。

5. 儿童淋球菌感染　头孢曲松125mg，单剂肌注；或大观霉素40mg/kg，单剂肌注，最大剂量不超过2g。

6. 妊娠期淋球菌感染　头孢曲松250mg，单剂肌注；或大观霉素4g，单剂肌注。

注：氧氟沙星、环丙沙星等喹诺酮类药物禁用于妊娠期、哺乳期及17岁以下青少年。

在药物治疗的同时，还要注意：①嘱患者在未治愈前避免性行为；禁酒，不吃辛辣食物，多饮水。②家庭中做好必要的隔离，浴巾、脸盆、浴缸、便器等分开使用，或用后消毒。③让患者的配偶和性伴到医院做检查和治疗。④告诉患者什么是安全性行为，什么是危险性行为，怎样避免危险性行为。⑤向患者宣传使用避孕套可预防性病及告诉使用方法。

（三）有关淋病治疗中的问题

1. 淋病治疗药物

（1）青霉素类药物：在我国，淋球菌对青霉素的耐药率已达72.4%，其中产青霉素酶淋球菌（PPNG）占 8.55%。已不推荐单用青霉素、氨苄西林或阿莫西林治疗淋病。氨苄西林或阿莫西林加青霉素酶抑制剂的复合制剂对 PPNC 感染有效。这类药物有：优立新（氨苄西林 + 舒巴坦）1.5g，1 次肌注。奥格门汀（阿莫西林 250mg + 克拉维酸钾 125mg）6 片，1 次口服，加丙磺舒 1g，口服。

（2）头孢菌素类药物：对淋球菌高度敏感，血浆半衰期长，副作用小。淋球菌对头孢曲松的耐药率为 0.57%。头孢曲松 125mg 单剂量肌注，治疗无合并症淋病，治愈率达 99.1%。头孢克肟 400mg 顿服，对无合并症淋病的治愈率为 97.1%，后者为北美国家推荐的抗淋病用药，优点是口服方便。其他可用于淋病治疗的第三代头孢菌素类药物包括头孢呋辛（西力欣）1.5g，1 次肌注。头孢呋辛酯（新菌灵）1g，1 次口服。

（3）氟喹诺酮类药物：通过抑制 DNA 回旋酶而起抗菌作用。对环丙沙星耐药的淋球菌已占 31.78%。尽管目前仍推荐使用环丙沙星及氧氟沙星治疗淋病，但临床治疗失败不在少数，因此，在使用这类药物时需加强对患者的随访。

（4）大观霉素：对大观霉素耐药的淋球菌只占 0.46%，仍是目前较为理想的淋病治疗药物。可用于妊娠期和儿童患者。对咽部淋病无效。

（5）阿奇霉素：研究证明阿奇霉素 1~2g 顿服治疗无合并症淋病有效。阿奇霉素 2g 顿服治疗无合并症淋病，治愈率为 98.9%。但此药尚未被列为淋病的推荐药物。

2. 淋病合并沙眼衣原体感染的问题　约有 20%~30% 的淋病患者合并沙眼衣原体感染，然而，沙眼衣原体的检测较为困难，需要特殊试剂或较高的检测条件，漏诊漏治会继续传染他人，或发生后遗症。因此，目前推荐对所有淋病患者均常规采用抗淋球菌和抗沙眼衣原体的双重疗法。

3. 有合并症的淋球菌感染　对于出现合并症的淋球菌感染，包括男性附睾炎及女性盆腔炎，药物疗程需延长。由于这些疾病可能为多病因性，需要联合用药。对于附睾炎，除了予抗淋病治疗外，还应予抗沙眼衣原体的治疗。对于盆腔炎，则推荐抗淋病、抗沙眼衣原体和抗厌氧菌三类药物的联合治疗。

4. 对于怀疑播散性淋球菌感染和淋菌性眼炎的患者　因病情凶险，应该在明确诊断的基础上积极而及时地治疗。播散性淋球菌感染患者应住院作最初的治疗，尤其对那些可能不遵嘱治疗、诊断不明、有滑膜脓性渗出或有其他合并症者。脑膜炎的疗程应持续 2 周，心内膜炎的疗程至少 4 周。

四、随访

在治疗后的 2 周内，自觉症状消失，体检无异常发现，可以认为已临床痊愈。必要时可从尿道取标本作革兰染色或淋球菌培养以进一步证实。

五、预防

（1）避免非婚性接触：提倡在性接触时使用避孕套，能起到防止性病传染的作用。

（2）患者用过的物品应予消毒：淋球菌离开人体后非常脆弱，干燥环境中 1~2 小时死亡。煮沸、日光暴晒、市售的含漂白粉和碘伏的消毒剂都有很好的杀菌作用。

（3）避免在公共场所传染：宜使用蹲式便器。如果是坐式马桶，使用前先擦干净，再垫上纸。

（4）执行新生儿硝酸银溶液或其他抗生素液滴眼的制度，防止新生儿淋菌性眼炎。

六、淋病迁延不愈的原因和处理

少数淋病患者经治疗后，仍有程度不等的泌尿生殖道症状，如尿道刺痛、不适，尿道口少量分泌物，或伴下腹痛、腰痛、会阴部坠胀感等。在这种情况下，应详细询问病史，包括治疗史、性行为史，作认真的体格检查，进行淋球菌培养及其他化验检查。可能的原因有：

（1）治疗药物选择不当，淋球菌对之耐药。淋球菌除对青霉素类和四环素类药物耐药外，还有少数对大观霉素和氟喹诺酮类药物耐药，应引起注意。此时复查淋球菌仍为阳性。可换用淋球菌不常发生耐药的药物，如头孢曲松，或联合使用大观霉素 4g 加头孢呋辛 1.5g 肌注，加丙磺舒 1g 口服。

（2）再感染，性伴未经治疗，应同时治疗性伴。

（3）患者未按医嘱用药。

（4）非特异性尿道炎和前列腺炎也有可能发生。这些患者淋球菌检查往往阴性。部分患者尿道中可查及其他细菌，如金黄色葡萄球菌、表皮葡萄球菌及大肠杆菌等。部分患者前列腺按摩液中有脓细胞。可能是淋病使局部抵抗力下降，一些细菌乘机侵入，引起炎症。治疗宜选用对大多数细菌有效的药物，或根据药敏试验选择药物，并适当延长疗程。

（5）合并沙眼衣原体或支原体感染，可使用四环素类或呋喹诺酮类药物治疗。

（6）尿道黏膜炎症性损害如水肿、增生尚未恢复，或局部神经末梢受牵拉，而发生尿道不适，可予对症治疗，随访观察。

（李国涛）

第二节　梅毒

梅毒（syphilis）是由梅毒螺旋体引起的一种慢性、系统性性传播疾病，人体受感染后，螺旋体很快播散到全身，几乎可侵犯全身各组织与器官，临床表现多种多样且时显时隐，病程较长。早期主要侵犯皮肤及黏膜，晚期除侵犯皮肤黏膜外，还可侵犯心脏血管系统及中枢神经系统；另一方面，梅毒又可多年无症状呈潜伏状态。梅毒主要通过性接触传染，梅毒孕妇可通过胎盘传染胎儿，导致流产、早产、死胎或分娩先天梅毒儿；亦可因输入梅毒患者血液而受感染。

一、病原体

梅毒的病原体为梅毒螺旋体，是小而纤细的螺旋状微生物，有 6~12 个螺旋，轴长约 6.0~15.0μm 横断面直径 0.09~0.18μm，因其与透明液体有相似的折光力，故称苍白螺旋体。一般染色方法不易被染色，因此，普通显微镜下很难看到。常用的方法为暗视野显微镜检查，可观察到螺旋体的运动形态；其运动方式有 3 种，其有特征性：如围绕长轴旋转前进、呈螺旋圈样伸缩前进或全身弯曲如蛇形，以围绕长轴旋转前进为最常见。在电镜下，螺旋体呈粗细不等，着色不匀，宛如蛇状，前端有数根鞭毛样细纤维束伸入胞浆内，以维持螺旋体的弹性，并具有屈曲与收缩功能，原浆内含有 1~2 个球状深色颗粒。

梅毒摄旋体体外培养较困难，但可以动物接种建立动物模型。常用动物为家兔，将梅毒螺旋体接种家兔睾丸，使其发生梅毒性睾丸炎，以此保存螺旋体菌株及传代，制作梅毒血清反应抗原，进行免疫血清学试验及药物疗效判定等。

梅毒螺旋体的繁殖：据研究，梅毒螺旋体系横段分裂为首尾两段或分裂成数段而繁殖，其分裂周期为 30～33 小时。

（一）梅毒螺旋体生活力

梅毒螺旋体在体外不易生存，煮沸、干燥、肥皂水及一般消毒剂均易将其杀死。如 0.1% 升汞液可在数秒钟内杀死，0.1% 石炭酸液 15 分钟杀死，1：20 甲醛液 5 分钟杀死；其他如 2% 盐酸、双氧水及酒精等均可短期内杀死。干燥环境可迅速死亡，在潮湿之器具或毛巾上可存活数小时。最适宜温度为 37℃，41℃ 可存活 2 小时，48℃ 可存活半小时，100℃ 立即死亡。对寒冷抵抗力大，0℃ 可存活 48 小时，梅毒病损的切除标本置冰箱内（冻层 −20℃）1 周后仍可使家兔致病，−78℃ 低温冰箱保存数年仍维持螺旋体形态、活力及致病力。

（二）传播途径

梅毒的传染源是梅毒患者，其传播途径有三方面：

1. 性接触传播　这是最主要的传播途径，约占 95% 以上。未经治疗的梅毒患者，在感染后的第 1～2 年内最具有传染性，因为患者的皮肤或黏膜损害内（或分泌物内）含有大量梅毒螺旋体，极易通过性接触使对方受到感染。随着病期延长，传染性越来越小，感染 2 年以上，一般传染性较小。

2. 胎传　梅毒孕妇，在妊娠期内梅毒螺旋体可通过胎盘及脐静脉进入胎儿体内，引起胎儿在宫内感染，多发生在妊娠 4 个月以后，导致流产、早产、死胎或分娩先天梅毒儿。一般认为，孕 16 周前，胎儿营养由绒毛膜供给，绒毛膜有两层细胞，即合体细胞及细胞滋养细胞，梅毒螺旋体不易穿越此层，所以孕 16 周前胎儿受感染较少；孕 16 周后，细胞滋养细胞减少并逐渐萎缩，至 24 周后完全退化，梅毒螺旋体则可顺利通过胎盘进入胎儿体内。但近年国外资料表明，孕 7 周时，梅毒螺旋体即可通过绒毛，由于胎儿免疫系统尚未成熟，所以对感染不发生反应。此外，未经治疗的梅毒妇女，病期 2 年以上者，通过性接触传染性已甚少，但妊娠时仍可传染胎儿。

3. 其他　少数可通过性接触以外途径导致传染，如接吻、哺乳等；其次为间接接触传染，如接触被患者分泌物污染的衣裤、被褥、毛巾、食具、牙刷、口琴、剃刀、烟嘴、便桶及未严格消毒的器械等，均可作为传染媒介引起传染，但机会极少。输入梅毒患者血液亦可被传染。

（三）免疫性

人类对梅毒无先天免疫性，尚无疫苗接种进行人工免疫，仅能在感染后产生感染性免疫，一期梅毒发生后即产生免疫性，二期梅毒时免疫性最高，此时梅毒血清反应常为强阳性，说明抗体量高，以后逐渐减低，但抗体量的高低不反映机体对梅毒螺旋体抵抗力的程度，因为已完全治愈的早期梅毒患者仍可以再感染。

在体液免疫方面，感染梅毒后，首先产生阳性抗梅毒螺旋体特异性抗体，感染 2 周后即可测出，感染第 4 周产生阴性抗梅毒螺旋体特异性抗体。早期梅毒抗梅治疗 3～9 个月后或晚期梅毒治疗 2 年后，大部分患者 IgM 型抗体可转阴性，再感染时又出现阳性，故 IgM 型抗体的存在是活动性梅毒的表现。IgG 型抗体，即使经足量抗梅治疗仍持续存在，梅毒血清反应可长期保持阳性。另外，IgG 型抗体可通过胎盘进入胎儿体内，而 IgM 型抗体，由于分子量较大，不能通过胎盘，故梅毒孕妇所生婴儿，在血清中测出 IgM 型抗体，则是诊断先天梅毒的有力证据。

另一种具有抗体性质的物质即反应素（regain），梅毒螺旋体侵入人体组织过程中，在体内释放出一种抗原性心磷脂，能刺激机体产生反应素，该反应素与从牛心中提取的心磷脂在体外可发生抗原 – 抗体反应。反应素一般在受感染后 5 ~ 7 周（或下疳出现后 2 ~ 3 周）产生，正规治疗后可逐渐消失。

二、临床表现

梅毒是多系统受侵犯的疾病，症状多种多样。由于梅毒螺旋体的活性及人体抵抗力间的相互关系，表现为显发症状与潜伏状态交替出现，病程可持续很长，症状的轻重、发病时间的早晚亦不完全相同，甚至可以自然痊愈。根据其发展经过一般分为三期，当梅毒螺旋体进入人体后，经过 2 ~ 4 周潜伏期，在侵入部位首先发生的损害称一期梅毒（即硬下疳）；由于机体的抗御能力，一部分螺旋体被消灭，损害逐渐消退成为潜伏梅毒。与此同时，另一部分螺旋体则进入淋巴系统，当患者机体抵抗力减退，少数存活的螺旋体又增多。经过 3 ~ 4 周，螺旋体由淋巴系统进入血循环，在皮肤、黏膜又发生损害，各脏器如肝、脾、骨骼与神经系统等形成梅毒性病灶，称二期梅毒；如不经治疗又可自行消退，再次进入潜伏期，以后可能有皮损复发，再次消退，又进入潜伏期，如此反复交替发生可达 1 ~ 2 年或 3 ~ 4 年，每次复发后的潜伏期越来越长，而皮损数目则越来越少。一期及二期梅毒，皮肤、黏膜、骨骼等损害内含有梅毒螺旋体，传染性大，又称早期梅毒。感染 2 年以上或更长时期，在皮肤、黏膜、骨骼等再次出现损害，数目少、局限性、破坏性大，不易查到螺旋体，称三期梅毒（晚期梅毒）；不经治疗也可自行消退，但遗留疤痕。此后可潜伏多年，甚至终生无客观症状，少数可出现神经系统或心脏血管系统梅毒，影响脏器功能，甚至危及生命。

梅毒的三个分期是未经治疗的患者典型病程模式，这种典型病程不是每个患者都能见到，由于个体差异与治疗情况不同，每个患者的病变过程不尽相同，因此在临床上常可见到各种各样的非典型病程。根据传染途径不同，分为获得性梅毒与胎传梅毒。

（一）后天梅毒（获得性梅毒）

1. 一期梅毒

（1）病史：有非婚性接触史或配偶感染史。潜伏期 2 ~ 4 周。

（2）临床表现：主要为硬下疳：直径 1 ~ 2cm 大小，圆形或椭圆形，境界清楚，边缘稍隆起，中心呈肉红色糜烂面或浅在性溃疡，疮面清洁，少量浆性分泌物，内含大量梅毒螺旋体；周围及基底浸润，触诊具有软骨样硬度。无自觉症状及压痛（无继发感染时）。一般单发，亦可多发。主要发生于外生殖器或其邻近部位，也可见于肛门、宫颈、口唇舌、咽、手指或乳房等部位。伴有腹股沟或患部近卫淋巴结无痛性肿大，常为数个，大小不等，质硬，不粘连，不破溃。

（3）暗视野显微镜检查：皮肤黏膜损害或淋巴结穿刺液可查见梅毒螺旋体。

（4）梅毒血清尝试验：梅毒血清学试验一般为阳性；如感染不足 2 ~ 3 周，非梅毒螺旋体抗原试验（如 RPR 试验等）可为阴性，应于感染 4 周后复查，阳性率明显提高。

2. 二期梅毒

（1）病史：有非婚性接触史或配偶感染史。可有一期梅毒史，一般发生在感染后 6 周至 6 个月或硬下疳出现后 6~8 周。

（2）皮肤损害：有多种类型，包括斑疹、斑丘疹、丘疹、鳞屑性丘疹、毛囊疹及脓疱疹等。常为泛发、对称性分布，手掌、足跖可见暗红色环状脱屑性斑丘疹。口腔可发生黏膜斑。外生殖器及肛周可发生湿丘疹及扁平湿疣。上述损害无疼痛，可有轻度瘙痒。头部可发生虫蚀样脱发，多发于颞、顶及枕部。

（3）神经梅毒：可表现为无症状神经梅毒（无神经系统临床症状及体征，脑脊液检查异常：白细胞 $>10 \times 10^6/L$，蛋白量 $>500mg/L$，VDRL 试验或 FTA – ABS 试验阳性）、梅毒性脑膜炎、脑血管梅毒及脑膜血管梅毒等。

（4）其他：表现如骨关节损害（可发生骨膜、骨炎、骨髓炎，好发长骨，以胫骨最多。另为关节炎、滑囊炎及腱鞘炎，好发四肢大关节。共同症状为晚间及休息时疼痛加重，白天及活动时疼痛减轻）、眼梅毒（可发生虹膜炎、虹膜睫状体炎、脉络膜炎及视网膜炎等）、肝脏或肾脏梅毒等。

（5）二期损害：发生前，约半数患者可出现轻重不等前驱症状，如发热、头痛、骨关节酸痛、食欲不振、全身浅表淋巴结肿大等。一般 3~5 日好转。

（6）二期复发梅毒：发生于感染后 6 个月~2 年。复发损害以皮肤黏膜为主，皮损形态与二期梅毒疹大体相似，但皮损局限，数目少，可形成环形、弧形、匍行形或花瓣形，分布不对称。

（7）暗视野显微镜检查：扁平湿疣、湿丘疹及黏膜斑的渗出液内可查见梅毒螺旋体。

（8）梅毒血清学试验：梅毒血清学试验如 RPR 试验、TPHA 试验或 FTA – ABS 试验均为强阳性。

3. 三期梅毒（晚期梅毒）

（1）病史：有非婚性接触史或配偶感染史。可有一期或二期梅毒史，病期 2 年以上。

（2）皮肤黏膜损害：常见为结节性梅毒疹、树胶样肿及近关节结节。

（3）心脏血管梅毒：以单纯性主动脉炎、主动脉瓣闭锁不全、主动脉瘤及冠状动脉病变多见。

（4）神经梅毒：以脑膜血管梅毒、脑膜树胶样肿、脊髓痨及麻痹性痴呆多见。脑脊液检查可有异常。

（5）其他表现：如骨骼梅毒，主要为骨膜炎、骨髓炎、骨树胶样肿等；眼梅毒，主要为虹膜睫状体炎、视网膜炎及间质性角膜炎等。

（6）梅毒血清学试验：非梅毒螺旋体抗原试验（如 RPR 试验等）大多数阳性，也可出现阴性；梅毒螺旋体抗原试验（如 FTA – ABS 及 TPHA 试验等）为阳性。

4. 潜伏梅毒（隐性梅毒）

（1）有非婚性接触史或配偶感染史。

（2）为一期、二期或三期梅毒皮疹消退后的静止期，此时无临床症状及体征（包括皮肤、黏膜、骨关节、心血管及神经系统等）。

（3）梅毒血清学试验阳性，又无其他可引起假阳性的疾病。脑脊液检查正常。

（4）感染 2 年以内者称早期潜伏梅毒，因为尚有 20% 左右患者有发生二期复发性梅毒的可能性，偶可发现传染给性伴侣，妊娠妇女还可将梅毒传给胎儿，故应视为仍有传染性。感染 2 年以上者称晚期潜伏梅毒，此期传染性伴侣的危险性降低，但妊娠时仍可传染胎儿，并对自身的危害增大，15%～20% 可发生心血管或神经梅毒，15% 左右可发生晚期皮肤、黏膜或骨骼梅毒。

5. 妊娠梅毒　孕期发生或发现的活动性梅毒或潜伏梅毒统称为妊娠梅毒。

梅毒对妊娠的影响：由于梅毒螺旋体自母体血液经胎盘及脐静脉侵入胎儿体内，引起胎儿在宫内发生梅毒性损害。另一方面，胎盘被螺旋体侵入后，其小动脉发生内膜炎，形成多处梗死，胎盘组织坏死，胎儿不能获得营养。上述原因常造成晚期流产（4 个月后）、早产、死胎或分娩先天梅毒儿，仅有 1/6 机会分娩健康婴儿。

根据我国当前情况，凡早孕妇女，在产前检查时应作梅毒血清学筛查（如 RPR 试验）。无论产前是否作过 RPR 试验，在妊娠 20 周后娩出死胎的孕妇，均应再次进行 RPR 试验及 HIV 检查。

（二）先天梅毒（胎传梅毒）

1. 早期先天梅毒　生后 2 岁以内发病者。

生母为梅毒患者。由于胎儿在宫内通过血源性感染而发生相似后天梅毒的二期皮肤黏膜损害，因此，不发生一期梅毒损害。

（1）全身症状：发育不良、瘦小，皮肤松弛、苍白、有皱纹如老人貌，哭声低弱嘶哑，常伴有低热、贫血、肝脾肿大、淋巴结肿大及脱发等。

（2）皮肤黏膜损害：梅毒性鼻炎为最常见的早期症状，可因流涕、鼻塞致哺乳困难。常于出生后 3 周左右发生多种形态皮肤损害，如斑疹、斑丘疹、丘疹、水疱、大疱、脓疱等，好发于手掌、足跖；腔洞周围，如口角、鼻孔、肛周可发生线状皲裂性损害，愈合后成为特征性放射状瘢痕；在间擦部位，如外阴及肛周发生湿丘疹或扁平湿疣；口腔黏膜可见黏膜斑。

（3）其他：如甲沟炎及甲床炎；骨部损害多为骨软骨炎、骨膜炎及骨髓炎等。

（4）暗视野显微镜检查：皮肤及黏膜损害中可查到梅毒螺旋体。

（5）梅毒血清学试验阳性：尤其 19S – IgM – FTA – ABS 试验阳性是诊断早期先天梅毒的有力证据。

2. 晚期先天梅毒　2 岁以后发病者。

生母为梅毒患者。其损害性质与后天梅毒的二期损害相似。

（1）活动性损害：如间质性角膜炎，神经性耳聋，视神经萎缩；双侧膝关节积液，胫骨骨膜炎，骨树胶样肿；鼻部和上腭树胶样肿导致鼻中隔穿孔或马鞍鼻等。

（2）标记性损害：为早期病变遗留的痕迹，已无活动性，但具有特征性。如马鞍鼻、口周围皮肤放射状裂纹、前额圆凸、胸锁骨关节骨质增厚、胫骨骨膜肥厚形似佩刀胫，恒齿病变为郝秦生齿及桑堪状齿等。

（3）梅毒血清学试验阳性。

3. 先天潜伏梅毒　除感染来源于母体外，其余同获得性潜伏梅毒。

三、实验室检查

（一）暗视野显微镜检查

暗视野显微镜检查是诊断梅毒螺旋体感染的快速、直接方法，为诊断早期梅毒所必需，尤其对已出现硬下疳而梅毒血清反应呈阴性者，意义更大。一期、二期及早期先天梅毒的皮肤、黏膜损害及淋巴结穿刺液可查见梅毒螺旋体；在暗视野下，黑色背景内可见折光力强活动的梅毒螺旋体，呈弹簧状螺旋，排列均匀规则，并可观察其运动形态，根据其特殊运动形态可与其他螺旋体相鉴别。一般情况下，每视野可观察到数条至数十条螺旋体。

（二）梅毒血清学试验

诊断梅毒常须依靠血清学检查，潜伏梅毒血清学的诊断尤为重要。人体感染梅毒螺旋体后，可以产生特异性抗梅毒螺旋体 IgM 及 IgG 抗体，也可以产生反应素，因此用不同的抗原来检测体内是否存在抗梅毒螺旋体抗体或反应素用以诊断梅毒。

1. 非梅毒螺旋体抗原试验　该试验系检测血清中反应素。所用抗原为心磷脂、卵磷脂和胆固醇的乙醇溶液。目前常用的试验为快速血浆反应素环状卡片试验（RPR 试验）。

由于非梅毒螺旋体抗原试验敏感性较高，尚可在某些传染病及胶原病时出现假阳性反应，因此对阳性反应须结合临床进行鉴别。

本试验适用于一期梅毒（阳性率 75% ~ 85%）及二期梅毒（阳性率 100%）的诊断。正规治疗后，RPR 滴度可逐渐降低并转为阴性，故适用于疗效观察，判定复发及再感染的监测。由于操作简便，出结果快，亦适用于普查、婚前检查、产前检查及其他健康检查等进行筛查。

2. 梅毒螺旋体抗原试验　所用抗原为活的或死的梅毒螺旋体或其成分，检测血清中抗梅毒螺旋体抗体，其敏感性及特异性均较高。常用试验为荧光螺旋体抗体吸收试验（简称 FTA – ABS 试验），该试验系用间接免疫荧光法检测血清中抗梅毒螺旋体抗体。另一试验为梅毒螺旋体血球凝集试验（简称 TPHA），系用被动血凝法检测血清中抗梅毒螺旋体抗体。

本试验适用于一期梅毒（FTA – ABS 试验阳性率 86% ~ 100%，TPHA64% ~ 87%）、二期梅毒（阳性率 99% ~ 100%）、三期梅毒（晚期梅毒，阳性率 95% ~ 99%）及各期潜伏梅毒（阳性率 96% ~ 99%）的诊断，并适用于作为证实试验。由于该试验系检测抗梅毒螺旋体 IgG 型抗体，即使患者经足量抗梅治疗，血清反应仍长期保持阳性，因此，不能用于观察疗效、判定复发及再感染等。但在一期梅毒阶段接受正规治疗者，约 15% ~ 25% 可在 2 ~ 3 年后转为阴性。

3. 梅毒血清学试验　对于先天梅毒，不推荐用脐带血作梅毒血清试验，因母亲血液中的反应素及梅毒螺旋体 IgG 抗体可经胎盘及脐静脉传递给胎儿，而出现假阳性反应；也不能用婴儿血清作梅毒螺旋体抗原试验（如 TPHA、FTA – ABS 试验），由母亲传递给胎儿的梅毒螺旋体 IgG 抗体，可在婴儿体内存留至生后 15 个月左右。应该用婴儿血清作 RPR 试验，RPR 滴度高于母亲 4 倍以上有意义。

（三）梅毒的组织病理

梅毒的基本病理变化：血管特别是小动脉内皮细胞肿胀与增生。血管周围大量淋巴细胞和浆细胞浸润。二期梅毒晚期和三期梅毒常见上皮样细胞和多核巨细胞等组成的肉芽肿性浸润。

1. 一期梅毒　典型硬下疳：损害边缘表皮棘层肥厚，近中央表皮逐渐变薄，出现水肿及炎症细胞浸润。病损中央可出现表皮缺损。真皮血管特别是小动脉内皮细胞肿胀与增生，形成闭塞性动脉内膜炎，周围有多量浆细胞与淋巴细胞浸润。银染色在真皮血管周围和表皮中可见梅毒螺旋体。

2. 二期梅毒　真皮血管扩张，管壁增厚，内皮细胞肿胀，血管周围炎细胞浸润，以浆细胞为主，病程越久，浆细胞越多。由于血管内皮细胞显著肿胀，与周围的炎细胞浸润相配合形成袖口状。银染色约三分之一病例可见梅毒螺旋体。

3. 三期梅毒　真皮由上皮样细胞、淋巴细胞及浆细胞等构成的肉芽肿性浸润，其中含血管较多，并常有多核巨细胞存在。

结节型：浸润限于真皮，肉芽肿较小，干酪样坏死不广泛或缺如。

树胶肿型：浸润侵及真皮和皮下组织，有大量浆细胞、淋巴细胞、上皮样细胞和多核巨细胞，病损中央有大块凝固性坏死。病变处弹性纤维被破坏，炎症越重破坏亦越重。

4. 内脏梅毒　病理变化为树胶肿性及弥漫性间质性炎症。

5. 先天梅毒　无一期梅毒硬下疳的局部病变，其余皮肤病变与获得性各期梅毒相同。其不同者为早期先天性梅毒，可有水疱、大疱病变。

（1）疱疹顶部为1～2层疏松幼稚表皮细胞。

（2）疱液内含多少不等单核及多形核白细胞及脱落表皮细胞。

（3）真皮呈弥漫性急性炎症浸润，浸润细胞为多形核白细胞及淋巴细胞，无浆细胞。

（4）银染色，在疏松的组织间隙中及疱液内可发现大量梅毒螺旋体。

四、诊断与鉴别诊断

（一）诊断

梅毒诊断必须根据病史、临床症状、体格检查及实验室检查等进行综合分析，慎重做出诊断。

1. 病史　应询问有无非婚性接触史，配偶、性伴有无梅毒史，已婚妇女应询问妊娠史，生育史等。怀疑先天梅毒应了解生母梅毒病史。

2. 体检　应作全面体格检查，包括全身皮肤、黏膜、骨骼（怀疑先天梅毒应作长骨X线摄片）、口腔、外阴、肛门及表浅淋巴结等部位，必要时进行心脏血管系统、神经系统及其他系统检查和妇科检查等。

3. 实验室检查　硬下疳、梅毒疹及扁平湿疣等，有条件可作暗视野显微镜检查。梅毒血清学试验应作为诊断梅毒的常规检查，如临床怀疑梅毒而血清学试验阴性，应于2～3周后重复检查。必要时进行组织病理及脑脊液检查。

（二）鉴别诊断

1. 一期梅毒　应与软性下疳、生殖器疱疹、阴部溃疡、糜烂性龟头炎、固定性药疹等鉴别。

2. 二期梅毒　应与银屑病、玫瑰糠疹、多形性红斑、药疹、扁平苔藓、汗斑等相鉴别。扁平湿疣应与尖锐湿疣、疥疮结节等鉴别。

3. 三期皮肤梅毒 应与寻常性狼疮、慢性下腿溃疡等鉴别。

五、治疗

（一）治疗原则

梅毒诊断必须明确，治疗越早效果越好。药物剂量必须足够，疗程必须规则，治疗后要追踪观察，对传染源及性接触者应同时检查和治疗。

治疗药物主要为青霉素，首选苄星青霉素，次选普鲁卡因青霉素；目前还未发现有耐药的梅毒螺旋体株。对青霉素过敏者用盐酸四环素（妊娠梅毒用红霉素）；妊娠梅毒应于妊娠初期 3 个月内及妊娠末期 3 个月各治疗 1 疗程。

（二）治疗方案

参考美国 CDC《性传播疾病治疗指南》，结合我国情况制订《梅毒诊断标准及处理原则》经全国卫生标准技术委员会通过，由国家技术监督局与卫生部于 1996 年 1 月联合发布，兹介绍如下：

1. 早期梅毒（包括一期、二期梅毒及早期潜伏梅毒） 青霉素疗法：

（1）苄星青霉素 G（长效西林）240 万 U，分两侧臀部肌注，1 次/周，共 2～3 次。

（2）普鲁卡因青霉素 G80 万 U/d，肌注，连续 10～15 天，总量 800 万～1 200 万 U。

对青霉素过敏者，选用下列方案之一，但疗效不如青霉素。

（1）盐酸四环素 500mg，4 次/d，连服 15 天。

（2）多西环素 100mg，2 次/d，连服 15 天。

（3）红霉素，用法同四环素。

2. 晚期梅毒（包括三期皮肤、黏膜、骨骼梅毒、晚期潜伏梅毒）及二期复发梅毒青霉素疗法

（1）苄星青霉素 G240 万 U，1 次/周，肌注，共 3 次。

（2）普鲁卡因青霉素 G80 万 U/d，肌注，连续 20 天。根据病情，必要时进行第二疗程。

对青霉素过敏者：

（1）盐酸四环素 500mg，4 次/d，连服 30 天。

（2）多西环素 100mg，2 次/d，连服 30 天。

（3）红霉素，用法同四环素。

3. 血管梅毒 应住院治疗，如有心力衰竭，待心功能代偿后开始治疗。为避免吉海反应，从小剂量开始注射青霉素，如水剂青霉素 G，首日 10 万 U，1 次/d，次日 10 万 U，2 次/d，第 3 日 20 万 U，2 次/d，肌注。并在青霉注射前一天口服泼尼松每次 10mg，2 次/d，连服 3 天。自第 4 日起按如下方案治疗。

普鲁卡因青霉素 G80 万 U/d，肌注，连续 15 天为 1 疗程，共 2 疗程，疗程间休药 2 周。

青霉素过敏者：

（1）盐酸四环素 500mg，4 次/d，连服 30 天。

（2）多西环素 100mg，2 次/d，连服 30 天。

（3）红霉素，用法同四环素。

4. 神经梅毒 应住院治疗，为避免治疗中产生吉海反应，在注射青霉素前一天口服泼尼松，每次 10mg，2 次/d，连服 3 天。

（1）水剂青霉素 G，每天 1 800 万 U，静脉滴注（每 4 小时 300 万 U），连续 10~14 天。

（2）普鲁卡因青霉素 G，每天 240 万 U，肌肉注射；同时口服丙磺舒每次 0.5g，每天 4 次，共 10~14 天。

由于以上疗程均短于晚期梅毒的治疗，放在上述疗程完成后加用苄星青霉素 G240 万 U，肌注，1 次/周，共 3 次。

青霉素过敏者：

（1）盐酸四环素 500mg，4 次/d，连服 30 天。

（2）多西环素 100mg，2 次/d，连服 30 天。

（3）红霉素，用法同四环素。

5. 妊娠期梅毒

（1）普鲁卡因青霉素 G，80 万 U/d，肌注，早期梅毒连续 10~15 天，二期复发及晚期梅毒连续 20 天。妊娠初 3 个月内与妊娠末 3 个月各注射 1 疗程。

（2）青霉素过敏者，红霉素 500mg，4 次/d，早期梅毒连服 15 天，二期复发及晚期梅毒连服 30 天。妊娠初 3 个月内与妊娠末 3 个月各进行 1 个疗程（禁用四环素及多西环素），但所生婴儿应用青霉素补治。

6. 先天梅毒（胎传梅毒）

（1）早期先天梅毒（2 岁以内）

1）脑脊液异常者：①水剂青霉素 G，每日 10 万~15 万 U/kg 体重，静脉滴注，出生 7 日内的新生儿，每次 5 万 U/kg 体重，12 小时 1 次；出生 7 日后者，每 8 小时 1 次，共 10~14 日。②普鲁卡因青霉素 G，每日 5 万 U/kg 体重，肌注，共 10~14 天。

未查脑脊液者，可按脑脊液异常者治疗。

（2）晚期先天梅毒（2 岁以上）

1）水剂青霉素 G 每日 20 万~30 万 U/kg 体重，静脉滴注或肌注，每次 5 万 U/kg 体重，每 4~6 小时 1 次，共 10~14 日。

2）普鲁卡因青霉素 G，每日 5 万 U/kg 体重，肌注，连续 10~14 天为 1 疗程，总量不超过成人剂量。

青霉素过敏者可用红霉素，每日 7.5~12.5mg/kg 体重，分 4 次服，连服 30 天，8 岁以下儿童禁用四环素。

（3）母亲有下列情况之一，所生婴儿应作为疑似先天梅毒予以治疗。

1）妊娠期直至分娩前所患梅毒未经治疗。

2）分娩前 1 个月才治疗梅毒。

3）妊娠期用红霉素或其他非青霉素方案治疗。

4）妊娠期已用青霉素方案治疗早期梅毒，但 RPR 滴度未下降 4 倍或反升高。

5）妊娠前已进行梅毒治疗，但未作血清学随访。

（4）母亲确诊梅毒，婴儿下列检查均正常者，可予苄星青霉素 5 万 U/kg 体重，一次肌注。

1）脑脊液检查正常。

2）无先天梅毒的临床症状和体征（包括皮肤、黏膜、肝脾肿大、鼻炎、假性肢体麻痹等）。

3）婴儿血清 RPR 滴度与母亲 RPR 滴度相似或低于母亲滴度。

4）长骨 X 线拍片无异常。

鼻腔分泌物暗视野检查未发现梅毒螺旋体。

5）肝功及血常规（包括血小板）正常。

吉海反应：梅毒患者在初次注射青霉素或其他高效抗梅毒药后 4 小时内，部分患者出现程度不同的发热、寒战、头痛、乏力等流感样症状，并伴有梅毒症状和体征的加剧，这种现象称为吉海反应。该反应约在 8 小时达高峰，24 小时内发热等症状可不治而退，加重的皮损也可好转。当再次注射这种抗梅药物时，症状不会再现。一期梅毒约 50%、二期梅毒约 75% 以及早期先天梅毒均可出现此种反应。晚期梅毒吉海反应少见，但一旦出现，可引起严重的继发性反应，如心血管梅毒可出现冠状动脉阻塞；神经梅毒可出现癫痫发作及假性脑膜炎，有视神经炎患者视力可急剧减弱。妊娠梅毒可致早产和胎儿窘迫。

吉海反应的发生机制尚无确切解释。由于此反应的临床表现与内毒素血症者相似，故有人认为注射高效抗梅毒药后，大量梅毒螺旋体被消灭，释放出大量异型蛋白及内毒素，经吸收后所致。为预防吉海反应的发生，既往多用铋剂进行准备治疗，对心血管梅毒患者尤其重要。目前采用青霉素治疗前 1 天或同时，加用泼尼松可减少吉海反应的严重程度。抗组织胺药对吉海反应无效。

（三）治愈标准

1. 临床治愈　正规治疗后，一期梅毒（硬下疳）、期梅毒及三期梅毒（包括皮肤、黏膜、骨骼、眼、鼻等）损害愈合或消退，症状消失，可判为临床治愈。但遗留的功能障碍、瘢痕或组织缺损（如鞍鼻、牙齿发育不良等）及梅毒血清学反应（如 RPR 试验）仍阳性（但滴度较治疗前下降 4 倍），不影响临床治愈的判断。

2. 血清治愈　正规治疗后，非梅毒螺旋体抗原试验（如 RPR 试验等）由阳性转变为阴性，脑脊液检查阴性，可判为血清治愈。

六、疗后观察

梅毒患者经足量规则治疗后还应定期观察，包括全身体检及非梅毒螺旋体抗原试验（如 RPR 试验），以了解是否治愈或复发。

（一）早期梅毒

疗后第一年每 3 个月复查 1 次，以后每半年复查 1 次，连续 2～3 年。如 RPR 试验由阴性转为阳性或滴定度升高 4 倍（如由 1∶2 升为 1∶8）属于血清复发，或有症状复发，均应复治。超过 2 年，RPR 试验仍低滴度阳性者属于血清固定，如无临床症状复发，是否再治疗，根据具体病情而定；无论再治疗与否，应作神经系统检查及脑脊液检查，以便早期发现无症状神经梅毒。必要时作 HIV 检查。一期或二期梅毒治疗后 6 个月，RPR 试验滴度未有 4 倍下降，可能为治疗失败，应复治 1 疗程，必要时作脑脊液检查及 HIV 检查。

（二）晚期梅毒

治疗后复查同早期梅毒，但应连续观察 3 年。RPR 试验固定阳性者，应作神经系统检查及脑脊液检查，必要时作 HIV 检查。

（三）妊娠梅毒

治疗后、分娩前每月复查 RPR 试验，分娩后观察同其他梅毒，但所生婴儿要观察到 RPR 试验阴性为止，如发现滴度升高或有症状发生，应立即进行治疗。

七、预防

（一）消除传染源

梅毒患者是梅毒的主要传染源。早期发现并治愈患者是消除传染源的根本办法，治疗期间应避免性生活。在婚前、产前、输血、就业、参军、升学等各种健康检查及高危人群普查中进行 RPR 筛查，以便早期发现患者，早期治疗。对在 3 个月内接触过传染性梅毒的配偶或性伴侣应追踪检查和治疗，以预防梅毒传播蔓延。

（二）切断传染途径

梅毒主要通过性接触传染，因此应有良好的性道德观，注意个人卫生，洁身自爱等。推广使用避孕套。

（三）保护健康人群，保护第二代

目前尚无疫苗进行人工免疫，故应加强宣传教育，提高人群防范性病的认识，加强婚前及围产期保健工作。根据《中华人民共和国母婴保健法》，患梅毒未治愈前应暂缓登记结婚。妊娠后患了梅毒，应在妊娠早期积极治疗，防止胎儿受感染。

（李国涛）

第三节　尖锐湿疣

一、概述

尖锐湿疣（condyloma acuminatum，CA）是由人类乳头瘤病毒（human papilloma virus，HPV）引起的性传播疾病。好发于青壮年，主要通过性接触传播，也可通过非性接触传播。引起肛周生殖器部位尖锐湿疣常见的 HPV 有 30 多种型，90% 以上的尖锐湿疣是由 HPV6 型及 HPV11 型引起的。HPV 侵入肛周生殖器部位破损的皮肤和黏膜后，在入侵部位引起增生性病变，早期表现为小丘疹，以后呈乳头状、菜花状、花冠状损害。本病尚无特效疗法，有复发趋势，与癌症有一定关系。

二、临床表现

（1）潜伏期 1~8 个月，平均 3 个月。

（2）男性好发于龟头、冠状沟、系带、阴茎、尿道口、肛周和阴囊等，女性为大小阴唇、尿道口、阴道口、会阴、肛周、阴道壁、宫颈等，被动肛交者可发生于肛周、肛管和直肠，口交者可出现在口腔。

（3）皮损初期表现为局部出现多个丘疹，逐渐发展为乳头状、鸡冠状、菜花状或团块状的赘生物。可为单发或多发，常为 5~15 个皮损，直径 1~10mm。色泽可从粉红色至深红色（非角化性皮损）、灰白色（严重角化性皮损），乃至棕黑色（色素沉着性皮损）。少数患者因免疫功能低下或妊娠而发生大体积疣，可累及整个外阴、肛周以及臀沟。

（4）患者可自觉瘙痒、异物感、压迫感或灼痛感，常因皮损脆性增加而出血或继发感染。女性可有阴道分泌物增多。但约70%的患者无任何自觉症状。

（5）临床类型

1）典型尖锐湿疣：皮损为柔软、粉红色、菜花状或乳头状赘生物，大小不等，表面呈花椰菜样凹凸不平。常见于潮湿且部分角化的上皮部位，如包皮内侧、尿道口、小阴唇、阴道口、阴道、宫颈、肛门，但也可见于腹股沟、会阴等部位。

2）丘疹状疣：皮损为圆形或半圆形丘疹状突起，非菜花状，直径1～4mm，见于完全角化的上皮部位。

3）扁平状疣：皮损稍高出皮面，或呈斑丘疹状，表面可呈玛瑙纹蜡样光泽，有时可见微刺。可见于生殖器任何部位，易被忽视。

4）亚临床感染：暴露于HPV后，亚临床感染或潜伏感染可能是最常见的后果。亚临床感染的皮肤黏膜表面外观正常，如涂布5%醋酸（醋酸白试验），可出现境界明确的发白区域。

三、诊断要点

1. 流行病学史　有多性伴，不安全性行为，或性伴感染史，或有与尖锐湿疣患者密切的接触史，或新生儿的母亲为HPV感染者。

2. 临床表现　符合尖锐湿疣的临床症状和体征。

3. 醋酸白试验　用3%～5%醋酸溶液湿敷或涂布于待检的皮损处以及周围皮肤黏膜，在3～5分钟内，如见到均匀一致的变白区域为阳性反应。该试验并非HPV感染的特异性试验，其敏感性和特异性尚不清楚。局部有炎症、表皮增厚或外伤等时可出现假阳性。醋酸试验阴性也不能排除HPV感染。临床上较典型尖锐湿疣及HPV检查阳性的损害中有7%～9%为醋酸白试验阴性。

4. 阴道镜检查　可发现点状血管、血管袢，以及结合醋酸白试验发现微小、纤细尖锐湿疣疣体。

5. 实验室检查

（1）显微镜检查：通过Pap涂片发现宫颈鳞状上皮内的损害。

（2）病理学检查：符合尖锐湿疣的病理学征象，表现为表皮角化过度及角化不全，棘层肥厚，棘层上部及颗粒层可见空泡细胞。

（3）抗原检测：免疫组织化学法检测HPV抗原阳性。

（4）核酸检测：聚合酶链反应法等检测HPV核酸阳性。核酸检测应在通过相关机构认定的实验室开展。

四、诊断分类

1. 临床诊断病例　符合临床表现，有或无流行病学史。

2. 确诊病例　同时符合临床诊断病例的要求和实验室检查中（除显微镜检查外）的任1项。

五、鉴别诊断

1. 阴茎珍珠状丘疹　多见于青壮年，沿龟头后缘近冠状沟处，为针尖大小表面光滑的乳白色或淡红色小丘疹，圆顶或呈毛刷样，规则地排列成串珠状。皮损互不融合，醋酸白试验阴性。

2. 阴茎系带旁丘疹　好发于阴茎系带两旁的陷窝中，为直径 0.5~1.5mm 的光泽的实质性粟粒状丘疹，醋酸白试验阴性。

3. 绒毛状小阴唇　对称分布于小阴唇内侧，呈绒毛状或鱼子状外观，为淡红色或灰黑色丘疹，表面光滑，醋白试验阴性。

4. 皮脂腺异位症　呈片状淡黄色针尖大小丘疹，多见于唇和包皮，境界清楚。

5. 扁平湿疣　系二期梅毒，皮损呈扁平或分叶状的疣状损害，分泌物中有大量梅毒螺旋体，梅毒血清反应强阳性。

6. 鲍恩样丘疹病　皮损为斑疹，苔藓样或色素性丘疹、疣状，组织学类似鲍恩病。

7. 生殖器鳞状细胞癌　多见于中年后，呈浸润性生长、质软，常形成溃疡，病理组织检查可确诊。

六、治疗方案及原则

1. 治疗原则　以去除疣体为目的，尽可能地消除疣体周围的亚临床感染以减少或预防复发，包括新发皮损在内，本病的复发率为 20%~30%。同时也应对其性伴进行检查及治疗。患者治疗和随访期间应避免性行为。任何治疗方法都可发生皮肤黏膜反应包括瘙痒、灼热、糜烂以及疼痛。

2. 治疗方案

（1）患者自己用药：男女外生殖器部位可见的中等大小以下的疣体（单个疣体直径 < 5mm，疣体团块直径 < 10mm，疣体数目 < 15 个），可由患者自己外用药物治疗。

A. 推荐方案：0.5% 足叶草毒素酊（或 0.15% 足叶草毒素霜），每日外用 2 次，连续 3 天，随后，停药 4 天，7 天为一疗程。脱落处产生糜烂面时需立即停药。如需要，可重复治疗达 4 个疗程。

该法适用于治疗直径 ≤10mm 的生殖器疣，临床治愈率约 90%。疣体总面积不应超过 10cm^2，日用药总量不应超过 0.5mL。用药后应待局部药物自然干燥。副作用以局部刺激作用为主，可有瘙痒、灼痛、红肿、糜烂及坏死。该药有致畸作用，孕妇忌用。

B. 替代方案：5% 咪喹莫特（imiquimod）霜涂于疣体上，隔天 1 次晚间用药，1 周 3 次，用药 10 小时后，以肥皂和水清洗用药部位，最长可用至 16 周。

该法的疣体清除率平均为 56%，优点为复发率低，约为 13%。出现红斑非停药指征，出现糜烂或破损则需停药并复诊，由医生处理创面及决定是否继续用药。副作用以局部刺激作用为主，可有瘙痒、灼痛、红斑、糜烂。妊娠期咪喹莫特的安全性尚未明确，孕妇忌用。

（2）医院内应用

A. 推荐方案

CO_2 激光；或高频电治疗；或液氮冷冻。

CO_2 激光和高频电治疗：适用于不同大小及各部位疣体的治疗，液氮冷冻可适用于较多的体表部位，但禁用于腔道内疣，以免发生阴道直肠瘘等。缺点是复发率高，疼痛明显，皮下组织疏松部位治疗后可致明显水肿。

B. 替代方案：80%～90%三氯醋酸或二氯醋酸，涂少量药液于疣体上，待其干燥，此时见表面形成一层白霜。在治疗时应注意保护周围的正常皮肤和黏膜，如果外用药液量过剩，可敷上滑石粉，或碳酸氢钠（苏打粉）或液体皂以中和过量的、未反应的酸液。如有必要，隔1～2周重复1次，最多6次。

复方硝酸溶液用涂药棒将药液涂于疣体的表面及根部，至疣体变成灰白色或淡黄色为止，如未愈，3～5天后可再次治疗。

80%～90%三氯醋酸或二氯醋酸和复方硝酸溶液（硝酸、醋酸、草酸、乳酸与硝酸铜的复合制剂）不能用于角化过度、多发性以及面积较大的疣体。不良反应为局部刺激、红肿、糜烂等。

外科手术切除：外科手术切除适用于大体积尖锐湿疣的治疗，对药物或 CO_2 激光的治疗表现较为顽固且短期内反复发作的疣体也应考虑外科手术切除。

既往在临床使用的10%～25%足叶草脂安息香酊，药物吸收可发生系统性副作用，长期应用有潜在致癌性。目前已不推荐该药在临床使用。干扰素具有广谱抗病毒和免疫调节作用。因对其疗效尚缺乏确切的评价，且治疗费用较高，一般不推荐常规应用。有报告干扰素用于疣体基底部注射，每周3次，共4～12周有一定疗效。

3. 治疗方法选择

（1）男女外生殖器部位可见的中等大小以下的疣体（单个疣体直径<0.5cm，疣体团块直径<1cm，疣体数目<15个），一般外用药物治疗。

（2）男性的尿道内和肛周，女性的前庭、尿道口、阴道壁和宫颈口的疣体；或男女患者的疣体大小和数量均超过上述标准者，建议用物理方法治疗。

（3）物理疗法治疗后，体表尚有少量疣体残存时，可再用外用药物治疗。

（4）无论是药物治疗或物理治疗，必须作醋酸白试验，尽量清除包括亚临床感染在内的损害，以减少复发。

4. 亚临床感染的处理

（1）对无症状的亚临床感染尚无有效的处理方法，一般也不推荐治疗，因尚无有效方法将 HPV 清除出感染细胞，且过度治疗反而引起潜在不良后果。

（2）处理以密切随访及预防传染他人为主。

（3）对醋酸白试验阳性的可疑感染部位，可视具体情况给予相应治疗（如激光、冷冻）。

七、随访

（1）尖锐湿疣治疗后的最初3个月，应嘱患者每2周复诊1次，如有特殊情况（如发现有新发皮损或创面出血等）应随时复诊，以便及时得到恰当的临床处理。

（2）同时应告知患者注意皮损好发部位，仔细观察有无复发，复发多在治疗后的3个月。

（3）3个月后，可根据患者具体情况，适当延长随访间隔期，直至末次治疗后6个月。

八、判愈与预后

尖锐湿疣的判愈标准为治疗后疣体消失，目前多数学者认为，治疗后 6 个月无复发者，则复发机会减少。尖锐湿疣的预后一般良好，虽然治疗后复发率较高，但通过正确处理最终可达临床治愈。

九、性伴的处理

（1）患者的所有性伴都应接受检查和随访，同时提供有效的咨询服务。

（2）男性尖锐湿疣患者的女性性伴可作宫颈细胞学筛查。

十、特殊情况的处理

1. 妊娠

（1）妊娠期忌用咪喹莫特、足叶草脂和足叶草毒素。

（2）由于妊娠期疣体易于增生，脆性增加，孕妇的尖锐湿疣在妊娠早期应尽早采用物理或手术治疗。

（3）虽然需要告知患尖锐湿疣的孕妇，HPV6 和 HPV11 可引起婴幼儿的呼吸道乳头瘤病，患尖锐湿疣的妇女所生新生儿有发生该病的危险，如无其他原因，不建议患尖锐湿疣的孕妇终止妊娠，人工流产可增加患盆腔炎性疾病和 HPV 上行感染的危险。

（4）患尖锐湿疣的孕妇，在胎儿和胎盘完全成熟后，在羊膜未破前可考虑行剖宫产，产后的新生儿避免与 HPV 感染者接触。

（5）在临近分娩仍有皮损者，如阻塞产道，或阴道分娩会导致严重出血，最好在羊膜未破前行剖宫产。

2. 合并 HIV 感染的处理 由于 HIV 感染或其他原因致免疫功能抑制的患者，常用疗法的疗效不如免疫功能正常者，疗后易复发。

（李国涛）

第四节 细菌性阴道炎

细菌性阴道炎是一种主要以加特纳菌增多而乳酸杆菌减少所致的阴道炎症性疾病。导致阴道正常菌群发生异常的原因尚不十分清楚，但加特纳菌可经性接触传播，亦可非性接触而发病，经常行阴道冲洗和使用宫内节育环等可为本病发病的易感因素。

一、诊断要点

1. 好发年龄 多见于中青年妇女，尤其有不洁性接触或多性伴者。

2. 好发部位 感染主要发生于阴道壁、宫颈、后穹隆和阴道前庭。

3. 典型损害 阴道分泌物少量至中等量增多，白带呈灰色或灰绿色，质黏稠似稀糊状，均匀覆盖于阴道壁表面，阴道壁及阴道口常无明显炎症，偶可伴有外阴炎。亦可并发盆腔炎、非经期出血或经血异常、妇科手术继发感染、分娩或分娩后感染、早产儿或低体重新生儿等。

4. 自觉症状 可有瘙痒、灼热感和阴部鱼腥味，半数患者无任何自觉症状。

5. 病程 患者可为无症状长期带菌者，亦可症状缓解与加重随月经周期反复发作。

6. 实验室检查 阴道分泌物 PH 值 >4.5（正常值为4）、胺试验阳性（阴道分泌物加1滴 10% 氢氧化钾溶液，可闻到氨味或鱼腥味）、线索细胞数量占全部上皮细胞的 20% 以上（阴道分泌物涂片行革兰染色，可见阴道鳞状上皮细胞表面覆盖较多短棒状或球状菌，使细胞呈斑状、颗粒状外观，细胞边缘模糊呈锯齿状，即为线索细胞），以及脯氨酸氨基肽酶试验阳性（脯氨酸氨基肽酶活性增强）等。

二、治疗

1. 一般治疗 发病后早期诊断和治疗，积极寻找可能的诱发因素并去除，减少阴道冲洗次数，掌握正确的阴道和外阴清洁方法，合理保健，建立阴道正常生理环境。患病后避免无防护措施的性接触，性伴侣应同时检查和治疗。

孕妇应定期进行阴道分泌物检查，分娩前复查，避免或降低低体重儿的出生率，防止分娩时感染新生儿。本病较易复发，1 年内复发率可高达 80%，故治愈后应定期复查。

2. 全身治疗 首选甲硝唑 500mg/次，每日 2 次，连服 7 天；或甲硝唑 2g 顿服，1 次即可。克林霉素 300mg/次，每日 2 次，连服 7 天，与甲硝唑疗效相当，其他如氨苄西林 500mg/次，每日 4 次，连服 7 天，也有较好疗效。妇女妊娠头 3 个月禁用甲硝唑，且在服用甲硝唑期间戒酒。

3. 局部治疗 阴道内可置入甲硝唑栓（500mg/粒，每晚 1 粒，共 7 天）。0.75% 甲硝唑凝胶（5g/次，每日 2 次，共 7 天）、2% 克林霉素阴道霜（5g/次，每晚 1 次，共 7 天）或阴道乳酸杆菌（1 粒/次，每日 2 次，共 7 天）。妊娠头 3 个月可选用克林霉素阴道霜涂布于阴道壁，妊娠中晚期可选用甲硝唑栓。

4. 中医治疗

（1）湿热下注证：带下量多，质稀薄，色如米泔混浊，味腥臭，伴阴痒，小便短赤，小腹胀痛或心烦口渴，舌红，脉滑数。治宜清热解毒，利湿止带，方选止带方加减，药用茵陈 20g，金银花、蒲公英、茯苓各 15g，车前子、萆薢、猪苓、泽泻、赤芍、丹皮各 12g，黄柏 9g，栀子 6g，甘草 5g，每日 1 剂，水煎取汁分次服。

（2）脾虚湿困证：带下稀薄，淋漓不尽，味腥臭，阴痒不甚，疲倦，腰酸，口淡，面色苍白，舌质淡有齿印，苔黄腻，脉濡。治宜补脾益气，除湿止带，方选补中益气汤加减，药用党参、白术、苍术、黄柏各 15g，柴胡、茯苓各 12g，白鲜皮、生麻黄各 10g，陈皮 6g，每日 1 剂，水煎取汁分次服。

（3）外治法：可选用鹤虱 30g，马齿苋、百部各 20g，地肤子、蛇床子、白鲜皮、千里光、野菊花、苦参各 15g；或药用紫花地丁、蒲公英、马齿苋各 20g，艾叶、防风、独活各 15g，透骨草 10g，甘草 3g。水煎取汁熏洗患处后坐浴，每日 2 或 3 次。

（李国涛）

第五节 阴道毛滴虫病

阴道毛滴虫病是一种由阴道毛滴虫所致的阴道炎症性疾病。阴道毛滴虫对复层鳞状上皮易感，主要寄生于人的泌尿生殖道，亦可感染男性生殖道，可通过性接触传播。

一、诊断要点

1. **好发年龄** 多见于性活跃的中青年女性，尤其是多性伴及卫生条件较差者。偶可经产道感染新生儿。

2. **好发部位** 女性主要侵犯阴道及尿道，男性主要累及龟头、包皮和尿道。偶可侵犯膀胱、前列腺、附睾、前庭大腺、子宫、输卵管、附件等。

3. **典型损害** 潜伏期4~7天或更长。阴道分泌物中等量增多，白带呈泡沫状黄绿色，阴道穹隆及宫颈内膜轻度至中度充血、水肿，宫颈上皮广泛糜烂和点状出血，似"草莓状"，较具特征性。病程较久者，白带量减少，常混有少量黏液，阴道穹隆及宫颈可见带有泡沫的灰黄色分泌物。可伴有子宫附件炎、输卵管积脓、子宫内膜炎或不孕不育等。

包皮龟头毛滴虫病症状轻微，龟头、包皮内侧或尿道可有少量分泌物，与其他非特异性包皮龟头炎表现相似，但部分可见少数出血点，包皮垢增多。

4. **自觉症状** 约半数患者为无症状带虫者，尤其男性一般多无自觉症状，仅少数患者龟头有轻微潮湿感。部分有外阴瘙痒、尿痛、性交痛或有异味，严重者可有下腹疼痛。

5. **病程** 病程长短不一，无症状者可成为长期带虫者，急性感染治疗不当可转为慢性感染。

6. **实验室检查** 取阴道后穹隆分泌物直接涂片镜检，可查到虫体呈卵圆形或梨形具有四根活动鞭毛的阴道毛滴虫。阴道毛滴虫培养95%以上患者阳性。

二、治疗

1. **一般治疗** 阴道毛滴虫病是一种可经性接触传播并可引起女性不孕不育的疾病，需引起临床和患者的重视，早期诊断及时治疗，避免传播和并发症的发生。性伴尤其是无症状带虫者，应同时检查和治疗，患病期间应禁止到公共浴池洗澡和游泳池游泳。

2. **全身治疗** 可选用甲硝唑1g/d顿服，每日1次，首次加倍，连续3天；或甲硝唑2g顿服，1次即可。若治疗后阴道分泌物镜检仍见活虫或症状无改善，可改为甲硝唑500mg/次，每日2次，连服7天；或甲硝唑2g顿服，每日1次，连续3~5次。

妊娠头3个月禁用甲硝唑。哺乳期妇女可给予甲硝唑2g顿服，1次即可，服药后应中断哺乳24小时。

3. **局部治疗** 阴道内可置入甲硝唑栓（500mg/粒，每晚1粒，共10天）或甲硝唑片（200mg/次，每晚1次，共10天），但单纯应用其疗效不如口服。亦可选用克霉唑栓100mg/粒，阴道内置入，每晚1粒，连续6天，单独应用治愈率48%~66%。合并外阴念珠菌感染可涂搽28%噻康唑溶液、1%噻康唑霜或2%噻康唑软膏，每晚1次，6~14天为一疗程，合并阴道念珠菌感染临睡前置入噻康唑栓等，均有较好疗效。高度耐药的阴道毛滴虫，可选用壬苯醇醚，阴道内灌洗、喷洒或置入。

妊娠头3个月可选用克霉唑栓100mg/d，阴道内置入，每晚1次，连续7~10天。

4. 中药治疗

（1）湿热下注证：阴部瘙痒，搔抓后出现糜烂和渗液，偶伴疼痛，黄带缠绵，挟有腥臭气味，兼有头昏少眠，胸胁胀满，小便短数，心烦易怒，口干且苦；舌质红，苔黄微腻，脉弦数。治宜清热利湿，兼以杀虫，方选龙胆泻肝汤合逍遥散加减，药用赤茯苓、车前子、生地、泽泻各 12g，炒胆草、柴胡、当归、丹皮、甘草各 6g，焦山栀、芦荟各 4.5g，每日 1剂，水煎取汁分次服。

（2）脾虚湿重证：阴部瘙痒或痒痛相兼，带下淋漓，伴有肢乏体倦，小便赤涩，纳差失眠，口淡无味，常感口干。治宜健脾利湿，清热和胃，方选归脾汤加减，药用桂圆肉、茯神、白芍各 12g，党参、黄芪、白术、当归各 10g，焦三仙、广木香、柴胡、丹皮、枣仁各 6g，大枣 5 枚，生姜 3 片，每日 1 剂，水煎取汁分次服。

（3）阴虚燥热证：阴部瘙痒，干涩灼热，伴腰酸耳鸣，头昏眼花，口干咽燥；舌质红，苔少，脉细数。治宜滋阴降火，润燥止痒，方选坎离既济丸加减，药用旱莲草、女贞子、益母草各 30g，生地 15g，何首乌、钩藤、山药各 12g，茵陈 10g，炒黄柏、五味子、柴胡、丹皮、麦冬各 6g，每日 1 剂，水煎取汁分次服。

（4）外治法：可选用野菊花、明矾各 20g；或五倍子、银花、甘草各 15g；或紫花地丁、野菊花、半枝莲、黄柏各 15g，均共研细末，扑撒患处，每日 3 次。

（李国涛）

第三篇

护理篇

第十五章 感染患者的护理

第一节 概述

外科感染（surgical infection）是指需要外科治疗的感染，包括创伤、烧伤、手术、器械检查或有创性检查、治疗后等并发的感染。

外科感染的特点：①多数为几种细菌引起的混合感染，少数在感染早期为单一细菌所致，以后发展为几种细菌的混合感染；②大部分感染的局部症状和体征明显而突出；③感染一般集中在局部，发展后会导致化脓、坏死等，使组织遭到破坏，最终形成瘢痕组织而影响局部功能。

一、分类

（一）按致病菌种类和病变性质分类

1. 非特异性感染（nonspecific infection） 又称化脓性或一般性感染，占外科感染的大多数，常见有疖、痈、丹毒、急性淋巴结炎、急性乳腺炎、急性阑尾炎、急性腹膜炎等，手术后感染多属此类。常见致病菌有金黄色葡萄球菌、大肠杆菌、乙型溶血性链球菌、拟杆菌和绿脓杆菌等。感染可由一种或几种病菌共同导致，一般先有急性炎症反应，继而可致局部化脓。

2. 特异性感染（specific infection） 指由一些特殊的病菌、真菌等引起的感染。不同的病菌可分别引起比较独特的病理变化过程，如结核杆菌、破伤风杆菌、产气荚膜杆菌、炭疽杆菌、白色念珠菌、新型隐球菌等。

（二）按病变进程分类

1. 急性感染 病变以急性炎症为主，病程多在3周以内。
2. 慢性感染 病程持续超过2个月的感染。
3. 亚急性感染 病程介于急性与慢性感染之间。

二、临床表现

1. 局部症状 急性感染一般有红、肿、热、痛和功能障碍的典型表现。体表与浅处的化脓性感染均有局部疼痛和触痛，皮肤肿胀、色红、温度增高，还可发现肿块或硬结；慢性感染也有局部肿胀或硬结，但疼痛大多不明显；体表病变脓肿形成时，确诊可有波动感。如病变的位置深，则局部症状不明显。

2. 全身症状　随感染轻重等因素而表现不一。轻者可无全身表现，较重感染者可出现发热、呼吸脉搏加快、头痛乏力、全身不适、食欲减退等症状。严重感染者可出现代谢紊乱、营养不良、贫血，甚至并发感染性休克等。

3. 器官与系统功能障碍　感染直接侵及某一器官时，该器官功能可发生异常或障碍。严重感染导致脓毒症时，因有大量毒素、炎症介质、细胞因子等进入血循环，可引起肺、肝、肾、脑、心等器官的功能障碍。

4. 特异性表现　特异性感染的患者可因致病菌不同而出现各自特殊的症状和体征。如破伤风患者可表现为肌强直性痉挛；气性坏疽和其他产气菌引起的蜂窝织炎可出现皮下捻发音；皮肤炭疽有发痒性黑色脓疱。

三、处理原则

局部治疗与全身性治疗并重。消除感染因素和毒性物质（如脓液、坏死组织），积极控制感染，促进和提高人体抗感染和组织修复能力。

1. 局部处理

（1）保护感染部位：避免受压，适当限制活动或加以固定，以免感染范围扩展。

（2）局部用药：浅表的急性感染在未形成脓肿阶段可选用中西药进行积极治疗，如消肿散、鱼石脂软膏、芙蓉膏等外敷或硫酸镁溶液湿敷，以促进局部血循环、肿胀消退和感染局限；感染伤口创面则需换药处理。

（3）物理治疗：炎症早期可以局部热敷或采用超短波或红外线辐射等物理疗法，以改善血液循环，促进炎症消退或局限。

（4）手术治疗：脓肿形成后应及时切开引流使脓液排出。部分感染尚未形成脓肿，但局部炎症严重、全身中毒症状明显者也应做局部切开减压，引流渗出物以减轻局部和全身症状，避免感染扩散。深部脓肿可以在超声、CT引导下穿刺引流。器官组织的炎症病变，应视所在的器官以及病变程度，参考全身情况先用非手术疗法并密切观察病情变化，必要时行手术处理。手术方式为切除或切开病变组织、排脓及留置引流物。

2. 全身治疗

（1）支持治疗：保证休息，提供含丰富能量、蛋白质和维生素的饮食，补充水分和电解质，以维持体液平衡和营养状况。明显摄入不足者，可提供肠内或肠外营养支持；严重贫血、低蛋白血症或白细胞减少者，予以适当输血或补充血液成分。

（2）抗生素治疗：根据细菌学检查及药物敏感试验结果，正确合理使用抗生素种类，监测药物毒性。

（3）中西药治疗：可服用清热解毒类中药。体温过高时，可用物理降温或镇静退热的中、西药；体温过低时应注意保暖。疼痛剧烈者，适当应用止痛剂。

四、护理措施

1. 疼痛

（1）与患者亲切交谈，了解疼痛的部位、性质、持续时间及伴随症状以及患者心理状态。

（2）仔细观察患者表情及行为，评估其语言性暗示的异常程度。

（3）评估有否加重患者痛苦的周围环境因素，如空气、噪声、设备，并设法改善，如空气清新、卧具或坐具舒适、环境清洁、光线柔和。

（4）分散患者注意力，如听收音机、聊天、看书报等，以降低机体对疼痛的感受性。

（5）适当向患者解释引起疼痛的原因，指导患者采取减轻疼痛的方法，如肢体疼痛者，可抬高患肢，以促进静脉回流，减轻局部肿胀而缓解疼痛；局部还可采用金黄散、50% 硫酸镁冷湿敷，以促进炎症局限等。

（6）协助患者采取舒适体位。

（7）遵医嘱合理使用止痛药，并观察药物治疗。

2. 体温过高

（1）倾听患者主诉，评估患者的症状、体征及热型。

（2）密切观察体温变化趋势，每天测量 3~6 次，必要时可随时测量。

（3）调节室内温度、湿度，使患者舒适。

（4）体温超过 39℃时，给予物理降温，如醇浴、冰敷等，并观察反应，半小时后复测体温。

（5）遵医嘱合理使用药物降温，并注意患者出汗情况，出汗后予以妥善处理以防虚脱、受凉。

（6）能饮水者，鼓励患者多饮水，以促进毒素排出，也可补充因大量出汗而丧失的水分。必要时遵医嘱行静脉补液，以维持水、电解质的平衡。

（7）卧床休息，寒战时注意保暖，减少能量的进一步消耗。

（8）加强营养，给予清淡、高维生素、易于消化的饮食，以补充能量的大量消耗。

（9）告诉患者体温升高的早期表现，如呼吸增快、脉搏加速、虚弱等。

3. 预防感染知识缺乏

（1）通过观察和交流，评估患者知识缺乏的内容及程度，以因人施教。

（2）结合疾病的具体情况，向患者宣教自防知识。

（3）通过疖肿者，不宜挤压，防止引起化脓性海绵窦栓塞症而危及生命。

（4）不随意搔抓炎症部位。

（5）下肢患丹毒的患者可抬高患肢，减轻疼痛。

（6）颈部蜂窝织炎的患者感呼吸困难时，应及时报告医护人员，避免严重后果的发生。

（7）加强个人卫生，及时治疗各种瘙痒性皮肤病，以防体表化脓性感染的发生。

4. 营养失调：低于机体需要量

（1）为患者提供色、香、味俱全的饮食，以提高患者食欲。

（2）提供促进患者食欲的环境，如空气新鲜、环境清洁等。

（3）进食困难时，应行鼻饲流质，必要时需给予静脉营养液。

（4）允许患者少量多餐，并给予足够的时间进食。

（5）保持口腔清洁，促进食欲。

（侯燕妮）

第二节 感染患者的护理

一、护理评估

（一）一般状况

了解患者的一般状况有助于护士判断引起感染的危险因素。患者的年龄、吸烟或饮酒史、现病史、用药情况、家族史及营养状况等，都与感染发生的危险密切相关。护士还应了解患者是否有污染物品的接触史、是否接触过有类似症状的患者或进食污染的食物和饮料等，以利于寻找感染源。动物也可能是感染源或媒介，护士还应询问患者最近是否接触过宠物、近期内是否被昆虫叮咬等情况，包括在家、工作单位或其他场所。此外，护士还应了解患者的旅行情况，是否去过国内外疫区或在旅行中是否接触过疑似患者。

询问患者的性生活史，有助于了解患者是否有性传播疾病的危险因素。询问静脉吸毒和输血史，对于评估患者患乙肝、丙肝、HIV 感染的危险因素非常重要。

患者的局部症状、各部位症状出现的先后顺序对于判断感染的原发灶非常有帮助。

（二）临床表现

1. 感染的临床表现　因致病菌的不同而异。典型的局部表现为红、肿、热、痛等炎性反应的一般症状。感染较重患者还常出现邻近淋巴结肿大、咽喉肿痛和消化道不适等非特异性症状。护士应仔细评估患者感染部位的局部表现，注意检查邻近部位的淋巴结是否肿大、有无咽部充血和咽痛等。

2. 感染的并发症

（1）局部并发症：局部感染如果没有得到有效的控制，会导致感染向周围组织或器官扩散，甚至导致二重感染等并发症。对于局部病灶应及时清创、无菌换药，合理使用抗生素，使局部感染得以控制或尽量缩小感染的范围。

（2）全身并发症：局部组织的感染如不能得到控制，即便是轻微的局部感染，也可能导致寒战、高热，头晕、头痛等全身毒性反应。主要是致病菌进入血液循环，并在体内生长繁殖或产生毒素而引起的。常见的全身并发症有菌血症、败血症等，起病急、进展快，严重者可出现感染性休克、多脏器功能障碍、DIC 等，威胁患者的生命安全。

（三）辅助检查

1. 实验室检查　感染性疾病的确诊，需要找出致病菌。如将血液、体液或组织直接镜检，通常并不能获得致病菌的阳性结果，需要借助实验室技术的帮助来获得致病菌的信息。

（1）细菌培养和药物敏感试验：细菌培养找出致病菌是诊断感染性疾病的"金标准"，细菌培养的标本可来自体液或感染局部的组织，护士应根据医嘱采取培养标本。通常选择患者寒战、高热发作时或给药前抽血化验，以提高检出率。细菌培养后进行药敏试验，可以发现致病菌对抗生素的耐药或敏感性，是合理选择抗生素有效方法。

（2）全血细胞计数：对所有怀疑感染的患者都要进行全血细胞计数的检查，尤其是五类白细胞，即中性粒细胞、嗜酸性粒细胞、嗜碱性粒细胞、淋巴细胞和单核细胞。急性感染患者，尤其是细菌性感染，白细胞计数通常会升高，严重感染或发生败血症者白细胞计数可降低。

（3）红细胞沉降率：是测定红细胞在血浆中沉降的速率，对机体炎症有较大的参考价值。凡体内有感染或组织坏死，红细胞沉降率会加快，如慢性感染、骨髓炎等。

2. 影像学检查　影像学检查可协助诊断致病菌造成组织或器官结构或功能异常的疾病，如 X 线有助于发现肺部感染，CT 和 MRI 有助于发现脊柱或颅脑结核感染等。

（四）心理社会评估

感染通常引发患者不同程度的心理负担，尤其是需要反复检查或诊断暂不明确者。最常见的心理反应是焦虑、烦躁、抑郁、害怕、恐惧感等。护士应评估患者心理和情绪反应、应对能力等。

有些患者担心感染性疾病会通过不同途径传播给家人或其他人，护士应评估患者及其家属对感染相关知识，如发生机制、传播途径和预防方法等的理解和认识，评估疾病对患者的家庭和社会角色的影响，以及对其社会人际关系的影响等。

患有不能被社会接受的感染性疾病者，可能会感到孤立和自责，护士应仔细观察患者的反应，加强沟通，鼓励患者主动说出遇到的困难或发泄不良情绪等。

二、护理诊断及医护合作性问题

（1）体温过高：与疾病有关。

（2）疲乏：与摄入减少、能量消耗增加有关。

（3）社会孤立：与疾病的影响有关。

三、护理计划与实施

（一）体温过高的护理

发热是机体抵抗致病菌的一种反应，但体温过高会给患者带来不适，使代谢消耗增加，甚至可能引发神经系统症状、损伤脑功能等。故体温过高者的护理目标是尽快降低体温或恢复至正常。除了寻找发热的原因，并给予相应的治疗措施外，护士还可采取以下措施：

1. 药物退热　退热药物可有效降低患者体温，但降温效果持续时间较短，且对观察患者的病程带来一定困难。因此，除患者非常难受或对患者造成较大危害外，一般不用药物降温。使用退热药后，患者排汗后体温下降，如降温速度过快、出汗过多时可出现血压下降，甚至引发低血容量性休克。护士应注意监测患者的体温，观察其出汗量和出汗后的反应，注意补充液体，如出现心悸、血压下降等现象应及时通知医生。

2. 使用抗生素　抗生素是治疗和控制感染的主要方法。自 20 世纪 40 年代青霉素发明以来，预防和控制感染的抗生素种类越来越多。目前几乎所有的细菌感染都有有效的抗生素，抗真菌的药物少且不良反应大。

抗生素的常见不良反应有恶心、呕吐、皮疹等，有些药物容易引起过敏性反应，严重者可致过敏性休克。护士在给药前应询问患者的药物过敏史，根据需要做皮试。给药后注意观察并记录不良反应，及时通知医生。静脉输液给药时，开始时应控制输液速度，观察患者无不良反应后再调至正常输液速度。

3. 物理降温　高热患者可使用冰毯、冰袋等方法进行降温；体温超过 39.5℃时，可为患者进行温水或酒精全身擦浴，尤其是血管明显的部位。物理降温时，护士要注意观察患者是否有寒战，如出现寒战应停止物理降温，注意保暖；待寒战停止后再给予降温措施。

4. 补液　发热患者会因体液的快速蒸发而丢失大量水分，体温越高丢失的水分就越多。护士应鼓励患者多喝水，注意观察患者是否有脱水的表现，如口渴、皮肤弹性降低、黏膜发干等，必要时遵医嘱给予静脉补液。

（二）疲乏的护理

感染的典型症状是不适和疲乏。发热可加快代谢过程，导致体重下降、营养物质丢失；发热还可使心率加快、体液丢失；这些都会使患者感到不适和疲乏。疲乏的护理目标是使患者活动水平逐渐恢复到正常，这一目标能否实现基于能否确定并去除引起疲乏的原因。护士应评估和寻找可能引起患者疲乏的因素，如营养或液体摄入不足、水电解质失衡等。鼓励患者积极配合治疗、摄入足够的热量及蛋白质、卧床休息、保持体力等。护士还应鼓励患者诉说内心的感受，适当活动以恢复正常的活动水平。

（三）社会孤立的护理

患者社会孤立的护理目标是使患者不再感到孤立，宣教是实现这一目标的主要方法。护士应根据患者的具体情况，制订一份宣教计划书，内容主要包括所患疾病的传播途径和预防感染传播的方法等，使患者及其家属了解是患者所患的疾病需要隔离，而不是患者。鼓励患者通过电话与亲属沟通，也可通过电视、广播等方式联系社会。

（四）健康教育

（1）向患者解释疾病的病因、发病机制、进展和预后等知识。

（2）向患者解释疾病是否具有传染性。

（3）如果患者所患的是传染性疾病，应向患者讲明疾病传播途径和预防传播的方法等。

（4）如果患者正处于传染期，护士应向患者及其家属讲明隔离的必要性、隔离期限和预防传播的方法等。

四、护理评价

患者能遵医嘱合理使用抗生素；体温正常；恢复正常的活动水平；学会预防感染传播的措施；没有感染复发的迹象。

（侯燕妮）

第三节　浅部软组织的化脓性感染

一、疖

疖（furuncle）俗称疖疮，是单个毛囊及其周围组织的急性化脓性感染。病菌以金黄色葡萄球菌为主，偶可由表皮葡萄球菌或其他病菌致病。常发生于毛囊和皮脂腺丰富的部位，如头、面、颈部、背部、腋部及会阴部等。

（一）护理诊断及医护合作性问题

1. 疼痛　与感染有关。

2. 潜在并发症　颅内化脓性感染。

（二）护理措施

（1）保持疖周围皮肤清洁，以防感染扩散。

（2）避免挤压未成熟的疖，尤其是"危险三角区"的疖，以免感染扩散引起颅内化脓性感染。

（3）疖化脓切开引流后，应及时更换敷料，注意无菌操作，促进创口愈合。

（4）疖伴有全身症状者，要注意休息。全身应用抗生素，加强营养，且不可随便手术，防止感染扩散。

二、痈

痈（carbuncle）指邻近多个毛囊及其周围组织的急性化脓性感染，也可由多个疖融合而成。中医称为"疽"，颈后痈俗称为"对口疮"，背部痈为"搭背"。

（一）护理诊断及医护合作性问题

1. 疼痛　与感染有关。

2. 潜在并发症　全身化脓性感染。

（二）护理措施

（1）保持痈周围皮肤清洁，避免挤压未成熟的痈或感染灶，以防止感染扩散。

（2）伴有全身反应的患者要注意休息，加强营养，摄入含丰富蛋白质、维生素及高能量的食物，以提高人体抵抗力，促进愈合。

（3）严格无菌操作，痈的创面应及时更换敷料、清除坏死组织和脓液。可敷生肌散，促进肉芽组织生长。

（4）脓肿切开引流者，应及时更换敷料、换药，促进切口愈合。

（5）注意个人日常卫生，尤其夏季，应做到勤洗澡、洗头、理发、剪指甲、注意消毒剃刀等；免疫力差的老年人及糖尿病患者尤应注意防护。

三、急性蜂窝织炎

急性蜂窝织炎（acute cellulitis）指皮下、筋膜下、肌间隙或深部疏松结缔组织的急性弥漫性化脓性感染。

（一）护理诊断及医护合作性问题

1. 体温过高　与感染有关。

2. 潜在并发症　呼吸困难。

（二）护理措施

1. 一般护理　患者患处制动，应注意休息，加强营养。摄入含丰富蛋白质、维生素及高能量的食物，以增加人体抵抗力，促进愈合。

2. 病情观察

（1）对体温较高者，给予物理降温，如冰囊、冰袋、温水或乙醇擦浴，同时鼓励患者饮水，必要时静脉补液并监测 24h 出入的水量。

（2）特殊部位如口底、颌下、颈部等的蜂窝织炎可能影响患者呼吸。因此，应严密观察患者的呼吸情况，注意患者有无呼吸费力、困难，甚至窒息等症状，以便及时发现和处理，警惕突发喉头痉挛，做好气管插管等急救准备。

3. 合理应用抗生素　酌情对创面分泌物进行细菌培养和药物敏感试验，确定抗生素的合理使用。

4. 其他　厌氧菌感染者，注意观察 3% 过氧化氢溶液冲洗创面和湿敷的效果。

四、丹毒

丹毒（erysipelas）是皮肤淋巴管网的急性炎症感染，好发部位是下肢与面部。

（一）护理诊断及医护合作性问题

疼痛可能与感染有关。

（二）护理措施

（1）做好床边隔离，防止接触性传染。

（2）观察局部及全身症状，及时应用抗生素，加强营养，提高抵抗力。

（3）注意卧床休息，抬高患肢。

五、急性淋巴管炎和淋巴结炎

急性淋巴管炎（acute lymphangitis）指致病菌经破损的皮肤、黏膜或其他感染病灶侵入淋巴流，引起淋巴管与淋巴结的急性炎症。

（一）护理诊断及医护合作性问题

1. 疼痛　与感染有关。

2. 潜在并发症　血栓性静脉炎。

（二）护理措施

（1）肢体感染者，应卧床休息，抬高患股，适当被动活动关节。鼓励患者经常翻身，预防血栓性静脉炎。

（2）注意保持个人卫生，积极预防和处理原发病灶，如扁桃体炎、龋齿、手癣及足癣等感染。

六、脓肿

脓肿是身体各部位发生急性感染后，病灶局部的组织发生坏死、液化而形成的脓液积聚，周围有一完整的脓腔壁将其包绕。

（一）护理诊断及医护合作性问题

1. 体温过高　与感染有关。

2. 营养不良　低于机体需要量，与消耗增加有关。

3. 潜在并发症 坠积性肺炎、血栓性静脉炎。

（二）护理措施

（1）密切观察患者的局部和全身症状，熟悉脓肿波动征，注意面部、颈部感染的发展，尽早发现并控制颅内化脓性感染等严重并发症的发生。监测体温变化，体温过高时，应限制患者活动，保持安静状态，减少产热。当体温超过 38.5℃ 时应采取物理降温，同时鼓励患者多饮水，必要时可静脉输液，补充机体所需的液体量和热量，纠正水、电解质和酸碱失衡，并监测 24h 出入水量。

（2）加增营养，增强机体抵抗力，鼓励患者进高蛋白、高热量、含丰富维生素的饮食，多饮水，以增强机体的代谢促进毒素的排泄。

（3）感染初起时，可局部使用物理透热法、热敷法和硫酸镁湿敷法，使脓肿消退，限制感染扩散；感染较重时，可根据细菌培养和药物敏感试验结果应用有效的抗生素。如用药 2~3d 后疗效不明显，应更换抗生素的种类，以提高治疗效果。对于严重感染者可考虑应用肾上腺皮质激素，以减轻中毒症状，改善患者的自身状况。

（4）脓肿切开引流者，要保持创面干燥、清洁，及时更换敷料，注意无菌操作，防止或减少感染发生。对于疼痛不缓解者可给予止痛剂和镇静剂，以保证患者有充分休息和睡眠。

（5）对感染较重或肢体感染者，应嘱患者卧床休息，患肢制动抬高，并协助作患肢运动，以免病愈后患肢活动障碍。卧床期间，要鼓励患者经常做深呼吸、咳痰、翻身等活动，必要时可给患者雾化吸入，并协助翻身、叩背、排痰，以预防坠积性肺炎及血栓性静脉炎的发生。

（侯燕妮）

第四节　特异性感染

一、破伤风

破伤风（tetanus）是指破伤风杆菌侵入人体伤口并生长繁殖、产生毒素而引起的一种特异性感染。常继发于各种创伤后，亦可发生于不洁条件下分娩的产妇和新生儿。

（一）护理评估

1. 健康史 了解患者的发病经过，不能忽视任何轻微的受伤史。尤其注意发病前的创伤史、深部组织感染史、近期人工流产及分娩史。

2. 身体状况 了解患者发病的前驱症状及持续时间；观察患者强烈肌痉挛发作的次数、持续时间和间隔时间，以及伴随的症状；评估患者呼吸形态，呼吸困难程度；观察患者有无血压升高、心率加快、体温升高、出汗等症状；了解患者排尿情况以及其他器官功能状态等。

3. 心理社会状况 破伤风患者面对痉挛的反复发作和隔离治疗，常会产生焦虑、紧张、恐惧和孤独的感觉，故应了解患者紧张、焦虑和恐惧表现和程度。了解患者家属对本病的认识程度和心理承受能力，患者对医院环境的适应情况。

（二）护理诊断及医护合作性问题

1. 有窒息的危险　与持续性喉头痉挛及气道堵塞有关。

2. 有体液不足的危险　与痉挛性消耗和大量出汗有关。

3. 有受伤危险　与强烈肌痉挛抽搐，造成肌撕裂或骨折有关。

4. 尿潴留　与膀胱括约肌痉挛有关。

5. 营养失调：低于机体需要量　与痉挛消耗和不能进食有关。

（三）护理目标

（1）患者呼吸道通畅。

（2）体液维持平衡。

（3）未发生舌咬伤、坠床、骨折等伤害。

（4）能正常排尿。

（5）营养的摄取增加，以适应机体的需求量。

（四）护理措施

1. 一般护理

（1）环境要求：将患者置于隔离病室，室内遮光、安静、室温 15～20℃、湿度约 60%。病室内急救药品和物品准备齐全。处于应急状态。

（2）减少外界刺激：医护人员要做到走路轻，语声低，操作稳，避免光、声、寒冷及精神刺激；使用器具无噪音；护理治疗安排集中有序，尽量在痉挛发作控制的一段时间内完成，减少探视，尽量不要搬动患者。

（3）严格隔离消毒：严格执行无菌技术；医护人员进入病房穿隔离衣，戴口罩、帽子、手套，身体有伤口时不要进入病室内工作；患者的用品和排泄物应严格消毒处理，伤口处更换的敷料应立即焚烧。尽可能使用一次性材料物品。

（4）保持静脉输液通畅：在每次发作后检查静脉通路，防止因抽搐使静脉通路堵塞、脱落而影响治疗。

（5）加强营养：轻症患者，应争取在痉挛发作间歇期，鼓励患者进高热量、高蛋白、高维生素饮食，进食应少量多次，以免引起呛咳、误吸。重症不能进食的患者，可通过胃管进行鼻饲，但时间不宜过长。也可根据机体需要由静脉补充或给予全胃肠外营养。

2. 病情观察　遵医嘱测量体温、脉搏、呼吸、血压，常规吸氧，使氧饱和度在 95% 左右。观察患者痉挛、抽搐发作次数，持续时间及有无伴随症状，并做好记录，发现异常及时报告医生，并协助处理。

3. 呼吸道管理

（1）保持呼吸道通畅：对抽搐频繁、持续时间长、药物不易控制的严重患者，应尽早行气管切开，以便改善通气；及时清除呼吸道分泌物，必要时进行人工辅助呼吸。

（2）在痉挛发作控制后的一段时间内，协助患者翻身、叩背，以利排痰，必要时用吸痰器，防止痰液堵塞；给予雾化吸入，稀释痰液，便于痰咳出或吸出。气管切开患者应给予气道湿化。

（3）患者进食时注意避免呛咳、误吸，引起窒息。

4. 维持水、电解质平衡，纠正酸中毒　由于肌痉挛大量出汗，体力消耗极大以及不能进食，均可引起患者水和电解质代谢失调，所以应及时补充纠正，记录24h出入水量。

5. 保护患者，防止受伤　使用带护栏的病床，必要时使用约束带，防止痉挛发作时患者坠床和自我伤害；应用合适的牙垫，以防舌咬伤；剧烈抽搐时勿强行按压肢体，关节部位放置软垫，以防止肌腱断裂、骨折及关节脱位；床上置治疗气垫，防止褥疮。

6. 人工冬眠的护理　应用人工冬眠过程中，应密切观察病情变化，做好各项监测，随时调整冬眠药物的剂量，使患者无痉挛和抽搐的发作。

7. 留置导尿　保持持续导尿，每天会阴护理2次，防止发生泌尿系统感染。

8. 基础护理　患者生活多不能自理，应加强基础护理。对于不能进食患者要加强口腔护理，防止发生口腔炎和口腔溃疡；抽搐发作时，患者常大汗淋漓，护士应及时轻轻擦汗，病情允许情况下应给患者勤换衣服、床单、被褥；按时翻身，预防压疮发生；高热是病情危急的标志，体温超过38.5℃，应行头部枕冰袋和温水或乙醇擦浴等物理降温。

（五）健康教育

（1）加强宣传教育：增强人们对破伤风的认识，加大宣传力度，可用黑板报、宣传小册子、印制各种图片、授课等形式开展健康教育。

（2）加强劳动保护，防止外伤：不可忽视任何小伤口，如木刺伤、锈钉刺伤，要正确处理深部感染如化脓性中耳炎等，伤后及时就诊和注射破伤风抗毒素。

（3）避免不洁接产，以防止新生儿破伤风及产妇产后破伤风等。

（六）护理评价

（1）患者呼吸道是否通畅，血氧饱和度是否维持在正常范围。

（2）生命体征是否正常，如尿量是否正常，有无脱水、电解质和酸碱失衡等现象。

（3）是否发生伤害，如舌咬伤、坠床或骨折等，强直痉挛和抽搐有无缓解。

（4）是否尿潴留，膀胱括约肌痉挛是否缓解，是否恢复自行排尿。

（5）营养摄入能否满足机体代谢需要，是否恢复经口饮食。

二、气性坏疽

气性坏疽（gas gangrene）通常指由梭状芽孢杆菌所致的以肌坏死或肌炎为特征的急性特异性感染。此类感染因其发展急剧，预后严重。

（一）护理诊断及医护合作性问题

1. 疼痛　与创伤、感染及局部肿胀有关。

2. 组织完整性受损　与组织感染坏死有关。

3. 自我形象紊乱　与失去部分组织和肢体而致形体改变有关。

（二）护理措施

1. 严格隔离消毒　立即执行接触隔离制度，患者住隔离室。医护人员进入病室要穿隔离衣、戴帽子、口罩、手套等，身体有伤口者不能进入室内工作；患者的一切用品和排泄物都要严格隔离消毒，患者的敷料应予焚烧；尽可能应用一次性物品及器具，室内的物品未经处理不得带出隔离间。

2. 监测病情变化　对严重创伤患者，尤其伤口肿胀明显者，应严密监测伤口肿痛情况，特别是突然发作的伤口"胀裂样"剧痛；准确记录疼痛的性质、特点及与发作相关的情况。

对高热、烦躁、昏迷患者应密切观察生命体征变化，警惕感染性休克的发生。如已发生感染性休克，按休克护理。

3. 疼痛护理　及时应用止痛剂，必要时给予麻醉止痛剂。亦可应用非药物治疗技巧，如谈话、娱乐活动及精神放松等方法，以缓解疼痛。对截肢后出现幻觉疼痛者，应给予耐心解释，解除其忧虑和恐惧。对扩大清创或截肢者，应协助患者变换体位，以减轻因外部压力和肢体疲劳引起的疼痛。伤口愈合过程，对伤肢实施理疗、按摩及功能锻炼，以减轻疼痛，恢复患肢功能。

4. 心理护理　对患者应以关心、同情、热情的态度，帮助患者进行生活护理。对需要截肢的患者，截肢前，向患者及家属解释手术的必要性和可能出现的并发症等情况，使患者及家属能够了解、面对并接受截肢的现实；截肢后，耐心倾听患者诉说，安慰并鼓励患者正视现实；指导患者掌握自我护理技巧，但绝不勉强患者，避免增加其痛苦和心理压力；介绍一些已经截肢的患者与之交谈，使其逐渐适应自身形体变化和日常活动；指导患者应用假肢，使其接受并作适应性训练。

（三）健康教育

（1）指导患者对患肢进行自我按摩及功能锻炼，以便尽快恢复患肢的功能。

（2）对伤残者，指导其正确使用假肢和适当训练。帮助其制定出院后的康复计划，使之逐渐恢复自理能力。

（侯燕妮）

第五节　全身性感染

全身性感染是指致病菌侵入人体血液循环，并在体内生长繁殖或产生毒素而引起的严重的全身性感染或中毒症状，通常指脓毒症（sepsis）和菌血症（bacteremia）。脓毒症是指因感染引起的全身性炎症反应，如体温、循环、呼吸等明显改变的外科感染的统称；菌血症是脓毒症中的一种，即血培养检出致病菌者。

（一）护理评估

1. 健康史　了解患者发病的时间、经过及发展过程。

2. 身体状况　了解原发感染灶的部位、性质及其脓液性状；评估患者有无突发寒战、高热、头痛、头晕、恶心、呕吐、腹胀等；评估患者的面色、神志、心率、脉搏、呼吸及血压等的改变；观察患者有无代谢失调、代谢性酸中毒、感染性休克及多器官功能障碍等表现；了解包括血常规、肝、肾等重要器官的检查及血液细菌或真菌的培养结果。

3. 心理社会状况　多数全身性感染患者起病急、病情重、发展快，患者和家属常有焦虑、恐惧等表现。故应评估他们的心理状态，患者和家属对疾病、拟采取治疗方案和预后的认知程度和患者对医院环境的适应情况。

（二）护理诊断及医护合作性问题

1. 焦虑　与突发寒战、高热、头痛及心率、脉搏、呼吸等的改变有关。

2. 体温过高　与全身性感染有关。

3. 潜在并发症　感染性休克等。

（三）护理目标

（1）患者焦虑程度减轻或缓解。

（2）体温维持正常，全身性感染得到控制。

（3）病情变化被及时发现和处理，抗休克治疗有效。

（四）护理措施

1. 一般护理

（1）卧床休息：提供一个安静、舒适的环境，保证患者充分休息和睡眠。

（2）营养支持：鼓励患者进高蛋白质、高热量、含丰富维生素、高碳水化合物的低脂肪饮食，对无法进食的患者可通过肠内或肠外途径提供足够的营养。

2. 病情观察　严密观察患者的面色和神志、监测生命体征等，及时发现病情变化；高热患者，给予物理或药物降温，以降低代谢消耗；保持呼吸道通畅，协助患者翻身、叩背咳痰、深呼吸，如痰液黏稠给予雾化吸入。床头备吸痰装置；也可提供氧治疗以提高组织器官氧浓度；监测24h出入水量，纠正水、电解质失衡；在患者寒战高热发作时，作血液细菌或真菌培养，以便确定致病菌，为治疗提供可靠依据。

3. 用药护理　根据医嘱及时、准确地执行静脉输液和药物治疗，以维持正常血压、心输出量及控制感染。

4. 心理护理　关心、体贴患者，给患者及家属心理安慰和支持。

（五）健康教育

注意个人日常卫生，保持皮肤清洁；加强饮食卫生，避免肠源性感染；发现身体局部感染灶应及早就诊，以免延误治疗。

（六）护理评价

（1）患者的焦虑是否减轻或缓解。

（2）体温是否正常、全身性感染是否控制。

（3）是否并发感染性休克，或发生后是否得到及时发现和有效处理。

（赵成梅）

第十六章　常见传染病临床护理

第一节　感染性腹泻的护理

感染性腹泻（infectious diarrhea）是一常见病和多发病，是由病原微生物及其代谢产物或寄生虫所引起的以腹泻为主的一组肠道传染病。我国传染病防治法中，将霍乱列为甲类强制管理传染病，痢疾、伤寒列为乙类严格管理传染病，其他病原体引起的感染性腹泻列为丙类监测管理传染病。

一、病因与发病机制

（一）病原学

感染性腹泻是一组广泛存在并流行于世界各地的胃肠道传染病，也是当今全球性重要的公共卫生问题之一。其发病率仅次于上呼吸道感染。在我国感染性腹泻发病率居传染病之首位。引起感染性腹泻的病原体有细菌、病毒、寄生虫、真菌等。导致感染性腹泻的主要病原体见（表16-1）。

表16-1　感染性腹泻的主要病原体

1. 病毒
轮状病毒（RV、ARV）、诺瓦克病毒、肠腺病毒、嵌杯病毒、星状病毒
2. 细菌
志贺菌属（痢疾杆菌）、沙门菌属、大肠埃希菌属、空肠弯曲菌、耶尔森菌、弧菌属、气单胞菌属、邻单胞菌属、变形杆菌、金黄色葡萄球菌、难辨梭状芽胞杆菌
3. 真菌
白色念珠菌
4. 原虫
溶组织内阿米巴、贾氏兰第鞭毛虫
5. 蠕虫
血吸虫、姜片虫、钩虫、蛔虫、鞭虫、绦虫

从全球看引起感染性腹泻的病原体以细菌和病毒最为主要，细菌中志贺菌、大肠埃希菌、沙门菌、O1群及O139群霍乱弧菌、副溶血弧菌及空肠弯曲菌等占有重要位置；病毒中最多见的是轮状病毒。从我国感染性腹泻的发病现状观察，位居前列的是由志贺菌或轮状病毒；其次为大肠埃希菌或空肠弯曲菌；沙门菌腹泻以食物中毒为主，一般居第3或第4；弧菌性腹泻多见于沿海各地；由寄生虫作为病原体的腹泻，仍以阿米巴痢疾较为多见。

（二）流行病学

1. 传染源　主要是受病原体感染的人或动物，包括患者、病原携带者及致病食物。

2. 传播途径　主要经粪－口途径传播。水、食物、生活接触及媒介昆虫均可单一或交错地传播疾病。

3. 人群易感性　普遍易感。多数无年龄、性别区别，但轮状病毒主要侵犯婴幼儿。病后免疫既短又不稳定，可多次感染或复发。

4. 流行特征　全年均可发病，一般有明显的夏秋季节发病高峰，流行与暴发也多发生在夏秋季节。但许多感染如轮状病毒、诺瓦克病毒腹泻主要发生在冬春季节。

近年来，国内外旅游事业迅猛发展，引发的旅行者腹泻（traveler's diarrhea）是指因个体初到一个新环境，机体内外环境改变而引起的短暂性腹泻。可分为肠道感染性和非感染性两类，仍以感染性腹泻为主。特殊感染性腹泻增多，表现在以下方面：①免疫功能低下患者发生的腹泻；②抗生素相关性腹泻；③耐药细菌的感染；④医院感染相关腹泻。

（三）发病机制

感染性腹泻病原体主要通过侵袭性或非侵袭性作用致病，主要发病机制为：

1. 肠毒素　病原体进入肠道后，并不侵入肠上皮细胞，仅在小肠繁殖，产生大量肠毒素，导致肠黏膜上皮细胞分泌功能亢进，产生水和电解质，临床表现以分泌性腹泻为主，常见病原体有霍乱弧菌、大肠埃希菌、沙门菌属等。

2. 侵袭和破坏上皮细胞　病原体通过其侵袭作用，直接侵入肠上皮细胞或分泌细胞毒素，引起肠黏膜炎性和溃疡病变，导致痢疾样症状及腹泻。常见病原体有志贺菌属、肠出血大肠埃希菌、肠侵袭性大肠埃希菌等。

3. 黏附作用　病原体黏附于肠黏膜上皮细胞后，导致细胞微绒毛结构消失和乳糖分泌减少，引起肠道对营养物质和电解质吸收减少和食糜渗透压升高，因而发生吸收不良和渗透性腹泻，表现为水样腹泻。常见病原体有轮状病毒、诺瓦克病毒、肠致病性大肠埃希菌等。

二、临床表现与诊断

（一）临床表现

1. 非侵袭性腹泻　由于病原体为非侵袭性，多无组织学变化，其感染主要在小肠，临床特征是全身中毒症状不明显，无发热或明显腹痛，腹泻为水样便、量多、不伴有里急后重，易导致失水与酸中毒，大便内无炎性细胞，病程一般短（1~3d）。霍乱、产毒素性大肠杆菌（ETEC）、病毒性腹泻及大多数细菌性食物中毒属此类型。

2. 侵袭性腹泻　侵袭性腹泻病原体多为侵袭性，肠道病变明显，可排出炎性渗出物，主要累及结肠。其临床特征是全身毒血症状较明显，有发热、腹痛和里急后重，腹泻多为黏液血便，或血性水样便，便次多而量少。大便镜检时有大量白细胞和红细胞。志贺菌属、肠出血大肠埃希菌、肠侵袭性大肠埃希菌、沙门菌、空肠弯曲菌等属此类型。

（二）诊断要点

1. 准确收集流行病学资料　当地流行情况、季节、进食不洁饮食史、接触史等。

2. 临床表现　每日3次或3次以上的稀便或水样便，食欲下降、呕吐或不呕吐，可伴有发热、腹痛及全身不适等症状。

3. 实验室检查

（1）病原学诊断

1）粪培养：对疑有细菌、真菌感染者，对粪便或肛拭子标本进行培养，大便培养应重复多次进行，并尽量在抗菌药物使用前留取标本，以提高阳性率。由于病原菌的多重耐药菌株不断增加，因此，对于培养出的阳性菌株应常规进行药物敏感试验，以便指导临床用药，提高治愈率。

2）感染性腹泻病原菌的 PCR 检测：聚合酶链反应（PCR）是体外酶促合成特异 DNA 片段的一项新技术，近年在感染性腹泻的病原诊断方面得以运用，以便从标本中直接鉴定病原菌和分离菌株。

3）核酸检测：以病毒基因、其体外转录的 mRNA、用病毒基因克隆的 cDNA、细菌 DNA 等，经放射性核素或生物素标记作为探针进行杂交，可对某些病原作出特异性诊断，此即核酸杂交技术。

（2）粪便白细胞的检查：侵袭性病原体感染者大便中含有大量中性粒细胞，而致毒素性病原体、病毒和食物中毒造成水样便，粪便镜检只见少量有形成分。

三、治疗原则

针对腹泻类型，治疗有所侧重，分泌性腹泻以补液疗法为主，抗菌病因治疗为辅；侵袭性腹泻除补液外，尚需进行抗菌病因治疗；病毒性腹泻大都为自限性，对小儿与虚弱者应注意纠正脱水。

四、常见护理问题

（一）传染性

1. 相关因素　与病原体可通过粪－口途径传播有关。

2. 护理措施

（1）收集流行病学资料、临床特征，通过病理生理学的分析对感染性腹泻患者作出假设的病因诊断（表16－2），协助尽早诊断出霍乱、菌痢、伤寒等甲类、乙类肠道传染病。

表16－2　腹泻的临床特征

特征	感染部位		
病原体	霍乱弧菌	小肠	志贺菌　　大肠
	大肠埃希菌珠（ETEC EPEC）		大肠埃希菌（EIEC EHEC）
	轮状病毒		
	诺瓦克病毒		
	贾氏兰第鞭毛虫		
疼痛部位	脐区		下腹部
大便量	多		少
大便类型	水样		黏冻
血便	少见		多见
大便中白细胞	少见		多见

（2）霍乱

1）2h内传染病网络报告。

2）按甲类传染病严密隔离，确诊患者和疑似患者应分别隔离。

3）密切接触者，严格检疫5d，并预防性服药。

4）排泄物消毒处理。

5）症状消失6d后，连续3次粪便培养阴性后解除隔离。

（3）细菌性痢疾（简称菌痢）或其他感染性腹泻

1）按消化道隔离。

2）菌痢接触者医学观察7d。

3）服务行业（尤其饮食业）者定期检查，慢性带菌者调换工种，接受治疗。

4）菌痢患者症状消失后，连续2次粪便培养阴性后解除隔离。

（二）腹泻

1. 相关因素　与病原体产生促进肠道分泌的毒素或引起肠道炎症病变有关。

2. 临床表现

（1）菌痢：黏液脓血便伴发热、腹痛、里急后重者。

（2）霍乱：无痛性腹泻，米泔水样大便，伴喷射状呕吐。

（3）其他感染性腹泻：稀水样便，伴腹痛、呕吐。

3. 护理措施

（1）病情观察：观察腹泻的次数、性状、伴随症状与体征；观察全身状况包括神志意识、血压、脉搏与皮肤弹性，判断脱水程度（表16-3）与治疗效果。

表16-3　脱水程度

	轻度	中度	重度
皮肤弹性	轻度减低	中度减低	明显减低
皮皱恢复时间	2s	2~5s	5s
眼窝	稍凹陷	明显下陷	深度凹陷
指纹	正常	皱瘪	干瘪
声音	正常	轻度嘶哑	嘶哑或失声
神志	正常	呆滞或烦躁	嗜睡或昏迷
尿量	正常	少	无尿
血压	正常	轻度下降	出现休克

（2）休息：腹泻频繁者卧床休息，严重脱水、疲乏无力者应协助床上排便，以免增加体力消耗。

（3）饮食

1）严重腹泻伴呕吐者可暂时禁食6~8h，症状好转后少量进食。

2）病情控制后，进食流质，适当补充糖盐水或口服补液盐（oral rehydration salts, ORS）。

3）轻症患者鼓励进食，腹泻期间，消化、吸收能力下降，常常伴有乳糖酶缺乏，饮食以清淡、少渣流质或半流质，避免牛奶等含乳糖食物，以免肠胀气。

4）恢复期：高热量、高蛋白、低纤维易消化半流质饮食，避免生冷（如水果）、多渣饮食。

（4）保持水、电解质平衡：轻度、中度脱水者可口服 ORS，重度脱水者静脉补液，在补液过程中，观察血压及末梢循环，调整输液速度和液体的浓度。

（5）皮肤护理

1）腹泻频繁者，每次排便后清洗肛周。

2）老年患者，肛门括约肌松弛，易大便失禁，每次便后清洗肛周，并涂上油膏，或用 1∶5 000 高锰酸钾溶液坐浴，防止皮肤糜烂。

3）保持床单清洁、干燥，减少局部刺激。

4）腹泻伴里急后重者，避免排便用力过度，以免脱肛，如发现脱肛，可带橡皮手套轻柔地助其回纳。

（6）对症护理

1）腹痛者，观察疼痛的范围、性质、与腹泻的关系、腹部体征。感染性腹泻的疼痛，主要是胃肠肌肉痉挛所致，常表现为左上腹、脐周或左下腹疼痛，便后缓解，应用解痉药后，一般在短时间（5～10min）可缓解。对持续腹痛者，应加强观察，注意与外科、妇科急腹症鉴别。

2）呕吐者，协助坐起或头偏一侧，防止窒息及时漱口，保持口腔清洁。

（7）标本采集：挑选新鲜粪便的脓血、黏液部分送细菌培养。直肠拭子标本可置于 Stuart 培养基中运送，以免标本干燥病原体死亡。临床怀疑有特殊病原体感染应注明，以便接种特殊培养基。标本可连续多次送检以提高阳性率。

（三）脱水

1. 相关因素　与细菌及其毒素作用于胃肠黏膜，导致呕吐、腹泻引起大量体液丢失有关。

2. 临床表现　面色苍白，四肢湿冷，血压下降，脉细速，尿少，烦躁等休克征象。

3. 护理措施

（1）休息：急性期卧床休息，协助床旁排便，以减少体力消耗，有休克征象者，平卧或休克体位，注意保暖。

（2）病情监测：记录呕吐物及排泄物的性质、颜色、量、次数。观察生命体征和神志的变化，根据皮肤的弹性、尿量、血压的变化等判断脱水的程度，并结合实验室生化检查为治疗提供依据。

（3）输液护理

1）原则：早期、迅速、足量补充液体和电解质。

2）安排：先盐后糖、先快后慢、纠酸补钙、见尿补钾。

3）输液量：轻度脱水者口服补液为主。呕吐不能口服者静脉补液 3 000～4 000mL/d，最初 1～2h 宜快速滴入，速度为 5～10ml/min。中度脱水者补液量 4 000～8 000ml/d，最初 1～2h 宜快速滴入，待血压、脉搏恢复正常后，再减慢速度为 5～10ml/min。重度脱水者补液 8 000～12 000ml/d，一般两条静脉管道同时输入，开始按 40～80ml/min 滴入，以后按 20～30ml/min 滴入，直至脱水纠正。

4）输液过程中观察有无呼吸困难、咳泡沫样痰及肺底湿啰音，防止肺水肿及左侧心力衰竭的发生。

5）抗休克治疗有效的指征：面色转红、发绀消失，肢端转暖，血压渐上升。收缩压维持在80mmHg以上，脉压>30mmHg。脉搏<100/min，充盈有力，尿量>30ml/h。

（4）口服补液：感染性腹泻不损害肠黏膜对钾的吸收和葡萄糖-钠共同转运机制，摄入葡萄糖可促进钠的吸收。

1）适应证：轻度、中度脱水。

2）禁忌证：顽固性呕吐、严重腹胀或肠鸣音消失、心、肾功能不全、新生儿、糖尿病、严重高钠血症或低钠血症患者。

3）方法：不能获得市售的ORS，可采用替代品，如在每升饮用水中加入1平勺食盐和4满勺糖或500ml米汤中加1.5~2g食盐。ORS服用方法：使用前加温水1 000ml稀释。成人口服750ml/h，小儿口服250ml/h，以后每6h口服量为前6h泻吐量的1.5倍。

五、健康教育

（一）心理疏导

实施严密隔离的霍乱或疑似霍乱患者，会不同程度的出现焦虑抑郁状态，向患者解释疾病的发生、发展过程，说明严密隔离的重要性及隔离期限，教会患者需配合的注意事项和方法，使患者尽快适应隔离环境，配合治疗。

（二）饮食指导

（1）根据病情的进展，教会患者合理饮食。

（2）鼓励口服补液，并教会正确的方法。

（3）慢性菌痢者避免暴饮暴食，避免进食生冷食物，如冷饮、凉拌菜等，以免诱发急性发作。

（三）用药指导

（1）根据医嘱指导合理使用抗生素，防止因疗程不足而影响疗效，防止滥用抗生素引起耐药或菌群失调。

（2）使用止泻或收敛药物时，观察腹泻的次数和量，及时调整，防止用药时间过长或过量引起便秘。

（3）减少抗生素对胃黏膜的刺激，指导患者饭后服药。

（四）出院指导

针对感染性腹泻的感染因素：如饮食时用手拿、隔夜菜不加热、外出聚餐、生食海鲜等不良饮食习惯，进行卫生知识宣教。

（1）养成洗手习惯：在接触动物和动物制品、患者以及污染物后尤为重要。

（2）注意饮食卫生：保证进食蒸熟食物、消毒牛奶和洁净饮用水。

（3）减少聚餐机会。

（4）高危人群注意避免某些危险因素：如肝硬化等慢性肝病患者进食某些海产品易发生创伤弧菌感染。免疫系统缺陷人群进食奶酪、某些熟食易发生单核细胞增多性李斯特感染。这些人群应避免上述食物。

（五）旅游者腹泻的预防

（1）提高旅游者的卫生意识：外出旅游保持良好的个人卫生习惯，确保饮食、饮水卫生。

（2）抗生素预防：是目前尚有争议的一个问题，抗生素对旅游者腹泻有良好的保护作用，但一般不建议每一个旅客都使用。抗生素预防宜用于：①短程（3～5d）旅行者，预防成功的概率在延缓12～24h后会大大降低。②参加官方访问的旅行者，这些人出于应酬不能严格遵守饮食规范。③内科疾病患者，由于急性腹泻伴有酸中毒。这些人的总体健康状况会更差。④胃酸分泌较低的患者，因为这些患者所拥有的胃酸杀菌功能较差。⑤免疫力低下的旅游者。⑥已知有炎性肠道疾病的患者。

（周　玲）

第二节　禽流感病毒感染的护理

禽流行性感冒（avian influenza，AI）简称禽流感，是由甲型禽流感病毒（avian influenza virus，AIV）引起的一种禽类烈性传染病。近年来不断出现 AIV 感染人类而引起人禽流感。禽流感病毒感染（avian influenzavirus infection）是指由甲型禽流感病毒某些亚型的毒株引起的人的急性呼吸道传染病。病情轻重不一，严重者可致败血症、休克、多脏器功能衰竭以及 Reye 综合征等多种并发症而致人死亡。我国大陆自 2005 年 11 月报告首例人感染高致病性禽流感（即人感染 H5N1 禽流感病毒）病例以来，至 2007 年 11 月，有 12 个省份报告发现疫情，报告病例总数 24 例。

一、病因与发病机制

（一）病原学

AIV 属正粘病毒科甲（A）型流感病毒属，为单股负链 RNA 病毒。

流感病毒依据其外膜的血凝素（HA）和神经氨酸酶（NA）抗原特异性不同，可分为若干亚型，目前，HA 有 15 个亚型（H1～H15），NA 有 9 个亚型（N1～N9），任何一种 HA 与任何一种 NA 结合后即为一种血清亚型。这两种抗原可不断发生变异，而且各亚型之间没有交叉免疫。引起人类流感流行的与 H1～H3 和 N1、N2 相关，引起禽类流感暴发流行的主要是 H5 和 H7，其次是 H9 和 H4。历史上多次暴发的禽流感，包括最为严重的 1983 年美国和 1995 年墨西哥的两次大暴发，均未见有关禽流感病毒感染人类的报道。因为对于特定生物，病毒需要特定基因来制造表面蛋白质，以便与生物体内的蛋白质结合成功，才能导致感染。不同病毒分别感染不同的生物，越过物种界限并不容易。但是，在人与动物接触频繁的情况下，可能会有一些毒株发生变异，变得能感染人类。目前发现能引起人类禽流感病毒感染的病毒亚型主要有 H5N1、H9N2、H7N7、H7N2、H7N3 等，其中感染 H5N1 的患者病情重，病死率高。

在自然条件下，AIV 的抵抗力较强，在凉爽和潮湿的环境中，AIV 可存活 30～50d，在干燥尘埃中存活 2 周，在粪便中存活 1 周，在水中存活 1 个月，在低温（－20℃）、干燥或甘油中可保持活力 1 年以上，在冷冻的禽肉和骨髓中可存活 10 个月。但对乙醚、氯仿和丙酮等有机溶剂及紫外线均敏感。常用消毒剂如甲醛、氧化剂、稀酸、含氯石灰、碘剂等容易将其灭活。AIV 对热敏感，56℃加热 30min，60℃加热 10min，70℃加热数 min，100℃加热 1min 即可将其灭活。阳光直射下 40～48h 也可灭活。

（二）流行病学

（1）流行特征近年来，世界各地不断发现人类禽流感病毒感染病例，其中感染 H5N1 者预后较差，病死率约为 30%，2004—2006 年在越南、泰国和我国感染 H5N1 者的病死率，远高于此数据，其中 13 岁以下的儿童多见，而且病情较重。本病常年发病，但以冬春季较多。

（2）传染源：主要为患禽流感或携带禽流感病毒的鸡、鸭、鹅等家禽。野禽、候鸟等能携带病毒进行远距离传播。不排除人作为传染源的可能，但至今尚未证实。

（3）传播途径：通过密切接触病禽及其分泌物、排泄物，受病毒污染的水，以及直接接触病毒毒株被感染。同时，也存在通过呼吸道传播，通过眼结膜或破损皮肤引起感染。

（4）易感人群：人群普遍易感。高危人群包括兽医，从事鸡、鸭、鹅、猪等动物的饲养、贩运和屠宰人员。

（三）发病机制与病理

1. 发病机制　目前发病机制尚不清楚。

2. 病理　从部分死亡病例进行解剖发现，主要是肺脏充血和水肿，肺泡呈间质性纤维化、弥漫性机化损伤；广泛肝小叶和肾小管坏死；其他脏器如血液和淋巴组织系统、脾脏均有严重损害。

二、临床表现与诊断

（一）临床表现

1. 潜伏期　一般为 1～3d，最长在 7d 以内。

2. 临床症状

（1）H5N1 病毒感染：多呈急性起病，早期症状类似普通型流感，主要为发热，体温大多持续在 39℃以上，热程 1～7d，一般为 3～4d，同时伴有流涕、鼻塞、咳嗽、咽痛、头痛、肌肉酸痛和全身不适。部分患者可出现恶心、腹痛、腹泻、稀水样便等消化道症状。多数轻症病例预后良好。重症患者病情发展迅速，可出现肺炎、急性呼吸窘迫综合征、肺出血、胸腔积液、全血细胞减少、肾衰竭、败血症、休克及 Reye 综合征等多种并发症，严重者可致死亡。治疗中若体温持续超过 39℃，需警惕重症倾向。

实验室检查外周血白细胞计数正常或降低，部分患者淋巴细胞减少。胸部 X 线检查为单侧或双侧肺炎改变。患者呼吸道标本（如鼻咽分泌物、口腔含漱液、气管吸出物或呼吸道上皮细胞），检测出 H5N1 病毒抗原及基因或分离出 H5N1 病毒，可以确诊。

（2）H7N7 病毒感染：症状较轻，大多数患者可出现眼结膜炎，少数患者伴有温和的流感样症状。

（3）H9N2 病毒感染：仅引起一过性的流感症状。

（二）诊断

参照中华人民共和国人禽流感诊疗方案（2005 版修订版），即：根据流行病学史、临床表现及实验室检查结果，排除其他疾病后，制定了人禽流感医学观察病例、疑似病例、临床诊断病例、确诊病例的诊断标准。

三、治疗原则

（一）隔离

对疑似和确诊患者应进行隔离治疗，防止病情恶化及疾病扩散。

（二）对症支持治疗

可应用解热镇痛药降低体温，缓解头痛和全身酸痛等；使用缓解鼻黏膜充血药减轻鼻塞和流涕；使用止咳祛痰药来减轻咳嗽等。

（三）抗流感病毒治疗

应在发病48小时内试用抗流感病毒药物，如金刚烷胺、达菲等。

（四）重症患者在常规治疗的基础上，还需加强支持治疗和防治各种并发症

四、常见护理问题

（一）潜在的危险：传染性

1. 相关因素　可能与患者呼吸道分泌物中分离出特定病毒有关。

2. 危险因素评估

（1）人作为传染源虽然尚未证实，但有报道。1997年香港高致病性禽流感暴发时，大部分患者有鸡鸭等动物接触史或可能接触史。但其中有1例3岁患儿，其2岁表弟和5岁表姐先后发病，患儿相互之间有接触史，但其表弟和表姐却无鸡、鸭接触史；2004年越南报道的疑似病例中有2例来自同一家庭。

（2）由于禽流感病毒的特异性，目前发现感染人类的禽流感病毒不含有人类及猪等哺乳动物的基因片断，即禽流感病毒不能直接传给人类。禽流感病毒还具有变异快的特点，如果人类同时感染了禽、人2种流感病毒，2种流感病毒在人体细胞中发生重组，使禽流感病毒获得人体基因片断并具备对人类细胞的亲嗜性，此种新病毒将可能引起全球流感大流行。

3. 护理措施

（1）我国传染病防治法规定本病属乙类传染病，按甲类传染病管理。

（2）隔离：按呼吸道严密隔离，隔离期一般为1周或至主要症状消失。感染H5N1病毒者，隔离期为3周。

（3）为防止出现人类间相互传染，对患者和医务人员的具体隔离措施参照严重急性呼吸综合征的要求。

（二）体温升高

1. 相关因素　与病毒血症有关。重症患者除病毒血症外，可能还与继发细菌感染有关。

2. 临床表现　主要见于H5N1型禽流感病毒感染，表现为起病急骤，体温持续在39℃以上，热程1~7d，一般2~3d多见。

3. 护理措施

（1）休息：应卧床休息，多饮水。

（2）饮食：易消化的半流饮食。病情危重不能经口进食期间，应采取留置胃管经胃肠道营养加部分静脉营养的方式保证营养的摄入。

（3）病情观察：①加强生命体征的监测。监测体温、脉搏，尤其小儿患者应预防高热惊厥的发生或出现体温不升；监测呼吸，注意呼吸节律和呼吸频率，观察有无呼吸困难、发绀等缺氧症状；监测血压，注意有无出血倾向。②密切观察血常规，白细胞、血小板，尤其是淋巴细胞减少是死亡的高危因素。③H5N1 型禽流感病毒感染后咽拭子病毒负荷量高，准确采集咽拭子标本，以便尽早分离出病原体。

（4）降温：首先采用物理降温方法，如冰敷、温水擦浴、乙醇擦浴等，必要时使药物降温。在降温过程中应密切观察病情变化，注意保暖，降温后应及时观察降温效果并做好记录。

（5）儿童避免使用阿司匹林等水杨酸类药物退热，以免引起 Reye 综合征。Reye 综合征多发生在 2～16 岁儿童，其临床表现为：在热退数日后出现恶心、呕吐，继而出现嗜睡、昏迷、惊厥等神经系统症状，脑脊液压力升高，细胞数正常，脑脊液中可检测出流感病毒RNA；肝大而无黄疸，肝功能轻度损害，血氨增高。病理检查可发现脑水肿和缺氧性神经细胞退行性变，肝细胞脂肪变性。

（6）口腔护理：保持口腔清洁，防止口腔细菌、真菌感染。对重症患者进行口腔护理时，应注意口腔黏膜是否有血疱、牙龈出血，及早发现出血倾向。

（7）皮肤护理：出汗多的患者应注意勤更衣，保持皮肤清洁干燥。

（三）低效性呼吸状态

1. 相关因素　与肺部病变引起呼吸浅快，同时血中氧含量急剧下降有关。

2. 临床表现　H5N1 型禽流感病毒感染早期可以出现下呼吸道症状，表现为呼吸急促、呼吸窘迫、吸气异常爆裂音，时有血痰，严重者出现呼吸衰竭。X 线胸片有明显异常改变。

3. 护理措施

（1）注意休息：重症患者应绝对卧床休息，减少机体耗氧量。

（2）密切观察呼吸频率、节律和幅度，监测血氧饱和度，有呼吸困难者应给予氧疗。出现呼吸衰竭的患者应及时行机械通气，并执行相应的机械通气护理常规。

（3）密切观察患者咳嗽的性质，痰液的颜色、性状和量。避免患者用力和剧烈咳嗽，可经常协助患者翻身、拍背，鼓励患者多饮水，患者咳嗽、咳痰时，护理人员应站在患者的背面。行机械通气的清醒患者可给予超身雾化吸入。

（4）各项护理操作尽量集中实施，减少对患者不必要的刺激。各项高危操作，如更换床单、气管内吸痰、采集标本等，动作应轻、准、稳，尽量缩短护理人员的暴露时间。

五、健康教育

（一）心理指导

H5N1 病毒感染发病初期症状与普通流感类似，应引起足够重视。关心患者，反复追问患者有无可疑的禽流感病毒接触史，正确采集标本，以协助医生尽早确诊。确诊病例，患者因持续高热、症状加重而出现情绪波动时，护士应安慰患者，帮助患者树立战胜疾病的信心，鼓励患者表达自己的不适症状，以便及时给予帮助；并及时转达其家人的关怀，使患者体会到被关爱和被照顾，从而产生安全感，积极配合治疗。本病 <13 岁的儿童多见，在沟

通和心理指导时，要多考虑儿童的特点，才能取得更好的效果。

（二）饮食指导

发热期间应进食易消化的半流饮食，如面条、馒头、稀饭、面包等，适当补充新鲜果汁；重症患者要确保热量供应，按体重计算热量，不能口服部分，静脉补充。为了维持机体在高分解代谢状态下的正氮平衡，应保证优质蛋白的摄入占总热量的20%，同时供给各种维生素等营养物质。使用机械通气的患者可采取留置胃管给予鼻饲饮食或给予静脉输入全合一肠外营养液。

（三）休息与活动

患者发热期间应注意卧床休息，减少活动；如出现胸闷、气促，应绝对卧床休息，避免各项活动，护士应协助做好生活护理，避免一切不必要的刺激，各项护理治疗工作尽量集中进行。病情好转后逐渐增加活动量，先在病床上独坐，然后扶床站立，再在室内慢走；同时每天应训练深呼吸，如用鼻深吸气至不能再吸时，屏气1~2s后用口呼气，使气体尽量排出，此方法有利于增大肺泡通气量，可防止肺泡萎陷及利于萎陷的肺泡膨胀。

（四）用药指导

1. 用于禽流感病毒感染的抗病毒药物分为3类　即神经氨酸酶抑制药奥司他韦（Oseltamivir，商品名为达菲）；离子通道 M_2 阻滞药金刚烷胺（Amantadine）和金刚乙胺（Rimantadine）；利巴韦林（又称三氮唑核苷、病毒唑）。其中奥司他韦为首选的抗 H5N1 药物，可减少肺炎和支气管炎并发症，减少抗生素的使用和缩短住院时间，不良反应有恶心、呕吐，症状是一过性的，常在服用第1剂时发生。早期应用金刚烷胺可阻止病情发展、减轻病情、加速疾病的恢复、改善预后，不良反应有注意力不集中、眩晕、嗜睡等神经系统症状。

2. 对中毒症状较重、并发急性呼吸窘迫综合征、休克、脑水肿等患者　可采用肾上腺糖皮质激素短期冲击治疗，在用药期间应注意类固醇药物的不良反应，如骨的缺血性坏死、结核病的播散、真菌性感染等。

（五）出院指导

（1）保持乐观的心情，适当加强体育锻炼，注意劳逸结合。

（2）进食新鲜食物，注意生熟食要分开，食物应煮熟煮透。

（3）室内应注意通风换气，保持空气新鲜。

（4）如有不适，应及时门诊复查。

（六）预防

1. 加强禽类管理，监测和控制传染源

（1）加强动物监督检疫工作，特别是周边国家或地区发生疫情后，防止禽流感传入我国。

（2）避免家禽与野生禽类的接触，使家禽远离可能污染的水源。家禽和家畜不能混养，要特别注意家禽、家畜的粪便进行科学处理。

（3）一旦发现高致病性禽流感，为防止疫情扩散，应立即封锁疫源地，将病禽所在禽场（户）或其他有关屠宰、经营单位划为疫点，捕杀以疫点为中心3km内的所有家禽，彻底销毁受污染的物品，彻底消毒疫区环境，并做无害化处理。距疫区5km内的周边地区划为受威胁区，对家禽应强制免疫。10km以内禁止活禽交易。

（4）活禽市场应加强管理，使用便于消毒的塑料笼子，每天对市场进行彻底消毒，未出售的禽类不得再带回养禽场。

2. 加强对重点人员的知识宣教，切断传播途径

（1）发生禽流感疫情时，一般人员应尽量避免与病禽接触，特别是儿童、老人及体弱者。对进入疫区的工作人员和消毒防疫人员，应穿防护服，戴防毒面具或口罩，戴手套。接触禽类后，要用洗手液和清水彻底洗手。必要时预服抗病毒药物。

（2）一旦发生人禽流感病毒感染疫情，应对患者所在单位和家庭进行彻底消毒，患者应住院隔离治疗。

（3）收治禽流感病毒感染患者的医院门诊和病房，以及检测病毒的实验室应做好隔离消毒和防护工作，防止医院感染和实验室的感染和传播。

3. 养成良好的卫生习惯，提倡健康的生活方式

（1）加强体育锻炼，避免过度劳累。

（2）注意饮食卫生，勿食生或不熟的禽产品，案板要生熟分开，禽产品一定要烹熟后再食用。

（3）室内空气应保持新鲜流通，个人应养成勤洗手、剪指甲，不随地吐痰的良好习惯。

4. 预防接种　到目前为止，尚未研究出可供人类使用、能有效预防禽流感的疫苗。一般用于甲型流感病毒的三联疫苗主要预防人类流感，对 H5N1 禽流感病毒不起预防作用。在禽流感流行期间，高危人群和儿童、老人、体弱者应注射甲型流感病毒三联疫苗，以防止人类同时感染人、禽 2 种流感病毒，减少基因重组的机会。

（周　玲）

第三节　麻疹的护理

麻疹（measles）是麻疹病毒引起的一种急性出疹性呼吸道传染病。临床上以发热、上呼吸道炎（咳嗽、流涕）、结膜炎、口腔麻疹黏膜斑（又称柯氏斑，Koplik spot）及全身斑丘疹为主要表现。本病传染性强，易并发肺炎。病后免疫力持久，大多终身免疫。随着麻疹减毒活疫苗的普遍接种，麻疹的流行已得到控制，目前我国的总发病率低于 0.1‰。

一、病因与发病机制

麻疹病毒是一种副黏液病毒，仅有一个血清型，抗原性稳定。病毒不耐热，对日光和消毒剂均敏感，但在低温下能长期存活。

麻疹病毒侵入易感儿后出现 2 次病毒血症。麻疹病毒侵入呼吸道上皮细胞及局部淋巴结，在这些部位繁殖，同时有少量病毒侵入血液形成第一次病毒血症；此后病毒在全身单核巨噬细胞系统内大量复制、繁殖，大量病毒再次侵入血流，造成第 2 次病毒血症，引起全身广泛性损害而出现一系列临床表现如高热和出疹，此时传染性最强。

二、临床表现

1. 分期　典型麻疹临床经过可分为以下四期。

（1）潜伏期：平均 10d 左右。在潜伏期末可有轻度发热、精神差、全身不适。

（2）前驱期（出疹前期）：发热开始至出疹，一般为 3 ~4d。主要有以下症状。

1）发热：为首发症状，多为中度以上发热。

2）上呼吸道炎：在发热同时出现咳嗽、喷嚏、流涕、咽部充血等卡他症状，眼结合膜充血、流泪、畏光及眼睑水肿是本病特点。

3）麻疹黏膜斑：见于90%以上患儿，具有早期诊断价值。在发疹前24~48h出现，在两侧颊黏膜上相对于下臼齿对应处，于出疹后1~2d迅速消失。

4）其他：部分病例可有一些非特异性症状，如全身不适、精神不振、食欲减退、呕吐、腹泻等。

（3）出疹期：一般为3~5d。皮疹多在发热3~4d后按一定顺序出现，先见于耳后、发际、颈部到颜面部，然后从上而下延至躯干、四肢，最后到手掌、足底。皮疹为略高出皮肤的斑丘疹。出疹时全身毒血症状加重，体温升高，嗜睡或烦躁，厌食，呕吐，腹泻，肺部有少量啰音。易并发肺炎、喉炎等并发症。

（4）恢复期：一般为3~5d。出疹3~4d皮疹按出疹先后顺序逐渐隐退，1~2周完全消失。

2. 非典型麻疹　少数患者，病程呈非典型经过。体内尚有一定免疫力者呈轻型麻疹，常无黏膜斑，皮疹稀而色淡，疹退后无脱屑和色素沉着，无并发症。体弱、有严重继发感染者呈重型麻疹，持续高热、中毒症状重，皮疹密集融合，常有并发症或皮疹骤退、四肢冰冷、血压下降等循环衰竭表现。此外，注射过麻疹减毒活疫苗的患儿还可以出现皮疹不典型的异型麻疹（非典型麻疹综合征）和无典型黏膜斑、无皮疹的无疹型麻疹。

3. 常见并发症　在麻疹病程中患儿可并发肺炎、中耳炎、喉炎、气管及支气管炎、心肌炎、脑炎、营养不良和维生素A缺乏等，并可使原有的结核病恶化。

（1）肺炎：是麻疹最常见的并发症，多见于5岁以下患儿。继发细菌感染性肺炎时，肺炎症状加剧，体征明显，预后差。

（2）喉炎：麻疹患儿常有轻度喉炎表现，但继发细菌感染所致的喉炎，严重者可窒息死亡。

（3）心肌炎：轻者仅有心音低钝、心率增快、一过性心电图改变，重者可出现心率衰竭、心源性休克。

（4）脑炎：大多发生在出疹后2~6d，脑炎的轻重与麻疹轻重无关。

三、实验室检查

1. 一般检查　血白细胞总数减少，淋巴细胞相对增多。中性粒细胞增多提示继发细菌感染。

2. 病原学检查　从呼吸道分泌物中分离出麻疹病毒，或检测到麻疹病毒均可作出特异性诊断。

3. 血清学检查　皮疹出现1~2d即可用酶联免疫检测法从血中检出特异性IgM抗体，有早期诊断价值。

四、护理措施

1. 基础护理

（1）卧床休息：卧床休息至皮疹消退、体温正常为止。室内温度维持在18~22℃，湿度50%~60%。衣被合适，勿捂汗。

（2）保证营养的供给：饮食以清淡、易消化、营养丰富的流食、半流食为宜，少量多餐。鼓励多饮水，必要时按医嘱补液。恢复期应添加高蛋白、高能量及多种维生素的食物。

2. 疾病护理

（1）对症护理

1）监测体温，观察热型：处理麻疹高热时需兼顾透疹，不宜用药物及物理方法强行降温，尤其禁用冷敷及乙醇擦浴。如体温升至40℃以上时，可用小剂量退热药或温水擦浴。

2）保持皮肤黏膜完整性：①皮肤护理：保持皮肤清洁，勤换内衣。勤剪指甲，避免患儿抓伤皮肤引起继发感染；②口、眼、耳、鼻部的护理：多喂白开水，常用生理盐水或2%硼酸溶液洗漱，保持口腔清洁、舒适；眼部因炎性分泌物多而形成眼痂者，应用生理盐水清洗双眼，再滴入抗生素眼药水或眼膏，并加服鱼肝油预防干眼症；防止眼泪及呕吐物流入耳道，引起中耳炎；及时清除鼻痂，保持鼻腔通畅。

（2）专科护理

1）观察病情：出疹期间出现高热不退、咳嗽加剧、呼吸困难及肺部细湿啰音等为并发肺炎的表现；出现声嘶、气促、吸气性呼吸困难、三凹征等为并发喉炎的表现；出现抽搐、嗜睡、脑膜刺激征等为脑炎的表现。

2）预防感染的传播：①管理传染源：隔离患儿至出疹后5d，并发肺炎者延长至出疹后10d，密切接触的易感儿，应隔离观察3周，若接触后接受过免疫制药者则延至4周；②切断传播途径：每天用紫外线消毒患儿房间或通风30min，患儿衣物在阳光下曝晒。医护人员接触患儿前后应洗手、更换隔离衣或在空气流动处停留30min。

保护易感人群：流行期易感儿应尽量避免去公共场所。8个月以上未患过麻疹者均应接种麻疹减毒活疫苗，7岁时进行复种，流行期间可应急接种。体弱患儿接触麻疹后，应及早注射免疫血清球蛋白。

3. 健康指导　由于麻疹传染性较强，为控制疾病的流行，应向家长介绍麻疹的流行特点、隔离时间、早期症状等，使其有充分的心理准备，积极配合治疗。无并发症的患儿可在家中治疗护理。指导家长做好消毒隔离、皮肤护理及病情观察等，防止继发感染。

（周　玲）

第四节　水痘的护理

水痘（varicella，chickenpox）是由水痘－带状疱疹病毒（varicella－zoster virus，V－Z virus）引起的小儿常见的急性出疹性疾病，传染性极强，临床特征为皮肤和黏膜相继出现并同时存在斑疹、丘疹、疱疹及结痂，全身症状轻微。患儿感染后可获得持久免疫，但以后可以发生带状疱疹。

一、病因与发病机制

水痘－带状疱疹病毒即人类疱疹病毒Ⅲ型，仅一个血清型。在小儿时期，该病毒原发感染为水痘，恢复后病毒可长期潜伏在脊髓后根神经节或脑神经的感觉神经节内，少数人在青春期或成年后，病毒可以被激活，再次发病，表现为带状疱疹。

病毒经口、鼻进入人体，在呼吸道黏膜细胞内繁殖，2～3d进入血液，产生病毒血症，可在单核巨噬细胞系统内再次增殖后入血,引起第 2 次病毒血症而发病。病变主要损害皮肤,由于病毒侵入血液往往是间歇性的,故临床表现为皮疹分批出现。病变表浅,预后不留瘢痕。黏膜病变与皮疹类似。

二、临床表现

1. 典型水痘 潜伏期多为 2 周。表现为低热、不适、厌食、流涕、咳嗽等。常在起病当天或次日出现皮疹。其特点为:①皮疹分批出现,开始为红色斑疹或斑丘疹,迅速发展为清凉、椭圆形小水疱,周围伴有红晕。疱液先透明而后浑浊,且疱疹出现脐凹现象,易破溃,常伴瘙痒,2 ~3d 开始干枯结痂。由于皮疹演变过程快慢不一,故同一时间内可见上述 3 种形态皮疹同时存在,这是水痘皮疹的重要特征。皮疹脱痂后一般不留瘢痕;②皮疹呈向心性分布,躯干多,四肢少,这是水痘皮疹的又一特征;③黏膜疱疹可出现在口腔、咽、眼结膜、生殖器等处,易破溃形成溃疡,疼痛明显。水痘多为自限性疾病,10d 左右自愈。

2. 重型水痘 发生于肿瘤或免疫功能低下的患儿,患儿全身中毒症状较重,高热,皮疹分布广泛,可融合形成大疱型疱疹或出血性皮疹,可继发感染甚至引起败血症,病死率高。

3. 先天性水痘 孕妇患水痘时可累及胎儿。妊娠早期感染,可致新生儿患先天性水痘综合征,导致多发性先天性畸形和自主神经系统受累,患儿常在 1 岁内死亡,存活者留有严重神经系统伤残。接近产期感染水痘,新生儿病情多严重,死亡率高。

4. 并发症 常见为皮肤继发性细菌感染。少数病例可发生心肌炎、肝炎等。水痘肺炎小儿少见,临床症状迅速恢复,X 线肺部病变可持续 6 ~12 周。

三、实验室检查

1. 血常规 白细胞总数大多正常,继发细菌感染时可增高。

2. 疱疹刮片检查 用瑞氏染色可见多核巨细胞,用苏木素 - 伊红染色查见核内包涵体,可供快速诊断。直接荧光抗体染色查病毒抗原也简捷有效。

3. 血清学检查 补体结合抗体高滴度或双份血清抗体滴度 4 倍以上升高可明确病原。

四、治疗要点

1. 对症治疗 皮肤瘙痒时可局部应用炉甘石洗剂或口服抗组胺药。高热时给予退热药。有并发症时进行相应对症治疗。

2. 抗病毒治疗 阿昔洛韦(acvclovir)为目前首选抗 V - Z virus 药物。但须在水痘发病后 24h 内应用才有效。此外,尚可酌情选用干扰素。

五、护理措施

1. 基础护理 室内温度适宜,保持衣被清洁、合适,以免增加痒感。勤换内衣,保持皮肤清洁、干燥。剪短指甲,小婴儿可戴连指手套,避免搔破皮疹,引起继发感染或留下瘢痕。

2. 疾病护理

(1) 对症护理

1) 减少皮疹瘙痒:温水洗浴,疱疹无破溃者,可涂炉甘石洗剂或 5% 碳酸氢钠溶液,也可遵医嘱口服抗组胺药物;疱疹已破溃者、有继发感染者,局部用抗生素软膏,或遵医嘱口服抗生素控制感染。

2）降低体温：患儿多有中低度发热，不必用药物降温。如有高热，可用物理降温或适量退热药，忌用阿司匹林，以免增加 Reye 综合征的危险。卧床休息到退热，症状减轻。给富含营养的清淡饮食，多饮水，保证机体足够的营养。

（2）专科护理

1）观察病情：水痘临床过程一般顺利，偶可发生播散性水痘，并发肺炎、心肌炎，应注意观察及早发现，并给予相应的治疗及护理。

2）预防感染传播

a. 管理传染源：大多数无并发症患儿多在家中隔离治疗，应隔离至疱疹全部结痂为止。易感儿接触后应隔离观察 3 周。

b. 保护易感患儿：保持室内空气新鲜，托幼机构应做好晨间检查、空气消毒，防止扩散，尤其对体弱、免疫力低下者更应加强保护。对使用大剂量激素、免疫功能受损、恶性病患儿及孕妇，在接触水痘后 72h 肌肉注射水痘 – 带状疱疹免疫球蛋白（varicella – zoster immune giobulin，VZIG），可起到预防或减轻症状的作用。国外已开始使用水痘减毒活疫苗，接触水痘后立即给予可预防发病，即使患病症状也很轻微。

3. 健康指导 由于水痘是一种传染病，对社区人群除进行疾病病因、表现特点、治疗护理要点知识宣教外，为控制疾病的流行，重点应加强预防知识教育，如流行期间避免易感儿去公共场所。介绍水痘患儿隔离时间，使家长有充分思想准备，以免引起焦虑。指导家长给予患儿足够的水分和营养。为家长示范皮肤护理方法，注意检查，防止继发感染。

（周 玲）

第五节 流行性腮腺炎的护理

流行性腮腺炎（epidemic parotitis，mumps）是由腮腺炎病毒引起的小儿时期常见的急性呼吸道传染病。以腮腺肿大、疼痛为特征，各种涎液腺及其他器官均可受累，系非化脓性炎症。

一、病因与发病机制

腮腺炎病毒为 RNA 病毒，属副黏液病毒，仅一个血清型，存在于患者唾液、血液、尿液及脑脊液中。此病毒对理化因素抵抗力不强，加热至 56℃ 20min 或甲醛、紫外线等很容易使其灭活，但在低温条件下可存活较久。人是病毒的唯一宿主。

腮腺炎病毒经口、鼻侵入人体，在局部黏膜上皮细胞中增殖，引起局部炎症反应，然后入血液产生病毒血症。病毒经血流至全身各器官，首先使腮腺、颌下腺、舌下腺、胰腺、性腺等发生炎变，也可侵犯神经系统。在这些器官中病毒再度繁殖，散布至第一次未曾侵入的其他器官，引起炎症，临床上呈现不同器官相继出现病变的症状。

二、临床表现

典型病例临床上以腮腺炎为主要表现。潜伏期 14 ~ 25d，平均 18d。

本病前驱期很短，可有发热、头痛、乏力、肌痛、厌食等。腮腺肿大常是疾病的首发体征。通常先起于一侧，2 ~ 3d 波及对侧，也有两侧同时肿大或始终局限于一侧者。肿胀以耳垂为中心，向前、后、下发展，局部不红，边缘不清，轻度压痛，咀嚼食物时压痛加重。在上颌第2磨牙旁的颊黏膜处，可见红肿的腮腺管口。腮腺肿大3～5d达高峰，1周左右逐渐消退。颌下腺和舌下腺也可同时受累。不典型病例可无腮腺肿胀而以单纯睾丸炎或脑膜炎的症状出现。

腮腺炎病毒有嗜腺体和嗜神经性，故病毒常侵入中枢神经系统、其他腺体或器官而产生下列症状。

（1）脑膜脑炎：可在腮腺炎出现前、后或同时发生，也可发生在无腮腺炎时。表现为发热、头痛、呕吐、颈项强直，少见惊厥或昏迷。脑脊液呈无菌性脑脊髓膜炎样改变。大多数预后良好，但也偶见死亡及留有神经系统后遗症。

（2）睾丸炎：是男孩最常见的并发症，多为单侧受累，睾丸肿胀疼痛，约半数病例可发生萎缩，双侧萎缩者可导致不育症。

（3）急性胰腺炎：较少见。常发生于腮腺炎肿胀数日后。出现中上腹剧痛，有压痛和肌紧张，伴发热、寒战、呕吐、腹胀、腹泻或便秘等。

（4）其他：可有心肌炎、肾炎、肝炎等。

三、治疗要点

主要为对症处理及支持治疗。严重头痛和并发睾丸炎者可酌情应用止痛药。也可采用中医中药内外兼治。并发睾丸炎者应局部冷敷并用阴囊托将睾丸抬高以减轻疼痛。重症脑膜炎、睾丸炎或心肌炎者必要时可用中等量激素治疗3～7d。氦－氖激光局部照射治疗腮腺炎，对止痛、消肿有一定疗效。

四、护理措施

1. 基础护理　保持口腔清洁，常用温水漱口，多饮水，以减少口腔内残余食物，防止继发感染。

2. 疾病护理

（1）对症护理

1）减轻疼痛：给予富有营养、易消化的半流质或软食，忌酸、辣、干、硬食物，以免因唾液分泌及咀嚼使疼痛加剧。局部冷敷，以减轻炎症充血及疼痛。亦可用中药湿敷。

2）减低体温，保证休息，防止过劳，减少并发症的发生。高热者给予物理或药物降温。鼓励患儿多饮水。发热伴有并发症者应卧床休息至退热。

（2）专科护理

1）观察病情变化：注意有无脑膜炎、睾丸炎、急性胰腺炎等临床征象，并给予相应治疗及护理。发生睾丸炎时可用丁字带托起阴囊，局部间歇冷敷以减轻疼痛。

2）预防感染传播：发现腮腺炎患儿后立即采取呼吸道隔离措施，直至腮腺肿大消退后3d。有接触史的易感儿应观察3周。流行期间应加强托幼机构的晨检。居室应空气对流，对患儿口、鼻分泌物及污染物应立即消毒。易感儿可接种减毒腮腺炎活疫苗。

3. 健康指导　无并发症的患儿一般在家中隔离治疗，指导家长做好隔离、饮食、用药等护理，学会观察病情，若有并发症表现，应及时送医院就诊。做好患儿及家长的心理护理，介绍减轻疼痛的方法，使患儿配合治疗。

（周　玲）

第六节　中毒型细菌性痢疾的护理

细菌性痢疾（bacillary dysentery）是由志贺菌属引起的肠道传染病，中毒型细菌性痢疾（bacillarydysentery，toxic type）是急性细菌性痢疾的危重型，起病急骤，临床以突发高热、嗜睡、反复惊厥、迅速发生休克和昏迷为特征。病死率高。

一、病因与发病机制

细菌性痢疾的病原菌为痢疾杆菌，属志贺菌属，分 A，B，C，D4 群（痢疾志贺菌、福氏志贺菌、鲍氏志贺菌、宋内志贺菌），我国以福氏志贺菌多见，其次为宋内志贺菌。痢疾杆菌对外界抵抗力较强，耐寒、耐湿，但不耐热和阳光，一般消毒剂均可将其灭活。

中毒性痢疾发病机制尚不十分清楚，可能和机体对细菌毒素产生异常强烈的过敏反应（全身炎症反应综合征）有关。

痢疾杆菌经口进入人体后，侵入结肠上皮细胞并生长繁殖，细菌裂解后可释放大量内毒素和少量外毒素。大量内毒素进入血液循环，致发热、毒血症及全身微血管障碍。内毒素作用于肾上腺髓质及兴奋交感神经系统释放肾上腺素、去甲肾上腺素等，使小动脉和小静脉发生痉挛收缩。内毒素直接作用或通过单核巨噬细胞系统，使组氨酸脱羧酶活性增加，或通过溶酶体释放，导致大量血管扩张物质释放，使血浆外渗，血液浓缩；还可使血小板聚集，释放血小板因子，促进血管内凝血，加重微循环障碍。

中毒性菌痢的上述病变在脑组织中最为显著。可发生脑水肿甚至脑疝，出现昏迷、抽搐及呼吸衰竭，是中毒性菌痢死亡的主要原因。

二、临床表现

潜伏期通常为 1~2d，但可短至数小时，长至 8d。起病急骤，患儿突然高热，体温可达40℃以上，常在肠道症状出现前发生惊厥，短期内（一般在数小时内）即可出现中毒症状。肠道症状往往在数小时或数十小时后出现，故常被误诊为其他热性疾病。

根据临床特点，可将本病分为四种类型。

1. 休克型（皮肤内脏微循环障碍型）　主要表现为感染性休克。早期为微循环障碍，患儿面色苍白、肢端厥冷、脉搏细数、呼吸增快、血压正常或偏低、脉压差小；随着病情进展，微循环淤血、缺氧、面色青灰、肢端冷湿、皮肤花纹、血压明显降低或测不出、心音低钝、少尿或无尿；后期可伴心、肺、肾等多系统功能障碍。

2. 脑型（脑微循环障碍型）　以颅内压增高、脑水肿、脑疝和呼吸衰竭为主。患儿有剧烈头痛、呕吐、血压增高，心率相对缓慢，肌张力增高，反复惊厥及昏迷。严重者可呈现呼吸节律不齐、瞳孔两侧大小不等，对光反应迟钝。此型较重，病死率高。

3. 肺型（肺循环障碍型）　主要表现为呼吸窘迫综合征。以肺微循环障碍为主，常由脑型或休克型基础上发展而来，病情危重，病死率高。

4. 混合型　同时或先后出现以上脑型或肺型的征象，极为凶险，病死率更高。

三、实验室检查

1. **血常规**　白细胞总数与中性粒细胞增高。当有 DIC 时，血小板减少。

2. **大便常规**　有黏液脓血便的患儿，镜检可见大量脓细胞、红细胞和巨噬细胞。怀疑为中毒性痢疾而未排便者，可用冷盐水灌肠，必要时多次镜检大便。

3. **大便培养**　可分离出志贺菌属痢疾杆菌。

4. **免疫学检查**　可采用免疫荧光抗体等方法检测粪便的细菌抗原，有助于早期诊断，但应注意假阳性。

四、治疗要点

1. **降温止惊**　高热时可采用物理降温、药物降温或亚冬眠疗法。持续惊厥患儿可用地西泮 0.3mg/kg 肌肉注射或静脉注射（最大量每次 ≤10mg）；或用水合氯醛保留灌肠；或苯巴比妥钠肌肉注射。

2. **抗生素治疗**　为迅速控制感染，通常选用两种痢疾杆菌敏感的抗生素，如阿米卡星、头孢噻肟钠或头孢曲松钠等静脉滴注，病情好转后改口服。

3. **防治循环衰竭**　扩充血容量，纠正酸中毒，维持水、电解质平衡；在充分扩容的基础上应用血管活性药物，改善微循环，常用药物有东莨菪碱、酚妥拉明、多巴胺等；及早使用肾上腺皮质激素。

4. **防治脑水肿和呼吸衰竭**　保持呼吸道通畅，给氧。首选质量分数 20% 甘露醇注射液，每次 0.5~1g/kg 静脉注射，每 6~8h 一次，疗程 3~5d，可与利尿药交替使用。也可短期静脉推注地塞米松。若出现呼吸衰竭及早使用呼吸机治疗。

五、护理措施

1. **基础护理**

（1）保证营养供给：给予营养丰富、易消化的流质或半流质饮食，多饮水，促进毒素的排出。禁食易引起胀气、多渣等刺激性食物。

（2）心理护理：提供心理支持，减轻焦虑心情。

2. **疾病护理**

（1）对症护理

1）降低体温、控制惊厥：保持室内空气流通新鲜，温湿度适宜。检测患儿体温变化。高热时给予物理降温或药物降温，对持续高热不退甚至惊厥不止者采用亚冬眠疗法，控制体温在 37℃ 左右。

2）维持有效血液循环：对休克型患儿，适当保暖以改善周围循环。迅速建立并维持静脉通道，保证输液通畅和药物输入。遵医嘱进行抗休克治疗。

（2）专科护理

1）密切观察病情：专人监护，密切观察神态、面色、体温、脉搏、瞳孔、血压、尿量、呼吸节律变化和抽搐情况，准确记录 24h 出入量。

观察患儿排便次数和大便性状，准确采集大便标本送检，注意应采取黏液脓血部分化验以提高阳性率。大便次数多时或病初水样泻时防止脱水的发生。遵医嘱给予抗生素。

2）防治脑水肿和呼吸衰竭：遵医嘱使用镇静药、脱水药、利尿药等，控制惊厥，降低颅内压。保持呼吸道通畅，做好人工呼吸、气管插管、气管切开的准备工作，必要时使用呼吸机治疗。

3）预防感染传播：对餐饮行业及托幼机构员工定期做大便培养，及早发现带菌者并予以治疗。加强对饮食、饮水、粪便的管理及消灭苍蝇。在菌痢流行期间口服痢疾减毒或菌苗。有密切接触者应医学观察7d。

3. 健康指导 指导家长与患儿注意饮食卫生，不吃生冷、不洁食物，养成饭前便后洗手的良好卫生习惯。向患儿及家长讲解菌痢的传播方式和预防知识。

（周　玲）

第七节　伤寒的护理

伤寒（typhoid fever）是指由伤寒杆菌引起的急性肠道传染病，其基本病理变化是小肠淋巴组织增生、肿胀、坏死，临床特征是持续发热，相对缓脉，神经系统中毒症状（伤寒病容）、脾大、玫瑰疹及白细胞减少。少数病例可并发肠出血、肠穿孔、伤寒性肝炎。

一、病原学

伤寒杆菌系沙门菌属 D 群；革兰染色阴性短杆菌（图 16 - 1）。伤寒杆菌除含有菌体"O"抗原及鞭毛"H"抗原外，部分菌株尚含有体表毒力"Vi"抗原，三者都能产生相应的抗体，测定"O"及"H"抗体有辅助临床诊断意义。

伤寒杆菌在自然环境中抵抗力颇强，在水中可生存2～3周，在粪便中可生存1～2个月。耐低温，冰冻环境可维持数月，但对光、热、干燥及消毒剂抵抗力较弱，加热60℃30min、5%苯酚溶液及70%乙醇5min 均可将其杀死，日光直射数小时即死亡，消毒饮用水余氯达 0.2～0.4mg/L 时迅速杀灭。

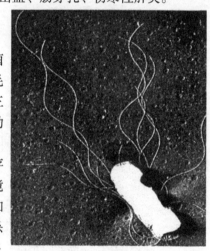

图 16 - 1　伤寒杆菌

二、流行病学

1. 传染源 患者及带菌者。患者从潜伏期即可从粪便排菌，发病后2～4周传染性最强。恢复期排菌少，有2%～5%的患者可持续排菌3个月以上，称为慢性带菌者。少数可在胆囊带菌终身。

2. 传播途径 粪-口途径。病菌随粪便排出体外，通过污染水源、食物、手、苍蝇或蟑螂而传播，日常生活传播是散发流行的主要方式，水源污染往往造成暴发流行。

3. 人群易感性 普遍易感。发病以青年与儿童为多。病后能获得持久的免疫力，很少有第2次发病者。

4. 流行特征 全世界均可发生，以温带及热带地区为多。终年可见，以夏秋季为多。

三、发病机制与病理

伤寒杆菌进入小肠后，侵入肠黏膜，部分病原菌被吞噬细胞吞噬后并在其胞质内繁殖；另一部分经淋巴管进入回肠淋巴结并在其中繁殖，然后由胸导管进入血流，引起短暂的菌血症。此阶段相当于临床上的潜伏期。伤寒杆菌随血流进入肝、脾和其他网状内皮系统继续大量繁殖，再次进入血流，引起第2次菌血症，相当于病程第1~2周，释放强烈的内毒素，引起毒血症症状。病程第2~3周，伤寒杆菌经肠道穿过小肠黏膜再次侵入肠壁淋巴组织，使原已致敏的淋巴组织发生严重炎症反应，引起该处组织坏死、溃疡。若病变波及血管可引起出血，若溃疡深达浆膜则致肠穿孔。病菌也可在其他组织引起化脓性炎症，如：胆囊炎、心包炎、骨髓炎。病程第4~5周，逐渐痊愈。约有3%可成为慢性带菌者、少数患者由于免疫力功能不足等原因引起复发（图16-2）。

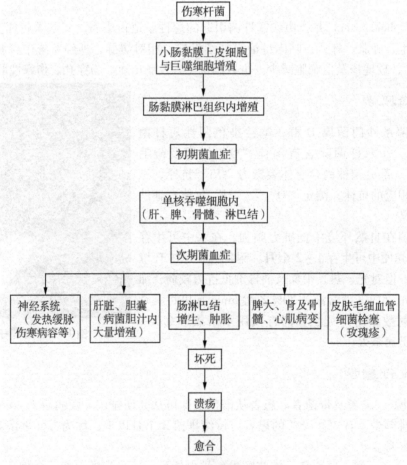

图16-2　伤寒发病机制

四、临床表现

1. 典型伤寒

（1）潜伏期7~23d，平均1~2周。

（2）初期：病程第1周。起病缓慢，发热，体温呈阶梯样上升，逐渐达到39℃或以上，伴畏寒，偶有寒战、全身不适、乏力、食欲减退、咳嗽和咽痛等。

（3）极期：病程第2~3周。高热，以稽留热为主，少数呈弛张热或不规则热，持续10~14d，免疫功能低下者可长达1~2个月。

1）玫瑰疹：病程5~14d，部分患者皮肤出现直径2~4mm淡红色小斑丘疹，压之退色，多在10个以下，分批出现，常见于胸腹部，2~4d消退。

2）循环系统：可出现相对缓脉或重脉。并发心肌炎时相对缓脉不明显。

3）消化系统：食欲减退、腹胀、便秘，部分患者出现腹泻。右下腹可有轻压痛。

4）神经系统：部分患者出现表情淡漠、呆滞、重听、反应迟钝、谵妄等神经精神症状。合并脑膜炎时，可出现脑膜刺激征。

5）肝脾大：可有压痛。并发中毒性肝炎时，ALT升高和黄疸。

（4）缓解期：病程第3~4周。体温逐渐下降，食欲好转，肿大的肝脾开始回缩。少数患者可出现肠出血、肠穿孔。

（5）恢复期：病程第5周。体温恢复正常，症状消失，食欲好转。

2. 非典型伤寒

（1）轻型：全身毒血症症状较轻，体温38℃左右，病程短，1~2周痊愈。

（2）暴发型：起病急骤，中毒症状重，高热、畏寒、休克、中毒性脑病、中毒性心肌炎、中毒性肝炎、DIC等。

（3）迁延型：发热持续时间长，可达5周以上，甚至数月。间歇热型或弛张热型，肝脾大较显著。伴有血吸虫病的伤寒患者常见此型。

（4）逍遥型：毒血症症状较轻，患者可照常工作。可以肠出血或肠穿孔为首发症状。

五、实验室检查

（1）细菌培养阳性。

（2）伤寒血凝集试验"O"和"H"抗体增高。

（3）血白细胞计数偏低或正常，中性粒细胞减少，嗜酸粒细胞减少或消失。

六、治疗要点

（1）卧床休息。

（2）给予高热量、高蛋白、高糖类、适量脂肪、充足维生素、易消化的无渣饮食。

（3）降温。

（4）药物治疗

1）喹诺酮类抗生素：诺氟沙星、氧氟沙星、环丙沙星、利复星。

2）头孢菌素。

（5）并发症治疗

1）肠出血：禁食。少量出血可内科保守治疗，用一般止血剂，必要时输血。适当镇静药。大量出血内科治疗无效，考虑手术治疗。

2）肠穿孔：禁食。胃肠减压，静脉补液维持水电解质平衡及热量供给，抗生素控制腹膜炎，手术治疗。

3）中毒性肝炎：保肝治疗。

4）中毒性心肌炎：卧床休息，抗生素治疗。

5）溶血性尿毒综合征：抗生素治疗，输血补液，肾上腺皮质激素治疗，抗凝治疗，必要时腹膜透析或血液透析。

（6）慢性带菌者治疗：氨苄西林与丙磺舒联合治疗，或喹诺酮类药物治疗。

七、护理措施

1. 给予肠道隔离方式　隔离治疗至粪便培养二次阴性。

2. 卧床休息　控制随意活动，防止过度用力诱发肠出血和穿孔。发热期卧床休息，高热患者绝对卧床休息，以减少热量和营养物质的消耗。退热后 2~3d，床上稍做活动。一般卧床至病程第 5 周才能逐渐恢复活动。

3. 观察　测量体温和脉搏观察发热的程度、热型变化、与脉率的相关性（相对缓脉的程度），以及发热的伴随症状。

4. 物理降温　高热时给予物理降温，如温水、酒精擦浴、头部冰敷。

5. 口腔护理　保持口腔清洁，防止口腔感染及化脓性腮腺炎。

6. 饮食　热量按 35~55kcal/（kg·d），蛋白质按 1.5~2g/（kg·d），糖类食物为 400g 左右、液体饮料（如去油肉汤、蜂蜜水）按 2 000~3 000ml/d 供给。适量多餐，每日可进食 5~6 次，既减轻肠道负担又可保障营养供应。忌用一切生菜、水果。即使少渣软饭中所选用的粗纤维含量低的食品也要切碎、切细、煮软、嚼烂，少用牛奶、蔗糖、豆浆等，预防腹胀。如有腹泻，应减少饮食中的脂肪量。病情缓解和允许进食时，先用小勺喂温开水或冰开水，每日总量不超过 200~300ml，之后，在逐渐给予淡果汁、牛奶澄清流食。病情进一步好转，可用普通流食，加用蒸蛋羹、蛋花汤等。1 周后病情允许，可改用伤寒病高热量、高蛋白质、高糖类少渣半流饮食，进而改吃伤寒病高热量、高蛋白质、高糖类少渣软饭饮食。进食过程中要密切观察，防止意外。这时吃水果要去皮、核，切丁或小块煮成水果羹。食盐应限制在 3~5g/d（表 16-4，表 16-5）。

表 16-4　成人伤寒病高热量高蛋白高糖少渣半流食谱（一日六餐）举例

早餐	甜牛奶冲蛋花汤（牛奶300ml、白皮鸡蛋1个、白糖15g），甜面包2个（100g）
加餐	蜂蜜水（蜂蜜30g、白糖5g、开水加至300ml）1 碗，饼干50g
午餐	馄饨（猪瘦肉50g、小白菜50g、花生油13ml、食盐2g、富强粉100g）2 碗
加餐	果子水（橘子汁50ml、白糖5g、开水加至300ml）1 碗，饼干50g
晚餐	肝泥细面条（猪肝50g、碎小白菜50g、花生油7ml、食盐2.5g、龙须面100g）2 碗
加餐	蒸蛋羹（白皮鸡蛋2个、食盐0.5g）1 碗，咸面包干25g

表 16-5　成人伤寒病高热量高蛋白高糖少渣软饭食谱（一日四餐）举例

| 早餐 | 大米粥（粳米标三50g）1 大碗，蜂糕1块（富强粉50g、白糖5g） |
| 午餐 | 烩三鲜加黄瓜（猪瘦肉50g、水浸海参50g、虾仁40g、黄瓜50g、花生油10ml、食盐1.5g），西红柿豆腐汤（西红柿50g、北豆腐50g、花生油5ml、食盐1g）1 碗，大米饭（粳米标三50g） |

续　表

晚餐	炒猪肝加胡萝卜（猪肝100g、胡萝卜40g、花生油15ml、食盐1.5g），小白菜虾皮汤（小白菜50g、干虾皮5g、花生油5ml、食盐0.5g）1碗，馒头3个（富强粉150g）
加餐	冲藕粉（藕粉20g、白糖15g、开水冲至300ml）1碗，饼干50g

7. 观察大便颜色　如有无柏油样或果酱样粪便；有无头晕、心悸、出冷汗、体温骤降、烦躁不安、面色苍白等，及早发现肠出血。

8. 观察表现　观察有无突然持续腹痛、疼痛的部位和性质、呃逆、恶心、呕吐、腹壁紧张、大汗淋漓、脉细速、呼吸快、腹膜刺激征等肠穿孔表现。

9. 脑膜炎症状观察　观察有无表情淡漠、重听、反应迟钝、谵妄、脑膜刺激征等脑膜炎症状。

10. 防止和解除便秘　可口服液状石蜡等润滑剂。便秘者不可用力排便，禁用泻药，可用肥皂头、或安钠素栓、或开塞露肛内注入。如无效，酌情用300～500ml生理盐水低压慢速灌肠。切忌高压灌肠，以防使肠腔充盈、扩大、肠壁变薄诱发出血和肠穿孔。腹胀时宜用肛管排气，松节油腹部热敷，不宜用新斯的明。

卧床期间，鼓励患者咳嗽，进行咳嗽训练，定时翻身，改变体位，防止压疮和坠积性肺炎。

11. 并发症护理

（1）肠出血

1）轻度肠出血者禁食24h，以后根据病情给予少量流食，以免因饥饿引起肠蠕动增强促使出血加重。出血较多者应禁食卧床休息、保持镇静，必要时给予镇静药。

2）建立、保留静脉通道，至出血停止。

3）观察面色、脉搏和血压变化，观察大便性状和量。

4）严禁灌肠，以免加重出血。

（2）肠穿孔

1）禁食。

2）实施胃肠减压。

3）建立、保留静脉通道，保证液体供给。

4）观察腹痛进展情况。

5）做好手术准备。

（3）中毒性心肌炎

1）观察脉搏速率和节律。

2）心电图有无低电压、传导异常、S－T段及T波改变等。

3）卧床休息，避免激动，保持安静，减轻心脏负担。卧床休息，抗生素治疗。

（4）溶血性尿毒综合征：抗生素治疗，输血补液，肾上腺皮质激素治疗，抗凝治疗，必要时腹膜透析或血液透析。

12. 用药护理

（1）喹诺酮类抗生素用药期间多饮水。

（2）左氧氟沙星静脉注射时，速度要慢，20/min，防止血栓性静脉炎。

八、健康教育

1. 预防

（1）不饮生水，不生食水产品及海产品。肉类、蛋类食物烧熟煮透，防止病从口入。

（2）不吃不洁食品。

（3）饭前便后洗手。

（4）做好餐具消毒。

（5）饮用水消毒：余氯应达 0.2~0.4mg/L。

（6）接触患者及其呕吐物须洗手：患者用过的物品、被患者粪便和呕吐物污染的物品，如碗筷、杯子、脸盆便器等可煮沸消毒，或用有效氯为消毒剂消毒，或用 3% 漂白粉浸泡 1h。患者呕吐物、粪便用等量 20% 漂白粉澄清液混合 2h，方可处理。

（7）做好粪便和污水的管理。

（8）疫苗预防：流行区居民以及到流行区旅行者、清洁工人、实验室工作人员、带菌者家属等可口服伤寒菌苗预防。

2. 自我护理

（1）按照医师要求使用抗生素，以保证其效果。

（2）给予肠道隔离方式：隔离治疗至粪便培养二次阴性。

（3）卧床休息，控制随意活动：高热患者绝对卧床休息，退热后 2~3d，床上稍做活动。一般卧床至病程第 5 周才能逐渐恢复活动。

（4）高热期间早、晚及餐后刷牙，保持口腔清洁，必要时加用淡盐水漱口。

（5）发热时应尽量多饮水，保证饮食。

（6）选用高蛋白、高淀粉、适量脂肪、粗纤维含量低的少渣饮食。适量多餐，每日可进食 5~6 次，以减轻肠道负担和保障营养供应。忌用一切生菜、水果。选用的食品要切碎、切细、煮软、嚼烂。少用牛奶、蔗糖、豆浆等，预防腹胀。如有腹泻，应减少饮食中的脂肪量。病情缓解和允许进食时，先用小勺喂温开水或冰开水，每日总量不超过 200~300ml，之后，再逐渐给予淡果汁、牛奶澄清流食。待病情进一步好转，从流食，如蒸蛋羹、蛋花汤等逐渐过渡到半流食，如面条、面片等，再过渡到软饭，如米饭、馒头、营养易消化的炒菜、西红柿鸡蛋汤、馄饨等。少吃或不吃产气食品，如牛奶、豆浆等，防止肠腔胀气。进食时应注意观察身体有无异常，大便颜色有无改变。

（7）观察大便颜色，有无柏油样或果酱样粪便。

（8）当出现腹痛、恶心、呕吐、头晕、出冷汗、心悸等症状及时告知医务人员。

（9）每日定时排便，防止和解除便秘。可口服液状石蜡等润滑剂。便秘者不可用力排便，禁用泻药，可用肥皂头、或安钠素栓、或开塞露肛内注入。腹胀时可用松节油腹部热敷，或肛管排气。

（10）卧床期间，每天定时咳嗽、改变体位，防止坠积性肺炎。

3. 出院指导

（1）休息 1~2 周后逐渐增加活动量和工作量。

（2）定期门诊随访，及时送粪便培养。

（3）2周内，少渣软食。

（周　玲）

第八节　流行性乙型脑炎的护理

流行性乙型脑炎（epidemic encephalitis）简称乙脑，是由乙型脑炎病毒经蚊媒介所致的虫媒病毒脑炎。属自然源性疾病，流行于夏秋季节。临床上以高热、惊厥、意识障碍、呼吸衰竭及脑膜刺激征为特征。部分患者留有严重后遗症。

一、病原学

乙脑病毒为黄病毒科，呈球形，直径 20 ~ 30nm。病毒结构分为核心、套膜、刺突三部分。核心含单股 RNA。外有脂蛋白囊膜，表面有血凝素刺突，具有嗜神经特性。刺突为糖蛋白，能凝集鸡、鹅、羊等动物红细胞，抗原性稳定。对外界抵抗力不强，对乙醚、甲醛及一般消毒剂敏感，56℃30min 或 100℃2min 即可灭活，但耐受低温和干燥，冷冻干燥法在 4℃冰箱中可保存数年。

二、流行病学

1. 传染源　动物和人均可作为传染源。但人感染后血中病毒数量少，因此不是主要传染源。猪的感染率较高，又是三带喙库蚊的主要吸血对象，故猪（特别是未过夏天的幼猪）是主要传染源。牛、马、羊、家禽、蝙蝠、野鼠及蛇类等均可成为传染源。

2. 传播途径　主要是通过蚊虫叮咬、吸血而传播。主要传播媒介为三带喙库蚊、淡色库蚊、东方伊蚊等。蚊虫吸血后，病毒先在其体内增殖，经叮咬传播给人或动物，再由动物感染更多蚊虫。蚊感染后并不发病，可终身带毒，甚至随蚊越冬或经卵传代，可成为乙脑病毒的长期储存宿主。本病也可以通过胎盘垂直传播，并且可以引起死胎。

3. 易感性　人群对乙脑病毒普遍易感，但感染后出现典型乙脑症状的只占少数，多数人通过临床上难以辨别的轻型感染获得免疫力。成人多因隐性感染而免疫。显性发病与隐性感染者之比为 1：500 ~ 1：1 000。流行地区人群因多次隐性感染而产生持久免疫力，故发病多为无免疫力的儿童，10 岁以下儿童占发病总数的 80% 以上。病后可获得持久的免疫力。

4. 流行特征　乙脑的传播和发病形式在不同国家和地区差别较大，在热带地区全年均可发生；而在温带和北部热带地区，乙脑的发病具有严格的季节性，7 ~ 9 月份为高峰。

三、发病机制

人被带病毒的蚊虫叮咬后，病毒进入人体血循环中，经血循环通过血脑屏障侵入中枢神经系统，在神经细胞内复制并增殖，导致中枢神经系统广泛病变。不同的神经细胞对病毒感受不同，以及脑组织在高度炎症时引起的缺氧、缺血、营养障碍等，造成中枢病变部位不平衡，如脑膜病变较轻，脑实质病变较重，间脑、中脑。

四、临床表现

潜伏期 4~21d，一般为 10~14d。典型病例临床经过分为三期：

1. **初期** 为病程的 1~3d，高热，体温高达 39℃ 以上，伴头痛、恶心和呕吐，多有嗜睡或精神倦怠。小儿科出现上呼吸道及胃肠道症状。部分患者可有颈部强直及抽搐，但神志尚清。

2. **极期** 病程 4~10d，除初期症状逐渐加重外，主要表现全身毒血症症状及脑部损害症状。

（1）高热：为本病的必有表现。体温常稽留于 39~40℃ 以上，一般降温措施难以控制高热，轻者持续 3~5d，一般 7~10d，重者可长达 3~4 周。热度越高，热程越长则病情越重。

（2）意识障碍：起病 1~3d 出现嗜睡、定向障碍、谵妄、昏迷等。一般在 7~10d 恢复正常，重者可达 1 个月以上。

（3）惊厥或抽搐：患者先见于面部、眼肌、口唇的小抽搐，随后呈肢体阵挛性抽搐，可为单肢或双肢，重者出现全身抽搐，强直性痉挛，频繁抽搐可导致发绀、甚至呼吸暂停。

（4）呼吸衰竭：①出现呼吸表浅、节律不整、双吸气、叹息样呼吸、呼吸暂停、潮式呼吸等中枢性呼吸衰竭表现；②出现呼吸困难、呼吸频率改变、呼吸动度减弱、发绀，但节律始终整齐等外周性呼吸衰竭表现。

（5）颅内压增高及脑膜刺激征：剧烈头痛、呕吐、血压升高，脉搏变慢，以及喷射性呕吐，昏迷加重或烦躁不安，血压异常，脉搏变慢，瞳孔忽大忽小或不对称，对光反应消失，肌张力增强，不易控制的反复抽搐脑疝症状。

（6）其他神经系统症状和体征：多在病程第 1 周内出现浅反射消失或减弱，膝、跟腱反射等深反射先亢进后消失、肢体痉挛性瘫痪，肌张力增强、巴宾斯基征阳性。深昏迷者可有膀胱和直肠麻痹（大、小便失禁或尿潴留）。

（7）部分患者有循环衰竭临床表现：高热、惊厥和呼吸衰竭是乙脑极期的严重症状，三者相互影响，尤以呼吸衰竭常为致死主要原因（图 16-3）。

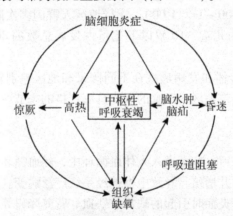

图 16-3 流行性乙型脑炎重危症状间的相互关系

3. **恢复期** 多数患者体温下降，甚至逐渐清醒、语言功能及神经反射逐渐恢复，少数患者遗有失语、瘫痪、智力障碍等，经治疗大多于 6 个月内恢复。

4. 后遗症期　部分患者在发病半年后仍有精神、神经症状，以失语、瘫痪、扭转痉挛和精神失常较为常见。

根据患者的最高体温、意识障碍的程度、是否有抽搐和呼吸衰竭以及病程的长短，将乙脑分为四型（表 16 - 6）。

表 16 - 6　流行性乙型脑炎各型的特点

型别	体温（℃）	神志	抽搐	呼吸衰竭	瘫痪	后遗症	病程（d）
轻型	38～39	清晰	无	无	无	无	5～7
中型	39～40	昏睡、浅昏迷	偶有	可有	无	无	7～10
重型	40～41	昏迷	反复	可有	可有	部分	>14
极重型	>41	深昏迷	频发	常有	常有	大部分	不定

五、实验室检查

（1）血液白细胞增高，中性粒细胞增至 80% 以上，核左移，嗜酸性粒细胞减少。

（2）脑脊液压力增高：白细胞（50～500）×10^6/L，少数 >1 000×10^6/L；分类早期以中性为主，后淋巴细胞增多。蛋白略增，糖和氯化物一般正常。

六、治疗要点

1. 足够营养

2. 控制体温

3. 脱水治疗　20% 甘露醇、呋塞米、50% 葡萄糖液等。

4. 控制惊厥或抽搐　注射安定、水合氯醛灌肠等。

5. 改善呼吸　给氧、气管切开、应用呼吸兴奋药、血管扩张药、脱水药、人工呼吸机等治疗。

6. 维持水及电解质平衡

7. 免疫治疗

七、护理措施

1. 隔离方式　虫媒隔离。

2. 一般护理

（1）卧床休息至恢复期：保持病室安静。

（2）鼓励患者进食，保证足够的营养：食欲差患者初期给予营养丰富的流食，逐渐至半流、正常饮食。昏迷和吞咽障碍者给予鼻饲。

（3）病情观察：定期测量体温、脉搏、血压、呼吸，观察呼吸的频率、节律和状态、有无呼吸困难和缺氧表现。观察有无头痛、头痛的性质和程度，有无呕吐及呕吐性质，有无嗜睡、定向障碍、谵妄、昏迷等，有无惊厥、抽搐、抽搐的部位和状态，有无颈项强直，大小便失禁等。

（4）降低体温：采用综合降温措施，使体温保持在 38℃（小儿肛温 38.5℃）左右。降温方法有以下几种。

1) 通过空调、床下置冰块，维持室温至 25℃以下。

2) 物理降温：高热者可用 30% ~50%乙醇擦浴，在腹股沟、腋下及颈部等大血管走行部位放置冰袋，也可用冰帽、降温毯、降温床等专用设备。也可用冷盐水灌肠。冰敷和湿敷时应注意逐渐增加冷刺激，并且每 4h 更换 1 次，以避免皮肤因低温而坏死。周围循环较差，如高热而又四肢冰凉者，禁用冰水和乙醇擦浴等急剧降温，以免引起寒战反应或虚脱，可用温水（比体温低 2℃）擦浴 10min，然后用毛巾擦干。降温过程中保护好耳垂、耳轮、阴囊等与冰冷物直接接触部位，如垫敷纱布，防止冻伤。

3) 药物降温：用药之前应测量血压，观察血容量是否充足。用药过程定时测量体温、脉搏和血压。尽量少搬动患者。

4) 针刺降温：可选用曲池、合谷穴或加大椎、风府穴。

5) 亚冬眠疗法时，观察呼吸频率、呼吸幅度；观察有无痰鸣音，有无咳嗽动作，防止分泌物积聚，阻塞呼吸道加重缺氧，应保障呼吸道通畅，及时清除呼吸道分泌物。

6) 定时翻身、叩背，促进排痰，做好肺部并发症和压疮的预防。

3. 脑水肿、脑疝护理

（1）做好病情观察

1) 定时测量脉搏、血压、呼吸，特别是呼吸的速率、状态，如深浅及形式，有无用力呼吸。

2) 缺氧症状。

3) 瞳孔大小、对光反射情况。

4) 头痛的部位、程度和性质。

5) 呕吐的性质、呕吐物的量及性状、呕吐的伴随症状。

6) 肌张力变化、抽搐的部位、程度、性质和持续时间，及其前驱和伴随症状。

7) 意识障碍情况。

（2）保持患者安静，给予头高足低体位，头部抬高 15°~30°，且保持正位，以保证颈静脉血流的通畅回流。

（3）保持呼吸道通畅，头部可稍向后仰，意识障碍患者呕吐时头偏向一侧，防止误吸。及时吸出气管内分泌物、误咽呕吐物。

（4）氧疗时准确记录给氧的方式、面罩的类型、氧流量，观察氧疗效果。

（5）准确记录出入量，定时记录尿量。

（6）应用药物脱水治疗时，治疗后 15min 开始记录尿量。不能自行排尿者，应留置导尿观察尿量。同时观察有无心力衰竭发生。

（7）各项治疗护理尽量 1 次完成，避免过多搬动患者；翻身和搬运时保护好头部和平卧体位，忌头部来回摇晃，以免发生脑疝。

（8）意识障碍：意识障碍的患者应有专人看护，可以使用床栏、约束带等，防止坠床等意外的发生。

4. 抽搐或惊厥护理

（1）做好病情观察

1) 抽搐和痉挛的部位、程度、持续时间、间隔时间及伴随的症状。

2) 观察惊厥的先兆：两眼呆视、烦躁不安、惊跳、小群肌肉颤动、肢体肌张力增高及感觉过敏等，尽快通知医师采取措施，防止惊厥发作。

（2）保持病室安静，光线柔和。有计划地安排各种治疗、检查、护理操作等，操作轻柔，减少对病人的刺激，避免诱发抽搐或惊厥。

（3）惊厥时的护理

1）患者取仰卧位，头偏向一侧，松开领口、裤带，取下义齿、眼镜等。

2）用纱布包裹的压舌板或开口器置于患者上下臼齿之间，防止舌咬伤；如有舌后坠堵塞呼吸道者，应立即用舌钳拉出。

3）及时清除口咽分泌物，保持呼吸道通畅。

4）吸氧，氧流量4~5L/min，以改善脑缺氧。

5）高热时立即头部、腋下和腹股沟等处置放冰袋，快速降温。

6）使用抗惊厥药物时观察其副作用，主要观察有无呼吸抑制。如使用异戊巴比妥钠时应观察呼吸，如果出现呼吸减慢则立即停止注射。

7）病床应加床栏，以防患者坠床，必要时用约束带。

8）做好气管切开准备。

5. 呼吸衰竭护理

（1）观察呼吸

1）有无呼吸表浅、节律不整、双吸气、叹息样呼吸、呼吸暂停、潮式呼吸等中枢性呼吸衰竭表现；

2）有无出现呼吸困难、呼吸频率改变、呼吸活动度减弱、发绀，但节律始终整齐等外周性呼吸衰竭表现。

（2）观察有无缺氧症状，如观察皮肤、黏膜有无发绀等。

（3）保证呼吸道通畅，及时清除分泌物。

1）头部可稍向后仰，保持气道通畅。

2）稀释痰液：每日用生理盐水超声雾化2次，清醒者鼓励多饮水。

3）辅助排痰：鼓励患者有效咳嗽与呼吸，定时翻身叩背，不能咳痰者可用导管吸痰。

（4）给予氧疗，根据情况调节吸入氧浓度，使$SaO_2 \geqslant 90\%$，注意观察氧疗效果。

（5）做好器官切开术准备：如有昏迷或反复惊厥，呼吸道分泌物堵塞而致发绀，肺部呼吸音减弱或消失，反复吸痰无效等表现，应及早做好气管插管或气管切开术准备。

八、健康教育

1. 预防　做好防蚊和灭蚊

1）重点抓好稻田、大面积水坑、家畜圈及周围环境的灭蚊工作。

2）以化学灭蚊剂为主，辅以其他方法。如稻田喷洒灭蚊剂马拉硫磷，畜圈内喷洒杀虫剂，时间一般从月底开始，每2~3周1次，3~4次即可。结合农业在稻田养鱼等。

3）防蚊：主要用蚊帐、蚊香、驱蚊剂等预防。

4）预防接种：乙脑灭活疫苗。一般在流行前1~2个月进行。第1年注射2次，间隔7~10d；其后2、3、7、13岁时分别加强注射。接种对象主要为儿童以及来自非流行区的人群。乙脑预防工作者和未接种的老年人也应注射。

5）控制动物宿主：做好猪、马等大牲畜管理，改善猪、马圈的环境卫生和灭蚊工作。争取对猪、马等家畜进行乙脑减毒活疫苗预防接种，降低动物圈带毒率，从而保护易感人群。

2. 后遗症护理　虽经积极治疗，部分患者在发病后6个月仍留有神经、精神症状，主要以失语、瘫痪及精神失常多见。

（1）应针对具体问题早期进行康复护理和训练：训练可先在康复中心或门诊进行，掌握一定方法后可在家中进行训练。康复训练应持之以恒，并尽早帮助患者最大限度上实现生活自理。

（2）防止压疮：卧床患者有条件可使用气垫床或海绵床垫，并保持床单、衣被干燥、平整。定时翻身、搬动时应将患者抬起，不应拖拉，定期洗澡、擦澡，保持皮肤清洁，以防止压疮和皮肤损伤。

（3）注意保障患者安全，防止跌倒：行走不便应备助走器、扶杆等，防止烫伤。轻度震颤、极度倦怠、四肢无力、腱反射消失、迟缓性麻痹等高血钾表现；有无嗜睡、心律失常等代谢性酸中毒表现。

（4）出现高血容量综合征时：应立即减慢输液速度或停止输液，给患者取半坐卧位或坐位，双下肢下垂。

（5）利尿或导泻时：应观察记录排泄次数、量和性状。

3. 多尿期护理

（1）每小时观察尿量1次：及时、准确观察记录出入量。

（2）保持静脉通道通畅，根据尿量保证液体的及时准确输入。

（3）鼓励患者多饮水，多进食含钾高的食物，如橘子、香蕉等。

（4）观察患者有无肌肉无力、是否出现四肢肌肉迟缓性麻痹、呼吸肌麻痹症状。

（5）观察心电监护，是否出现U波、P–R间期延长、QRS波增宽、传导阻滞和心律失常。

（6）观察手足感觉异常、疼痛、肌肉轻度震颤、四肢无力、腱反射消失、迟缓性麻痹等表现；有无嗜睡、心律失常等代谢性酸中毒表现。

（7）防止体位性低血压，防止突然站立。

4. 恢复期护理

（1）加强营养，给予高蛋白、高热量、高维生素饮食。

（2）仍需适量卧床休息，逐步增加活动量。

5. 健康教育

（1）出院后要休息1~3个月，休息期间不要劳累，逐步恢复工作。

（2）定期复查尿常规、尿比重、相关血生化指标，以评价肾功能。

（3）灭鼠和防鼠：灭鼠实际应选择在本病流行高峰（5~6月份和10~12月份）前进行。春季应着重灭家鼠，初冬应着重灭野鼠。在灭鼠前提下同时做好防鼠工作。床铺不靠墙，睡高铺，屋外挖防鼠沟，防止鼠进入屋内和院内。新建和改建住宅时，要安装防鼠设施。

（4）灭螨、防螨：保持屋内清洁，通风和干燥，经常用敌敌畏等有机磷杀虫剂喷洒灭螨。

（5）加强食品卫生：做好食品、食具消毒、食物保存等工作，防止鼠类等污染食品和食具。剩饭菜必须加热或蒸煮后方可食用。

（6）做好消毒工作：对发热患者的血、尿和宿主动物尸体及其排泄物等，均应进行消毒处理，防止环境污染。

（7）做好个人防护：在疫区不直接用手接触鼠类及其排泄物，不坐卧草堆，劳动时防止皮肤破伤，破伤后要消毒包扎。在野外工作时要穿袜子、扎紧裤腿、袖口、领口、甚至面罩，以防螨类叮咬。

（8）疫苗注射：有纯化鼠脑灭活疫苗、细胞培养灭活疫苗和基因工程疫苗。

（周　玲）

第九节　手足口病的护理

手－足－口病（hand－foot－mouth disease，HFMD）是由肠道病毒71型（EV71）和柯萨奇A16型（CoxA16）感染引起的常见传染病，该病以婴幼儿发病为主，大多数患者症状轻微，以发热和手、足、口腔等部位出现皮疹或疱疹为主要特征，多数患者可自愈，少数可并发无菌性脑膜炎、脑炎、急性弛缓性麻痹、呼吸道感染、心肌炎等，个别重症患儿病情进展快，易发生死亡。

（一）病原学

EV71和CoxA16均属于肠道病毒群，属RNA病毒类的小RNA病毒科。EV71对一般的理化因素抵抗力强，如抗乙醚、乙醇、煤酚皂液等一般消毒剂；耐低温、耐酸，如病毒在4℃可存活1年，在－20℃可长期存活，但对氧化剂敏感，甲醛、碘酒都能灭活病毒，病毒在50℃可被迅速灭活，对紫外线敏感。

（二）流行病学

1. 感染源　患者、隐性感染者和无症状带毒者为主要感染源。

2. 传播途径　主要由飞沫传播和接触传播。主要通过病从口入，也可通过气溶胶播散。

3. 易感人群　人对EV71和柯萨奇A16型肠道病毒普遍易感，显性或隐性感染后均可获得特异性免疫力，但免疫力持续时间尚不明确。年龄越小的婴幼儿越易感，幼儿园、托幼机构常是群体发病疫点，小学校学生也常被传染有报道。一年四季均可发病，以夏秋季更多见。

（三）发病机制

病毒自咽部或肠道入侵，在局部黏膜或淋巴组织繁殖，引起口、咽、消化及呼吸道表浅炎症，主要通过淋巴引流入血，产生病毒血症，根据病毒习性在到达周身各器官或皮肤黏膜等处时进行定点繁殖，引起病变。CVA16和EV71主要在口腔黏膜、皮肤远侧端、皱褶处定位复制，产生小红斑、丘疹及疱疹，此时从水疱液、鼻咽部采集的病毒分离标本阳性率高。周身病理变化受病毒损伤不同脏器而异，如EV71比柯萨奇A16的毒性强，入侵多或复制量大，则可以在心、脑、肺、肝等多处广泛组织损伤和坏死。患儿可出现心脑功能急剧失代偿，继发神经源性肺水肿，肺血管渗透性增加而死亡。而侵犯中枢神经系统的病变多与脊髓灰质炎相似。

（四）临床表现

1. 普通表现　手－足－口病潜伏期一般2～10d，平均3～5d，最短在24h内，可无明显前驱症状，多数患者突然起病，发热，口腔黏膜出现散在疱疹，手、足、臀等部位出现斑丘疹和疱疹，疱疹周围可有炎性红晕。可伴有咳嗽、流涕、食欲下降等症状。多在1周痊愈，预后良好。

2. 重症表现

（1）神经系统表现：精神差、嗜睡、头痛、呕吐、肌阵挛、频繁抽搐、眼球震颤或共济失调等；查体时可见脑膜刺激征，腱反射减弱或消失，巴氏征等病理征阳性。

（2）呼吸系统表现：常见呼吸浅促、困难，呼吸节律改变，口唇发绀，口吐白色、粉红色或泡沫痰液；肺部可闻及痰鸣音或湿啰音。

（3）循环系统表现：可见面色苍白、心率增快或缓慢、脉搏浅速、减弱甚至消失，四肢发凉，指（趾）发绀，血压升高或下降。

（五）实验室检查

1. 血常规　白细胞计数正常，重症病例白细胞计数可明显升高。

2. 血生化检查　部分病例可轻度丙氨酸转氨酶（ALT）、天冬氨酸转氨酶（AST）、肌酸激酶同工酶（CK－MB）升高，重症病例则见血糖升高。

3. 脑脊液检查　外观清亮，压力增高，白细胞增多（危重病例多核细胞可多于单核细胞），蛋白正常或轻度增多，糖和氯化物正常。

4. 病原学检查　特异性柯萨奇A16型、EV71核酸阳性或分离到柯萨奇A16型病毒或EV71病毒（自咽拭子或咽喉洗液、粪便或肛拭子、脑脊液或疱疹液、以及脑、肺、脾、淋巴结等组织标本中分离到肠道病毒阳性）。

5. 血清学检验　自患者血清中查出特异性肠病毒如柯萨奇A16型、EV71的IgM抗体阳性或急性期与恢复期血清IgG抗体有4倍以上的升高。

（六）诊断

1. 临床诊断病例

（1）在流行季节发病，常见于学龄前儿童，婴幼儿多见。

（2）发热伴手、足、口、臀部皮疹，部分病例可无发热。

2. 确诊病例

临床诊断病例具有下列之一者即可确诊。

（1）肠道病毒（CoxA16、EV71等）特异性核酸检测阳性。

（2）分离出肠道病毒，并鉴定为CoxA16、EV71或其他可引起手足口病的肠道病毒。

（3）急性期与恢复期血清CoxA16、EV716或其他可引起手足口病的肠道病毒中和抗体有4倍以上的升高。

（七）治疗

1. 普通病例

（1）一般治疗：注意隔离，避免交叉感染。适当休息，清淡饮食，做好口腔和皮肤护理。

（2）对症治疗：发热等症状采用中西医结合治疗。

2. 重症病例

（1）应用降颅压药物：甘露醇、呋塞米。

（2）应用糖皮质激素治疗：甲泼尼龙；氢化可的松；地塞米松，病情稳定后，尽早减量或停用。

（3）酌情应用静脉注射免疫球蛋白总量。

（4）其他对症治疗：降温、镇静、止惊。

（5）有效抗生素防止肺部感染。

（八）护理

1. 隔离　在标准预防的基础上，还应采用接触传播和飞沫传播的隔离与预防。

2. 急性期应卧床休息　避免哭闹，减少消耗。

3. 保证水和营养供给　患儿因发热、口腔疱疹，给予温凉、清淡易消化富含维生素的流食或半流食，少量多餐，避免刺激性食物，如辛辣、过咸等食物，减少对口腔黏膜的刺激。发热时多饮水。

4. 观察病情

（1）体温、脉搏、血压：一般为低热或中度发热，无需特殊处理，可让患儿多饮水。如患儿持续高热、心率增快、呕吐、精神萎靡或嗜睡等，应警惕脑膜炎或心肌炎等并发症的发生，应做好抢救准备。

（2）呼吸：定时观察呼吸节律、频率和血氧饱和度，有无呼吸短促、口唇发绀、口吐白沫等肺水肿表现。肺水肿时，将患儿头肩部抬高15°～30°，湿化瓶中加入20%乙醇，吸氧，控制液体速度。

（3）观察有无呕吐、肌阵挛或频繁抽搐、昏迷、颈强直等重症表现。

（4）观察手、足、口腔的疱疹情况。

5. 对症护理

（1）保持口腔清洁：多数患儿出现口腔溃疡、疱疹，加强口腔护理可有效减轻患儿疼痛症状，预防细菌继发感染，每次饭前饭后应用温水或淡盐水漱口，对不会漱口的患儿，可以用棉棒蘸生理盐水轻轻地清洁口腔。可将维生素 B_2 粉剂直接涂于口腔糜烂部位，亦可口服维生素 B_2、维生素 C，辅以超声雾化吸入，以减轻疼痛，促使糜烂早日愈合。对于严重口腔炎，使用激光治疗可有效缩短患儿的疼痛期，且易接受。

（2）保持皮肤清洁：对出现皮疹的患儿，注意保持皮肤清洁，防止感染。每晚给患儿洗澡，洗澡时不用肥皂、沐浴露，并更换柔软的棉织内衣，衣着要宽松、柔软，衣被要清洁，臀部有皮疹的患儿，应随时清理患儿的大小便，便后用温水冲洗臀部，然后用软布吸干，可涂以鞣酸软膏或护臀膏，预防红臀。

（3）降温：持续高热，给予物理降温或药物降温，防止小儿高热惊厥，不要用乙醇擦浴。

（4）保持呼吸道通畅：对于出现频繁呕吐的患儿，应将其头偏向一侧，及时清除口腔内分泌物，以防误吸。

（九）预防

按2009年手足口病预防控制指南的要求如下：

1. 个人防护　经常洗手，不吃不洁食物，婴幼儿餐具、奶瓶要清洗干净，避免接触患者，流行期间不去公共场所。

2. 托儿所和小学　室内保持良好通风，每日对要接触的物品清洁消毒，每日进行晨检，患儿增多时采取放假措施。

3. 医疗机构　专设就诊区，做好消毒隔离，防止院内感染。

（周　玲）

第十节　病毒性肝炎的护理

病毒性肝炎（viral hepatitis）是由多种肝炎病毒引起，以肝炎症和坏死病变为主的一组传染病，具有传染性强、传播途径复杂、流行面广、发病率高等特点。目前确定的肝炎病毒有甲型、乙型、丙型、丁型及戊型，各型病原不同，但临床表现基本相似，临床上以乏力、食欲减退、恶心、呕吐、肝大及肝功能异常为主要表现，部分病例会出现黄疸和发热。甲型及戊型主要表现为急性肝炎，而乙型、丙型及丁型可转化为慢性肝炎并可发展为肝硬化和肝细胞癌。

一、甲型病毒性肝炎

甲型病毒性肝炎（viral hepatitis type A）简称甲型肝炎，是一种由甲型肝炎病毒（hepatitisA virus，HAV）引起的急性传染病，临床上起病急，多以发热起病，有厌食、恶心、呕吐等消化道症状，伴乏力，部分患者出现尿黄，皮肤、黏膜黄染；本病为自限性疾病，绝大多数患者可在数周内恢复正常，一般不转为慢性坚持和病原携带状态。

（一）病原学

甲型肝炎病毒于1973年被发现，属RNA病毒，其宿主范围狭窄，只感染人，HAV抵抗力较强，耐酸碱，加热100℃5min或紫外线照射1h可灭活。

（二）流行病学

1. 感染源　急性期患者和亚临床感染者为主要感染源，在急性患者中不典型的无黄疸型肝炎患者和儿童尤为重要。潜伏期末及黄疸出现前，患者粪便排出甲型肝炎病毒量最多，以发病前4d至发病后4～6d传染性最强，黄疸出现后2周粪便仍可排毒，但传染性明显减弱。

2. 传播途径　主要通过接触传播，甲型炎肝患者的血液和粪便中存在病毒。其方式有：①日常生活接触传播；②污染水源和食物，如毛蚶、生蚝等，都会引起甲型肝炎暴发流行。

3. 易感人群　人群对甲型肝炎病毒普遍易感，绝大多数成人都曾有过亚临床感染，在感染甲型肝炎病毒后产生比较稳固的免疫力，再次感染时一般不发病。我国甲型肝炎以学龄前儿童发病率最高，青年次之。

4. 流行特征　甲型病毒性肝炎是世界性疾病，甲型肝炎的流行与年龄和社会经济因素相关。发病以学龄前儿童及青壮年为主。本病无严格季节性，在我国发病高峰多为秋冬季。

（三）发病机制

甲型肝炎的发病机制至今尚未完全阐明。甲型肝炎病毒经口进入人体后，经肠道进入血流，又经一短暂病毒血症后进入肝繁殖。目前认为可能有两种作用：①HAV在肝细胞内复制的过程中导致肝细胞损伤。②患者细胞免疫功能导致肝细胞损伤。

（四）临床表现

甲型肝炎病毒感染后，甲型肝炎潜伏期2～6周，平均4周。临床分为急性黄疸型、急性无黄疸型、淤胆型、亚临床型和肝衰竭。整个病程2～4个月。

1. 急性黄疸型　临床按病程可分为潜伏期、黄疸前期、黄疸期及恢复期4个阶段，总病程1～4个月。偶可超过半年。

（1）潜伏期：潜伏期为15～45d（平均30d）。患者在此期常无自觉症状，在潜伏期后期，大约感染25d以后，粪便中有大量的甲型肝炎病毒排出，潜伏期患者的传染性最强。

（2）黄疸前期：起病多较急，常以发热起病，体温可达38℃以上，随后出现全身乏力和胃肠道症状（厌食，厌油、恶心、呕吐、腹泻、腹胀），少数病例以发热、头痛、上呼吸道感染为主要表现。此期患者尿色逐渐加深，至本期末呈浓茶色。主要体征有轻度的肝、脾大，心率缓慢，肝区压痛及叩击痛。此期血清丙氨酸转氨酶（ALT）明显增高，尿胆红素阳性，病毒标志物血清IgM型甲型肝炎病毒抗体（抗–HAV–IgM）阳性。本期平均持续5～7d。

（3）黄疸期：自觉症状可有所好转，发热减退，尿黄似浓茶，巩膜，皮肤出现黄染，大便颜色变浅，1～2周黄疸达高峰。主要体征有肝大，肝区有压痛及叩击痛，部分患者有轻度脾大。肝功能化验丙氨酸转氨酶（ALT）、天冬氨酸转氨酶（AST）明显升高，血清胆红素可超过17.1μmol/L，此期持续2～6周。

（4）恢复期：黄疸逐渐消退，症状减轻至消失，肝、脾缩小，肝功逐渐恢复正常。此期持续2周至4个月，少数有达6个月者。

2. 急性无黄疸型　一般症状较轻，病程较短，易忽略，临床仅表现为乏力，食欲减退，腹胀和肝区痛，但不出现黄疸。可伴有肝、脾大，肝功异常，血清丙氨酸氨基转氨酶（ALT）明显增高，血清IgM型甲型肝炎病毒抗体（抗–HAV–IgM）阳性。病程大多在3个月内恢复。

3. 急性淤胆型甲型肝炎　本型实为急性黄疸型肝炎的一种特殊形式，特点是起病急，黄疸出现深而时间长，消化道症状轻，肝实质损害不明显，可有灰白便及皮肤瘙痒，血清胆红素明显升高以直接胆红素为主，血清丙氨酸转氨酶（ALT）中度升高，黄疸持续3周以上，少数达3个月以上。预后良好。本型须排除肝外梗阻性黄疸。

4. 急性肝衰竭　急性甲型肝炎发展至急性肝衰竭的患者较为少见，通常发生于老年患者或既往具有慢性肝病患者。急性肝衰竭起病急，发展快，病程在10d内，黄疸迅速加深，消化道症状明显，极度乏力，出血倾向，并迅速出现肝性脑病症状，主要体征有意识障碍，扑翼样震颤，肝浊音界缩小等，血清总胆红素上升，凝血酶原时间明显延长。

（五）实验室检查

1. 常规实验室检查　外周血白细胞正常或轻度减少，淋巴细胞相对增多，偶见异型淋巴细胞。黄疸前期末尿胆原及尿胆红素呈阳性反应，是早期诊断的重要依据。

2. 生化检测　血清丙氨酸转氨酶（ALT）于黄疸前期开始升高，血清胆红素在黄疸前期末开始升高，血清丙氨酸转氨酶（ALT）高峰在血清胆红素之前，一般在黄疸消退后1至数周恢复正常。急性黄疸型和急性淤胆型甲型肝炎血清胆红素水平明显升高。

3. 特异性血清学检查　血清IgM型甲型肝炎病毒抗体（抗–HAV–IgM）是甲型肝炎早

期诊断最灵敏可靠的血清学标志，于发病数日即可检出，黄疸期达高峰，一般持续 2 ~ 4 个月，以后逐渐下降乃至消失。血清学 IgG 型甲型肝炎病毒抗体（抗 - HAV - IgG）出现于病程恢复期，较持久，是获得免疫力的标志，一般用于流行病学检查。

（六）诊断

（1）有食用被甲型肝炎患者粪便污染的水或食物史，或与患者有密切接触史。

（2）急性起病，消化道症状明显。

（3）肝功能异常。

（4）检测到抗 - HAV - IgM，是确诊的最可靠依据。

（七）治疗

甲型肝炎是一种自限性传染病，通常预后良好，一般无需特殊治疗。只需根据病情给予适当休息、合理的营养及对症支持治疗，即可迅速恢复健康。对于少数肝衰竭患者，则应采取综合治疗，加强支持治疗，积极预防和治疗各种并发症。

二、乙型病毒性肝炎

乙型病毒性肝炎（viral hepatitis type B），简称乙型肝炎，是一种由乙型肝炎病毒（hepatitis B virus，HBV）引起的以肝病变为主的传染病。呈全世界范围分布，发展中国家发病率较高。目前据统计，全世界无症状乙肝病毒携带者（HBsAg 携带者）超过 2.8 亿，我国约占 1.3 亿。乙型肝炎发病较缓慢，临床上以疲乏、食欲减退、肝大、肝功能异常为主要表现，部分出现黄疸，无黄疸型 HBsAg 持续阳性者易慢性化。

（一）病原学

HBV 属于嗜肝 DNA 病毒科，在电镜下可见 3 种颗粒：①Dane 颗粒，也称大球形颗粒，是完整的 HBV 颗粒，内含乙型肝炎表面抗原和核心抗原，是病原复制的主体。②小球形颗粒。③管型颗粒。HBV 抵抗力很强，能耐受 60℃ 4h，及一般浓度的消毒剂，100℃ 煮沸 10min、65℃ 10h 或高压蒸汽消毒可灭活。

（二）流行病学

1. 感染源　主要是 HBV 无症状携带者（AsC）和急、慢性乙型肝炎患者。AsC 因其数量多、分布广、携带时间长、病毒载量高，是重要的感染源，其中血中 HBeAg、HBV DNA、DNAP 慢性的患者传染性最大。

2. 传播途径　HBV 主要经血和血制品、母婴、破损的皮肤和黏膜及性接触传播。

（1）母婴传播：母婴传播最重要的是发生在围生（产）期。水平传播指未经系统乙肝免疫接种的围生（产）期后小儿发生 HBV 感染，主要来自母亲或家人的亲密接触，也可来自社会。

（2）医源性传播：①经血传播：输入 HBsAg 阳性血液可使 50% 受血者发生输血后乙型肝炎。输入被 HBV 污染的凝血Ⅷ因子、Ⅸ因子、凝血酶原复合物等可以传染 HBV。成分输血如血小板、白细胞、压积红细胞也可传播。②经污染的医疗器械传播：不遵循消毒要求的操作、使用未经严格消毒的医疗器械、注射器、侵入性诊疗操作和手术，均是感染 HBV 的重要途径。静脉内滥用毒品是当前极需防范的传播途径。③其他：如修足、文身、扎耳环孔，共用剃须刀，牙刷和餐具等也可以经破损的皮肤黏膜感染 HBV。

（3）性接触传播：HBV 可经性接触传播，西方国家将慢性乙型肝炎列入性接触传播疾病。精液和阴道分泌物中含有 HBsAg 和 HBV－DNA。性滥者感染 HBV 的机会较正常人明显升高。

日常工作或生活接触，如同一办公室工作、共用办公用品、握手、拥抱、同住一宿舍、同一餐厅用餐和共用厕所等无血液唾液暴露的接触，一般不会传染 HBV。经吸血昆虫（蚊、臭虫等）传播未被证实。

3. 易感人群　凡未感染过乙型肝炎也未进行过乙肝免疫接种者对 HBV 均易感。新生儿普遍易感，发病多见于婴幼儿及青少年。

4. 流行特征

（1）地区分布：乙肝呈世界性分布，我国是乙肝的高发区。

（2）季节性：无一定的流行周期和明显的季节性。

（3）性别与年龄分布：乙肝的感染率、发病率和 HBsAg 阳性率均显示出男性高于女性。我国在 1992 年把乙肝疫苗纳入儿童免疫规划管理，2002 年乙肝疫苗纳入儿童免疫规划。

（三）发病机制

HBV 通过注射或破损皮肤、黏膜进入机体后，迅速通过血液到达肝和其他器官，引起肝及肝外相应组织的病理改变和免疫功能改变，多数以肝病变最为突出。目前认为，HBV 并不直接引起明显的肝细胞损伤，肝细胞损伤主要由免疫病理引起，即机体的免疫反应在清除 HBV 的过程中造成肝细胞的损伤。此外还可能与感染者的年龄、遗传因素有关。

（四）临床表现

潜伏期 6 周至 6 个月，一般为 3 个月左右。

1. 急性乙型肝炎

（1）急性黄疸型肝炎：按病程可分为 3 期，总病程 2～4 个月。黄疸前期：起病较缓，主要为厌食、恶心等胃肠道症状及乏力。少数有呼吸道症状，偶可高热、剧烈腹痛，少数有血清病样表现。本期持续数天至 2 周。黄疸期：巩膜及皮肤黄染明显，于数日至 2 周达高峰。黄疸出现后，发热渐退，食欲好转，部分患者消化道症状在短期内仍存在。此期持续 2～6 周。恢复期：黄疸渐退，各种症状逐步消失，肝脾回缩至正常，肝功能恢复正常，本期持续 4 周左右。临床和血清学恢复后肝组织病变减轻，但充分恢复需在半年以后。

（2）急性无黄疸型肝炎：起病徐缓，症状类似上述黄疸前期表现，不少患者症状不明显，在普查或查血时，偶尔发现血清 ALT 升高，患者多于 3 个月内逐渐恢复，有 5%～10% 转为慢性肝炎。

2. 慢性乙型肝炎病程超过 6 个月。

（1）慢性迁延性肝炎（慢迁肝）临床症状轻，无黄疸或轻度黄疸、肝轻度增大，脾一般触不到。

（2）慢性活动性肝炎（慢活肝）临床症状较重、持续或反复出现，体征明显；如肝病面容、蜘蛛痣、肝掌，可有不同程度的黄疸。肝大、质地中等硬，多数脾大。肝功能损害显著，ALT 持续或反复升高，血浆球蛋白升高，A/G 比例降低或倒置。部分患者有肝外表现，如关节炎、肾炎、干燥综合征及结节性动脉炎等。也可见到无黄疸者及非典型者，虽然病史较短，症状轻，但具有慢性肝病体征及肝功能损害；或似慢性迁延性肝炎，但经肝组织病理检查证实为慢性活动性肝炎。

3. **重型肝炎** 是一种最为严重的临床类型，临床分为急性重型肝炎、亚急性重型肝炎和慢性重型肝炎。临床表现为：①黄疸迅速加深，血清胆红素高于 171 μmol/L；②肝进行性缩小、肝臭；③出血倾向，PLA 低于 40%；④迅速出现腹水，中毒性鼓肠；⑤肝性脑病；⑥肝肾综合征：出现少尿甚至无尿，血尿素氮升高等。

4. **淤胆型** 与甲型肝炎相同，表现为较长期的肝内梗阻性黄疸，而胃肠道症状较轻，肝大、肝内梗阻性黄疸的检查结果，持续数月。

（五）实验室检查

1. **肝功能检查** ①胆红素、AST、ALT 升高，急性肝炎时 ALT 明显升高，慢性肝炎和肝硬化时 ALT 轻度或中度升高或反复异常。重症肝炎时出现"酶胆分离"现象。②凝血酶原时间延长。③A/G 降低或倒置。④血氨升高等。

2. **特异血清病原学检查**

（1）HBsAg 与抗 – HBs：HBsAg 阳性提示 HBV 感染，抗 – HBs 阳性提示有 HBV 抗体。

（2）HBeAg 与抗 – HBe：HBeAg 阳性提示 HBV 复制活跃，抗 – HBe 阳性提示复制静止期。

（3）抗 – HBc：抗 – HBcIgM 阳性提示急性期感染；抗 – HBcIgG 阳性提示既往感染。

（4）HBV – DNA：是病毒复制和传染病的直接指标。

（六）诊断

有不洁注射、手术及输血和血液制品史、乙型肝炎密切接触史等，临床表现为恶心、呕吐、乏力、黄疸、肝功能异常，根据病原学结果可以确诊。

（七）治疗

1. **急性乙型肝炎的治疗** 急性病毒性肝炎一般具有自限过程，注意适当休息。症状较重，有黄疸者应卧床休息。给予清淡、富含营养且易消化吸收的饮食，注意蛋白质及维生素的摄入。恶心呕吐致影响进食、热量不足者应每日输液补充。

2. **慢性乙型肝炎的治疗** 慢性乙型肝炎治疗的总体目标是：最大限度地长期抑制或消除 HBV，减轻肝细胞炎症坏死及肝纤维化，延缓和阻止疾病进展，减少和防止肝失代偿、肝硬化、HCC 及其并发症的发生，从而改善生活质量和延长存活时间。

（1）基础治疗：休息、合理饮食。

（2）抗病毒：①干扰素治疗：普通干扰素、聚乙二醇干扰素。②核苷酸类：包括拉米夫定、阿德福韦酯、恩替卡韦和替比夫定等。

（3）免疫调节：包括胸腺素、重组人白细胞介素、治疗性疫苗、糖皮质激素。

（4）抗炎保肝和抗纤维化治疗：包括甘草酸、联苯双酯、双环醇等。

其中抗病毒治疗是关键，只要有适应证，且条件允许，就应进行规范的抗病毒治疗。

三、丙型肝炎

丙型肝炎是由丙型肝炎病毒（hepatitis C virus，HCV）感染所引起的以进展性的肝炎症为主的病毒性肝疾病，主要通过血液途径传播，是输血后肝炎的主要类型。

（一）病原学

丙型肝炎病毒为单股正链 RNA 病毒，属于黄病毒科丙型肝炎病毒属，HCV 呈球形颗粒，病毒基因组易于在复制过程中变异。HCV 对一般化学消毒剂敏感；100℃5min 或 60℃10h、高压蒸汽和甲醛熏蒸等均可灭活病毒。

（二）流行病学

1. 感染源 急、慢性患者和无症状病毒携带者。病毒携带者有更重要的感染源意义。我国人群抗 HCV 阳性者达 3.2%。

2. 传染途径 类似乙型肝炎，为 RNA 病毒，主要有以下途径。

（1）输血及血制品：经输血传播 HCV 曾经是导致输血后肝炎的主要原因，占输血后非甲非乙型肝炎的 85%。我国自 1992 年对献血员筛查抗 – HCV 后，该途径得到了有效控制，第 1 代酶免抗 – HCV 检测方法的应用使输血传播 HCV 的危险性降低了 80%，但检测的"窗口期"较长，急性感染尚未出现症状且抗 – HCV 尚未转阳者仍可能成为感染源。使用第 3 代酶免抗 – HCV 筛查献血员，窗口期漏检的比例已大幅度下降，约为 0.000 4%。血制品的用量和 HCV 感染的危险性直接相关。

（2）注射：不安全注射、使用非一次性注射器和针头。

（3）经破损的皮肤和黏膜暴露传播：未经严格消毒的牙科器械、内镜、侵袭性操作，共用剃须刀、牙刷、文身和穿耳环孔等也是 HCV 潜在的经血传播方式。

（4）生活密切接触：有部分 HCV 感染者没有明确的输血及血制品、注射史，推测可能与家庭生活中密切接触。

（5）性接触传播：多个性伴侣及同性恋者属高危人群。

（6）母婴传播：围产期 HCV 传播是母婴传播的主要途径，母婴传播的平均传播率为 2%。影响母婴传播的因素包括母亲 HCV RNA 的滴度和母亲合并感染 HIV。

（三）发病机制

HCV 引起肝细胞损伤的机制与 HCV 的直接致病等有关。HCV 的直接致病作用可能是急性丙型肝炎中肝细胞损伤的主要原因，而慢性丙型肝炎则以免疫损伤为主要原因。

丙型肝炎慢性化的可能机制：①HCV 易变异，从而逃避机体免疫；②HCV 在血液中水平很低，容易产生免疫耐受；③HCV 具有泛嗜性，不易被清除；④免疫细胞可被 HCV 感染，导致免疫紊乱。

（四）临床表现

1. 急性丙型肝炎 平均潜伏期为 7～8 周，但波动范围较广，为 2～26 周。

急性丙型肝炎的临床表现不明显，症状轻微，临床症状和其他病毒性肝炎症状相同，包括不适、尿黄、恶心，部分患者可伴有呕吐，腹部不适和（或）黄疸。2/3 以上的病例可无黄疸，部分患者无明显症状，表现为隐匿性感染。

2. 慢性丙型肝炎 临床表现取决于肝疾病所处的阶段。在没有肝硬化的慢性肝炎患者中，约 1/3 有临床症状，症状与其他慢性肝病相同，主要表现为乏力、食欲减退、腹部不适。乏力是慢性丙型肝炎最常见的临床表现，根据疾病的阶段不同，50%～100% 的患者有乏力。其他表现在疾病初期都比较少见，随着疾病的进展而明显。还可有肌肉疼痛，关节疼痛和瘙痒。30%～70% 的患者有轻到中度肝大，部分患者有脾大。

3. 肝外表现　近来有对照研究显示，HCV 感染与迟发性皮肤卟啉病，扁平苔藓，白癜风，特发性混合性冷球蛋白血症，膜增生性肾小球肾炎，非霍奇金淋巴瘤密切相关。与糖尿病、低度恶性的 B 细胞淋巴瘤、Mooren 角膜溃疡、自身免疫性甲状腺炎、干燥综合征、特发性肺纤维化、关节痛、肌痛可能有关。

明确慢性丙型肝炎病毒（HCV）感染的肝外表现和与 HCV 感染的相关性具有重要的意义，第一，由于慢性丙型肝炎的发展隐匿，临床表现不典型，最主要的临床表现是乏力，因此，对于 HCV 感染肝外表现的认识可以促进对于慢性丙型肝炎的早期诊断和及时治疗；第二，有些疾病对慢性丙型肝炎的治疗有效，比如慢性丙型肝炎患者的膜增生性肾小球肾炎在抗病毒治疗后缓解，因此，对该类患者应当立即予以治疗；第三，具有这些表现的患者在临床上应该检测 HCV 的感染标志。

（五）实验室检查

1. 丙型肝炎病毒核糖核酸（HCV RNA）　病程早期即可出现。

2. 丙型肝炎病毒抗体（抗 - HCV）　是丙型肝炎病毒感染的标志，而不是保护性抗体。

（六）诊断

1. 急性丙型肝炎的诊断

（1）流行病学史：2~16 周（平均 7 周）前有明确的 HCV 暴露史。

（2）临床表现：全身乏力、食欲减退、腹部不适等，少数伴低热，轻度肝大，部分患者可出现脾大。少数患者可出现黄疸。部分患者无明显症状，表现为隐匿性感染。

（3）实验室检查：ALT 多呈轻度和中度升高，抗 - HCV 和 HCV RNA 阳性。HCV RNA 常在 ALT 恢复正常前转阴，但也有 ALT 恢复正常而 HCV RNA 持续阳性者。

2. 慢性丙型肝炎的诊断

（1）诊断依据：HCV 感染超过 6 个月，或发病日期不明，无肝炎史，但肝组织病理学检查符合慢性肝炎，或根据症状、体征、实验室及影像学检查结果综合分析，亦可作出诊断。

（2）慢性丙型肝炎肝外表现：包括特发性混合性冷球蛋白血症，血管炎，膜增生性肾小球肾炎，迟发性皮肤卟啉病，B 细胞淋巴瘤，Mooren 角膜溃疡，自身免疫性甲状腺炎，干燥综合征，扁平苔藓，特发性肺纤维化。

（七）治疗

抗病毒治疗是丙型肝炎最有效的治疗。

1. 聚乙二醇干扰素与利巴韦林联合治疗　是目前最有效的治疗方案。

2. 普通干扰素与利巴韦林联合治疗　治疗目标：清除或持续抑制 HCV 的复制，获得持续病毒学应答；延缓肝病变的进展，并改善患者的生活质量。

四、丁型病毒性肝炎

丁型病毒性肝炎（viral hepatitis type D）是由丁型肝炎病毒（HDV）引起的急性或慢性肝炎症病变。HDV 具有高度传染性，与乙型肝炎协同或重叠感染，可使病情加重、慢性化、进而发展成肝硬化。

（一）病原学

HDV 外壳为 HBsAg，是一种缺陷性病毒，传播需 HBV 等嗜肝 DNA 病毒的帮助，与它们装配成完整病毒。完整的 HDV 颗粒呈球形，HDV 基因组是一个单链、环状 RNA。HDV 可与 HBV 同时感染人体，但大部分情况下是在 HBV 感染的基础上引起重叠感染。

（二）流行病学

1. 感染源　主要是患有丁型肝炎的急、慢性患者和 HDV 携带者。

2. 传播途径

（1）经血液或血制品传播：可以通过输入带有 HDV 的血液制品或使用病毒污染的注射器、针头而发生感染。

（2）日常生活密切接触：含有 HDV 的体液通过隐性破损的皮肤、黏膜进入血液而感染。

（3）母婴传播：HDV 感染的孕妇，围生期有 HBV 活动性感染时，可以传播给新生婴儿，但不是重要的传播途径。

3. 人群易感性　主要是 HBsAg 携带者，特别是 HBsAg 阳性的药瘾者及男性同性恋者。

4. 流行特征　HDV 感染遍及全球，我国西南地区感染率较高。

（三）发病机制

多数研究显示 HDV 有直接致肝细胞病变作用，包括脂肪变、肝细胞空泡形成、肝细胞灶性坏死、实质内单核炎症细胞相对减少等病变，但不能排除免疫介导的损伤作用；多数学者认为 HDV 感染对 HBV 的复制起抑制作用，但慢性乙型肝炎患者常因重叠 HDV 感染引起双重损害而表现出肝病重症化，且肝硬化及肝癌发生率增加。

（四）临床表现

根据 HDV 与 HBV 感染的时间关系，HDV 感染分为两种类型：HDV 与 HBV 同时感染，可称为协同感染或共感染；在原有慢性 HBV 感染的基础上再感染 HDV，即重叠感染。

1. HDV/HBV 同时感染　表现为急性丁型肝炎，潜伏期 4～20 周。临床表现及生化特征与单纯急性乙型肝炎相似，为一自限性过程，整个病程较短，可有乏力、食欲下降、黄疸、肝区疼痛及肝大等。部分患者有双峰型 ALT 增高，两峰之间 2～4 周，可能是 HBV 与 HDV 感染的相继表现。由于急性乙肝 HBV 血症时间很短，HDV 感染常随 HBV 的消失而终止，故肝内 HDVAg 仅一过性阳性，血清抗-HDVIgM 呈低滴度短暂升高，而后继发的抗-HDIgG 出现。HDV/HBV 同时感染多数预后良好，只有少数患者可发展为肝衰竭。

2. HDV/HBV 重叠感染　其临床经过主要取决于 HDV 感染时 HBV 感染的状态及肝损害程度，可有如下表现。

（1）自限性丁型肝炎：一般临床症状并不严重，或无明显临床表现，病程较短。HBsAg 携带者感染 HDV 后，首先肝内出现 HDVAg，接着是 HDVAg 血症，血清抗-HDVIgM 及 IgG 相继转为阳性。一旦 HDV 被清除，抗-HDVIgM 下降，而抗 HDVIgG 则可维持高水平数年。只有少数患者是这种自限性痊愈的，此类 HDV 患者在 HBV 感染高发流行地区较多见。

（2）慢性进行性丁型肝炎：约 70% 的重叠感染者发展为慢性携带者，表现为慢性感染急性发作或病情恶化。肝细胞核内 HDVAg 持续阳性，但血清 HDVAg 仅一过性出现，抗-HD-VIgM 及抗-HDVIgG 呈高滴度并持续不降。最常见的组织学改变为慢性肝炎或肝硬化。

（3）肝衰竭（重型肝炎）：活动性 HBV 感染患者在重叠感染后病情迅速进展，60% ~ 70%的患者在短期内从慢性活动性肝炎发展成活动性肝硬化，出现严重肝功能失代偿、肝衰竭，病死率甚高。

（五）实验室检查

1. 抗 – HDVIgM 和抗 – HDVIgG 检测　抗 – HDVIgM 提示现症感染，抗 – HDVIgG 提示既往感染。

2. 用 RT – PCR 方法检测 HDV – RNA　是目前确定 HDV 病毒血症最敏感的方法，且可用于监测抗病毒治疗的效果。

（六）诊断

（1）检查乙型肝炎各项血清标志，明确 HBV 的感染状态。

（2）肝功能检查 ALT 等指标，以确定肝是否存在活动性病变。

（3）检测 HDV 的直接和间接标志。

（4）肝活检明确病理诊断，同时检测肝组织内的病毒抗原；以及根据病史体检综合分析明确 HDV 感染的类型。

（七）治疗

1. 同时感染　一般预后良好，可按急性肝炎原则治疗。

2. 重叠感染　尚无有效的治疗方法。首选药物是 α – 干扰素，疗程 1 年以上。目前国内外报道聚乙二醇 α – 干扰素可提高应答率，核苷类似物对 HDV 无抑制作用；肝移植的进展使 HDV 肝病的预后有所改变。

五、戊型病毒性肝炎

戊型病毒性肝炎（viral hepatitis type E）简称戊型肝炎，是由戊型肝炎病毒（HEV）引起的急性传染病，感染源和传播途径与甲型肝炎相似。青壮年发病率高，儿童常见隐性感染，未见有确切的慢性病例和病原携带状态。主要经粪 – 口途径传播，可因粪便污染水源或食物引起暴发流行。临床上表现为急性起病，可有畏寒、发热、食欲减退、恶心、疲乏、肝大及肝功能异常，不少病例出现黄疸，特别是孕妇，病死率较高。病后可能有一定时期的免疫力。

（一）病原学

戊型病毒性肝炎为球形颗粒，无包膜，国际病毒分类委员会将 HEV 归类为未分类病毒。HEV 基因组为单股正链 RNA，本病毒不稳定，对高盐、氯化铯、氯仿敏感，在碱性环境中较稳定。

（二）流行病学

1. 感染源　患者是本病的主要感染源，亚临床型患者和隐性感染者也是感染源。潜伏期末和急性期早期传染病最强。

2. 传染途径　主要通过接触传播，也可以经母婴垂直传播和输血传播。

3. 易感人群　普遍易感，青壮年发病率高，儿童和老人发病率较低。

（三）发病机制

戊型肝炎的发病机制尚不完全清楚，可能与甲型肝炎相似。可能是病毒直接致肝细胞病变和细胞免疫引起肝细胞损伤。

（四）临床表现

1. 潜伏期　戊型肝炎的潜伏期为2~10周，平均6周。也有更长或更短潜伏期的报道，可能与病毒自身的特性和病毒感染的数量有关。

2. 急性戊型肝炎（黄疸型）　最为多见，临床表现与甲肝相似，但与急性甲型肝炎相比，发病年龄偏大，黄疸前期较长，胆汁淤积程度深，症状更重。

（1）黄疸前期：主要表现为起病急，起病时可有发热、乏力、周身不适、继之出现食欲减退，有消化道症状（恶心、呕吐、上腹不适、肝区痛、腹胀、腹泻等）。部分患者有关节痛，尿色逐渐加深，到本期末呈浓茶色。此期持续数天至半月，平均3~4d。

（2）黄疸期：随着体温下降，消化道症状可有减轻，但尿黄更明显，大便色浅，呈灰白色，巩膜、皮肤出现黄染并逐渐加深，皮肤瘙痒，此期一般为10~30d。

（3）恢复期：此期一般为2~3周，少数达4周。肝、脾回缩，症状、体征及化验指标全面好转。

3. 急性戊型肝炎（无黄疸型）　表现比黄疸型轻，部分患者无临床症状。儿童感染HEV后，多表现为亚临床型，而成年人则多表现为临床型感染。

4. 淤胆型戊型肝炎　淤胆型戊肝比较常见，发生率高于甲肝，特别是老年病例。临床主要表现为较长时间的肝内梗阻性黄疸，而消化道症状相对较轻。黄疸常在2~6个月后或以消退，本型预后多数较好。

5. 重型戊型肝炎（肝衰竭）　约占戊型肝炎的5%，发病率高于重型甲型肝炎，表现为急性重型肝炎和亚急性重型肝炎的临床经过。老年人和病毒重叠感染者及孕妇患者肝衰竭发生率高，尤以乙肝患者再感染HEV时更易发生。

急性重型戊型肝炎在孕妇多见，尤其是妊娠晚期更多；病情发展迅猛，多数孕妇在正常生产和早产后病情急剧变化，黄疸在轻度和中度升高时即可呈现一系列肝衰竭（重型肝炎）的临床表现，肝活检镜下可见部分水肿、变性的肝细胞，肝性脑病和脑水肿程度深，而昏迷病例皆有脑水肿，易发生呼吸衰竭而死亡，病死率高达20%。亚急性重型戊型肝炎较为少见（急性和亚急性重型肝炎之比约为17∶1），黄疸程度深，持续时间长，肝性脑病程度轻，而腹水及低蛋白血症比较明显。

（五）实验室检查

1. 抗－HEV抗体的检测　抗－HEVIgG 抗－HEVIgM。

2. HEV的分子生物学检测　RT－PCR可特异性地检测HEVDNA。

（六）诊断

特异血清病原学检查是确诊的依据，抗－HEVIgM病程急性期阳性率100%。

（七）治疗

（1）病情较轻的给予适当休息、合理的营养及对症支持治疗，即可迅速恢复健康。

（2）对于暴发性肝衰竭患者，可考虑肝移植。

（3）对于孕妇和老年人，应及早采取综合治疗，加强支持治疗，积极预防和治疗各种并发症。

六、病毒性肝炎护理

1. 隔离　在标准预防的基础上，还应采用接触传播的隔离与预防。

2. 减少活动　急性肝炎、慢性肝炎活动期、重症肝炎应卧床休息，以降低机体代谢率，增加肝的血流量，减轻肝负担，缓解肝淤血，有利于肝细胞恢复。恢复期时可以开始做适度的运动，以散步为主，以不感到疲劳为度。

3. 保持营养供给　饮食原则：①肝炎急性期患者多有食欲明显下降，消化道症状较重，其饮食以清淡、易消化富含维生素的流质，如进食少，不能满足机体需要的，可遵医嘱静脉补充营养。②黄疸消退期消化道症状缓解，食欲增加后，要少食多餐，避免暴饮暴食，可增加蛋白质和脂肪性食物，多吃水果、蔬菜，蛋白质 $1.5 \sim 2g/$（$kg \cdot d$），糖类 $300 \sim 400g/d$，以保证足够的热量和蛋白质成分。③肝性脑病，要限制蛋白质入量，$20g/d$，以植物蛋白为主。④肝硬化并食管胃底静脉曲张者，应食菜泥、肉末等半流质饮食，要避免坚硬、鱼刺、油炸等食品。

4. 病情观察

（1）胃肠道症状：观察患者的食欲，有无恶心、呕吐、腹胀、腹泻等症状，及时调整饮食。

（2）黄疸：每日观察皮肤、巩膜黄疸程度，有皮肤瘙痒的，避免抓挠引起皮肤破损。

（3）出血：观察有无出血倾向，如皮下、牙龈、鼻腔、呕血及便血等。

5. 对症护理

（1）保持皮肤清洁：①每日用温水擦拭全身皮肤，不用有刺激性的肥皂与化妆品，适当擦润肤油；②穿着布制柔软，宽松内衣裤，常换洗，并保持床单位清洁、干燥，使患者有舒适感，可减轻瘙痒；③胆盐沉着引起皮肤瘙痒的，重者可给予局部涂搽止痒药，也可口服抗组胺药；④及时修剪指甲，避免抓挠引起皮肤破损，如皮肤已有破损者应注意保持局部清洁、干燥，预防感染；⑤必要时可采用转移患者注意力的方法减轻皮肤瘙痒。

（2）减少出血：①用软毛牙刷或棉球清洁口腔，男性改用电动剃须刀，防止损伤皮肤黏膜；②注射时尽量用小孔径针头；③抽血或注射后延长按压时间，直至局部不出血；④提高穿刺成功率，避免在同一部位反复穿刺。

（3）减轻焦虑：患者得病后容易产生紧张、焦虑、抑郁、悲观等不良情绪，要经常与患者进行交谈，进行心理疏导，使其正确对待疾病，告知不良情绪影响机体免疫力，不利于恢复。

6. 用药护理

（1）每日观察抗病毒药物治疗不良反应，有无流感样症状、骨髓抑制、食欲减退等症状，及时对症处理，减轻不良反应。

（2）严格按医嘱执行，不得随意减量或停药。

7. 健康指导

（1）向患者讲解病毒性肝炎的传播途径、隔离期、隔离措施、消毒方法及家属如何预防等。出院后可实施适当的家庭隔离，如患者的食具、用具和洗漱用品应专用，患者的排泄物、分泌物须经消毒后弃去。家中密切接触者，可预防接种。

（2）定期复查，出院后第 1 个月为 2 周复查 1 次，如 2 次都正常可以 1 ~ 2 个月复查 1 次。如检查持续正常，建议随访 2 年。

（3）按医嘱使用护肝药物，不滥用药物，特别应禁用损害肝的药物。

（4）保持乐观情绪，禁饮酒。

七、预防

（1）预防甲型、戊型肝炎的重点是加强粪便管理，保护水源，严格饮用水消毒；加强食品卫生和食具消毒。

（2）预防乙、丙、丁型肝炎的重点是加强血源的监测和管理，推广一次性注射用具。

（3）主动免疫易感者：可接种甲型肝炎疫苗和乙肝疫苗预防。

（4）被动免疫：对有甲型肝炎密切接触史的易感者，可用免疫球蛋白（人血丙种球蛋白）进行预防注射来进行被动免疫。乙肝免疫球蛋白（HBIG）可用来进行母婴阻断和 HBV 暴露者。

（周　玲）

第十一节　猩红热的护理

猩红热（scarlet fever）是由乙型溶血性链球菌感染引起的急性传染病。其临床特征为发热、化脓性扁桃体炎、全身弥漫性红疹，部分患者疹褪后明显脱屑，少数患者恢复期可出现变态反应性心、肾及关节损害。

（一）病原学

乙型溶血性链球菌为革兰染色阳性，按胞壁多糖类抗原（C 抗原）的不同，分为 A～H 和 K～U 等 19 个族。95% 以上猩红热由 A 族引起。A 族链球菌有 90 多种血清型，凡能产生红疹毒素（致热性外毒素）者均可引起猩红热。本菌对热及常用消毒剂敏感，在体外 60℃ 30min 可被杀灭。

（二）流行病学

1. 感染源　主要为患者和带菌者，猩红热患者于发病前 24h 至出疹期传染性最强。其他由乙型溶血性链球菌引起的扁桃体炎、咽峡炎、中耳炎、丹毒等也可引起传播。

2. 传播途径　主要通过谈话、咳嗽和喷嚏等方式传播，偶尔可经污染的书籍、玩具、生活用品、饮料及食物传染，有时可经破损的皮肤或产道而引起"外科型"及"产科型"猩红热。

3. 易感人群　人群普遍易感，以儿童多见，感染后可获得抗菌免疫力和抗毒免疫力，具有特异性，目前已知 A、B、C 3 种不同的红疹毒素，故可见第 2 次、第 3 次患猩红热者。

4. 流行特征　全年均可发病，以冬春季节多见。学龄儿童发病率最高，1 岁以下及 50 岁以上者少见。本病多流行于温、热带，我国北方地区发病较多。

（三）发病机制

猩红热是由乙型溶血性链球菌及其毒素和机体免疫反应所引起。主要可引起 3 种病变。①感染性病变：细菌侵入咽峡部或其他部位，A 群菌的 M 蛋白能抵抗机体白细胞的吞噬作用，可在局部增殖并导致化脓性炎性反应，咽部及扁桃体充血、水肿、炎性细胞及纤维蛋白渗出形成脓性分泌物。细菌还可以经淋巴直接侵犯附近组织而引起炎症甚至脓肿，如扁桃体周围脓肿、中耳炎、乳突炎、颈淋巴结炎、蜂窝织炎等。细菌进入血流可引起败血症，全身各处可发生化脓性病灶。②中毒型病灶：细菌产生的红疹毒素，可引起全身毒血症症状，如发热、头痛、咽痛、呕吐、中毒性休克等，可使皮肤充血、水肿，上皮细胞增生及白细胞浸润，以毛囊周围最为明显，形成典型的猩红热样皮疹，严重者可有出血性皮疹。恢复期表皮死亡引起脱屑。黏膜可出现充血及点状出血，称之为"内疹"。肝、胆、脾、淋巴结等间质血管周围有单核细胞浸润，伴有不同程度的充血及脂肪变。心肌可出现浑浊肿胀和变性甚至坏死。肾可出现间质性炎症。③变态反应性病变：病期2~3周时少部分患者可出现急性肾小球肾炎或风湿性全心炎、风湿性关节炎等。其发生可能与免疫复合物形成有关，亦可与自身免疫有关。

（四）临床表现

潜伏期1~12d，多数为2~5d。本病主要症状为发热、咽痛和弥漫性红疹，其临床表现差异较大。

1. 可分为以下5种类型：

（1）普通型：起病较急，发热、畏寒、偶有寒战，体温多在39℃左右。可伴头痛、头晕、咽痛等，小儿多有恶心和呕吐。咽部及扁桃体可见明显充血、水肿，扁桃体腺窝处可见点状充血或出血性黏膜内疹。病初起时舌被舌苔，乳头红肿且突出于白苔之外，称为草莓舌。2d后白苔开始脱落，舌面光滑呈肉红色，乳头仍然突起，称杨梅舌。颈及颌下淋巴结常中度肿大，有压痛。患者发热后多在第2日出皮疹，从耳后及颈部开始，很快扩展至胸、背、腹及上肢，24h左右发展到下肢近端，以后扩展至小腿及足部。典型皮疹为在全身皮肤弥漫性充血潮红的基础上，散布着与毛囊一致的大头针帽样大小、密集、均匀的充血性红疹，按压时可全部消退，去压后红疹复出，旋即弥漫性潮红也重现。皮疹多为斑疹，也可稍隆起成丘疹，因与毛囊一致故也称"鸡皮样"疹。在皮肤皱褶处（如肘窝、腋窝、腘窝、腹股沟等，皮疹密集并伴皮下出血形成紫红色线条，称线状疹或Pastia线。面部潮红，可见少量点状疹，口、鼻周围充血较轻而形成口周苍白圈。皮疹1~2d达高峰，以躯干及四肢近端为多，持续数日，然后依出疹顺序于1~3d退疹。病程1周左右开始脱屑，皮疹轻者呈糠屑状，重者可呈大片状脱皮，手指、足趾处皮肤较厚，脱皮较明显，甚至可呈手足套状，脱皮可持续1~4周。

（2）轻型猩红热：较普通型猩红热的表现轻。发热不高甚至不发热，咽峡炎轻，皮疹仅见于颈、胸、腹部等，消退快。但病后仍可发生变态反应性并发症。

（3）脓毒性猩红热：多见于营养及卫生较差的小儿，发热40℃以上，头痛、咽痛、呕吐等症状均明显。咽部及扁桃体明显充血、水肿，可有溃疡形成，多量脓性分泌物常可形成大片假膜。病原菌侵犯附近组织引起化脓性中耳炎、乳突炎、鼻窦炎、颈淋巴结炎及颈部软组织炎的机会较多，如未及时治疗可发展为败血症，出现弛张热、皮疹增多及带脓头的粟粒疹。可发生败血症休克。恢复期脱皮明显，持续时间可达3~5周。近年来本型患者已明显减少。

（4）中毒型猩红热：患者毒血症症状明显，高热可达40℃以上，头痛和呕吐均严重，可出现意识障碍。皮疹多而重，出血性皮疹增多。可很快出现低血压及中毒性休克。休克后皮疹褪色成隐约可见。咽部炎症不明显。

（5）外科型猩红热：细菌经损伤的皮肤或产道侵入，皮疹先出现在伤口附近，然后向他处扩展，病情大多较轻。无咽峡炎表现。

2. 本病可出现以下并发症

（1）化脓性并发症：由细菌直接侵犯附近组织引起化脓性炎症，如中耳炎、乳突炎、鼻窦炎、淋巴结炎等。应特别注意婴幼儿并发中耳炎的可能。

（2）毒性并发症：由链球菌毒素引起的非化脓性病变，如中毒性关节炎、中毒性胃肠炎、中毒性肝炎或心肌炎等。病变持续时间较短，预后良好。

（3）变态反应性并发症：多发生在病期 2～3 周，以急性肾小球肾炎较常见，还可并发风湿性心脏病、风湿性关节炎等。

（五）实验室检查

1. 血液检查　出疹后，嗜酸性粒细胞可增高至 5%～10%。

2. 细菌培养　采集患者的咽拭子或伤口分泌物进行细菌培养。

（六）诊断

临床诊断依据典型的临床表现如发热、咽痛、典型皮疹和脱屑、草莓舌、Pastia 线、口周苍白圈及外周血象明显升高等；症状不典型者需结合流行病史等综合分析；咽拭子或伤口处细菌培养阳性可确诊。

（七）治疗

首选青霉素，疗程 7～10d。用药后多数患者可于 1d 左右退热，3d 左右症状及皮疹消退。对青霉素过敏者可选用红霉素、螺旋霉素、林可霉素及头孢菌素类等药物。

对中毒性伴休克者，在静脉足量应用青霉素的同时，应补充血容量、纠正酸中毒、输新鲜血浆、给予吸氧等。

超高热者可适量应用肾上腺皮质激素。

恢复期患者的血清或抗血清可减轻患者中毒症状。

（八）护理

1. 隔离　在标准预防的基础上，采用飞沫、接触传播的隔离与预防。对患者接触过的物品及场所应予以消毒。病室湿式清扫，通风和空气消毒每日各 2 次。

2. 卧床休息　小儿患者应绝对卧床休息 2～3 周，以减少并发症。

3. 给予高热量　富含维生素、易消化的流食或半流食，避免辛辣刺激食物。进食困难者，遵医嘱给予静脉营养支持。

4. 病情观察　观察体温变化，高热时鼓励和协助患者多饮水，遵医嘱予物理及药物降温，有畏寒者注意保暖；观察有无头痛、头晕及意识障碍，加强生活护理及安全措施，防坠床，防跌倒；出现恶心、呕吐时，及时予温水漱口，彻底清理呕吐物，保持病室空气新鲜；注意观察有无败血症休克及并发症发生，出现异常，配合医生积极处理；婴幼儿患者应注意有无中耳炎表现等。

5. 皮肤护理　观察皮疹的性质、分布、数量等；出疹期患儿皮肤瘙痒，应剪短指甲，避免抓挠，可涂炉甘石洗剂或止痒乙醇，穿柔软棉质内衣；出现带脓头的粟粒疹或皮疹破损时，应予局部消毒，有出血或渗出时，应予包扎；皮疹脱屑干燥时，可涂液状石蜡等，大片脱皮时可用剪刀小心剪除，不得强行剥离，以避免疼痛和感染。

6. 保持口腔清洁 每日早、晚及进餐后，协助患者用生理盐水漱口，必要时行口腔护理，每日 2 次；观察咽部、扁桃体等周围组织的充血、肿胀等情况，咽痛明显者可给予氯己定、硼酸等漱口液，口含溶菌酶含片等。

7. 药物治疗的护理 应用青霉素治疗前，必须询问有无过敏史，皮试和初期应用时，必须于床旁密切观察，备肾上腺素注射液及注射器，随时做好过敏性休克的抢救准备；口服红霉素治疗时，指导患者于饭中或饭后服用，以减轻药物对胃黏膜的刺激；严格抗生素药物的剂量、间隔时间及疗程，观察用药效果。

8. 健康教育 宣传猩红热的传播方式及预防措施；讲解本病的治疗用药及不良反应，指导患者配合治疗；告知患者本病在恢复期可有脱屑，切忌撕扯。

（周　玲）

第十二节　肺结核的护理

肺结核（pulmonary tuberculosis）是由结核分枝杆菌入侵肺部引起的感染性疾病，约占全身结核病的 90%。临床表现为中低度发热、乏力、盗汗及血沉增快。肺结核扩散可引起肺外结核，其典型病理改变为结核结节。

（一）病原学

结核分枝杆菌在革兰染色时非常不易着色，经过特殊的抗酸染色，菌体呈红色，故被称为"抗酸杆菌"。本菌在外界环境中对干燥、寒冷抵抗力较强，在干燥痰内可存活 6 ~ 8 个月，在 0℃ 以下可存活 4 ~ 5 个月；对湿热抵抗力较弱，煮沸 5min 或阳光暴晒 2h 可被杀灭，紫外线灯照射 30min 可杀死物体表面的结核菌；对溶脂的离子清洁剂敏感，如 2% 来苏儿、5% 苯酚、3% 甲醛、10% 漂白粉、70% ~75% 乙醇。

（二）流行病学

1. 感染源 未经治疗的排菌患者是最重要的感染源。一般来说，初治痰菌阳性的患者一旦给予系统的抗结核治疗，则传染性会在 2 ~4 周迅速减弱直至消失。

2. 传播途径 主要经飞沫传播，患者咳嗽，特别是打喷嚏时，结核菌可经飞沫直接感染近距离者；也可因患者随地吐痰，痰液干燥后结核菌随尘埃飞扬造成远距离播散。

3. 易感人群 人群普遍易感，感染者免疫力低下时易发病，过度劳累、营养不良、妊娠及某些疾病如糖尿病、矽肺、胃大部分切除后等易诱发本病。

4. 流行特征 全球约有 1/3 人口受到结核菌感染，每年新患结核患者近 800 万，300 万患者死亡。我国结核病疫情严重，流行表现为高感染率、高患病率、高病死率及高耐药率等。

（三）发病机制

结核菌感染引起的宿主反应分为 4 期。

1. 起始期 伴随微小飞沫吸入而入侵呼吸道的结核菌被肺泡巨噬细胞吞噬。若被非特异性防御机制清除或杀灭，则没有感染证据；若细菌存活和复制，便形成早期感染灶。

2. T 细胞反应期 细胞免疫和迟发性过敏反应在此期形成，从而对结核病的发病、演变及转归产生决定性影响。

3. 共生期　大部分感染者结核菌可持续存活，细菌与宿主处于共生状态，若免疫损害便可引起受抑制结核菌的重新活动和增殖。

4. 细胞外增殖和传播期　具有生长能力、但不繁殖的结核菌在理想环境中突破局部免疫防御机制，引起播散。

（四）临床表现

1. 原发型肺结核（Ⅰ型）　初次感染即发病的肺结核，包括原发综合征（肺部原发病灶、引流淋巴管和肺门或纵隔淋巴结的结核性炎症统称原发综合征）及胸内淋巴结结核。可出现早期菌血症，90%以上不治自愈。若机体不能建立足够免疫力或变态反应，则发展成临床原发性肺结核，少数严重者可引起干酪性肺炎、肺不张。

2. 血行播散型肺结核（Ⅱ型）　较严重，多由原发型肺结核发展而来。急性粟粒型肺结核一般呈急性发病，多数患者有明显的菌血症症状，有时可见皮下出血点、紫癜及贫血等，肺部常见症状有咳嗽、咳痰、气短、呼吸困难、发绀等。亚急性及慢性血行播散型肺结核，临床症状不如急性粟粒型肺结核那样显著和急剧。

3. 继发型肺结核（Ⅲ型）　分为干酪性肺炎和慢性纤维空洞型肺结核。前者发病急骤，多有恶寒、高热、剧烈咳嗽、咳大量脓痰，也有咯血、发绀、呼吸困难等症状，病情迅速恶化、衰竭，进入恶病质状态；后者为肺结核的晚期类型，患者可反复出现发热、咳嗽、咳痰、咯血、胸痛、盗汗、食欲缺乏、消瘦、气短、发绀、心悸等。

4. 结核性胸膜炎（Ⅳ型）　分为干性胸膜炎和渗出性胸膜炎。前者患者很少或完全没有症状，而且可自愈，主要症状为局限性针刺样胸痛；后者起病多较急，有中度或高度发热、乏力、盗汗等结核中毒症状，初期有胸痛，随着胸腔积液的出现和增多，胸痛反而减轻或消失，但可出现不同程度的气短和呼吸困难。

5. 肺外结核（Ⅴ型）　结核菌由肺部病变通过血液或淋巴系统播散到人体各个脏器，发生在肺部以外各部位结核病。常见的 e 淋巴结核、结核性脑膜炎、结核性腹膜炎、肠结核、肾结核、附睾结核、女性生殖结核、骨关节结核等。

（五）肺结核分期

根据临床表现和治疗需求，分为以下 3 期。

1. 进展期　症状加重或出现新的症状，痰菌转阳或菌量增多，血沉加快，肺部病灶增多、渗出，边界模糊，出现空洞或原有空洞增大。此期患者为活动性肺结核病例，需进行强化期治疗。

2. 好转期　症状减轻或缓解，痰菌减少或转阴，血沉减慢或正常，肺部渗出性、增殖性或干酪性病灶减少．空洞缩小或闭合。此期患者仍为活动性肺结核病例，应坚持巩固治疗，以防止复发或出现继发性耐药。

3. 稳定期　症状消失，痰菌持续转阴 3 个月以上，血沉正常，肺部病灶以增殖或纤维性病变为主且 3 个月以上不变化，空洞闭合或无变化。此期患者的体内结核杆菌已经基本被控制。

（六）实验室和其他检查

1. 血常规　外周血白细胞总数正常或稍高。

2. 血沉　多数活动性肺结核患者血沉增快。

3. 结核菌检查　痰中找到结核菌是确诊肺结核的主要依据。

4. X 线检查　可早期发现肺结核，且可对病灶的部位、范围、性质、发展情况和效果做出诊断。

5. 结核菌素试验　皮试呈阳性者，常提示体内有活动性结核灶。

（七）诊断

密切结合临床表现、影像学及实验室检查，进行综合性分析判断。

肺结核诊断的金标准：痰涂片抗酸染色或痰结核杆菌培养阳性；肺活组织病理检查发现结核性肉芽肿、结核结节或干酪性坏死等结核病病理改变。

（八）治疗

1. 抗结核药物

（1）异烟肼（INH，H）：口服，不良反应为肝损害。

（2）利福平（RFP，R）：饭前口服，不良反应为胃肠反应及肝功能损害。

（3）链霉素（SM，S）：肌内注射，不良反应为听力障碍、眩晕、肾功能障碍及过敏。

（4）吡嗪酰胺（PZA，Z）：口服，不良反应为肝损害、胃肠反应、过敏、高尿酸血症。

（5）乙胺丁醇（EMB，E）：口服，不良反应为视力减退、视野缩小等，停药多能恢复。

（6）对氨基水杨酸（PAS，P）：饭后口服。不良反应为食欲减退、恶心、呕吐、腹泻等。

2. 抗结核化学药物治疗（简称化疗）　原则为早期、联用、适量、规律、全程治疗。

（1）初治肺结核：有下列情况之一者为初治①尚未开始抗结核治疗的患者；②正进行标准化疗方案用药而未满疗程的患者；③不规则化疗未满 1 个月的患者。初治方案：强化期 2 个月，常用 S（E）HRZ；巩固期 4 个月，常用 HR。

（2）复治肺结核的：有下列情况之一者为复治①初治失败的患者；②规则用药满疗程后痰菌又复阳的患者；③不规则化疗超过 1 个月的患者；④慢性排菌患者。复治方案：强化期 3 个月，常用 SHRZE 2 个月 + HRZE 1 个月；巩固期 5 个月，常用 HRE。

（九）护理

1. 隔离　在标准预防的基础上，采用飞沫、空气传播的隔离预防。严禁随地吐痰，床旁可放置有盖痰杯，痰杯须每日进行消毒处理。对患者的痰液须灭菌处理，或在痰杯内加入等量 500mg/L 含氯消毒剂浸泡 1h 后弃去。接触痰液后须用流动水彻底清洗双手。对患者接触的物品及病室物表等也应予以消毒。患者打喷嚏、咳嗽时要用多层餐巾纸捂住口鼻，然后将纸放入密闭容器（或双层黄色塑料袋）内及时焚烧。保持病室通风，空气新鲜，清洁安静，紫外线消毒空气，每日 2 次，地面湿式清扫。

2. 卧床休息　患者于肺结核活动期、咯血、有高热等严重结核病毒性症状或结核性胸膜炎伴大量胸腔积液时，应绝对卧床休息。待症状好转、病灶活动性减退时可适当进行活动及体育锻炼，以增强机体免疫功能。

3. 保证营养供给　饮食应补充肉、蛋、奶等富含动、植物蛋白的食物，每天摄入适量的新鲜蔬菜和水果，以补充维生素。大量盗汗者，应注意多饮水。

4. 咯血的护理

（1）安慰患者，避免精神紧张。

（2）告知患者咯血时勿屏气，以免诱发喉头痉挛，血液引流不畅形成血块，导致窒息。

（3）协助患者采取舒适的患侧卧位或半卧位，保持呼吸道通畅，嘱患者轻轻将气管内存留的积血咯出。

（4）密切观察患者是否出现胸闷、气憋、唇甲发绀、面色苍白、冷汗淋漓、烦躁不安等窒息表现，若一旦出现，立即取头低脚高体位，轻拍背部，迅速排出气道和口咽部的血块，清除和吸引咽部及气管内的积血，必要时用吸痰管进行机械吸引，做好气管插管或气管切开的准备及配合工作，以尽快解除呼吸道阻塞。

（5）对极度紧张、咳嗽剧烈者，遵医嘱给予小剂量镇静药、止咳药。若咯血量过多，应配血备用，酌情适量输血。

（6）大量咯血者暂禁食，小量咯血者宜进易消化、温凉高蛋白，高热量等营养丰富的流质或流质饮食。

（7）多饮水，多食含纤维素食物，以保持大便通畅，避免排便时腹压增加而引起再度咯血。

5. 盗汗的护理　及时用温毛巾擦干汗液，勤换内衣及床单、被单。

6. 药物治疗的护理　告知患者化疗药物的不良反应，用药的注意事项等，消除患者恐惧心理；强调全程、合理、规律用药的重要性，使患者配合治疗。

7. 心理护理　患者有恐怖、焦虑、情绪不稳定的心理状况，要认真解释，安慰患者，做好耐心细致的思想工作，使患者对疾病有正确的认识，能够顺利地接受和配合治疗，树立战胜疾病的信心。肺结核病患者住院时间较长，可因症状较重而希望得到别人的照顾，被动性加强，对医护人员充满希望和依赖心理，应结合患者不同的心理特点做好心理护理，培养患者自我料理的生活能力。

8. 健康教育

（1）指导患者养成良好的卫生习惯，严禁随地吐痰，打喷嚏、咳嗽时应用餐巾纸捂住口鼻，避免面对他人。

（2）介绍肺结核有关治疗的知识，提供健康教育处方和科普读物。宣传结核病的传播途径及消毒、隔离的重要性，指导其采取积极的预防方法及配合治疗的重要性。指导患者戒烟戒酒，注意营养的补充，避免劳累和情绪波动，合理休息，预防呼吸道感染。介绍结核病的常用治疗方法及持续用药时间，说明药物的不良反应、用药的注意事项，特别应强调规律、全程、合理用药的重要性。

（3）告知患者出院后应加强体育锻炼，提高机体抵抗力。

（十）预防

1. 建立防治系统　强调建立、健全和稳定各级防痨机构，负责组织和实施治、管、防、查的系统和全程管理，按本地疫情和流行病学特点，制定防治规划，开展防痨宣传，培训防痨业务技术人员，推动社会力量参与和支持防痨事业。

2. 早期发现和彻底治疗患者　每1~2年对服务性行业、学校，托幼机构及儿童玩具制作等人员进行健康检查。在疫情已经控制地区可开展重点线索调查，及时发现和诊断，避免漏诊和误诊。查出必治，治必彻底，防止耐药慢性病例的形成和积累。

3. 接种卡介苗　机体获得性特异性免疫只产生在活菌感染之后。目前卡介苗的接种方法主要采用皮内注射法。

（周　玲）

第十三节　淋病

淋病（neisseria gonorrhoeae）是常见的性传播疾病，由淋球菌引起，包括有症状及无症状的泌尿生殖器淋菌感染、淋菌性盆腔炎、播散性淋菌感染及新生儿淋菌性结膜炎等。尚可见于肛门、咽部等处。可通过性交、污染的衣物、毛巾、浴盆、产道及羊膜腔内感染。潜伏期平均 3~5 天。主要症状为尿频、尿急、尿痛及脓尿。

一、专科护理

（一）局部护理

（1）保持会阴部清洁、干燥，分泌物较多时，应每日用 1：5 000 的高锰酸钾或 0.1% 的苯扎溴铵溶液清洗。

（2）淋菌性结膜炎按医嘱用生理盐水冲洗眼部，每小时 1 次，冲洗后可用 0.5% 红霉素眼膏、0.3% 环丙沙星滴眼液或 1% 硝酸银滴眼药液滴眼。产后新生儿用 1% 硝酸银滴眼，防止新生儿淋菌性眼炎发生。

（3）出现尿频、尿急、尿痛按医嘱温水坐浴，每日 10~15 分钟。

（4）淋菌性咽炎按医嘱指导患者正确使用复方硼酸溶液、呋喃西林溶液、2% 硼酸溶液漱口。

（二）密切观察病情

（1）尿道黄色脓性分泌物是否增多，尿频，尿急，尿痛、排尿困难、尿潴留症状是否加重。观察患者排便后肛门是否有瘙痒、烧灼感、排出黏液及脓性分泌物的量、颜色、气味、性状，里急后重等症状。

（2）男性有无终末血尿、血精、会阴部坠胀的情况。

（3）女性有无阴道分泌物增多，非经期子宫出血，经血过多，尿道口、宫颈口、前庭大腺是否有疼痛、压痛、红肿及脓肿，有无下腹部及慢性盆腔疼痛，下腹、子宫、附件压痛的表现。

（4）观察患者有无全身不适、发热、食欲不振的表现：有无扁桃体炎、颈淋巴结肿大、咽干、咽痛、吞咽痛的情况。

（5）观察淋菌性眼炎患者视力情况，眼结膜是否充血红肿，脓性分泌物是否增多。

（6）经过正规治疗后症状消退，涂片和培养均未发现淋球菌，但后期又出现尿道炎的症状并持续不断，则应考虑为非淋菌性尿道炎，须进一步检查病原体并对症治疗，应注意有无梅毒等其他性传播疾病伴发。

（三）用药护理

（1）遵医嘱用药，告知患者不可自行停药、增减药物。

（2）注射头孢类药物前应询问过敏史并做药物过敏试验，该药物肌肉注射时可导致局部疼痛，暂时性酸性粒细胞减少，嗜酸性粒细胞增多，该药与氨基糖苷类药有协同增效的作用，必须分开注射，高胆红素血症患儿慎用。

（3）大观霉素溶解后药液易凝，推注时应快速。注射后可能出现荨麻疹、眩晕、恶心、感冒样症状及碱性磷酸酶升高等不良反应，应注意观察。注射后疼痛可局部热敷。

（4）淋菌性咽炎患者使用含漱液时头后仰，张口发"啊"音，使含漱液清洁咽后壁，嘱患者不要将其吞服。

二、健康教育

（1）治疗期间应避免进食辛辣刺激性食物，禁止饮酒、浓茶及咖啡等。鼓励患者多饮水，促进冲洗尿道脓液。

（2）禁止和他人共用浴盆；污染的衣物、内裤及用具应煮沸消毒，禁止与婴幼儿同床、同浴或衣物共洗。

（3）夫妇一方患淋病，应暂停性生活，及早到正规医院就医。规范治疗后 3 次培养未发现淋球菌，又无症状，方可恢复性生活。30 天内接触过淋病患者的性伴侣，也需检查和治疗。

（4）淋病治愈后应及时恢复房事，争取获得性高潮，以便驱出可能隐藏的淋球菌。刚恢复性交的第 1 个月，必须用避孕套，以防交叉感染。性交后有复发症状，须及时到医院就诊。

（5）夫妇双方彻底治愈 3 个月后，方可安排妊娠。

（周　玲）

第十四节　尖锐湿疣

尖锐湿疣（condyloma acuminatum，CA）又称性病疣，由人类乳头瘤病毒（HPV）引起。累及外生殖器、肛门、直肠区，较少发生在尿道黏膜、膀胱、输尿管、阴道黏膜及宫颈口。传播途径有性接触、母婴传染、间接传染（如内裤、浴盆、浴巾）。潜伏期 1~8 个月，初起为细小淡红丘疹，逐渐增大，形似菜花样，女性可有外阴瘙痒、白带增多。

一、专科护理

（一）激光冷冻患者局部护理

（1）冷冻治疗中要注意保护损害周围皮肤黏膜，尿道、阴道内治疗要待解冻后才能取出阴道镜、尿道镜，以免冻伤正常黏膜。

（2）治疗后疼痛一般能耐受，疼痛可持续数小时或更长时间，剧烈疼痛时可按医嘱口服镇痛剂，如布洛芬，并注意观察疗效。

（3）告知患者治疗后局部出现水肿为正常现象，无须处理，经数日后可消退。

（4）治疗后出现较大水疱、血疱时，按"疱液抽取法"处理，预防感染。

（5）创面感染或伴有渗出时，应用 3% 的硼酸或 0.1% 依沙吖啶溶液湿敷，每日 1~2 次，每次 30 分钟，保持局部干燥、清洁，避免沾水，防止感染加重。

（二）手术患者局部护理

（1）局部备皮，为手术消毒做好准备。

（2）手术后保持局部干燥，用无菌纱布包扎，若不易包扎者，可用甲紫溶液涂擦创面，防止感染。

（3）炎症伴渗出时用0.1%依沙吖啶溶液湿敷或1：5 000高锰酸钾溶液坐浴10~15天，每天2~3次，每次15~20分钟。

（4）手术后应减少站立和行走，卧床休息，将臀部抬高15~20厘米，促进血液及淋巴回流。

（三）用药护理

（1）三氯醋酸具有腐蚀性，注意保护周围正常皮肤。

（2）足叶草毒素外用时会出现局部红斑、水肿、糜烂等不良反应。儿童、孕妇、哺乳期妇女及具有开放性伤口等忌用，用时切勿触及眼睛。

（四）病情观察

（1）观察疣体发生的部位，一般好发于外生殖器及肛门周围皮肤黏膜湿润区，男性多见于龟头、冠状沟、包皮系带、尿道口、阴茎部、会阴，同性恋者多见于肛门及直肠，女性多见于小阴唇、阴道口、阴蒂、阴道、宫颈、会阴及肛周。少数也可发生于口腔、腋窝、乳房、趾间等。

（2）观察皮损的性状，为单个或多个淡红色小丘疹，质地柔软、顶端尖锐，逐渐增多、增大，形态可为无柄型（丘疹样皮损）和有柄型，为乳头状、菜花状、鸡冠状及蕈状样，呈白色、粉红色或污灰色，表面易糜烂、有渗液、浸渍及破溃。

（3）观察疣体有无出血、破溃、感染等。

（4）观察有无异物感、灼痛、刺痒或性交不适等自觉症状。

（5）手术治疗后患者的局部是否感染及出血。

（6）激光冷冻后局部是否出现水疱、血疱。

（7）若发现遗漏未消除的疣体及时报告医生。

（8）治疗过程中，注意观察患者对疼痛的耐受性，如疼痛难忍时，应暂停治疗，休息后再继续治疗。

二、健康教育

（1）本病易复发，应密切观察，随时发现，随时治疗，一般不留后遗症。

（2）禁止到公共游泳池、浴池，禁止泡浴，注意个人卫生，避免交叉感染。

（3）治疗后注意保持局部的清洁、干燥，勿沾水，防止创面感染。尽量卧床休息，减少走动，穿宽松、纯棉、浅色的内裤或不穿，减少对局部的摩擦与刺激。

（4）治疗期间饮食应清淡，禁食辛辣腥发刺激性食物，戒烟、酒，促进伤口愈合。

（5）未治愈前应禁止性生活，痊愈后，可恢复房事。性伴侣也应同时检查和治疗。

（6）痊愈后3个月内，性交时应使用避孕套，3个月后无异常表现，可安排受孕。怀孕后要定期检查，以便早期发现病灶，及时治疗。

（7）衣物、用具要彻底消毒，如暴晒、煮沸等方法，防止间接接触感染。

（8）告知患者及家属，调整好心态，治愈后双方应消除恐惧感，放松地恢复房事。刚恢复房事时，动作不要过猛，防止新生上皮擦伤，如有擦痛，不必紧张，可变换性交姿势，避开痛点。房事后要清洗外阴，保持干燥清洁。

（周　玲）

第十五节 梅毒

梅毒（syphilis）是由梅毒螺旋体（Treponema pallidum，TP）所引起的一种慢性传染病，主要通过性接触和血液传播。本病危害性大，可侵犯全身各组织器官或通过胎盘传播引起死产、流产、早产和胎传梅毒。

一、专科护理

（一）皮损护理

（1）发生硬下疳时应保持损害表面清洁，防止继发感染。

（2）皮肤、生殖器黏膜出现水肿、糜烂、脓疱时，保持病变部位清洁干燥，可用0.1%依沙吖啶等抗菌溶液清洗，防止感染。

（3）口腔、舌、咽喉出现红斑、水肿、糜烂，表面覆灰白色膜状物，应给予高热量、易消化的流质、半流质饮食或软食。保持口腔卫生，可用过氧化氢溶液、复方硼酸溶液等进行漱口，防止感染。

（4）会阴、肛周出现扁平湿疣，注意保持其清洁、干燥，避免受潮、摩擦。表面糜烂有渗液的患者，可用1:8 000高锰酸钾溶液进行清洗，防止继发感染。

（二）病情观察及护理

（1）观察皮疹有无增加，破损黏膜有无继发感染，有无单侧或双侧腹股沟淋巴结无痛性肿大，告知患者无须紧张，4~8周方能消退。

（2）观察有无容貌损毁现象：如鞍鼻、哈钦森齿、桑葚齿等，有无因上腭、鼻中隔穿孔引起的吞咽困难、发音障碍、因喉树胶肿而引起呼吸困难、声音嘶哑等。

（3）有无梅毒性脱发的表现：若患者出现梅毒性脱发，应做好心理护理，告知其秃发非永久性，及时治疗后毛发可以再生。

（4）观察患者四肢关节活动情况：关节腔积液、关节肿胀、压痛、酸痛，症状昼轻夜重等骨膜炎、关节炎、腱鞘炎、骨髓炎、滑膜炎的表现。应尽可能卧床休息，减少走动。可通过适当的按摩、红光、微波等理疗缓解疼痛。

（5）观察患者视力情况：有无虹膜炎、脉络膜炎、视网膜炎、视神经炎、角膜炎等眼部疾病的表现。发生眼损害可进行眼部湿热敷，按医嘱正确滴利福平等眼药水，指导患者尽量减少用眼，防止眼疲劳。

（6）观察有无神经损害：如头痛、易怒、瞳孔异常并伴有对光和调节性反射异常、闪电样疼痛、感觉障碍、尿潴留及麻痹性痴呆等症状。

（7）观察有无心血管梅毒损害，有无与心绞痛相似的胸骨后不适感或疼痛的梅毒性单纯主动脉炎或冠状动脉口狭窄表现；有无收缩压升高、舒张压降低，脉压增加，水冲脉甚至发生充血性心力衰竭等梅毒性主动脉关闭不全表现。有无因主动脉瘤增大压迫附近组织引起的咳嗽、吞咽困难、气喘、声音嘶哑、胸部搏动、头颈静脉充血及发绀等。

（8）观察有无内脏梅毒引起肝炎、胆管周围炎、肾病和胃肠道病变。

（三）用药护理

（1）注射青霉素前，必须做药物过敏试验，预防过敏性休克，备好急救药品（如肾上腺素等）及物品。

（2）首次注射青霉素数小时（多在用药后 3~12 小时出现）可能出现寒战、发热、头痛、呼吸加快、心动过速、全身不适及原发疾病加重的情况，称为吉-海反应。为防止吉-海反应，驱梅治疗前 1 天应开始口服泼尼松（20 毫克/天），连续服用 3 天。

（3）若患者有发热现象，体温低于 38℃ 时无须服用退热药，可行物理降温，多饮水等；体温高于 38℃ 时，行物理降温及服用退热药（如扑热息痛等）并观察疗效，监测患者体温变化。

（4）使用青霉素治疗心血管梅毒时，应从小剂量开始，逐渐增加。

（5）观察有无药疹的发生。

（6）肌肉注射苄星青霉素后局部可出现硬结，嘱患者热敷，促进药物吸收。

二、健康教育

（1）本病应及早、足量、规则治疗，尽可能避免发生心血管梅毒、神经梅毒及严重并发症。

（2）治疗期间禁止性生活，防止传染他人。3 个月内接触过传染性梅毒的配偶或性伴侣应追踪检查和治疗。

（3）治疗后应定期随访，进行体格检查，一般至少坚持 3 年，第 1 年每 3 个月复查 1 次，第 2 年内每半年复查 1 次，第 3 年在年末复查 1 次。

（4）患梅毒的孕妇应在分娩前每月复查 1 次，出生后的婴儿，应在 1、2、3、6 和 12 个月进行随访。

（5）梅毒传播可通过接吻、输血、哺乳、握手及接触患者唾液、尿液、精液、子宫分泌物直接传染，极少数以毛巾、剃刀、烟嘴、食品、玩具、衣物等间接传染，还可通过胎盘传染，即胎传（先天性）梅毒。告知患者避免不洁性行为，严禁使用不洁的血液制品或其他的生物制品，严禁使用已用过的注射器，严禁吸毒，避免共用注射器针头。

（周　玲）

第十六节　神经梅毒

神经梅毒是由苍白螺旋体引起的中枢神经系统感染性疾病。症状常发生于感染后 3~20 年，损害其大脑、脑膜、脊髓等组织。根据受损部位分为 3 型，即无症状神经梅毒、间质性神经梅毒和实质性神经梅毒，后者主要为脊髓痨及麻痹性痴呆。

一、一般护理

（1）病室窗户安装护栏或限制器，室内勿放置锐器，防止自伤。

（2）精神症状明显者，须有家属陪护。

二、专科护理

（一）病情观察及护理

（1）无症状神经梅毒：仅表现为脑脊液的异常，无神经受累的症状和体征。

（2）脑脊髓血管梅毒：可表现为脑膜炎症状（如头痛、易怒），瞳孔异常，伴有对光和调节性反射异常，若大血管受累时可发生脑血管意外，应注意观察。

（3）脊髓痨：表现为末梢反射逐渐丧失及震动位置感觉障碍，进行性感觉性共济失调，视神经萎缩，典型三联征为闪电样疼痛、感觉障碍和尿潴留。最常见和最早出现的三联征为瞳孔异常、下肢反射消失和昂伯征（闭目难立征）。应注意观察并对症护理。

（4）麻痹性痴呆：表现为注意力、记忆力、构音能力的下降，手指和嘴唇的抖动、易怒和轻微头痛，最显著的为人格的改变，懒散、烦躁和精神病状态。精神病症状有自大型、躁狂型、抑郁型、痴呆型四种。

（5）患者出现精神神经症状时，应加强看护，避免意外事件发生，防止自伤或伤人；躁狂型神经梅毒患者遵医嘱给予镇静药物，必要时实施保护性约束。

（二）腰穿术检查脑脊液术后的观察与护理

（1）遵医嘱去枕平卧 6 小时，勿剧烈活动。

（2）观察穿刺部位有无疼痛、出血、感染。

（3）观察穿刺后有无头痛，有无并发颅内感染。

（4）观察有无突发昏迷、呼吸心跳骤停、癫痫大发作等严重症状。

（三）用药的护理

（1）严格遵医嘱按时、按量应用药物，避免自行减量或停药。

（2）应用水剂青霉素 G，静脉滴注 300 万～400 万单位，每 4 小时 1 次，连续 10～14 天，应注意首次注射后观察有无吉－海反应及过敏反应。

（四）静脉留置针的护理

（1）透明贴膜应注明穿刺日期，静脉套管针保留时间参照使用说明。

（2）每次输液前后均用封管液正压冲洗、封管。

（3）密切观察穿刺部位及沿静脉走向有无红肿、疼痛，发生异常及时拔除导管，对症处理。

（4）告知患者注意保护使用留置针的肢体，不输液时，也尽量避免肢体下垂姿势，以免由于重力作用造成回血堵塞导管。

三、健康教育

（1）告知患者坚持随诊复查的重要性。

（2）治疗后 3 个月做 1 次临床血清学及脑脊液检查，以后每 6 个月检查 1 次，直到脑脊液变化转为正常，此后每年复查 1 次，至少 3 年。

（周　玲）

第十七节　艾滋病

艾滋病全称为获得性免疫缺陷综合征（acquired immuno deficiency syndrome，AIDS），由人类免疫缺陷病毒（HIV）引起。传染源为艾滋病患者及人类免疫缺陷病毒携带者，可通过性接触、血液（输血或共用针头、注射器、医疗器械）、母婴传播及被感染者的器官或精液等污染的物品传播。潜伏期一般 2～15 年。临床以淋巴结肿大、厌食、慢性腹泻、体重减轻、发热、乏力等全身症状起病，逐渐发展为各种机会性感染、激发肿瘤等而死亡。

一、一般护理

（1）避免接触带状疱疹、结核、水痘等疾病的患者，根据免疫缺陷的程度实施保护性隔离。

（2）加强职业防护，医护人员应增强自我防护意识，严格遵守操作规程，防止医源性感染，当皮肤有损伤时，不得参与侵入性操作，防止针头刺破皮肤。

二、专科护理

（一）皮肤护理

（1）保持皮肤清洁、完整，避免外伤及抓挠皮肤，衣物应选择宽松、纯棉材质，避免摩擦刺激。

（2）随着 HIV 感染的进展和免疫缺陷的发生，可出现多种皮肤、黏膜症状和体征，如继发疱疹病毒感染、传染性软疣、梅毒、尖锐湿疣、鹅口疮、口腔念珠菌感染等，皮损护理详见相关章节。

（3）口腔溃疡者，每餐后遵医嘱用过氧化氢溶液或清热解毒的中药液进行漱口。

（4）腹泻者，保护肛门周围皮肤，可适当涂抹润滑药膏如硅油，以防皮肤皲裂。

（5）长期卧床者，协助其每 2 小时翻身 1 次，预防压疮发生。

（二）病情观察及护理

（1）观察皮肤黏膜情况，有无新生皮疹，口腔、肛周、生殖器是否有疱疹及溃疡的发生，有无并发二重感染，是否有疣及肿瘤的生成。

（2）观察全身情况，有无发热、全身不适、淋巴结肿大、体重减轻；盗汗、厌食、肌肉酸痛、关节痛症状。高热者按高热护理，遵医嘱使用退热药，并做好记录。

（3）观察有无神经系统症状，有无头痛、癫痫、定向力障碍、痴呆等，有无脑膜炎症状，应加强看护，避免外伤。

（4）观察有无胃肠道症状，如恶心、呕吐、腹泻等，频繁恶心、呕吐者，暂禁食，根据病情逐渐给予水和少量流质，勤漱口，遵医嘱在饭前 30 分钟使用止吐药，静脉补液以保持水电解质和酸碱平衡。腹泻者遵医嘱应用止泻药。

（5）观察呼吸的频率、节律及深度，有无咳嗽、咳痰、呼吸困难、发绀甚至呼吸衰竭等肺部感染的发生。合并卡氏肺囊虫型肺炎、巨细胞病毒性肺炎者，应观察患者皮肤色泽，定时监测呼吸，抬高床头或取坐位，使横膈下降，有利呼吸，减少耗氧量，同时氧气吸入，必要时气管插管或气管切开。

（6）观察有无并发深部真菌感染。

（7）观察有无血小板减少性紫癜，密切观察血小板数值和全血细胞数。避免长时间行走、外伤，避免食用坚硬、带壳食物；应卧床休息，必要时绝对卧床；使用软毛牙刷，进食软质食物。

（8）观察营养状况，有无消耗综合征状况，应加强营养，减少活动，必要时静脉注入营养素。

（三）用药护理

本病目前无特效药，基本倾向联合用药，常用药副作用如下，应注意观察。

（1）蛋白酶抑制剂：如沙奎那韦、英地那韦、瑞托那韦，主要副作用为脂肪的重新分布、代谢异常、肝毒性、血糖升高。

（2）核苷类反转录酶抑制剂：如齐多夫定、去羟肌苷、扎西他滨，服用此类药可引起骨髓抑制，导致贫血，应定期检查血常规。肝肾功能障碍及维生素 B_{12} 缺乏患者慎用。

（3）非核苷类反转录酶抑制剂：如奈韦拉定、台拉维定等，最常见的不良反应为恶心、疲劳、发热、头痛、腹泻、腹痛、肌痛，应提前告知患者。

三、健康教育

（1）注意饮食卫生，不吃霉变腐烂食物，不生食海鲜及未煮熟的鸡蛋、肉类等。

（2）加强营养，饮食以高蛋白、高热量食物为主，遵循多样、少量、均衡的饮食原则。

（3）注意紫外线防护，避免强烈日晒，外出时应佩戴遮阳镜、遮阳伞、遮阳帽，防止皮肤受伤。

（4）不共用牙刷、剃须刀等可被血液污染的物品，污染的物品要妥善消毒处理。

（5）对无症状的病毒携带者，嘱其每 3 ~ 6 个月做 1 次临床及免疫学检查。出现症状，随时就诊，及早治疗。

（6）配偶双方都已感染上 HIV 病毒，潜伏期应减少性生活，使用避孕套，防止抵抗力下降。发病期，可适当房事，次数要少，动作应轻。

（7）无论配偶双方或一方感染上 HIV，必须采取避孕措施，以避孕套最好，不要采取放置宫内环及服药的方法。一旦受孕，应及早行人工流产术。

（8）产后禁止母乳喂养。

（9）保持良好的心态，HIV 抗体阳性患者，应以对他人、对社会负责的态度，遵守预防艾滋病的有关规定，不要献血、献精子或捐器官，切不可与他人共用注射器。

（10）应告知性伴侣进行 HIV 抗体检测，积极采取适当的预防措施，避免有体液接触的性行为。

（周　玲）

第十八节　肝脏疾病一般护理

一、原发性肝癌

原发性肝癌（primary liver cancer）是我国常见的恶性肿瘤之一。以原发性肝细胞癌（又称肝癌）最常见，居恶性肿瘤的第三、四位，高发于东南沿海地区，以 40～50 岁男性多见，男性比女性多见。

许多肝癌患者早期几乎没有任何症状，患者自己很难察觉。临床上很多肝癌患者往往在发现时病情已进入中晚期。由于血清甲胎蛋白（AFP）检测结合超声显像对高危人群监测的普及，肝癌患者在亚临床阶段即可得到确诊，使得肝癌术后的长期生存率大大提高。

（一）病因和病理

原发性肝癌的病因和发病机制尚未阐明。认为与病毒性肝炎、肝硬化、黄曲霉素、亚硝胺类致癌物、水土等因素密切相关。

1. 分类

（1）按大体类型可分为三类。

1）结节型：多见，常为单个或多个大小不等结节散在分布于肝内，多伴有肝硬化，恶性程度高，愈后较差；

2）巨块型：常为单发，也可由多个结节融合而成。癌块直径较大常有假被膜，易出血、坏死；肝硬化程度较轻，手术切除率高，愈后较好；

3）弥漫型：少见，结节大小均等，呈灰白色散在分布于全肝，常伴有肝硬化，肉眼难与肝硬化区别，病情发展迅速，愈后极差。

（2）按组织学类型：可分为肝细胞型、胆管细胞型和混合型三类。我国以肝细胞型为主，约占 91.5%。

（3）按肿瘤直径大小：可分为微小肝癌（≤2cm），小肝癌（>2cm、≤5cm），大肝癌（>5cm、≤10cm），巨大肝癌（>10cm）。

2. 转移途径

（1）直接蔓延：癌肿直接侵犯邻近组织、器官，如膈肌、胸腔等。

（2）血运转移：多为肝内转移，癌细胞在生长过程中极易侵犯门静脉分支，形成门静脉内癌栓，癌栓经门静脉系统在肝内直接播散，甚至阻塞静脉主干，导致门静脉高压。肝外血行转移常见于肺，其次为骨、脑等。

（3）淋巴转移：主要累及肝门淋巴结，其次为胰腺周围、腹膜后及主动脉旁淋巴结，晚期可至锁骨上淋巴结。

（4）种植转移：癌细胞脱落可发生腹腔、盆腔乃至胸腔种植转移。

（二）临床表现

早期缺乏典型症状和体征，多在普查或体检时被发现。晚期可有明显局部和全身症状。

1. 症状

（1）肝区疼痛：为最常见的主要症状，半数以上患者以此为首发症状。多呈持续性钝痛、刺痛或胀痛，夜间或劳累后加重。疼痛部位常与肿瘤部位密切相关，位于肝右叶顶部的肿瘤累及横膈，疼痛可牵涉至右肩背部。当癌结节发生坏死、破裂时，可引起大出血，表现为突发性右上腹剧痛和腹膜刺激征等急腹症表现。

（2）消化道症状：主要表现为食欲减退，部分患者出现腹胀、恶心、呕吐或腹泻等，易被忽视。

2. 体征

（1）肝大：为中、晚期肝癌常见临床体征。肝呈进行性肿大，质地较硬，表面高低不平，有明显结节或肿块。肿瘤位于肝右叶顶部者，肝浊音界上移，甚至出现胸腔积液。有时肝肿大被患者自己偶然发现，肝肿大显著者可见右上腹或右季肋部明显隆起。

（2）全身症状：可有不明原因的持续性低热或不规则发热，抗生素治疗无效；早期患者消瘦、乏力不明显；晚期体重呈进行性下降，可伴有贫血、黄疸、腹腔积液、出血、浮肿等恶病质表现。

（3）其他：可有癌旁综合征的表现　如低血糖、红细胞增多症、高胆固醇血症及高钙血症；如发生肺、骨、脑等肝外转移，出现相应的临床症状和体征。

（三）并发症

有肝性脑病、上消化道出血、癌肿破裂出血及继发性感染等。

（四）辅助检查

1. 定性诊断

（1）血清甲胎球蛋白（AFP）测定：属肝癌血清标志物，具有专一性，可用于普查，有助于发现无症状的早期患者，但有假阳性出现，故应作动态观察。AFP 持续阳性或定量 ≥ $400\mu g/L$，并排除妊娠、活动性肝病、生殖腺胚胎性肿瘤等，应高度怀疑为肝细胞肝癌。30% 的肝癌患者 AFP 为阴性。如同时检测 AFP 异质体，可提高诊断率。

（2）血清酶学检查：缺乏专一性和特异性，只作为辅助指标，如：血清碱性磷酸酶、7 - 谷氨酰转肽酶、乳酸脱氢酶同工酶、血清 5，- 核苷酸磷酸二酯酶、α_1 - 抗胰蛋白酶、酸性同工铁蛋白等。

2. 定位诊断

（1）B 超：首选定位检查方法，适用于普查。能发现直径为 2~3cm 或更小病变，可显示肿瘤的部位、大小、形态及肝静脉或门静脉有无栓塞等情况。诊断符合率可达 90% 左右。

（2）CT 和 MRI：可检出直径 1.0cm 左右的微小肝癌，并显示肿瘤的位置、大小、数目及与周围器官和重要血管的关系，对判断能否手术切除有帮助。诊断符合率达 90% 以上。

3. X 线腹部透视或摄片　可见肝阴影扩大。肝右叶顶部的肿瘤，可见右侧膈肌抬高或呈局限性隆起；位于肝左叶或巨大的肝癌，可见胃和横结肠被推压现象。

4. 放射性核素肝扫描　应用 ^{198}Au、^{99m}Tc、^{131}I 玫瑰红、^{113m}In 放射性核素示踪肝扫描，诊断符合率85% ~90%，但不易显示直径小于 3cm 的肿瘤。采用放射性核素断层扫描（ECT）可提高诊断符合率。

5. 选择性腹腔动脉或肝动脉造影　肝动脉造影可明确病变的部位、大小、数目和分布范围。对直径 <2.0cm 的微小肝癌，诊断符合率可达 90%；对血管丰富的肿瘤，可分辨直径 ≥1.0cm 的肿瘤；选择性肝动脉造影或数字减影肝血管造影（DSA），可发现直径 0.5cm

的肿瘤。有助于评估手术的可切除性和选择治疗方法。

6. 肝穿刺活组织检查　可获得病理材料，具有确诊意义，多在 B 超或 CT 引导下行细针穿刺活检，但有出血、肿瘤破裂和肿瘤沿针道转移的危险。

7. 腹腔镜探查　经各种检查未能确诊而临床又高度怀疑肝癌者，必要时可行腹腔镜探查以明确诊断。

（五）治疗原则

对于不明原因的肝区疼痛，进行性肝大或上腹部肿块，伴腹胀、食欲减退、乏力、消瘦等全身和消化道症状时，尤其中年以上原有肝病患者，应高度警惕肝癌可能。结合辅助检查结果可明确诊断。应与肝硬化、其他恶性肿瘤肝转移、肝良性肿瘤、肝包虫病等相鉴别。肝癌以手术治疗为主，辅以其他综合治疗。

1. 手术治疗

（1）肝切除术：目前仍是治疗肝癌首选的最有效的方法。总体上，肝癌切除术后 5 年生存率为 30%～40%，微小肝癌切除术后 5 年生存率可达 90% 左右，小肝癌为 75% 左右。任何其他方法都不可能达到这样的治疗效果。

（2）不能切除的肝癌外科治疗方法有单独或联合应用肝动脉结扎，肝动脉栓塞，冷冻，激光，微波热凝等；肿瘤缩小后部分患者可获得二期手术切除的机会。

（3）根治性切除术后复发肝癌部分可二次手术治疗。

（4）肝移植治疗：目前有学者认为原发性肝癌可行肝移植治疗，其疗效有待于进一步讨论。

2. 非手术治疗综合治疗的方法　放射治疗、化学药物治疗、中医中药治疗、生物治疗、基因治疗等。

3. 肝癌破裂出血的治疗　对全身情况良好、病变局限，可行急诊肝叶切除术；全身情况差者，可行肝动脉结扎或栓塞术、射频治疗、冷冻治疗、填塞止血等。对出血较少、生命体征平稳，估计肿瘤不能切除者，可行非手术治疗。

二、细菌性肝脓肿

（一）病因和病理

全身细菌性感染，特别是腹腔内感染时，细菌侵入肝，如患者抵抗力弱，可发生肝脓肿。细菌可经下列途径侵犯肝脏。细菌性肝脓肿（bacterial liver abscess）的致病菌多为大肠埃希菌、金黄色葡萄球菌、厌氧链球菌、类杆菌属等。单个性肝脓肿容积有时可以很大；多个性肝脓肿的直径则可在数毫米至数厘米之间，数个脓肿也可融合成一个大脓肿。

1. 胆道　胆道蛔虫症、胆管结石等并发化脓性胆管炎时，细菌沿着胆管上行，是引起细菌性肝脓肿的主要原因。

2. 肝动脉　体内任何部位的化脓性病变，如化脓性骨髓炎、中耳炎、痈等并发生菌血症时，细菌可经肝动脉侵入肝。

3. 门静脉　如坏疽性阑尾炎、痔核感染、菌痢等，细菌可经门静脉入肝内。此外，肝毗邻感染病灶的细菌可循淋巴系统侵入。开放性肝损伤时，则细菌可直接经伤口侵入肝，引起感染而形成脓肿。

（二）临床表现

临床表现是起病较急，主要症状是寒战、高热、肝区疼痛和肝大。体温常可高达 39 ~ 40℃，伴恶心、呕吐、食欲不振和周身乏力。肝区钝痛或胀痛多属持续性，有的可伴右肩牵涉痛，右下胸及肝区叩击痛，肿大的肝有压痛；如脓肿在肝前下缘比较表浅部位时，可伴有右上腹肌紧张和局部明显触痛。巨大的肝脓肿可使右季肋呈现饱满状态，有时甚至可见局限性隆起，局部皮肤可出现凹陷性水肿。严重时或并发于胆道梗阻者，可出现黄疸。

（三）辅助检查

1. 实验室检查　白细胞计数增高，明显左移；有时出现贫血。

2. B 型超声检查　可明确其部位和大小，其阳性诊断率可达 96% 以上，为首选的检查方法。

3. X 线胸腹部检查　右叶脓肿可使右膈肌升高；肝阴影增大或有局限性隆起；有时出现右侧反应性胸膜炎或胸腔积液。左叶脓肿，X 线钡餐检查有时可见胃小弯受压、推移现象。必要时可做 CT 检查。

肝右叶脓肿可穿破而形成膈下脓肿，也可向右胸穿破，左叶脓肿则偶可穿入心包；脓肿如向腹腔穿破，则发生急性腹膜炎。少数情况下，胆管性肝脓肿穿破血管壁，引起大量出血，从胆道排出。在临床上表现为上消化道出血。

（四）治疗原则

1. 全身支持疗法　给予充分营养，纠正水和电解质平衡失调，必要时多次小量输血和血浆等以纠正低蛋白血症，增强机体抵抗能力等。

2. 抗生素治疗　应使用较大剂量。由于肝脓肿的致病菌以大肠埃希菌、金黄色葡萄球菌、厌氧性细菌为常见，在未确定病原菌以前，可首选对此类细菌有作用的抗生素，如青霉素、氨苄西林加氨基糖苷类抗生素，或头孢菌素类、甲硝唑等药物。然后根据细菌培养（以原发化脓病灶的脓液或血液做培养）和抗生素敏感试验结果选用有效抗生素。

3. 经皮肝穿刺脓肿置管引流术　适用于单个较大的脓肿。在 B 型超声引导下行穿刺。置管引流术后的第二或数日起，即可用等渗盐水（或加抗生素）缓慢冲洗脓腔和注入抗生素。待治疗到冲洗出液体变清澈，B 型超声检查脓腔直径约小于 2cm，即可拔管。

4. 切开引流　适用于较大脓肿，估计有穿破可能，或已穿破胸腔或腹腔；胆源性肝脓肿；位于肝左外叶脓肿，穿刺易污染腹腔；以及慢性肝脓肿。现在常用的手术途径为经腹腔切开引流：适用于多数患者，但手术中应注意用纱布妥善隔离保护腹腔和周围脏器，避免脓液污染。脓腔内安置多孔橡胶管引流。手术治疗中必须注意：①脓肿已向胸腔穿破者，应同时引流胸腔；②胆道感染引起的肝脓肿，应同时引流胆道；③血源性肝脓肿，应积极治疗原发感染灶。

5. 手术治疗　病期长的慢性局限性的厚壁脓肿，也可行肝叶切除。多发性肝脓肿一般不适于手术治疗。

6. 中医中药治疗　多与抗生素和手术治疗配合应用，以清热解毒为主，可根据病情选用柴胡解毒汤（柴胡、黄芩、金银花、连翘、紫花地丁、赤芍、丹皮、白芍、甘草）等方剂加减。

（五）、护理

1. 术前评估

（1）健康史：了解是否居住于肝癌高发区，饮食和生活习惯，有无进食被黄曲霉素污染的食物史，有无亚硝胺类等致癌物接触史；了解家族中有无肝癌或其他肿瘤患者；了解有无肝炎、肝硬化、其他部位肿瘤病史，有无其他系统伴随疾病。

（2）身体状况：了解有无肝大、肝区压痛、上腹部肿块，有无消瘦、乏力、食欲减退及恶病质；有无癌结节破裂出血、肝性昏迷、上消化道出血等发生。了解定性、定位诊断检查结果，相关器官功能状态。

（3）心理–社会状况：评估患者对拟采取的治疗方法、疾病预后及手术前有关知识的了解和掌握程度，患者对手术过程、手术可能导致的并发症及疾病预后所产生的恐惧、焦虑程度和心理承受能力。家属对本病及其治疗方法、预后的认知程度及心理承受能力。家庭对患者手术、化疗、放疗等的经济承受能力。

2. 术后评估

（1）了解麻醉方法，选择手术方式，术中出血、输血、输液情况，手术过程是否顺利、生命体征是否平稳。

（2）了解术后生命体征恢复状况，腹腔引流管是否通畅，引流液的色、质、量，切口愈合情况。术后肝功能的恢复程度及有无肝功能衰竭等。

（3）了解患者及家属对手术后有关康复知识的掌握程度，出院前的心理状态。根据患者的临床症状、特殊检查、手术情况和术后病理学检查结果，评估肝癌的预后。

（六）护理问题

（1）恐惧与担忧与疾病愈后和生存期有关。

（2）疼痛与肿瘤生长导致肝包膜张力增加或放疗、化疗后不适及与手术有关。

（3）营养失调，低于机体需要量与食欲减退、腹泻及肿瘤导致的代谢异常和消耗有关。

（4）潜在并发症肝性脑病、上消化道出血、肿瘤破裂出血、感染等。

（七）护理目标

（1）患者恐惧与担忧缓解或减轻，能正确面对疾病、手术和预后，积极配合治疗和护理。

（2）疼痛减轻或缓解。

（3）能主动进食富含蛋白、能量、膳食纤维等营养均衡的食物或接受营养支持治疗。

（4）未出现并发症，或并发症得到及时发现和处理。

（八）护理措施

1. 术前护理

（1）心理护理：给予患者安慰，尊重患者，帮助患者树立战胜疾病的信心，鼓励家属与患者共同面对疾病，相互扶持，增强患者的'应对能力。或请成功患者现身说法，消除不良情绪。对晚期患者应给予情感上的支持，鼓励家属与患者共同面对疾病，使患者尽可能平静舒适地渡过生命的最后历程。

（2）营养支持：给予富含蛋白、热量、维生素和纤维膳食为原则，鼓励家属按患者饮食习惯提供其喜爱的色、香、味俱全的食物，以刺激食欲。创造舒适的进餐环境，避免呕吐物及大小便的不良刺激。必要时提供肠内、外营养支持或补充蛋白等。

（3）疼痛护理：半数肝癌患者出现疼痛，遵医嘱给予止痛剂或采用镇痛治疗；术后疼痛剧烈者，应积极有效地止痛。术后 48 小时，若病情允许，可取半卧位，以降低切口张力。

2. 术后护理

（1）体位：术后 24 小时内应平卧休息，防止术后肝断面出血；术 48 小时，若病情允许可遵照医嘱取半坐卧位，避免剧烈咳嗽。接受半肝以上切除者，间歇给氧 3 ~ 4 天。一般不鼓励患者早期活动。

（2）病情观察：密切观察患者的生命体征，注意术区有无出血征兆；患者有无黄疸、腹水和尿量等情况；观察心、肺、肾、肝等重要器官的功能变化，和血清学指标的变化。

（3）营养状况：术后肠功能恢复后给予高热量、高蛋白、高维生素和多纤维膳食。对肝功能不良伴腹水者，积极保肝治疗，严格控制水和钠盐的摄入量，准确记录 24 小时出入水量，每天测量体重及腹围并记录。检测电解质，保持内环境稳定。

（4）引流管的护理：肝叶和肝局部切除术后常放置双腔引流管。应妥善固定，避免受压、扭曲和折叠，保持引流通畅；严格遵守无菌原则，每日更换引流瓶；准确记录引流液的量、色、质。若引流液为血性且持续性增加，应警惕腹腔内出血，及时通知医师，必要时完善术前准备行手术探查止血；若引流液含有胆汁，应考虑胆瘘。

（5）疼痛：术后疼痛剧烈患者，应积极有效镇痛。遵照医嘱给予镇痛剂，或采用微量镇痛泵镇痛。

（6）预防感染：严密监测患者的体温变化；保持伤口敷料的清洁干燥；保持各种引流管的通畅；做好患者的基础护理；遵医嘱合理应用抗生素。

（7）并发症的预防和护理

1）肝性脑病的预防和护理：常发生于肝功能失代偿或濒临失代偿的原发性肝癌患者。术后应加强生命体征和意识状态的观察，若出现性格行为变化，如欣快感、表情淡漠等前驱症状应及时通知医师。对此类患者，应注意：

a. 避免肝性脑病的诱因，如上消化道出血、高蛋白饮食、感染、便秘、应用麻醉剂、镇静催眠药及手术等。

b. 禁用肥皂水灌肠，可用生理盐水或弱酸性溶液（如食醋 1 ~ 2ml 加入生理盐水 100ml），使肠道 pH 保持为酸性。

c. 口服新霉素或卡那霉素，以抑制肠道细菌繁殖，有效减少氨的产生。

d. 使用降血氨药物，如谷氨酸钾或谷氨酸钠静脉滴注。

e. 给予富含支链氨基酸的制剂或溶液，以纠正支链。（芳香族）氨基酸比例失调。

f. 肝昏迷者限制蛋白质摄入，以减少血氨的来源。

g. 便秘者可口服乳果糖，促使肠道内氨的排出。

2）出血的护理

a. 手术前出血有出现癌肿破裂出血的可能，是原发性肝癌常见的并发症，应告知患者尽量避免使腹内压骤升的动作，如剧烈咳嗽、用力排便等。加强对腹部体征的观察，若患者突感腹痛伴有腹膜刺激征，应高度怀疑癌肿破裂出血，应及时报告并配合抢救。

b. 手术后出血是肝切除后常见的并发症之一，应在术后严密观察病情，嘱勿剧烈咳嗽、勿用力排便，避免早期下床活动。注意观察腹腔引流量和颜色，如 24 小时引流量大于

300ml，且为血性液，需及时报告并配合处理。

3）膈下积液及脓肿多发生在术后 1 周左右，是肝切除术后的严重并发症。术后引流不畅或引流管拔出过早，均可使残肝旁积液、积血，继发感染则形成膈下脓肿。应注意观察，如拔管后患者由正常体温变为体温再度升高，伴有上腹部不适或右季肋部胀痛等不适，应警惕有膈下积液及脓肿发生，应及时报告并给予处理。

3. 肝动脉插管化疗患者的护理

（1）向患者解释肝动脉插管化疗的目的及注意事项。

（2）做好导管护理：①妥善固定和维护导管；②严格遵守无菌原则，每次注药前消毒导管，注药后用无菌纱布包扎，防止细菌沿导管发生逆行性感染；③为防止导管堵塞，注药后用肝素稀释液（25U/ml）2 ~ 3ml 冲洗导管；④治疗期间患者可出现剧烈腹痛、恶心、呕吐、食欲不振及不同程度的白细胞数减少。若系胃、胆、胰、脾动脉栓塞出现的上消化道出血及胆囊坏死等并发症时，须密切观察生命体征和腹部体征，及时通知医师进行处理。

（3）拔管后，加压压迫穿刺点 15 分钟并卧床休息 24 小时，防止局部形成血肿。

（九）护理评价

（1）患者能否正确面对疾病、手术和预后。

（2）疼痛是否减轻或缓解。

（3）营养状况是否改善，体重是否稳定或有所增加。

（4）神志是否清醒，生命体征是否平稳，循环容量是否充足，尿量是否大于 30ml/h。并发症能否得到及时发现和治疗。

（十）健康指导

（1）注意补充营养：多食高蛋白、高能量食物和新鲜水果、青菜。如有腹水和水肿，应控制食盐的摄入量。避免进食霉变食物，特别是豆类。

（2）注意休息：适当活动，保持愉快心情。预防便秘，以防血氨升高。

（3）积极治疗肝炎、肝硬化：原有肝硬化病史的患者应定期行 AFP 监测、B 超，发现异常早期诊断、早期治疗。

（4）坚持后续治疗：加强自我监测，定期复查。肝切除术后的患者应加强肝保护。定期复查 AFP、B 超，发现异常及时就诊。

（赵成梅）

第十九节　胆道疾病患者的护理

一、胆囊炎

急性胆囊炎（acute cholecystitis）是胆囊发生的急性化学性和细菌性炎症反应。发病率女性多于男性。95% 的患者合并有胆囊结石，称结石性胆囊炎；未合并胆囊结石者，称非结石性胆囊炎。

（一）病因和病理

胆囊炎症和结石互为因果关系，结石引起梗阻，导致胆汁淤积，细菌侵入繁殖，而致胆囊感染；炎症刺激胆囊分泌异常，导致胆汁成分和理化性质改变，促使结石形成。主要致病原因有：①胆囊管梗阻；②细菌感染；③其他，创伤、化学性刺激、手术、长时间应用 TPN 等引起炎性反应。

依据胆囊内有无结石嵌顿，其感染严重程度，病理变化也不同。主要病理改变为：①单纯性胆囊炎；②化脓性胆囊炎；③坏疽性胆囊炎；④胆囊穿孔；⑤慢性胆囊炎。

（二）临床表现

1. 症状

（1）腹痛：常在摄入油腻食物后胆囊收缩，结石等引起胆囊管梗阻，胆汁排空受阻，胆囊内压突然增加，表现为突发性右上腹部疼痛。结石引起者，呈阵发性剧烈绞痛；非结石引起者，呈持续性疼痛。疼痛可放射至右肩或右腰背部。慢性胆囊炎常表现为右上腹部和肩背部隐痛，易误诊为胃病。

（2）消化道症状：常有食欲不振，腹胀，腹部不适，厌食油腻食物等消化道症状。腹痛的同时常伴有恶心、呕吐。

（3）发热：可有轻度发热，发展至化脓性胆囊炎或合并胆道感染时，出现寒战、高热。慢性胆囊炎体温多正常。

（4）黄疸：10% ~25% 的患者出现轻度黄疸，为胆色素通过受损的胆囊黏膜进入血液循环，或 Oddi 括约肌痉挛所致。黄疸较重且持续，表明有胆总管梗阻。

2. 体征　急性期右上腹部有不同程度、不同范围的腹膜刺激征，Murphy 征阳性，胆囊区叩击痛；胆囊增大时，可扪及肿大而有触痛的胆囊。发生胆囊坏死、穿孔，可出现弥漫性腹膜炎。若病变发展较慢，大网膜粘连包裹胆囊，可形成边界不清、固定的压痛性包块。慢性期胆囊区有轻压痛和压之不适感。

（三）辅助检查

1. 实验室检查　80% 的患者有轻度白细胞升高，血清氨基转移酶、AKP 升高较常见；50% 的患者血清胆红素升高；30% 的患者血清淀粉酶升高。

2. 影像学检查　B 超、CT 检查对急性结石性胆囊炎的准确率为 65% ~90%。

（四）治疗原则

（1）非手术治疗：包括禁食、胃肠减压、补液；解痉、止痛；应用抗生素控制感染。胆囊炎症状控制后合并结石者，可行溶石治疗。

（2）手术治疗：包括胆囊切除术和胆囊造口术。

二、胆石症

胆石病（cholelithiasis）指发生于胆囊和胆管的结石；自然人群发病率为 10% 左右。随着生活水平的提高，胆结石的发病特点发生了明显变化，发生胆囊结石高于胆管结石、胆固醇结石高于胆色素结石，女性高于男性。

（一）病因和病理

胆结石形成因素复杂，多数学者认为主要与胆道感染和代谢异常等因素密切相关。

1. 胆道感染　各种原因所致胆汁滞留，细菌或寄生虫侵入胆道而致感染。胆汁内的大肠杆菌产生的葡萄糖醛酸酶使可溶性的结合胆红素水解为游离胆红素，后者与钙结合形成胆红素钙，促发胆红素结石形成。虫卵（常见为蛔虫、中华睾吸虫）和成虫的尸体，感染脱落的细胞，也可作为核心形成结石。

2. 代谢异常　胆汁内的主要成分为胆盐、磷脂酰胆碱和胆固醇。正常情况下，保持相对高的浓度而又呈溶解状态，该三种成分按一定比例组成，三种成分的聚合点均落在胆固醇饱和曲线；其中胆固醇一旦代谢失调，如回肠切除术后，胆盐的肝肠循环被破坏，三种成分聚合点落在 ABC 曲线范围外，既可使胆固醇呈过饱和状态，析出结晶，沉淀而成为胆固醇结石。

胆结石按其化学成分不同分三类：①胆固醇结石：约占 50%，80% 发生在胆囊，X 线多不显影；②胆色素结石：约占 37%，几乎均发生于胆囊，X 线常不显影；③混合性结石：约占 6%，60% 发生在胆囊内，40% 发生在胆管内，X 线常可显影。

结石刺激胆道黏膜，使其分泌大量的黏液糖蛋白；结石形成后引起胆囊收缩能力减低；胆道阻塞使胆汁淤滞；胆汁引流不畅又有利于结石形成。主要病理变化有：①胆管梗阻；②继发感染；③胆管梗阻并感染可引起肝细胞损害，甚至发生肝细胞坏死或胆源性肝脓肿；胆管炎症反复发作可致胆汁性肝硬化；④胆石嵌顿于壶腹时可引起急、慢性胰腺炎；⑤胆道长期受结石、炎症及胆汁中致癌物质的刺激，可发生癌变。

（二）临床表现

临床表现取决于结石的大小，部位，是否合并感染、梗阻。无症状而在其他检查、手术或尸体解剖时被偶尔发现者，称静止性结石。

1. 症状

（1）消化道症状：大多数患者仅在进食后，特别是进食油腻食物后，出现上腹部或右上腹部不适，隐痛、饱胀、嗳气、呃逆等，常被误诊为"胃病"。

（2）胆绞痛：为典型症状，当饱餐、进食油腻食物后胆汁分泌增加，胆囊收缩，或睡眠时改变体位，引起结石移位刺激胆道或嵌顿，而发生胆绞痛。疼痛多位于上腹部或右上腹部，呈阵发性，可向右肩胛部和背部放射，常伴有恶心、呕吐。

（3）寒战、高热：胆道梗阻继发感染后内压进一步升高，细菌及毒素经毛细胆管进入肝窦至肝静脉，引起全身性感染。胆管感染时患者寒战、高热明显高于胆囊感染，体温可高达 39 ~ 40℃。

（4）黄疸：胆管梗阻后即可出现黄疸，其程度和持续时间取决于胆管梗阻的程度、有无并发感染和胆囊等因素有关。胆囊结石形成 Mirizzi 综合征时黄疸明显。黄疸时常有尿色变深，粪色变浅。

腹痛，寒战、高热和黄疸的典型临床表现称为 Charcot 三联症。

（5）Mirizzi 综合征：胆囊内较大结石持续嵌顿压迫胆囊壶腹部和颈部时，可引起肝总管狭窄或胆囊胆管瘘，以及反复发作的胆囊炎、胆管炎及梗阻性黄疸，称 Mirizzi 综合征（图 16 - 4）其发生率约占胆囊切除术患者的 0.7% ~ 1.1%。解剖学变异，尤其是胆囊管与肝总管平行是发生本病的重要条件。

（6）胆囊积液：胆囊结石长期嵌顿但未合并感染时，胆汁中的胆色素逐渐被胆囊黏膜吸收，分泌的黏液性物质积存于胆囊形成胆囊积液。积液呈无色透明，故称为"白胆汁"。

（7）肝内胆管结石：肝内胆管结石一般无黄疸，但当双侧胆管均有梗阻或伴有感染时，则出现寒战、高热、黄疸。晚期发生胆汁性肝硬变化，可引起门静脉高压征。

（8）其他：①胆囊结石进入胆总管后或胆总管的结石通过 Oddi 括约肌时引起损伤或嵌顿于壶腹部引起的胰腺炎，称为胆源性胰腺炎；②因结石压迫可致胆囊十二指肠瘘；③结石及炎症的反复刺激可诱发胆道癌变。

2. **体征** 胆道结石未合并感染时，仅有剑突下和右上腹部轻度压痛。如胆管内压过高或合并感染时，则剑突下和右上腹部有明显压痛。严重时如发生胆汁外渗，甚至发生胆管壁坏死者，可出现不同程度和范围的腹膜刺激征，并可出现肝区叩击痛。胆囊肿大时可被触及，并有触痛。肝内胆管结石主要表现为肝呈不对称性肿大，肝区有压痛及叩击痛。合并感染和并发症时，则出现相应体征。

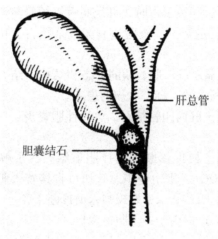

肝总管

胆囊结石

图 16 - 4　Mirizzi 综合征

（三）辅助检查

1. 实验室检查

（1）血常规：白细胞计数及中性粒细胞升高。

（2）血清学检查：可有血清胆红素值及 1 分钟胆红素比值升高，血清氨基转移酶和（或）碱性磷酸酶升高；尿中胆红素升高，尿胆原降低或消失，粪中尿胆原减少。胆囊结石时升高不明显或无，胆总管结石是升高较显著。

2. 影像学检查

（1）B 超：为首选方法，对结石的诊断率高达 70% ~ 90%，在胆道疾病及黄疸的鉴别诊断中有重要意义。对黄疸原因可进行定位和定性诊断。亦可在手术中检查胆道并引导手术取石。

（2）放射学检查

1）腹部 X 线：15% 的胆囊结石可在腹部平片中显影。由于其确诊率较低，一般不作为常规检查手段。

2）口服胆囊造影（OC）：口服碘番酸经肠道吸收后进入肝并随胆汁排入胆囊，含有造影剂的胆汁浓缩后使胆囊在 X 线下显影，可了解胆囊有无结石、肿瘤或息肉等。脂肪餐后可观察胆囊的收缩情况。

3）静脉胆道造影（IVC）：经静脉注射造影剂后随肝分泌的胆汁排入胆道，可使胆道在 X 线下显影，以了解胆道系统有无结石、蛔虫、肿瘤、梗阻等；亦可了解胆囊、胆道形态和功能变化。该方法因受多种因素影响而显影率较低，故现已基本被核素胆道造影、内镜逆行胰胆管造影、PTC 等方法所取代。

4）经皮肝穿刺胆管造影（PTC）：在 X 线透视或 B 超引导下，利用特制穿刺针经皮肤经肝穿刺胆管，成功后将造影剂直接注入肝内胆管，使整个胆道系统显影，了解胆道梗阻情况及病变部位，必要时置管引流。该法为有创伤检查，有发生胆汁外漏、出血、胆道感染等并发症的可能，故术前应作好充分准备，术后注意观察并发症的发生。

5）内镜逆行胰胆管造影（ERCP）：可了解胆道及胰管有无梗阻、狭窄、受压，钳取组织行病理学检查，收集十二指肠液、胆汁和胰液行理化及细胞学检查，取出胆道结石等。

6）术中及术后胆管造影：胆道手术时，可经胆囊管插管至胆总管做胆道造影。术后拔除 T 形管前，应常规行 T 型管造影，检查胆道有无残余结石、狭窄，了解胆总管下端或胆肠吻合口通畅情况。

7）CT、MRI：能清晰地显示肝、胆、胰的形态和结构，结石、肿瘤或梗阻的情况，准确性较高。主要用于 B 超诊断不清，疑有肿瘤的患者。

8）核素扫描检查：适用于肝内胆管结石、急慢性胆囊炎、胆道畸形、胆道术后观察以及黄疸的鉴别诊断。

9）纤维胆道镜检查：用于协助诊断和治疗胆道结石，了解胆道有无狭窄、畸形、肿瘤、蛔虫等。术中胆道镜（IOC）：术中经胆总管切口直接置入胆道镜进行检查和治疗。适应于：①术前胆道疾病诊断不明；②术中发现与术前诊断不符；③胆囊造瘘取石术及腹腔镜取石术后。术后胆道镜（POC）适用于：①胆道术后疑有残余结石、胆道蛔虫、狭窄、肿瘤等；②胆道出血。术后单纯胆道镜检查应于术后 4 周、胆道镜取石于术后 6 周方可进行。

（四）治疗原则

根据临床症状和体征，结合辅助检查，一般可明确诊断。结石直径较小时。可应用药物排石治疗，目前主要以手术治疗为主。

1. 胆囊结石　胆囊切除是治疗胆囊结石的首选方法。对于无症状的胆囊结石，一般认为不需立即行胆囊切除，只需观察和随诊。对于老年，有严重疾病不能耐受手术者，可考虑溶石治疗。

2. 肝外胆管结石　肝外胆管结石目前以手术治疗为主。常用手术方法有：①胆总管切开取石加 T 形管引流；②胆肠吻合术；③Oddi 括约肌成形术；④经内镜下括约肌切开取石术。

3. 肝内胆管结石　肝内胆管结石的治疗易采用以手术为主的综合治疗。手术方法有：①高位胆管切开取石；②胆肠内引流；③去除肝内感染性病灶。

4. 中西医结合治疗　在手术和其他综合治疗的同时，可配合针灸和服用消炎利胆类中药，对控制炎症，排除结石有一定作用。

5. 残石的处理　术后 T 形管造影发现胆道残留结石时，可拔除 T 形管。经其窦道插入纤维胆道镜取石或经 T 形管注入接触性溶石药物。

三、急性梗阻性化脓性胆管炎

急性胆管炎是细菌感染引起的胆道系统的急性炎症，大多在胆道梗阻的基础上发生。如胆道梗阻未能解除，感染未被控制，病情进一步发展至胆道系统脓液形成，称为急性梗阻性化脓性胆管炎（acute obstructive suppurative cholangitis，AOSC）。急性胆管炎和 AOSC 为同一疾病的不同发展阶段。

（一）病因和病理

最常见原因为胆管结石（76.0%～88.5%），其次为胆道蛔虫（22.6%～26.6%）和胆管狭窄（8.7%～11.0%），胆管及壶腹部肿瘤，原发性硬化性胆管炎，胆肠吻合术后，经 T 形管造影或 PTC 术后亦可引起。正常情况下，由肠道经门静脉系进入肝的少量细菌可被肝单核－巨噬细胞系统所吞噬。即使由于正常的防御机制未能防止细菌进入胆汁，或细菌由肠道逆行进入胆道，如胆道系统完整无损，胆汁引流通畅，也足以清除胆汁中的细菌。但当胆管梗阻时，胆汁中的细菌则大量繁殖而导致胆管炎或化脓性变化。

胆道梗阻后，胆管内压升高，梗阻以上胆管扩张，管壁增厚，胆管黏膜充血、水肿，炎性细胞浸润，黏膜上皮糜烂脱落，形成溃疡。肝充血肿大，镜下肝细胞肿胀、变性，汇管区炎性细胞浸润，胆小管胆汁淤积。病变晚期肝细胞发生大片坏死，胆小管可破裂形成胆小管门静脉瘘，可在肝内形成多发性脓肿及引起胆道出血。肝窦扩张，内皮细胞肿胀，内含胆色素颗粒血栓。大量细菌和毒素经肝静脉进入体循环引起全身性化脓性感染和多器官功能损害或衰竭。

（二）临床表现

患者多有胆道疾病史或胆道手术史，发病急剧，病情进展快，并发症严重。除有一般胆道感染的 Charcot 三联症（腹痛、寒战高热、黄疸）外，可较快出现休克、神经中枢系统受抑制表现，即 Reynolds 五联症。

1. 症状

（1）发热：起病初期即出现明显寒战、发热，体温持续升高。

（2）疼痛：疼痛依据梗阻部位而异，肝外梗阻者明显，呈上腹部阵发性剧烈绞痛或持续性胀痛，肝内梗阻者较轻或无。

（3）黄疸：多数患者可出现明显黄疸，但如仅为一侧肝胆管梗阻可不出现黄疸，行胆肠内引流术后的患者黄疸较轻或无。

（4）神经系统症状：主要表现为精神淡漠、嗜睡、神志不清，甚至昏迷；合并休克时可表现为躁动、谵妄等。

2. 体征　体温常持续在 39～40℃或更高。脉搏快而弱，可达 120 次/分以上，血压下降，呈急性重病容，可出现皮下瘀斑或全身发紫。剑突下及右上腹部有不同范围和不同程度的压痛或腹膜刺激征；可有肝大及肝区叩击痛，Murphy 征阳性；有时可扪及肿大的胆囊。

（三）辅助检查

1. 实验室检查　白细胞常大于 20×10^9/L，中性粒细胞升高，胞浆内可出现中毒颗粒。血小板计数降低，如小于（10～20）× 10^9/L 表示预后严重。凝血酶原时间延长，肝、肾功能受损，低氧血症、脱水、酸中毒、电解质紊乱较常见，特别是老年人或合并休克者。

2. 影像学检查　以 B 超为主，可床旁检查，能及时了解胆道梗阻的部位和病变性质，以及肝内、外胆管扩张等情况。必要时可行 CT、ERCP 等检查进一步明确诊断。

（四）治疗原则

1. 非手术治疗　既是治疗的手段，又可作为术前准备。①联合应用足量有效的广谱抗生素。②纠正水、电解质、酸碱紊乱。③恢复血容量，纠正休克；应用肾上腺糖皮质激素，血管活性剂，改善通气功能。④对症给予解痉、止痛剂、应用 Vit K 等处理。如病情严重或恶化者应立即手术治疗。

2. 手术治疗　首要目的在于抢救患者生命，手术应力求简单有效。常采用胆总管切开减压、取石、T 形管引流。

3. 其他方法　经内镜鼻胆管引流术（ENAD）；当胆囊肿大时，亦可行胆囊穿刺置管引流。

四、胆道蛔虫病

胆道蛔虫病（biliary ascariasis）指肠道蛔虫上行钻入胆道后所引起的一系列临床症状。以青少年和儿童多见，农村发病率高于城市。随着卫生条件的改善，近年来本病发生率已有明显下降。

（一）病因和病理

蛔虫寄生于中下段小肠内，喜碱厌酸。当其寄生环境改变时，如胃肠道功能紊乱、饥饿、发热、驱虫不当等，蛔虫可上行至十二指肠，如有 Oddi 括约肌功能失调，有钻孔习性的蛔虫即可钻入胆道。蛔虫钻入刺激 Oddi 括约肌引起强烈痉挛诱发胆绞痛，亦可诱发急性胰腺炎；虫体带入的细菌可引起胆道感染，甚至引起急性梗阻性化脓性胆管炎、肝脓肿等。蛔虫可经胆囊管钻入胆囊，引起胆囊穿孔。虫体在胆道内死亡后，其残骸及虫卵可成为结石形成的核心。

（二）临床表现

突发性剑突下阵发性钻顶样剧烈绞痛，可向右肩背部放射，患者多坐卧不安，呻吟不止，大汗淋漓，常伴有恶心、呕吐或呕出蛔虫。疼痛可突然缓解，间歇期宛如正常人，片刻后可突然再次发作。体格检查一般仅有剑突下或稍右方有轻度深压痛。若合并胆道系统感染、胰腺炎时，出现相应的症状和体征。

（三）辅助检查

B 超为本病首选检查方法，可见胆管内有平行强光带，偶见活虫体蠕动。ERCP 偶见胆管开口处有蛔虫，并可行取虫、胆道引流治疗。

（四）处理原则

剧烈的腹部绞痛与腹部体征轻微不相称是本病的特点，结合 B 超或 ERCP 检查，一般可明确诊断。以非手术治疗为主，仅在非手术治疗无效或出现严重并发症时才考虑手术治疗。

1. 非手术治疗　①解痉止痛；②利胆驱虫；③抗感染治疗；④ERCP 取虫。

2. 手术治疗方法　有无合并症者可采用胆总管探查取虫及 T 形管引流；有合并症时选用相应术式。术中和术后均应行驱虫治疗，以防复发。

五、护理

（一）护理评估

1. 术前评估

（1）健康史：了解患者年龄、性别、饮食习惯、营养状况、工作环境、妊娠史等。有无反酸、暖气、饭后饱胀、厌油腻食物、进食后引起腹痛发作或不适感史；有无类似发作史，有无粪便排出蛔虫史。了解有无胆道疾病，胆道手术史。有无慢性疾病和重要器官功能不全史。以及家族中有无类似疾病史。

（2）身体状况

1）了解腹痛的诱因、性质、部位、程度，有无放射性痛及疼痛部位的变化。有无伴随消化道症状；局部有无腹膜刺激征，其部位、范围、程度；有无肝肿大、肝区压痛和叩击痛，有无胆囊肿大，有无压痛性包块、Murphy 阳性等。

2）有无黄疸，出现的时间、变化过程和程度；有无皮肤瘙痒、尿黄等。有无发热、寒战，其程度及变化。有无表情淡漠、反应迟钝、嗜睡、甚至昏迷。有无休克现象出现或可能，有无脱水及循环血容量不足的表现。重要器官有无功能障碍。

3）辅助检查 B 超、CT 检查阳性发现，血常规、血清学各项检查结果有无异常及其程度。重要器官功能状态。

（3）心理 - 社会状况：了解患者及其家属对疾病的发生、发展、治疗及护理措施的了解程度；对术前治疗和护理配合知识的掌握程度。了解患者的心理承受能力，家庭经济承受能力，其家属和社会对患者的关心、支持程度。

2. 术后评估

（1）了解麻醉方式，手术名称，术中失液量、补液量及性质，放置引流管的部位、数量、目的，手术经过是否顺利，术中病情变化情况。

（2）了解术后生命体征是否平稳，如原有休克时，休克是否得到控制或好转。

（3）引流管是否通畅，引流液的颜色、性质、量；引流管口有无渗血、渗液。有无并发症发生，重要器官功能状态，患者疼痛是否缓解。

（4）了解患者及其家属对术后各种不适的心理反应，对术后康复知识的掌握程度，是否担心并发症及预后，对患者的支持程度。

（5）了解有无腹腔感染、胆汁性腹膜炎、胆囊管残株炎、胆瘘、结石残留等并发症发生。有无肝功能不全发生或可能。

（二）护理问题

1. 疼痛　与炎症反应刺激，胆道梗阻、感染，手术创伤有关。

2. 体温升高　与术前感染、术后炎症反应等有关。

3. 营养失调　低于机体需要量与摄入量不足、消耗增加等有关。

4. 体液不足　与 T 形管引流、呕吐、感染性休克等有关。

5. 焦虑、恐惧　与胆道疾病反复发作危重，担心手术及预后有关。

6. 潜在并发症　休克、胆瘘、胆道结石残留、腹腔感染、肝功能不全等有无发生。

（三）护理目标

（1）患者疼痛缓解或减轻。

（2）体温恢复正常，感染未发生或得到控制。

（3）营养状况得到改善，恶心、呕吐消失，消化功能恢复正常。

（4）体液维持正常，休克得到控制、纠正。

（5）焦虑减轻或消失，心情舒畅，能够积极配合治疗和护理。

（6）未发生并发症，或并发症得到预防、被及时发现和处理。

（四）护理措施

1. 术前护理

（1）一般护理：急性期或准备手术者，应禁食或胃肠减压。积极补充体液、电解质和足够的热量等，以维持患者水、电解质、酸碱平衡和良好营养状态。慢性或非手术治疗病情稳定者，给以低脂肪、低蛋白、高热量、高维生素易消化饮食。体温升高者给以降温处理。

（2）病情观察：胆道疾病多为急、重症，病情变化快，应动态观察患者生命体征，循环血容量，心、肺功能状态变化；定时检查血清学等各项化验指标变化。若出现腹痛加重、腹痛范围扩大等，应考虑病情加重，并及时报告医师，并积极配合处理。

（3）防治休克：建立两条以上有效静脉通路，有条件时应放置中心静脉导管；快速给予补液，恢复有效循环血容量；留置尿管；准确记录 24 小时出入量，保持水、电解质和酸碱平衡。

（4）疼痛护理：根据疼痛的部位、性质、程度、诱因，采取积极护理措施给以缓解。先给予解痉剂扩张胆管，使胆汁得以引流减轻梗阻；抑制胆道收缩，降低胆道内压力，可达到缓解疼痛的目的。明确诊断和治疗方案后或术前给予止痛剂。

（5）防治感染：胆道系统致病菌主要为肠道细菌，以大肠埃希和厌氧菌为主；故选用 2～3 种有效抗生素，遵医嘱联合应用。

（6）术前准备：急诊患者在抢救、治疗的同时，应完善术前各项准备，留置胃肠减压，配血等。需手术治疗的非急诊者，应行常规术前准备。

（7）心理护理：根据患者及其家属不同的文化层次和病情，耐心倾听患者及其家属的诉说，根据具体情况给予安慰和解释，说明治疗方法的目的、意义、疾病的转归、手术的重要性和必要性，使患者及其家属消除顾虑，能够积极配合治疗和护理。

2. 术后护理

（1）一般护理：胃肠功能恢复后给予流质饮食，3～5 天后给以低脂肪、高蛋白、高维生素易消化食物，禁油腻食物及饱餐。

（2）病情观察：注意观测患者生命体征变化，腹部症状和体征。有无腹膜刺激征出现，胃肠功能恢复情况。急性梗阻性化脓性胆管炎患者多在术前已发生休克，手术虽使病情缓解，但对重要器官功能仍有损害；术后在严密观察患者生命体征的变化同时，准确记录各项指标。观察引流液的色、量、性质。发现异常及时报告医师，并积极配合医师进行治疗。

（3）防治感染：观察患者体温变化，遵医嘱合理应用抗生素。

（4）维持水、电解质和酸碱平衡：禁食、胃肠减压、胆管引流使消化液和体液丢失较多．应准确记录引流量；及时补充晶体和胶体液，以保持内环境稳定。

（5）引流管的护理：术后常放置胃肠减压和腹腔引流管，术后 2～3 日，胃肠功能恢复后可拔除胃管；腹腔引流液小于 10ml，无腹膜刺激征，可拔除腹腔引流管。若引流液含有胆汁，应考虑胆瘘发生，应妥善固定引流管，保持引流通畅，密切观察腹部体征变化，积极配合医师行非手术或手术治疗。

3. T 形管引流的护理　胆总管探查或切开取石术后常规放置 T 形管引流。

（1）目的：①引流胆汁；②引流残余结石；③支撑胆道。

（2）固定方法：术后除用缝线将 T 形管固定于腹壁外，还应用胶布将其固定于腹壁皮肤。但不可固定于床上，以防因翻身、活动、搬动时受到牵拉而脱出。对躁动不安的患者应有专人守护或适当加以约束，避免将 T 管拔出。

（3）保持有效引流：平卧时引流袋应低于腋中线，站立或活动时应低于腹部切口，以防胆汁逆流引起感染。若引流袋的位置较低，可使胆汁流出过量，影响脂肪的消化和吸收。避免 T 形管受压、扭曲、折叠，经常给予挤捏，保持引流通畅。若术后 1 周内发现阻塞，可用细硅胶管插入管内行负压吸引；1 周后阻塞，可用生理盐水加庆大霉素 8 万 U 严格无菌下低压冲洗。

（4）观察并记录引流液的颜色、量和性状：术后 24 小时内引流量较少，常呈淡红色血性或褐色、深绿色，有时可含有少量细小结石和絮状物；以后引流量逐渐增加，呈淡黄色、渐加深呈橘黄色，清亮；随胆道末端通畅引流量逐渐减少。若胆汁突然减少甚至无胆汁流出，则可能有受压、扭曲、折叠、阻塞或脱出，应立即检查，并通知医师及时处理。若引流量较多，常提示胆道下端引流不畅或梗阻。

（5）预防感染：长期置管者，每周更换无菌引流袋 1～2 次。引流管周围皮肤每日 75% 乙醇消毒，管周垫无菌纱布，防止胆汁浸润皮肤引起红肿、糜烂。行 T 形管造影后，应立即接好引流袋进行引流，以减少造影对胆道的刺激和继发胆道感染，造影后常规应用抗生素 2～3 天。

（6）拔管：术后 2 周以上；患者无腹痛，发热，黄疸已消退；血常规。血清黄疸指数正常；胆汁引流量减少至 200ml，引流液呈黄色清亮无沉渣；胆管造影或胆道镜证实胆管无狭窄、结石、异物、通畅良好；试夹管 24～36 小时以上无不适；可考虑拔管。拔管前引流管应开放 2～3 天，使造影剂完全排出。拔除后残留窦道用凡士林纱布填塞，1～2 日内可自行闭合。

（五）护理评价

（1）患者疼痛是否得到有效控制，有无疼痛的症状和体征。

（2）体温是否恢复正常，感染是否得到有效控制。

（3）营养需求能否维持，体重有无减轻，饮食、消化吸收是否良好。

（4）体液是否维持正常，休克是否被及时发现和纠正。

（5）其家属焦虑是否减轻，情绪是否稳定，能否积极配合治疗和护理。

（6）未发生并发症，或得到预防、被及时发现和处理。

（六）健康指导

（1）选择低脂、高糖、高蛋白、高维生素易消化饮食，避免暴饮暴食。养成良好的饮食和休息习惯。

（2）培养良好的卫生习惯，做到餐前、便后洗手，水果等彻底清洗后再食用。有排虫史者及时驱虫，或秋末预防性驱虫。驱虫时宜于清晨空腹或睡前服药。

（3）带 T 形管出院的患者告知出院后的注意事项，妥善固定引流管，按时更换引流袋，注意观察引流液的颜色、量和性质，发现异常及时到医院就诊。

（侯燕妮）

第二十节　胆结石及胆囊炎

胆结石是指胆管系统（包括胆囊和胆管）的任何部位发生结石的疾病。多数学者认为胆结石主要与胆管感染和代谢异常等因素有关。胆结石分为胆囊结石、胆总管结石、肝内胆管结石。胆结石常伴有炎症。临床表现为腹痛、恶心、呕吐、发热，有时伴有黄疸。胆囊结石常与胆囊炎同时存在，胆囊炎的反复发作是胆结石形成的重要致病因素和促发因素。目前采用的手术方式有胆囊切除联合胆总管切开取石及"T"管引流术，或腹腔镜胆囊切除术。

一、护理评估

（一）术前评估

（1）生命体征。

（2）腹痛的诱因、部位、性质、程度，有无放射痛及腹膜刺激征。

（3）有无食欲减退、恶心、呕吐、贫血、黄疸、发热、腹水等。

（4）饮食及营养状况，生活方式和饮食习惯。

（5）胆管系统特殊检查及重要脏器功能状态。

（6）心理及社会支持状况。

（二）术后评估

（1）麻醉方式、手术方式、术中用药及补液情况。

（2）生命体征、意识状态，疼痛情况。

（3）手术切口愈合及敷料情况。

（4）各种引流管的情况。

（5）进食及营养状态改变情况。

（6）各种检查及化验结果，黄疸消退情况。

二、护理问题

（1）疼痛。

（2）体温过高。

（3）营养失调。低于机体需要量。

（4）潜在并发症。感染、胆瘘、胆管出血。

（5）健康知识缺乏。

三、护理措施

（一）术前护理

（1）缓解疼痛，遵医嘱给予解痉止痛药物。但应避免使用吗啡，因吗啡有收缩胆总管的作用，可加重病情。

（2）改善和维持营养状态，指导患者进食高蛋白、高碳水化合物、高维生素、低脂的普食或半流质饮食。或根据病情行静脉营养以维持水电解质平衡。

（3）急性发作期卧床休息，有腹膜炎症状时取半卧位。

（4）遵医嘱应用抗生素预防和控制感染，并给予保肝、营养支持治疗。

（5）注意观察急性发作患者的生命体征、尿量及腹痛情况，注意患者皮肤黄染及粪便颜色变化，以确定有无胆管梗阻。若出现生命体征改变，如体温明显升高、呼吸急促、脉搏增快、血压下降、意识障碍等，应警惕急性重症型胆管炎、感染性休克的发生。若腹痛加重伴腹膜刺激征，出现黄疸或黄疸加重，提示感染严重。应监测血常规及有关生化指标，及时采取措施。

（二）术后护理

（1）麻醉清醒、生命体征平稳后取半卧位。术后当天可在床上活动四肢，根据术后恢复情况鼓励早期下床活动，逐渐增加活动量。

（2）监测生命体征，尤其是心率和心律的变化，如有异常及时通知医师。观察患者意识状态恢复情况。

（3）做好"T"管及其他引流管的护理。观察有无出血和胆汁渗出，包括量、速度、有无休克征象。胆囊造瘘者应密切观察其引流液性质和量并保持通畅。

（4）禁饮食期间，静脉补充液体，维持水、电解质平衡。肠蠕动恢复、胃管拔除后可进流质饮食，逐渐改为少油腻、低脂、富含维生素、易消化饮食。

（5）做好基础护理，协助指导患者在卧床期间按时翻身，指导患者正确咳嗽咳痰及深呼吸。

（6）鼓励患者保持乐观情绪。

四、护理评价

（1）患者对疼痛的缓解是否满意，有无疼痛的症状和体征。

（2）体温是否恢复正常。

（3）水电解质、酸碱平衡紊乱是否得到纠正。

（4）营养状况是否改善，体重是否增加或得到控制。

（5）切口及引流管口有无感染，血常规检查各项指标是否正常。

（6）患者心态是否平稳，能否配合治疗及护理。

（7）并发症是否得到预防、及时发现和处理。

五、健康教育

（1）注意休息，保持良好的心境，适当进行体育锻炼，增强抵抗力。肥胖者应适当减肥。

（2）选择低脂、高热量、高蛋白、高维生素、易消化饮食，忌油腻、刺激性食物及饱餐。烹调方式以蒸煮为宜，少吃油炸类食品。忌烟、酒。

（3）带"T"形管出院者，指导患者学会自我护理，并告知拔管时间。

（4）按时服药，定期复查，一旦出现腹痛、黄疸、消化不良等情况，立即到医院就诊，以免延误病情。

（侯燕妮）

第二十一节　急性胰腺炎

急性胰腺炎是常见的急腹症之一，是胰酶激活后引起胰腺组织自身消化所致的急性炎症。病变程度轻重不等，分单纯性（水肿性）和出血坏死性（重症）胰腺炎两种。临床表现为急性上腹痛、发热、恶心、呕吐、血和尿淀粉酶增高，重症患者还可出现脉搏细速、血压下降、手足抽搐、消化道出血、精神症状乃至休克、急性呼吸衰竭、DIC 等。

一、护理评估

（一）术前评估

（1）患者既往有无胆管疾病、十二指肠病变，有无酗酒及暴饮暴食的习惯。

（2）腹痛的诱因、部位、性质、程度及放射部位。

（3）生命体征及意识状态变化，有无恶心、呕吐、腹胀、排气、排便异常等消化道症状。

（4）有无重症胰腺炎的征兆。

（5）各种化验及检查结果。血、尿淀粉酶增高及增高程度，血糖、电解质等其他生化指标，腹部 B 超与 CT 检查结果。

（6）患者及家属对疾病的认知程度、心理状态及家庭支持状况。

（二）术后评估

（1）麻醉、手术方式、术中出血、用药、补液情况。

（2）生命体征及意识状态，手术切口愈合和敷料情况。

（3）各种引流管情况。

（4）腹部体征的改变。

（5）各种检查及化验结果。

（6）进食及营养状况。

二、护理问题

（1）疼痛。

（2）体温过高。

（3）糖代谢紊乱。

（4）水电解质紊乱。

（5）营养失调：低于机体需要量。

（6）潜在并发症：急性呼吸衰竭、急性肾衰竭、心力衰竭与心律失常、消化道出血、胰性脑病、败血症及真菌感染、胰腺脓肿、假性囊肿、慢性胰腺炎。

（7）健康知识缺乏。

（8）焦虑。

三、护理措施

（一）一般护理

（1）急性发作期应绝对卧床休息，无休克者取半卧位。协助患者做好生活护理，保持口腔、皮肤清洁。

（2）禁饮食，腹胀严重者给予胃肠减压。禁食期间给予胃肠外营养支持，如患者口渴可含漱口液或湿润口唇。待症状好转逐渐给予清淡流质、半流质软食。恢复期仍禁止高脂饮食。

（3）密切观察生命体征变化、尿量及意识状态，及早发现脏器衰竭或休克。记录 24h 出入量。动态观察腹痛情况，如腹痛的部位、疼痛程度、伴随症状，并做好详细记录。

（4）观察患者的呼吸型态，必要时给予氧气吸入。指导患者深呼吸和有效咳嗽，协助翻身、排痰或给予雾化吸入，如出现严重呼吸困难或缺氧情况，应给予气管插管或气管切开，应用呼吸机辅助呼吸。

（5）定时留取标本，监测血生化及电解质、酸碱平衡情况。

（6）严格执行医嘱，用药时间、剂量准确，必要时可使用微量泵输液。根据病情调节输液速度。发生低血钙抽搐时可静脉注射葡萄糖酸钙。血糖升高时可应用胰岛素降糖，注意监测血糖变化。

（7）多与患者交流，消除不良情绪，指导患者使用放松技术，如缓慢地深呼吸，使全身肌肉放松。

（8）积极做好抗休克治疗，病情危急需行手术治疗时应积极做好手术准备。

（二）症状护理

1. 疼痛的护理

（1）剧烈疼痛时可取弯腰、屈膝侧卧位以减轻腹痛，注意安全，必要时加用床档。

（2）遵医嘱给予镇痛、解痉、胰酶抑制剂。但禁用吗啡，以防引起奥狄括约肌痉挛加重病情。

（3）观察用药后腹痛有无减轻，疼痛的性质及特点有无改变，及时发现腹膜炎或胰腺脓肿。

（4）腹胀严重者做好胃肠减压的护理。记录 24h 出入量，作为补液依据。

2. 体温过高的护理

（1）监测体温及血常规变化，注意热型及体温升高的程度。

（2）采用物理降温并观察降温效果，体温下降过程中须防止大量出汗引起的脱水。

（3）合理应用抗生素及降温药物，严格执行无菌操作。

（4）并发症的观察及护理。

1）急性呼吸窘迫综合征（ARDS）：监测血氧饱和度及呼吸型态、动脉血气分析，应用糖皮质激素，必要时行机械通气。

2）急性肾功能衰竭（ARF）：记录 24h 出入量，每小时观察记录尿量，合理补液，必要时行透析治疗。

3）休克：密切观察生命体征、意识状态及末梢循环，静脉补液，必要时应用血管活性药物。

4）DIC：评估皮肤黏膜出血点，检查凝血功能，遵医嘱抗凝治疗。

5）心功能衰竭：进行心电监护和血流动力学监测，严格记录出入液量。输液时严格控制滴速。

6）胰腺假性囊肿：必要时行手术治疗。

7）出血：急性胰腺炎易引起应激性胃溃疡出血，使用 H_2 受体拮抗剂和抗酸药物可预防和治疗胃出血。如有腹腔出血者应做好急诊手术准备。

（三）术后护理

1. 多种管道的护理　患者可能同时有胃管、尿管、氧气管、输液管、肠道造瘘管、"T"管以及腹腔引流管等，护理时要注意以下几点：

（1）了解每根导管的作用。

（2）妥善固定，保持有效引流，严格无菌操作，定期更换引流袋。

（3）准确记录各种引流物的性状、颜色、量。

2. 伤口的护理　观察有无渗血、渗液、伤口裂开；并发胰瘘时要注意保持负压引流通畅，并保护瘘口周围皮肤。

3. 维持营养需要　完全胃肠外营养的同时，采用经空肠造瘘管灌注要素饮食。

4. 防治休克，维持水、电解质平衡　准确记录 24h 出入量，监测水、电解质状况；建立两条静脉输液通路，注意输液顺序及调节输液速度。

5. 控制感染，降低体温　监测体温和血白细胞计数变化，根据医嘱给予抗生素。协助并鼓励患者定时翻身、深呼吸、有效咳嗽及排痰，加强口腔和尿道口护理，预防口腔、肺部和尿路感染。

6. 并发症的观察与护理

1）术后出血：按医嘱给予止血药物，定时监测血压、脉搏，出血严重者应行手术。

2）胰腺或腹腔脓肿：急性胰腺炎患者术后两周如出现发热、腹部肿块，应检查并确定有无胰腺脓肿或腹腔脓肿的发生。

3）胰瘘：保持负压引流通畅，保护创口周围皮肤，防止胰液对皮肤的浸润和腐蚀。

4）肠瘘：腹部出现明显的腹膜刺激征，有含粪便的内容物流出即可明确诊断应注意保持局部引流通畅。保持水、电解质平衡。加强营养支持。

7. 心理护理　患者由于发病突然，病情重，病程长，常会产生恐惧、悲观情绪。应为患者提供安静舒适的环境，耐心解答患者的问题，帮助树立战胜疾病的信心。

四、护理评价

（1）患者是否明确腹痛的原因、腹痛能否逐渐缓解及有无腹膜炎等并发症的发生。

（2）胃肠减压引流有无通畅，有无明显失水征，血生化检查结果显示水、电解质和酸碱度在是否正常范围。

（3）是否发生休克和严重的全身并发症，或发生时被及时发现和抢救。

（4）体温是否恢复到正常范围。

五、健康教育

（1）养成规律的饮食习惯，避免暴饮暴食。禁食刺激性强、产气多、高脂肪和高蛋白饮食，以防复发。

（2）戒烟禁酒。

（3）积极治疗胆管疾病。

（4）定期门诊复查，出现紧急情况，及时到医院就诊。

（侯燕妮）

第十七章　消毒与隔离

第一节　职业暴露的防护与管理

传染病医院护理人员的职责是救死扶伤、防病治病，但因传染病医院是各类传染病患者和各种病原微生物聚集的地方。因此，医务人员也暴露于各种各样的危险因素之中。

国外文献报道，医疗机构工作人员感染乙型肝炎病毒（HBV）的概率比普通人群高 2 ~ 3 倍。健康的医务人员患血源性传染病 80% ~90% 是由针刺伤所致，被刺伤的医务人员中护理人员占 80%。HBV、HCV 和 HIV 会由于污染的针头或锐器传染给被刺伤者。因此，传染病医院要加强对护理人员职业安全的保护，提供必要的防护物品，针对感染的危险因素进行防范；医务人员也应当提高职业安全意识，正确实施安全防护措施，预防职业性的健康损害。

一、传染病医院护理人员职业暴露

1. 护理人员职业暴露的概念　是指护理人员在从事诊疗、护理职业活动中，通过眼、口、鼻及其他黏膜、破损皮肤或非胃肠道接触（针刺、咬伤、擦伤和割伤等）含血源性病原体的血液或其他传染性物质的状态。传染病医院护理人员职业暴露是接触传染病病原体，从而损害护理人员健康或危及生命的一类职业暴露。

2. 护理人员职业暴露的分类　可分为：物理性职业暴露（锐器伤、负重伤、辐射伤）、化学性职业暴露（细胞毒性药物、化学消毒剂，水银、体温计、血压计、电池，麻醉废气）、生物性职业暴露（以 HBV、HCV 和 HIV 最常见）以及社会和心理因素 4 种类型。

3. 护理人员职业暴露的途径

（1）皮肤黏膜暴露：因其职业的特点，需要经常面对各种各样的患者，接触各种病原体的概率远比普通人群高。患者的血液、精液、胸腔积液、腹水、脑脊液、羊水、组织、阴道分泌物和脓液等为高危感染性体液；患者的唾液、痰液、泪液、汗液、尿和粪便等为低危感染性体液。医务人员中有 2% ~40% 暴露于 HBV，3% ~10% 暴露于 HCV，0.2% ~0.5% 暴露于 HIV。工作中存在护患双向传播的危险。

（2）锐器伤：职业暴露感染者中约 80% 是因针刺伤造成，现已证实有 20 余种病原体可经针刺伤感染。1 次针刺伤后感染 HBV、HCV 和 HIV 的风险分别为 6% ~30%、3% ~10% 和 0.2% ~0.5%。

（3）手污染：医院最常见的病原体传播方式是通过手。把患者从床上扶起来、测量血压或脉搏、接触患者的手、给患者翻身、接触患者卫生被服、接触床头柜、床垫、输液等操作，护理人员的手上可以增加 100 ~1 000 个细菌。国内研究者检测了 400 名医务人员的手，其在接触污物后未洗手时手的带菌率为 100%。在 427 份带菌标本中，主要细菌为金黄色葡萄球菌、真菌、表皮葡萄球菌、大肠埃希菌、枯草杆菌、变形杆菌、四联球菌和铜绿假单胞菌。洗手是预防医院感染、保护患者身体健康最简单、最有效和最经济的方法。

（4）空气传播：国内外调查表明，空气是病原体传播的重要途径之一，尤其是在医院，空气中的病原体来源于患者呼吸道分泌物、伤口脓液、排泄物和皮屑等，干燥后形成菌尘，通过讲话、咳嗽、喷嚏、清扫整理病房、人员走动、物品传递和空气流动等扬起而污染空气。一些医疗器械如呼吸机、雾化器、吸引器等在操作过程中也会把病原体播散到空气中。

4. 职业暴露产生的原因

（1）人员编配不合理：医院人力资源管理不够科学，缺编问题普遍，这与我国的经济卫生政策有一定的关系。一些医院为了增加经济效益，经常加床，造成医务人员严重缺编、超负荷工作，致使身心处于高度紧张状态，从而增加了职业暴露的风险。

（2）化学性危害知识匮乏：国内学者调查 167 家医院的肿瘤化疗药物配置，仅 8 家医院（占 4.78%）采用了集中式管理，其余 159 家（占 95.21%）均采用分散式管理；仅12.15% 的医院使用全密闭式输液系统；操作时很少穿防护服、戴护目镜，正确戴手套者仅为 9.58%；还有 62.26% 家医院护理人员操作时不穿隔离衣；136 家医院使用了不符合要求的敞口容器存放化疗废弃物。

（3）教育培训存在漏洞，自我防护意识淡薄，防护用具缺乏。国内的调查显示，26 所护理院校均未设置职业防护教育课程，也无相应教材。工作后也缺乏医院感染、职业防护、安全工作技术和方法等继续教育。对 157 名传染病专科医院的护理人员调查发现，87.9% 认为需要加强防护知识和技能的学习。传统的教育中，过分强调护理人员要有奉献精神，有时给其造成一种错觉，认为注重自身安全防护就是不讲奉献，戴手套等被认为是怕脏嫌弃患者，是不敬业的行为。护理工作中常有被血液或体液泼溅的危险，67.5% 护理人员从不戴防护目镜；侵袭性操作时 3.2% 护理人员从不戴手套。某综合医院 57.3% 的护理人员不采取防护措施，原因是遇到的传染患者少，没必要防护；洗手及手消毒正确者仅 25.8%，正确掌握消毒剂用途及效能者仅为 4.5%。由于医院成本核算，许多医院很难提供符合标准的安全防护用具，甚至连锐器盒都难以保证。40.36% 的医务人员职业暴露是因未提供防护用具所致。

（4）常规操作、应急处理欠规范：美国 CDC 调查显示，医务人员发生 HIV 职业暴露后进行暴露后预防（PEP）可使 HIV 感染率降低 79%，同时 PEP 具有保护作用，可减少 81% 的 HIV 感染的危险。国内调查显示，医务人员被针刺伤时，约 86% 的人只采取一般的消毒措施（碘酒加乙醇），能规范处理的仅占 4%，甚至有 0.33% 的人不做任何处理；防护评估不到位的占 94%。22 所二、三级综合医院中，仅有 9 所医院有职业暴露上报制度，1 499 名医务人员发生针刺伤后的上报率仅为 21.15%。注射后针头处理不当（收废弃针、毁形浸泡、取下针头及重套针帽）所致针刺伤占刺伤总数的 62.68%；432 名实习护士发生针刺伤不同环节的刺伤率分别为操作前占 25.6%、操作中占 20.0%、操作后占 54.4%。护生实习工作 6 个月就有 72.6% 的人被刺伤，其中 79.4% 的是被使用过的针头刺伤。

二、职业暴露预防

1. 血源性传染病职业暴露的预防　我国是乙肝高发区，人群 HBsAg 携带率为 9.75%，HCV 感染率为 3%，HIV 感染者在不断攀升。虽然目前国内的传染病医院主要是大量的慢性乙肝患者，但门诊和住院患者中不乏 HIV 携带者或艾滋病患者。目前中国艾滋病感染者中男性与女性的比例已经接近 5 ∶ 5，按照国际经验，男女比例大致平衡时就意味着艾滋病已经在普通人群中流行。医务人员患血源性传染病多因意外接触患者血液或其污染物所致，一旦感染或发病会给其身心及家庭带来不幸。到目前为止，血源性传染病尚无有效的治疗药物，因此采取有效的预防措施是十分必要和紧迫的。

（1）树立全面预防的观念：把每一例患者的血液、体液和分泌物等均按有传染性的物质对待；建立职业暴露应急处理规范和管理制度；严格执行消毒隔离制度和技术操作规程；做好个人防护，直接接触患者的血液、体液、分泌物以及皮肤或黏膜有损伤时必须戴手套，尤其要注意戴手套不能代替洗手，摘手套后务必认真洗手；如血液、体液可能喷溅时，必须戴口罩和护目镜；正确处理锐器；采取必要的预防措施，如注射乙肝疫苗等；使用安全产品，如使用负压采血管取代注射器，用留置针取代钢针和头皮针等。

（2）严防锐器伤：①加强职业暴露预防知识和技能的培训，加强自我防护意识；②改变危险行为：禁止用双手分离污染的针头和注射器、禁止用手去弄弯针头、禁止用双手回套针头帽、禁止直接传递锐器（手术中锐器用弯盘或托盘传递）、禁止徒手携带裸露针头等锐器物、禁止消毒液浸泡针头，禁止直接接触医疗垃圾，及时将使用后的针头等锐器物丢弃到锐器收集容器内；③医院应建立针刺伤、锐器伤的登记、报告、评估、随访和预防服药等制度。

（3）血源性传染病职业暴露后的应急处理：锐器伤发生后，戴手套者应迅速、敏捷地按常规脱去手套；立即用健侧手从近心端向远心端挤压排出血液；用流动净水反复冲洗伤口；用 0.5% 碘伏或 2% 碘酊或 75% 乙醇对污染伤口进行消毒；HBV 暴露后应尽早监测抗体，并依据免疫状态及抗体水平采取相应的处理措施；3～4 周内进行抗体检测，6～9 个月复查以确定是否感染，如感染要查肝功能。HIV 感染后 2 周至 3 个月为窗口期，暴露后当时、暴露后 1 个月及 6 个月进行连续监测以确定是否感染，并按规定及时按疗程服药。

2. 呼吸道传染病职业暴露的预防　呼吸道传染病是传染病医院医务人员常见的病种，部分呼吸道传染病，如鼠疫、传染性非典型肺炎、人感染高致病性禽流感等普遍易感，危害极大，必须引起高度重视。一般措施有：增强体质，保证充足的睡眠，避免过度疲劳；适度运动，增强抗病能力；多摄入富含蛋白质、维生素食物；接触呼吸道传染病患者时需戴口罩；适时接种疫苗，如流感疫苗等。特殊措施包括：医务人员要掌握呼吸道传染病消毒隔离知识与技能，对鼠疫、非典和人感染高致病性禽流感等采取严密的隔离防护措施；定期做好消毒监测，保证消毒效果；做好空气、地面和物表的消毒；患者的排泄物、分泌物等须排到加盖容器中，并及时消毒处理。

3. 紫外线职业暴露的预防　紫外线照射是传染病医院空气和物表消毒常用的方法之一。但使用不当，可造成角膜炎、结膜炎、白内障、皮肤红斑水肿、水疱、光变异性反应、荨麻疹，甚至是皮肤癌。紫外线职业暴露的预防措施包括：医务人员应提高防护意识，严格操作规程，紫外线照射消毒时应有提示性标识，提醒工作人员不得进入或避免误入照射区；紫外线照射强度监测时，应戴护目镜、帽子和口罩，避免皮肤、黏膜直接暴露。紫外线灯开关应安装在室外。一旦发生意外照射，要及时处置。

4. 化学消毒剂职业暴露的预防　使用化学消毒剂消毒是传染病医院最常用的消毒方法之一。化学消毒剂配制、使用、保管不当，可造成支气管、皮肤、眼结膜、鼻窦、肝、肾和造血系统的损伤，必须规范使用和严格管理。

化学消毒剂职业暴露的预防措施：①工作人员应熟练掌握常用化学消毒剂的性能、功效和配制，严格掌握使用浓度和剂量；②配制和使用化学消毒剂时要戴口罩、帽子、手套和护目镜；如不慎溅到皮肤上或眼睛里，应立即用清水反复冲洗；③应放置在阴凉通风处，易挥发性消毒剂要密闭保存；④环氧乙烷熏蒸后的衣物、物品等须放置一段时间，待环氧乙烷气体散尽后再使用；⑤戊二醛浸泡消毒时应严格封闭，防止气体泄露，消毒灭菌后的内镜使用前应用无菌生理盐水冲洗干净；⑥甲醛熏蒸消毒时严禁人员进入，消毒后必须通风2h以上，减少气体残留。

5. 化疗药物职业暴露的预防　化疗药物即肿瘤药物，目前医务人员对化疗药物损害身体的认识普遍不足。传染病医院收治肝癌患者非常普遍。医务人员尤其是护理人员在配制、操作、意外溢出、处理化疗污染物和患者排泄物时经常接触，化疗药物可通过皮肤、消化道和呼吸道等途径吸收或吸入，造成造血细胞、生殖细胞、消化道黏膜细胞和毛囊细胞的损害。操作或接触时应做好防护工作。

配制的环境必须安全。应设专门化疗药配药间，并配有空气净化装置，在专用层流柜内配药，或使用垂直抽风或密闭橱。在一般台上配药时应铺设吸水纸，用以吸附溅出的药液，以免蒸发造成空气污染。

配制化疗药时，应戴手套，割剧安瓿时应将安瓿颈部的药液弹下，打开安瓿时应垫纱布；稀释粉剂化疗药时溶剂应沿瓶壁缓慢注入，抽取药液时以不超过注射器容量的3/4为宜。配药操作完成后用清水擦拭操作柜和台面，脱去手套后用肥皂及流水彻底洗手。执行化疗时，应穿防渗透的隔离衣、戴手套、口罩、圆顶帽和护目镜。输化疗药时，输液管要先用溶剂预充，莫菲滴管加药时，应先用无菌棉球或无菌纱布围在滴管开口处，然后再加药，速度不宜过快，操作结束后应彻底洗手。如不慎溅到眼睛里应及时用大量的生理盐水、眼用平衡液或清水反复冲洗。

凡与化疗药物接触过的针头、注射器、输液管以及棉球棉签等，要收集在专用的密闭垃圾桶内统一处理。接受化疗的患者，48h内其血液、体液、分泌物以及排泄物中都含有化疗药物，处理被上述物质时应要戴帽子、口罩和手套，患者便后的便池应及时冲水2次。化疗患者的床单应单独处理，被污染的区域要用清水或去污粉反复清洗。

凡涉及化疗的科室均应备有化疗防溢箱，内装口罩1个，护目镜1副、手套2双、吸水小纱垫2块，小扫帚1把，在遇到化疗药液大量溢出时，及时用防溢箱内的物品规范处理。

对病区工作的清洁员、护理人员等进行相关的教育，学会处置被化疗药物、患者血液及体液等污染物品。工作人员应注意锻炼身体，定期做体检，每隔6个月检查肝功能、血常规及免疫功能等，发现问题及时治疗。妊娠的工作人员应避免接触化疗药物，以免出现流产和胎儿畸形。

虽然医务人员在为患者进行化疗过程中存在一定的职业危害，但只要思想上重视，认真实施各种防护措施，化疗药物职业暴露的危害是完全可以防范的。

6. 肌肉骨骼损伤的预防　护理人员在搬动患者、器械和物品时的不合理用力，易造成肌肉、脊柱和关节等的损伤。有调查表明，医护人员由于负重引起脊柱损伤，腰骶部疼痛的发生率为8.4%。另外，护理工作需长时间站立和频繁走动，易引起下肢静脉曲张。肌肉骨骼损伤的主要预防措施有：搬运患者、器械以及物品时，应科学合理用力。操作时，用节力姿势，降低人体重心，扩大支持面，增强身体平衡稳定，减轻疲劳；改善站立、走动的强制体位，克服强制体位带来的危害；休息时抬高下肢，以利血液回流，减少静脉曲张的发生。

7. 社会、心理因素的预防　传染病医院的医务人员经常面对和接触传染病患者、传染性极强的血液、呕吐物和排泄物以及死亡患者，这些都会影响自身的情绪。临床医务人员人数少、工作量大、压力大。随着社会对医疗护理服务要求的提高，医疗纠纷也时有发生。医务人员易患溃疡病、心脏病、偏头痛病、下肢静脉曲张、胃下垂、慢性腰腿痛、慢性肝胆病等。同时也会产生不良的心理状态，如精神紧张、焦虑烦躁等。为此，医务人员应加强学习心理学知识，注意劳逸结合，合理安排工作和娱乐，保证足够的睡眠和良好的情绪，保持心理健康，减少心理疲劳；要学会正确对待社会偏见及各种心理困扰，积极采用回避、疏泄、转移、放松和自我暗示等方法进行自我心理调整和心理防护。医院行政领导要关心、体贴医务人员，使其感受到被重视、被理解与被尊重，身心愉悦地投入工作，减少或降低因社会心理因素及工作压力对医务人员健康造成的不利影响。

8. 医务人员防护

（1）基本防护着装标准及适用范围

1）着装标准：棉质工作帽、工作服、工作裤、工作鞋。

2）适用范围：进入医疗区内工作的各类人员。

（2）一级防护着装标准及适用范围

1）着装标准：在基本防护着装标准基础上，加戴16层棉纱口罩。

2）适用范围：进入门诊诊疗区、呼吸道传染病科室潜在污染区和其他科室污染区工作的各类人员。

（3）二级防护着装标准及适用范围

1）着装标准：棉纱口罩改用医用防护口罩，其余在一级防护的基础上加用护目镜、隔离衣或防护服、手套、鞋套。

2）适用范围：接触经空气或飞沫传播的呼吸道传染病的工作人员。包括：在鼠疫、SARS、肺炭疽等；不明原因传染病以及其他特殊传染病污染区工作的各类人员；接触上述传染病患者标本、污物的工作人员；运送上述传染病患者、尸体的工作人员；参与上述传染病患者会诊、抢救的专家。

（4）三级防护着装标准及适用范围

1）着装标准：在二级防护着装标准的基础上，医用防护口罩改用防护面罩，特制钢丝手套（尸检时）。

2）适用范围：为鼠疫、SARS、肺炭疽、不明原因传染病以及其他特殊传染病患者、疑似患者实施气管插管、气管切开和吸痰时。

9. 个人防护用品使用原则

（1）对所有患者和医务人员采取标准预防措施，熟练掌握和正确使用防护技术和用品。

（2）医务人员应该根据暴露的风险选择个人防护用品：接触患者和患者的血液、体液、分泌物、排泄物等体内物质时应戴手套、穿隔离衣；扫床时应穿隔离衣；当患者的血液、体液、分泌物、排泄物等体内物质有可能喷溅到面部时医务人员应佩戴防护面罩。

（3）避免使用过的个人防护用品与物体表面、衣物或病房以外的人员的接触。

（4）使用过的个人防护用品应放入相应的废物袋中，并根据医院的制度进行处置。

（5）不要共用个人防护用品。

（6）为不同的患者进行诊疗或开始另一项诊疗操作时，每次均应更换个人防护用品并洗手。

三、职业暴露管理

1. 强化职业安全教育，创建医疗安全文化 对医务人员实施安全教育培训是减少职业暴露的主要措施。美国 CDC 已将该工作作为强制执行的项目推荐给全美所有医院。传染病医院应定期进行在职培训和教育，制订培训计划和培训大纲，包括常见传染病的预防、医院建筑布局与要求、各科室职能与收容范围、职业暴露与危害、意外暴露处理方法和流程、个人防护装置的种类、使用及使用范围等。全面推广标准预防，制定各种预防职业损伤的工作指南、防范制度，改变医务人员的不安全行为，并把职业安全作为在校教育和终生教育的考核内容。医院应主动为员工建立健康档案，定期进行健康查体和必要的预防接种。

2. 加大人力、物力投入，缓解缺编问题 加大医务人员安全工作环境建设的投入，改进医疗设备、完善防护措施等是减少职业损伤的有效途径。

3. 规范工作行为，预防锐器伤 个人操作习惯是造成锐器伤的决定因素。加强培训和训练，使医务人员熟练掌握锐利器械的操作技术和正确选用掰安瓿的方法。针头使用后重新套上针帽是导致针刺伤最常见的原因。必须回帽时尽可能单手操作；静脉输液完毕拔针后，将头皮针立即放入锐器盒内；输液、穿刺失败时，禁止将污染针头悬挂于输液管的莫菲滴管上，应当立即更换新针头；为不合作的患者做治疗时，必须有他人帮助；锐器盒的使用可使针刺伤的发生率降低 50%。

4. 规范洗手、掌握戴手套指征 标准预防中明确规定，当接触血液、体液、排泄物、分泌物及破损的皮肤黏膜时，均应戴手套。研究表明：如果一个被血液污染的钢针刺破一层乳胶手套或聚乙烯手套，医务人员接触的血量要比未戴手套减少 50% 以上。值得注意的是，戴手套不能替代洗手。正确洗手是预防感染传播最经济、有效的措施。2009 年卫生部颁布的《医务人员手卫生规范》对洗手指征、洗手方法均有明确规定。护士要养成良好的洗手习惯，随着快速手消毒液的广泛使用，可增加了护士手卫生的依从性。

5. 重视化疗药物的危害 加强化疗药物的职业伤害防护教育，尤其是不良反应、潜在的危害、防护措施和化疗废弃物规范处理流程管理等，改善工作环境和条件，设置化疗药配制中心集中管理，规范操作程序加强督促检查。

6. 预防接种 医务人员定期注射疫苗是目前认为最有效的防护措施之一。我国目前对医务人员免疫接种计划尚无明确成文规定。根据国内传染病发生情况，建议视情定期为医务人员接种乙肝、流感、出血热、乙脑、流脑和麻风腮等疫苗。

（周 玲）

第二节 隔离技术

一、术语和定义

1. 感染源（source of infection） 病原体自然生存、繁殖并排出的宿主或场所。

2. 传播途径（modes of transmission） 病原体从感染源传播到易感者的途径。

3. **易感人群**（susceptible hosts）　对某种疾病或传染病缺乏免疫力的人群。

4. **标准预防**（standard precaution）　针对医院所有患者和医务人员采取的一组预防感染措施。包括手卫生，根据预期可能的暴露选用手套、隔离衣、口罩、护目镜或防护面屏，以及安全注射。也包括穿戴合适的防护用品处理患者环境中污染的物品与医疗器械。

标准预防基于患者的血液、体液、分泌物（不包括汗液）、非完整皮肤和黏膜均可能含有感染性因子的原则。

5. **空气传播**（airborne transmission）　带有病原微生物的微粒子（≤5μm）通过空气流动导致的疾病传播。

6. **飞沫传播**（droplet transmission）　带有病原微生物的飞沫核（>5μm），在空气中短距离（1m内）移动到易感人群的口、鼻黏膜或眼结膜等导致的传播。

7. **接触传播**（contact transmission）　病原体通过手、媒介物直接或间接接触导致的传播。

8. **感染链**（infection chain）　感染在医院内传播的三个环节，即感染源、传播途径和易感人群。

9. **个人防护用品**（personal protective equipment，PPE）　用于保护医务人员避免接触感染性因子的各种屏障用品。包括口罩、手套、护目镜、防护面罩、防水围裙、隔离衣、防护服等。

（1）**纱布口罩**（mask）：保护呼吸道免受有害粉尘、气溶胶、微生物及灰尘伤害的防护用品。

（2）**外科口罩**（surgical mask）：能阻止血液、体液和飞溅物传播的，医护人员在有创操作过程中佩戴的口罩。

（3）**医用防护口罩**（respirator）：能阻止经空气传播的直径≤5μm感染因子或近距离（<1m）接触经飞沫传播的疾病而发生感染的口罩。医用防护口罩的使用包括密合性测试、培训、型号的选择、医学处理和维护。

（4）**护目镜**（protective glass）：防止患者的血液、体液等具有感染性物质溅入人体眼部的用品。

（5）**防护面罩**（face shield）：也称防护面屏。防止患者的血液、体液等具有感染性物质溅到人体面部的用品。

（6）**手套**（gloves）：防止病原体通过医务人员的手传播疾病和污染环境的用品。

（7）**隔离衣**（isolation gowns）：用于保护医务人员避免受到血液、体液和其他感染性物质污染，或用于保护患者避免感染的防护用品。根据与患者接触的方式包括接触感染性物质的情况和隔离衣阻隔血液和体液的可能性选择是否穿隔离衣和选择其型号。

（8）**防护服**（disposable gowns）：临床医务人员在接触甲类或按甲类传染病管理的传染病患者时所穿的一次性防护用品。应具有良好的防水、抗静电、过滤效率和无皮肤刺激性，穿脱方便，结合部严密，袖口、脚踝口应为弹性收口。

10. **隔离**（isolation）　采用各种方法、技术，防止病原体从患者及携带者传播给他人的措施。

11. **清洁区**（clean area）　进行呼吸道传染病诊治的病区中不易受到患者血液、体液和病原微生物等物质污染及传染病患者不应进入的区域。包括医务人员的值班室、卫生间、男女更衣室、浴室以及储物间、配餐间等。

12. 潜在污染区（potentially contaminated area） 进行呼吸道传染病诊治的病区中位于清洁区与污染区之间，有可能被患者血液、体液和病原微生物等物质污染的区域。包括医务人员的办公室、治疗室、护士站、患者用后的物品、医疗器械等的处理室、内走廊等。

13. 污染区（contaminated area） 进行呼吸道传染病诊治的病区中传染病患者和疑似传染病患者接受诊疗的区域，包括被其血液、体液、分泌物、排泄物污染物品暂存和处理的场所。包括病室、处置室、污物间以及患者入院、出院处理室等。

14. 两通道（two passages） 进行呼吸道传染病诊治的病区中的医务人员通道和患者通道。医务人员通道、出入口设在清洁区一端，患者通道、出入口设在污染区一端。

15. 缓冲间（buffer room） 进行呼吸道传染病诊治的病区中清洁区与潜在污染区之间、潜在污染区与污染区之间设立的两侧均有门的小室，为医务人员的准备间。

16. 负压病区（房）［negative pressure ward（room）］ 通过特殊通风装置，使病区（病房）的空气按照由清洁区向污染区流动，使病区（病房）内的压力低于室外压力。负压病区（房）排出的空气需经处理，确保对环境无害。

17. 床单位消毒（bed unit disinfection） 对患者住院期间、出院、转院、死亡后所用的床及床周围物体表面进行的清洁与消毒。

18. 终末消毒（terminal disinfection） 传染源离开疫源地后，对疫源地进行的一次彻底的消毒。如传染病患者出院、转院或死亡后，对病室进行的最后一次消毒。

二、建筑与布局隔离要求

1. 医院建筑分区与隔离要求

（1）医院建筑区域划分：根据患者获得感染危险性的程度，应将医院分为4个区域。即低危险区域（包括行政管理区、教学区、图书馆、生活服务区等）；中等危险区域（包括普通门诊、普通病房等）；高危险区域（感染性疾病科，包括其门诊、病房等）；极高危区域（包括手术室、重症监护病房、器官移植病房等）。

（2）隔离要求：应明确服务流程，保证洁、污分开，防止因人员流程、物品流程交叉导致污染；建筑布局分区的要求，同一等级分区的科室相对集中，高危险区的科室宜相对独立，宜与普通病区和生活区分开；通风系统应区域化，防止区域间空气交叉污染；应按照WS/体温313的要求配备合适的手卫生设施。

2. 呼吸道传染病病区的建筑布局与隔离要求 适用于经呼吸道传播疾病患者的隔离。

（1）呼吸道传染病病区应设置在医院相对独立的区域，明确划分三区，设立两通道和三区之间的缓冲间。缓冲间两侧的门不应同时开启，以减少区域之间空气流通。经空气传播疾病的隔离病区，应设置负压病室，病室的气压宜为 −30Pa，缓冲间的气压宜为 −15Pa。

（2）隔离要求：应严格服务流程和三区的管理。各区之间界限清楚，标识明显；病室内应有良好的通风设施；各区应安装适量的非手触式开关的流动水洗手池；不同种类传染病患者应分室安置，疑似患者应单独安置；受条件限制的医院，同种疾病患者可安置于一室，两病床之间距离不少于1.1m。

3. 负压病室的建筑布局与隔离要求 适用于经空气传播疾病患者的隔离。

（1）建筑布局：应设病室及缓冲间，通过缓冲间与病区走廊相连。病室采用负压通风，上送风、下排风；病室内送风口应远离排风口，排风口应置于病床床头附近，排风口下缘靠近地面但应高于地面10cm。门窗应保持关闭。

病室送风和排风管道上宜设置压力开关型的定风量阀，使病室的送风量、排风量不受风管压力波动的影响。

负压病室内应设置独立卫生间，有流动水洗手和卫浴设施。配备室内对讲设备。

（2）隔离要求：送风应经过初、中效过滤，排风应经过高效过滤处理，每小时换气6次以上；应设置压差传感器，用来检测负压值，或用来自动调节不设定风量阀的通风系统的送、排风量；病室的气压宜为 -30Pa，缓冲间的气压宜为 -15Pa；应保障通风系统正常运转，做好设备日常保养；一间负压病室宜安排一个患者，无条件时可安排同种呼吸道感染疾病患者，并限制患者到本病室外活动；患者出院所带物品应消毒处理。

4. 感染性疾病病区的建筑布局与隔离要求　适用于主要经接触传播疾病患者的隔离。

（1）建筑布局：应设在医院相对独立的区域，远离儿科病房、重症监护病房和生活区。设单独入、出口和入、出院处理室。中小型医院可在建筑物的一端设立感染性疾病病区。

（2）隔离要求：应分区明确，标识清楚。不同种类的感染性疾病患者应分室安置；每间病室不应超过4人，病床间距应不少于1.1m；病房应通风良好，自然通风或安装通风设施，以保证病房内空气清新；应配备适量非手触式开关的流动水洗手设施。

三、医务人员防护用品的使用

个人防护用品是用于保护医务人员避免接触感染性因子的各种屏障用品，包括口罩、手套、护目镜、防护面罩、防水围裙、隔离衣以及防护服等。防护用品应符合国家相关标准，在有效期内使用。

1. 个人防护用品的选择与使用

（1）帽子：分为布制帽子和一次性帽子。进入污染区和洁净环境前、进行无菌操作等时应戴帽子。被患者血液、体液污染时，应立即更换。布制帽子应保持清洁，每次或每天更换与清洁。一次性帽子应一次性使用。

（2）口罩

1）纱布口罩：保护呼吸道免受有害粉尘、气溶胶、微生物及灰尘伤害的防护用品。

2）一次性医用外科口罩：能阻止患者血液、体液和飞溅物传播的口罩。

3）医用防护口罩：能阻止经空气传播的直径≤5μm感染因子或近距离<1m接触经飞沫传播的疾病而发生感染的口罩。

一般诊疗活动，可戴纱布口罩或一次性外科口罩；手术室工作或护理免疫功能低下患者、进行体腔穿刺等操作时应戴一次性外科口罩；接触经空气传播或近距离接触经飞沫传播的呼吸道传染病患者时，应戴医用防护口罩。各种口罩应保持清洁，按说明书要求使用。

（3）护目镜、防护面罩：戴前应检查有无破损，装置有无松懈。每次使用后应清洁与消毒。

下列情况应使用护目镜或防护面罩：在进行诊疗、护理操作，可能发生患者血液、体液、分泌物等喷溅时；近距离接触经飞沫传播的传染病患者时；为呼吸道传染病患者进行气管切开、气管插管等近距离操作，可能发生患者血液、体液、分泌物喷溅时，应使用全面型防护面罩。

（4）手套：应根据不同操作的需要，选择合适种类和规格的手套。

下列情况应戴手套：接触患者的血液、体液、分泌物、排泄物、呕吐物及污染物品时；进行手术等无菌操作、接触患者破损皮肤、黏膜时。

应正确戴脱无菌手套，一次性手套应一次性使用。

（5）隔离衣、防护服：应根据诊疗工作的需要，选用隔离衣或防护服。防护服应符合GB19082的规定。隔离衣应后开口，能遮盖住全部衣服和外露的皮肤。

下列情况应穿隔离衣：接触经接触传播的感染性疾病患者如传染病患者、多重耐药菌感染患者等时；对患者实行保护性隔离时，如大面积烧伤患者、骨髓移植患者等患者的诊疗、护理时；可能受到患者血液、体液、分泌物、排泄物喷溅时。

（6）鞋套：鞋套应具有良好的防水性能，并一次性应用。

下列情况应穿鞋套：从潜在污染区进入污染区时和从缓冲间进入负压病室时应穿鞋套。

应在规定区域内穿鞋套，离开该区域时应及时脱掉。发现破损应及时更换。

（7）防水围裙：分为重复使用的围裙和一次性使用的围裙。

可能受到患者的血液、体液、分泌物及其他污染物质喷溅、进行复用医疗器械的清洗时，应穿防水围裙。

重复使用的围裙，每班使用后应及时清洗与消毒。遇有破损或渗透时，应及时更换。一次性使用围裙应一次性使用，受到明显污染时应及时更换。

2. 医用防护用品穿脱流程

（1）清洁区进入潜在污染区：洗手，戴帽子→戴口罩→穿工作衣裤→换工作鞋后→进入潜在污染区（手部皮肤破损时，戴乳胶手套）。

（2）潜在污染区进入污染区：穿隔离衣或防护服→戴护目镜→戴手套→穿鞋套→进入污染区。

为患者进行吸痰、气管切开以及气管插管等操作时，应戴防护面罩或全面型呼吸防护器。

（3）污染区回潜在污染区：摘手套、手消毒→摘护目镜→脱隔离衣或防护服→脱鞋套→手消毒→进入潜在污染区。

（4）潜在污染区回清洁区：手消毒→脱工作服→摘口罩→摘帽子→手消毒，进入清洁区，卫生通过（淋浴更衣）。

3. 防护用品使用注意事项 医用防护口罩的效能持续应用6~8h，遇污染或潮湿，应及时更换；医务人员接触多个同类传染病患者时，防护服可连续应用；接触疑似患者，防护服应每个患者之间进行更换；防护服被患者血液、体液、污物污染时，应及时更换；戴医用防护口罩或全面型呼吸防护器应进行面部密合性试验。

四、标准预防及其隔离措施

1. 标准预防概念 标准预防是针对医院所有患者和医务人员采取的一组预防感染措施，是指认定患者血液、体液、分泌物、排泄物等均具有传染性，医务人员在接触上述物质时，必须采取防护措施，包括手卫生，根据预期可能的暴露选用手套、隔离衣、口罩、护目镜或防护面屏，以及安全注射。同时，还应根据疾病的传播途径采取空气、飞沫、接触隔离措施。

2. 标准预防的特点　强调双向防护，即防止疾病从患者传至医护人员，又要防止疾病从医护人员传至患者；即要防止血源性疾病的传播，也要防止非血源性疾病的传播；根据疾病的主要传播途径，采取接触隔离、空气隔离和飞沫隔离。

3. 标准预防的操作原则　标准预防针对所有为患者实施诊断、治疗、护理等操作的全过程，包括穿戴合适的防护用品处理患者环境中污染的物品与医疗器械。不论患者是否确诊或可疑感染传染病，都要采取标准预防。在诊疗、护理操作过程中，有可能发生血液、体液飞溅到医务人员面部时，医务人员应当戴具有防渗透性的口罩、防护眼镜；有可能发生血液、体液大面积飞溅或者有可能污染医务人员身体时，还应当穿戴具有防渗透性的隔离衣或者围裙。

医务人员手部皮肤发生破损，在进行有可能接触患者血液、体液的诊疗和护理操作时必须戴双层手套。戴手套操作过程中，要避免已经污染的手套触摸清洁区域或物品。医务人员在进行侵袭性诊疗、护理操作过程中，要保证充足的光线，并特别注意防止被针头、缝合针、刀片等锐器刺伤/划伤。使用后的锐器应当直接放入耐刺、防渗漏的锐器盒，或者利用枕头处理设备进行安全处置，也可以使用具有安全性能的注射器、输液器等医用锐器，以防刺伤。禁止将使用后的一次性针头重新套上针头套。禁止用手直接接触使用后的针头、刀片等锐器。

保证废弃物的正确处理。废弃物处理过程中必须注意：运输废弃物的人必须戴厚质乳胶清洁手套；处理体液废弃物必须戴防护眼镜。

4. 标准预防技术　包括洗手、戴手套、穿隔离衣、戴防护眼睛和面罩等基本措施。医务人员进行有可能接触患者体液、血液的诊疗和护理操作时必须戴手套。操作完毕，脱去手套后应立即洗手，必要时进行手消毒。

(1) 洗手和手卫生：制定并落实医务人员手卫生管理制度。

对医院职工开展全员性培训，增强预防医院感染的意识，掌握手卫生知识，保证洗手与手消毒效果。

配备有效、便捷的手卫生设备和设施：流动水、洗手液、速干手消毒剂和非手接触式水龙头和干手设备等。用于洗手的皂液应置于洁净的容器内，定期清洁和消毒。对容器进行清洁消毒时，容器内剩余的皂液应弃去，禁止将皂液直接添加到未使用完的容器中。使用固体肥皂时，应当保持干燥。

外科手卫生设施配置除必须符合上述要求外，洗手池应设置在手术间附近，大小适度，易于清洁，洗手池水龙头的数量应根据手术台的数量设置，不应当少于手术间的数量，间隔适宜。用于刷手的海绵、毛刷等用具，应当一用一灭菌或者一次性使用，洗手池应当每日清洁。

医务人员应掌握正确的六步洗手法，彻底洗净双手。在频繁接触患者的诊疗过程中，当手无可见污染物时，可以使用速干手消毒剂代替洗手；当接触传染患者或被感染性物质污染后，应当先用流动水冲净双手，然后使用速干手消毒剂。进行外科手消毒时，禁止指甲化妆、佩戴假指甲和戒指等饰物。选用的手消毒剂应当符合国家有关规定，对皮肤刺激性小、无伤害并有较好的护肤性能。外科手消毒剂的出液器应当采用非手触式，洗手后应使用无菌巾擦手，盛装无菌巾的容器应当干燥、无菌。当可能接触患者的血液、体液、分泌物、排泄物和污染的器械后立即洗手。即使操作时戴着手套，脱去手套后也应及时洗手，在两个患者之间或接触同一患者身体的不同部位时均应洗手。日常工作卫生洗手，使用普通肥皂，快速洗手。为控制暴发，使用抗菌剂或防腐去污剂洗手。

（2）个人防护用具：各种类型的口罩、护目镜、面罩、隔离衣等防护用品根据不同的传播途径和隔离要求单独使用或组合使用，以提供屏蔽保护。

（3）医疗废物：医疗废物处置必须严格遵守"分类收集、专区存放、密闭运送和集中处置"的原则；医院检验和研究机构产生的医疗废物必须就地无害化处理；严格污染物入袋制度，不同类别的污染物分别使用不同颜色、有标识的污物袋分开收集（普通生活垃圾用黑色垃圾袋盛放、医疗垃圾用黄色垃圾袋盛放），污物袋未破损，或袋外未被污染，单层即可，否则需要双层袋，并按规定无害化处置。

（4）传染性患者的运送：限制烈性传染病患者或重要的微生物感染的患者离开隔离室是减少在医院传播的唯一目的，患者在十分必要时方可离开病室。有必要转移或检查及手术时，患者及运送人员都要有一定的防护，以防传染和扩散。接收者必须预先知道患者到达时间及隔离预防要求，双方必须严密协作，才能保证安全。

（5）耐用设备处理：污染设备和物品从隔离病房运出时，要装在污物袋内，以防止与其他患者接触或污染环境。袋子如果不易破损，或袋外未被污染，单层就可以，否则需要双层袋。应有防水渗出功能、防止传染的污物袋要有标识，并按规定销毁处理。

手持针头和利器时，不要让锐器面对着他人；在为不合作患者注射时，应取得他人的协作；使用后的针头不可再套回原针帽内，如果一定要套回，则采用单手复帽技术；针头用后不应放在治疗台上，应立即弃于防水、防刺的容器内；针头不可折断或弯曲；不要将裸露的针头直接弃于垃圾桶内，不要徒手处理破碎的玻璃。

（6）卫生被服处理：污染的敷料应尽量少接触，也不要搅动；用后的敷料、被服应装入污物袋内，标记后运出病房，先消毒，后清洗，再清点；对特殊传染患者用过的敷料应装袋、标记或用规定的特殊颜色的专用袋，严格消毒处理。

（7）餐具：对餐具没有专门的预防措施，任何的可以使餐具清洁的方法均适用，如医院洗碗机（热消毒）配以去污剂充分洗干净，即可起到隔离作用。

（8）日常工作和终末处理：一般患者住过的房间和使用过的床单位及设备为预防感染的传播，采用医院规定的相同卫生处理程序，达到日常清洁的标准。除非特殊感染患者，具有传染性微生物的污染严重，在彻底清洁基础上，适当的消毒床单位、设备和环境的表面（桌面、窗台、床栏杆、轮椅、洗脸池、门把手、水龙头、电源开关等）。能在污染环境中较长时间生存的致病微生物感染的患者或定植的病原体接触过的设施、器物及被患者的分泌物、血、体液等污染的物品必须达到充分、有效地（针对患者患病的致病微生物）清洗、消毒。其方法、清洁的频率和使用的产品应由医院决定。

5. 标准预防隔离措施

（1）隔离原则：在标准预防的基础上，医院应根据疾病的传播途径（接触传播、飞沫传播、空气传播、生物媒介传播）并结合本院的实际情况，制定相应的隔离措施。一种疾病可能有多种传播途径时，应在标准预防的基础上，采取相应传播途径的隔离与预防。隔离病室应有隔离标志，并限制人员的出入。黄色为空气传播的隔离，粉色为飞沫传播的隔离，蓝色为接触传播的隔离。传染病患者或可疑传染病患者应安置在单人隔离房间。受条件限制的医院，同种病原体感染的患者可安置于一室。

（2）隔离措施

1）医务人员的防护：医务人员应严格按照区域流程，在不同的区域，穿戴不同的防护用品，离开时按要求摘脱，并正确处理使用后物品；接触隔离患者的血液、体液、分泌物、排泄物等物质以及手部皮肤破损时，应戴手套；离开隔离病室前，接触污染物品后应摘除手套，洗手和（或）手消毒；进入确诊或可疑传染病患者房间时，应戴帽子、医用防护口罩；进行可能产生喷溅的诊疗操作时，应戴护目镜或防护面罩，穿防护服；进入隔离病室，从事可能污染工作服的操作时，应穿隔离衣；离开病室前，脱下隔离衣。

2）空气隔离：接触经空气传播的疾病，如肺结核、水痘等，在标准预防的基础上，还应采用空气传播的隔离与预防。患者无条件收治时，应尽快转送至有条件收治呼吸道传染病的医疗机构进行收治，并注意转运过程中医务人员的防护；当患者病情允许时，应戴外科口罩，定期更换；并限制其活动范围；应严格空气消毒。

3）飞沫隔离：接触经飞沫传播的疾病，如百日咳、白喉、流行性感冒、病毒性腮腺炎、流行性脑脊髓膜炎等，在标准预防的基础上，还应采用飞沫传播的隔离预防。患者应减少转运；当需要转运时，医务人员应注意防护；患者病情允许时，应戴外科口罩，并定期更换；应限制患者的活动范围。患者之间、患者与探视者之间相隔距离在 1m 以上，探视者应戴外科口罩。加强通风，或进行空气的消毒。

（周　玲）

第三节　消毒灭菌管理

一、概述

1. 消毒、灭菌概念

（1）消毒：是指杀灭或清除传播媒介上病原微生物，使其达到无害化的处理。消毒可分为预防性消毒、疫源性消毒、随时消毒和终末消毒。消毒剂，是指用于杀灭传播媒介上的微生物使其达消毒或灭菌要求的制剂。按其作用水平可分为灭菌剂、高效消毒剂、中效消毒剂和低效消毒剂。

（2）灭菌：是指杀灭或清除传播媒介上一切微生物的处理。灭菌剂，是指可杀灭一切微生物（包括细菌芽孢）使其达到灭菌要求的制剂。

2. 消毒灭菌的目的　感染性疾病通过各种病原微生物传播，消毒灭菌的目的在于杀灭传播媒介上的病原微生物，使其达到无害化处理。

3. 消毒灭菌的意义　通过消毒灭菌，可以有效地预防和控制感染性疾病的传播，保护易感人群免受感染或发病。

4. 医疗器具危害程度分类与消毒灭菌要求　医疗器械、器具和物品按危险程度分为：高危险性器械、器具和物品；中危险性器械、器具和物品；低危险性器械、器具和物品。

医疗机构应当按照《消毒管理办法》严格执行医疗器械、器具的消毒工作技术规范，并达到以下要求：进入人体组织、无菌器官的医疗器械、器具和物品必须达到灭菌水平；接触皮肤、黏膜的医疗器械、器具和物品必须达到消毒水平；各种用于注射、穿刺、采血等有创操作的医疗器具必须一用一灭菌。另外，医疗机构使用的消毒药械、一次性医疗器械和器具应当符合国家有关规定。一次性使用的医疗器械、器具不得重复使用。

5. 消毒灭菌方法及选择

（1）消毒灭菌方法：主要包括压力蒸汽灭菌、烧灼、干烤、低温蒸汽甲醛、环氧乙烷、化学消毒、臭氧、紫外线照射等。

（2）消毒灭菌方法的选择：根据污染微生物的种类、数量选择消毒灭菌方法。微生物对理化消毒因子的敏感性由大到小的顺序为：①亲脂病毒（有脂质膜的病毒），例如乙型肝炎病毒、丙型肝炎病毒、流感病毒等；②细菌繁殖体；③真菌；④亲水病毒（没有脂质包膜的病毒），例如甲型肝炎病毒、戊型肝炎病毒、脊髓灰质炎病毒等；⑤分枝杆菌（结核杆菌、龟分枝杆菌等）；⑥细菌芽孢，例如炭疽杆菌芽孢、枯草杆菌芽孢等；⑦朊病毒（感染性蛋白质），例如疯牛病病毒等。对存在较多有机物的物品消毒时，应加大消毒药剂的使用剂量或延长消毒作用时间。消毒物品上微生物污染特别严重时，亦应加大消毒药剂的使用剂量或延长消毒作用时间。根据消毒对象的性质选择消毒灭菌。耐高温、耐湿度的物品和器材应首选压力蒸汽灭菌；耐高温的玻璃器材、油剂类和干粉类等可选用干热灭菌。不耐热、不耐湿，以及贵重物品可选择环氧乙烷或低温蒸汽甲醛气体消毒灭菌。对器械的浸泡灭菌时应选择对金属基本无腐蚀性的消毒剂。

二、医院常用化学消毒剂及常见物品的消毒

1. 医院常用化学消毒剂

（1）戊二醛

1）灭菌：常用浸泡法，2%浓度作用10h（加盖），用无菌水冲净，无菌擦干后使用。

2）浸泡消毒：2%戊二醛（加盖），细菌繁殖体10min；肝炎病毒30min；灭菌水冲净擦干。

3）擦拭消毒：2%浓度擦拭污染表面，细菌繁殖体污染作用10min；肝炎病毒污染作用30min。

4）碳钢器械要防锈，使用前加入0.5%亚硝酸钠。

5）戊二醛对皮肤黏膜有刺激性，接触时应戴橡胶手套，防止溅入眼内或吸入体内。

（2）含氯消毒剂

1）浸泡消毒：对细菌繁殖体污染物品用含有效氯250～500mg/L溶液浸泡10min以上，对肝炎病毒、结核杆菌和细菌芽孢污染物品，用含有效氯1 000～2 000mg/L作用30min以上。

2）喷洒消毒：对一般污染的物体表面用含有效氯1 000mg/L溶液均匀喷洒（墙面200ml/m²；水泥地面350ml/m²；土质地面1 000ml/m²），作用30min以上；对肝炎病毒、结核杆菌污染表面，用含有效氯2 000mg/L溶液喷洒作用60min以上。

（3）过氧乙酸：有效含量为16%～20%（W/V），很不稳定，现配现用，含量低于12%则禁止使用。

1）浸泡消毒：对细菌繁殖体污染物品用0.1%浸泡15min；对肝炎病毒、结核杆菌污染物品用0.5%浸泡30min；对细菌芽孢污染物品的消毒用1%浸泡5min，灭菌时浸泡30min。

2）擦拭消毒、喷洒消毒使用浓度和时间参照浸泡消毒法。

（4）碘伏：一般含有效碘0.2%～0.5%，主要用于皮肤和黏膜的消毒。浸泡、擦拭和

冲洗消毒。

1）浸泡消毒：对细菌繁殖体污染物品用含有效碘 500mg/L 消毒液浸泡 30min。

2）擦拭消毒：外科洗手用含有效碘 2 500～5 000mg/L 消毒液擦拭 3min，手术部位及注射部位的皮肤消毒用含有效碘 2 500～5 000mg/L 消毒液局部擦拭 2 遍，作用共 2min，注射部位亦可用市售碘伏棉签（含有效碘 2 000mg/L）擦拭，作用 2～3min。

3）冲洗消毒：用含有效碘 250mg/L 消毒液局部冲洗 2～3min。

（5）醋酸氯己定：为胍类消毒剂，无刺激、无腐蚀，但受有机物影响大。用于外科洗手消毒、手术部位皮肤、黏膜消毒等。

2. 医院常见物品的消毒

（1）地面、墙壁、门窗：对细菌繁殖体和病毒的污染，用 0.2%～0.5% 过氧乙酸溶液或 500～1 000mg/L 二溴海因溶液或 1 000～2 000mg/L 有效氯含氯消毒剂溶液喷雾。泥土墙吸液量为 150～300ml/m²，水泥墙、木板墙、石灰墙为 100ml/m²。对上述各种墙壁的喷洒消毒剂溶液不宜超过其吸液量，墙面消毒一般为 2.0～2.5m 高即可。地面消毒先由外向内喷雾 1 次，喷药量为 200～300ml/m²，待室内消毒完毕后，再由内向外重复喷雾 1 次。以上消毒处理，作用时间应不少于 60min。有芽孢污染时应用 0.5%～1.0% 过氧乙酸溶液或 30 000mg/L 有效氯含氯消毒剂进行喷洒。喷洒量与繁殖体污染时相同，作用时间不少于 120min。

（2）空气：房屋经密闭后，对细菌繁殖体和病毒的污染，每立方米用 15% 过氧乙酸溶液 7ml，（1g/m³），对细菌芽孢的污染用 20ml（3g/m³），放置瓷或玻璃器皿中加热蒸发，熏蒸 2h，即可开门窗通风。或以 2% 过氧乙酸溶液（8ml/m³）气溶胶喷雾消毒，作用 30～60min。

（3）卫生被服：被细菌繁殖体或病毒污染时，耐热、耐湿的纺织品可煮沸消毒 30min，或用流通蒸汽消毒 30min，或用 250～500mg/L 有效氯的含氯消毒剂浸泡 30min；不耐热的毛衣、毛毯、被褥、化纤尼龙制品等，可采取过氧乙酸熏蒸消毒。熏蒸消毒时，将欲消毒衣物悬挂室内（勿堆集一处），密闭门窗，糊好缝隙，每立方米用 15% 过氧乙酸 7ml（1g/m³），放置瓷或玻璃容器中，加热熏蒸 1～2h。被细菌芽孢污染时，也可采用过氧乙酸熏蒸消毒。熏蒸消毒方法与被繁殖体污染时相同，用药量为每立方米 15% 过氧乙酸 20ml（3g/m³）；或将被消毒物品置环氧乙烷消毒柜中，在温度为 54℃，相对湿度为 80% 条件下，用环氧乙烷气体（800mg/L）消毒 4～6h；或用高压灭菌蒸汽进行消毒。

（4）患者排泄物和呕吐物：稀薄的排泄物或呕吐物，每 1 000ml 可加漂白粉 50g 或 20 000mg/L 有效氯含氯消毒剂溶液 2 000ml，搅匀放置 2h。无粪的尿液每 1 000ml 加入干漂白粉 5g 或次氯酸钙 1.5g 或 10 000mg/L 有效氯含氯消毒剂溶液 100ml 混匀放置 2h。成形粪便不能用干漂白粉消毒，可用 20% 漂白粉乳剂（含有效氯 5%），或 50 000mg/L 有效氯含氯消毒剂溶液 2 份加于 1 份粪便中，混匀后，作用 2h。

（5）餐（饮）具：首选煮沸消毒 15～30min，或流通蒸汽消毒 30min。也可用 0.5% 过氧乙酸溶液或 250～500mg/L 二溴海因溶液或 1 000mg/L 有效氯含氯消毒剂溶液浸泡 30min 后，再用清水洗净备用。

（6）食物：瓜果、蔬菜类可用 0.2%～0.5% 过氧乙酸溶液浸泡 10min。

患者的剩余饭菜不可再食用，煮沸 30min，或用 20% 漂白粉乳剂、50 000mg/L 有效氯含氯消毒剂溶液浸泡消毒 2h 后处理。也可焚烧处理。

（7）盛排泄物或呕吐物的容器：可用 2% 漂白粉澄清液（含有效氯 5 000mg/L）、或

5 000mg/L 有效氯含氯消毒剂溶液、或 0.5% 过氧乙酸溶液浸泡 30min，浸泡时，消毒液要漫过容器。

（8）家用物品、家具、玩具：可用 0.2% ~ 0.5% 过氧乙酸溶液或 1 000 ~ 2 000mg/L 有效氯含氯消毒剂进行浸泡、喷洒或擦洗消毒。布制玩具尽量做焚烧处理。

（9）纸张、书报：可采用过氧乙酸或环氧乙烷气体熏蒸，无价值的纸张、书报等可焚烧。

（10）手、皮肤：用 0.5% 碘伏溶液（含有效碘 5 000mg/L）或 0.5% 氯己定醇溶液涂擦，作用 1 ~ 3min。也可用 75% 乙醇或 0.1% 苯扎溴铵溶液浸泡 1 ~ 3min。必要时，用 0.2% 过氧乙酸溶液浸泡，或用 0.2% 过氧乙酸棉球、纱布块擦拭。

（11）患者尸体：对鼠疫、霍乱和炭疽患者的尸体用 0.5% 过氧乙酸溶液浸湿的布单严密包裹，口、鼻、耳、肛门、阴道要用浸过 0.5% 过氧乙酸的棉球堵塞后尽快火化。土葬时，应远离水源 50m 以上，棺木应在距地面 2m 以下深埋，棺内尸体两侧及底部铺垫厚达 3 ~ 5cm 漂白粉，棺外底部铺垫厚 3 ~ 5cm 漂白粉。

（12）动物尸体：因鼠疫、炭疽、狂犬病等死亡的动物尸体，一经发现立即深埋或焚烧。并应向死亡动物周围（鼠为 30 ~ 50cm，大动物为 2m）喷撒漂白粉。

（13）运输工具：车、船内外表面和空间，可用 0.5% 过氧乙酸溶液或 10 000mg/L 有效氯含氯消毒剂溶液喷洒至表面湿润，作用 60min。密封空间，可用过氧乙酸溶液熏蒸消毒。对细菌繁殖体的污染，每立方米用 15% 过氧乙酸 7ml（1g/m³），对细菌芽孢的污染用 20ml（3g/m³）蒸发熏蒸消毒 2h。对密闭空间还可用 2% 过氧乙酸进行气溶胶喷雾，用量为 8ml/m³，作用 60min。

（14）厕所：粪坑内的粪便可按粪便量的 1/10 加漂白粉，或加其他含氯消毒剂干粉或溶液（使有效氯作用浓度为 20 000mg/L），搅匀作用 12 ~ 24h。

（15）医疗废物：压力蒸汽，可燃物质尽量焚烧，也可喷洒 10 000mg/L 有效氯含氯消毒剂溶液，作用 60min 以上。消毒后深埋。

三、医院消毒灭菌监测

医院消毒灭菌是防控传染病和医院感染的重要措施之一。效果的监测是评价其消毒灭菌设备运转是否正常、药剂是否有效、方法是否合理、效果是否达标的唯一手段。因而是医院消毒灭菌工作中必不可少的。

医院消毒灭菌效果监测时应遵循的原则：监测人员需经过专业培训，掌握一定的消毒灭菌知识，熟悉消毒灭菌设备和药剂性能，具备熟练的检验技能；选择合理的采样时间（消毒后、使用前）；严格遵循无菌操作要求。

1. 使用中的消毒剂、灭菌剂　应进行生物和化学监测。

（1）生物监测：消毒剂 1 次/季度，细菌含量必须 <100cfu/ml，并不得检出致病性微生物；灭菌剂监测每月 1 次，且不得检出任何微生物。

（2）化学监测：应根据消毒、灭菌剂的性能定期监测，如含氯消毒剂、过氧乙酸等应每日监测，对戊二醛的监测不少于每周 1 次。应同时对消毒、灭菌物品进行消毒、灭菌效果监测，消毒物品不得检出致病性微生物，灭菌物品不得检出任何微生物。

2. 压力蒸汽灭菌　必须进行工艺监测、化学监测和生物监测。

（1）工艺监测应每锅进行，并详细记录。

（2）化学监测应每包进行，手术包需进行中心部位的化学监测。预真空压力蒸汽灭菌器每天灭菌前进行 B－D 试验。

（3）生物监测应每周 1 次，新灭菌器使用前必须先进行生物监测，合格后才能使用。

对拟采用的新包装容器、摆放方式、排气方式及特殊灭菌工艺，也必须先进行生物监测，合格后才能采用。

3. 环氧乙烷气体灭菌　必须每锅进行工艺监测，每包进行化学监测，每批次进行生物监测。

4. 紫外线消毒　应进行日常监测、紫外线灯管照射强度监测和生物监测。日常监测包括灯管应用时间、累计照射时间和使用人签名。对新的和使用中的紫外灯管应进行照射强度监测，新灯管的照射强度不得低于 $100\mu W/cm^2$，使用中灯管的照射强度不得低于 $70\mu W/cm^2$，紫外线灯管辐照度值监测应每季度 1 次。生物监测必要时进行，经消毒后的物品或空气中的自然菌应减少 90.00% 以上，人工污染杀灭率达到 99.90%。

5. 各种消毒后的内镜　胃镜、肠镜、喉镜、气管镜等，每季度进行监测，并不得检出致病性微生物。

6. 各种灭菌后的内镜　腹腔镜、关节镜、胆道镜、膀胱镜、胸腔镜以及活检钳和灭菌物品等，每月进行监测，并不得检出任何微生物。

7. 符合医院消毒卫生标准　进入人体无菌组织、器官或接触破损皮肤、黏膜的医疗用品和接触皮肤、黏膜的医疗用品，应符合《医院消毒卫生标准》。

进入人体无菌组织、器官或接触破损皮肤、黏膜的医疗用具必须无菌；接触黏膜的医疗用具，细菌菌落总数应 ≤20cfu/g 或 $100cm^2$；并不得检出致病性微生物；接触皮肤的医疗用具，细菌菌落总数应 ≤200cfu/g 或 $100cm^2$，并不得检出致病性微生物。

8. 血液净化系统　必须每月对入、出透析器的透析液进行监测。当疑有透析液污染或有严重感染病例时，应增加采样点，如原水口、软化水出口、反渗水出口、透析液配液口等，并及时进行监测。当检查结果超过规定标准值时，须再次复查。透析液入口液的细菌菌落总数 ≤200cfu/ml；出口液的细菌菌落总数 ≤2 000cfu/ml，并不得检出致病性微生物。

9. 环境卫生学监测　包括对空气、物体表面以及医护人员手的监测。

医院有关部门应当每月对手术室、重症监护病房室（ICU）、产房、母婴室、新生儿病房、骨髓移植病房、血液病房、血液透析室、供应室无菌区、治疗室和换药室等重点部门进行环境卫生学监测。

当有医院感染流行并怀疑与医院环境卫生学因素有关时，应及时进行监测。

10. 医院污水排放卫生质量的要求　应符合 GB18466－2001《医疗机构污水排放要求》（2002 年 3 月 1 日实施）。

经处理和消毒后的医疗机构污水以及经无害化处理的污泥，应符合国家有关规定。理化指标应符合 GB8978－1996《污水综合排放标准》。

GB18466－2001《医疗机构污水排放要求》检测与监测污水中总余氯：经过连续处理装置的污水，每天至少监测 2 次；经过间歇式处理装置的污水，每次排放前均应检测。医疗机构污水中粪大肠菌群：每月检测不得少于 1 次。污水中致病菌：每年检测不得少于 2 次。主要检测沙门菌和志贺菌，结核病医疗机构检测结核杆菌；采用二级处理的污水处理站还应定时监测 BOD5、COD、溶解氧、悬浮物、氨氮等项目。

11. 医务人员手卫生　手卫生应达到如下要求：卫生手消毒：细菌总数≤10cfu/cm²。外科手消毒：细菌总数≤5cfu/cm²。

四、消毒灭菌管理

1. 依法强制管理

（1）建立健全消毒管理组织机构，制定消毒管理制度，严格执行消毒隔离制度，防止传染病的暴发或流行、医源性感染、医院感染、实验室感染和致病性微生物的扩散。

（2）工作人员应当接受消毒技术培训，掌握消毒知识，并按规定严格执行消毒隔离制度。

（3）定期开展消毒与灭菌效果检测工作。

（4）医务人员必须遵守消毒灭菌原则，使用进入人体组织或无菌器官的医疗用品必须达到灭菌要求。

（5）各种注射、穿刺、采血器具应当一人一用一灭菌。

（6）凡触皮肤、黏膜的器械和用品必须达到消毒要求。

（7）用过的医疗器材和物品，应先去污染，彻底清洗干净，再消毒或灭菌，污染医疗器械在检修前应先经消毒或灭菌处理。

（8）一次性医疗用品用后应当及时进行无害化处理。

（9）购进消毒产品必须建立并执行进货检查验收制度。

（10）医院的环境、物品应当符合国家有关规范、标准和规定。

（11）污水、污物应当按照国家有关规定进行无害化处理。

（12）运送传染病患者及其污染物品的车辆、工具必须随时进行消毒处理。

（13）发生感染性疾病暴发、流行时，应当及时报告当地卫生行政部门，并采取有效的消毒隔离措施。

2. 消毒工作要求

（1）工作人员：要求身体健康。患有精神病、癫痫、支气管哮喘、肝、肾疾病等不得从事现场消毒工作；处于"三期"（哺乳期、孕期、月经期）的妇女以及皮肤损伤者应暂停消毒作业；消毒工作人员上岗前进行相关知识和操作技能培训，考核合格后方可上岗；注意个人卫生，勤洗澡，勤换衣，剪指甲，不留长发；工作中不得吸烟、饮水、进食，不得用手擦脸、眼；工作结束后用肥皂彻底洗脸、洗手、换衣。

（2）消毒剂保管：多数消毒剂在常温下于荫凉处避光保存；应存放于儿童不易接触的地方；不能存放于冰箱中，以免腐蚀冰箱；部分消毒剂易燃、易爆，保存时应远离火源。

（3）消毒剂使用

1）配制和使用时应注意个人防护、选择合格的消毒产品：配制和使用消毒剂时应注意个人防护，如戴防护眼镜、口罩和手套等。正规渠道采购，严格审查使用说明书和标签上的批准文号。

2）根据需要选择消毒效果好、对物品损害小的产品：应根据消毒对象选择消毒剂，手消毒可选择皮肤或手消毒剂；空气消毒可选择过氧乙酸、过氧化氢，也可用紫外线、空气消毒器等；分泌物或排泄物消毒选用含氯消毒剂；瓜果蔬菜的消毒选用臭氧水消毒较好。餐具消毒首选煮沸等热力消毒方法和红外线消毒柜等。也有部分消毒剂，如过氧乙酸、二氧化氯、含氯消毒剂等有多种用途，使用范围比较广，可根据需要选择。书籍、电器的消毒则需选用环氧乙烷，以免损坏。

3）严格按照说明书配制和使用：通过使用说明书可了解消毒产品的性能、使用范围和使用方法以及使用注意事项。根据消毒对象及污染微生物的种类选用合适的浓度和作用时间。多数消毒剂既可以浸泡、擦拭消毒，也可以喷雾处理，根据需要选用合适的处理方法。消毒剂均以含有效成分的量表示，如含氯消毒剂以有效氯含量表示，25%漂白粉原粉即该消毒剂含25%有效氯、60%二氯异氰尿酸钠为原粉中含60%有效氯。20%过氧乙酸指原液中含20%的过氧乙酸等。对这类消毒剂稀释时不能将其当成100%，而应按其实际含量计算。各消毒剂在其标签上均注明其有效成分及含量。

4）严格掌握消毒剂的毒性、腐蚀性和刺激性：消毒剂仅用于物体及外环境的消毒处理。不同的消毒剂的毒性、腐蚀性及刺激性均不同，如含氯消毒剂、过氧乙酸、二氧化氯等对金属制品有较大的腐蚀性，对织物有漂白作用，消毒后应用水漂洗或用清水擦拭，以减轻对物品的损坏。过氧乙酸有较大的刺激性。碘酒的刺激性大，而碘伏的刺激性小。

（周　玲）

参考文献

［1］卢洪州，张永信，张志勇．临床感染疾病治疗学．上海：上海交通大学出版社，2011.

［2］杨惠兰．病毒性皮肤病学．北京：人民军医出版社，2008.

［3］陈新谦，金有豫，汤光．新编药物学．第7版．北京：人民卫生出版社，2013.

［4］孙贵范．预防医学．第2版．北京：人民军医出版社，2014.

［5］吴志华．现代皮肤性病学．第1版．北京：人民军医出版社，2011.

［6］顾伟程，陈刚，马振友．传染性皮肤病学．第1版．北京：中医古籍出版社，2014.

［7］马亦林，李兰娟．传染病学．第5版．上海：上海科学科技出版社，2011.

［8］朱学骏，顾有守，沈丽玉．实用皮肤病性病治疗学．第3版．北京：北京大学医学出版社，2012.

［9］傅华．预防医学．第6版．北京：人民卫生出版社，2014.

［10］顾军，王砚宁．临床常见皮肤性病诊疗手册．北京：学苑出版社，2012.

［11］吴艳玲，丛黎明．手足口病新进展．北京：人民军医出版社，2015.

［12］谢元林，常伟宏，喻友军．实用人畜共患传染病学．北京：科学技术文献出版社，2007.

［13］张学军．皮肤性病学．第7版．北京：人民卫生出版社，2008.

［14］王爱琴，张娜，王刚，刘伟．临床皮肤性病学．北京：科学技术文献出版社，2014.

［15］蔡柏蔷，李龙芸．协和呼吸病学．第2版．北京：中国协和医科大学出版社，2011.

［16］谢红付，陈翔．皮肤性病学住院医师手册．北京：科学技术文献出版社，2008.

［17］李红文，张琼．皮肤性病学．河南：郑州大学出版社，2009.

［18］张海陵．急症传染病学．北京：人民军医出版社，2009.

［19］王宇明，胡仕琦．新发感染病．北京：科学技术文献出版社，2006.

［20］杨绍基，任红．传染病学．第7版．北京：人民卫生出版社，2008.

［21］尤黎明，吴瑛．内科护理学．北京：人民卫生出版社，2008.

［22］刘玉峰．疑难皮肤性病学．北京：科学技术文献出版社，2006.

［23］陈耀凯．抗病毒治疗．北京：科学技术文献出版社，2006.

［24］崔燕萍，于丽莎．现代传染病护理学．北京：人民军医出版社，2008.

［25］丁淑贞，白雅君．临床传染病科护理细节．北京：人民卫生出版社，2008.